中医名师讲堂实录丛书

伤寒论讲堂实录

上册

陈 明 著

高卫平　高 亮　胡东升　王 芳 整理
姚海强　刘 芳　马召田　张水馨
毛 萍

人民卫生出版社

图书在版编目（CIP）数据

伤寒论讲堂实录．上册/陈明著．—北京：人民
卫生出版社，2014
（中医名师讲堂实录丛书）
ISBN 978-7-117-18655-1

Ⅰ．①伤… Ⅱ．①陈… Ⅲ．①《伤寒论》-研究
Ⅳ．①R222.29

中国版本图书馆 CIP 数据核字（2014）第 034066 号

| 人卫社官网 www.pmph.com | 出版物查询，在线购书 |
| 人卫医学网 www.ipmph.com | 医学考试辅导，医学数据库服务，医学教育资源，大众健康资讯 |

中医名师讲堂实录丛书
伤寒论讲堂实录（上册）

著　　者：陈　明
出版发行：人民卫生出版社（中继线 010-59780011）
地　　址：北京市朝阳区潘家园南里 19 号
邮　　编：100021
E - mail：pmph @ pmph.com
购书热线：010-59787592　010-59787584　010-65264830
印　　刷：保定市中画美凯印刷有限公司
经　　销：新华书店
开　　本：710×1000　1/16　印张：25　插页：2
字　　数：476 千字
版　　次：2014 年 4 月第 1 版　2024 年 10 月第 1 版第 9 次印刷
标准书号：ISBN 978-7-117-18655-1/R · 18656
定　　价：50.00 元

打击盗版举报电话：010-59787491　E-mail：WQ @ pmph.com
（凡属印装质量问题请与本社市场营销中心联系退换）

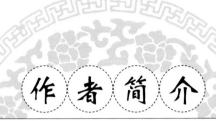

作者简介

陈明，男，1962 年生，医学博士，北京中医药大学著名教授，博士研究生导师，主任医师。中华中医药学会仲景学说委员会副主任委员兼秘书长。北京中医药大学"首届教学名师"及"十大我最喜爱的老师"。

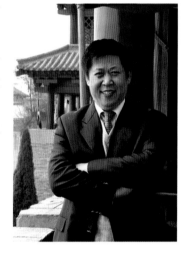

师从于我国著名中医药学家、伤寒论研究大家刘渡舟教授，自 1983 年始从事中医的医、教、研工作，潜心研究张仲景学术思想，主张中医临证与科研必须以中医理论为指导，充分体现中医整体观念、辨证论治的传统特色，理论联系实际。临床上灵活运用经方治疗脾胃疾病、肠道疾病、肝胆疾病、心脏病、咳嗽、气喘、发热类疾病、糖尿病、痛风、高血脂、痤疮及各种皮肤痒疹、妇女月经不调、带下病、乳腺病、小儿厌食、消化不良、小儿发热等内科、妇科、儿科、皮科疾病及多种疑难杂证。著有《中医四大经典临证指要》丛书等学术专著 13 部；发表学术论文 70 余篇；主持研究科研课题 5 项；获科研成果奖 4 项。

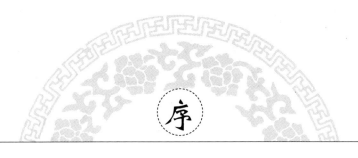

序

一部《伤寒》大论,倾倒无数中医学者,历时变迁而魅力不减,可谓彪炳古今。《伤寒论》以外感病为锲入门径,意在阐明疾病发生发展之规律,其内涉诸证实为杂病范畴,可谓开中医辨证论治之先河,所创的六经辨证方法是具普遍指导意义之中医辨证思维方法,为后世诸多辨证方法诞生之摇篮。纵观《伤寒论》,既有揆度谨严之理,亦有圆通活变之法,更有精当灵验之方,自宋以后,即为中医教育之核心,迄今更倍受珍视,成为中医院校之必修课程。

余挚爱中医,尤醉心于中医经典。自 1978 年始,忝列中医门墙三十余载,并有幸执掌中医经典教鞭,先后讲授过《黄帝内经》、《伤寒论》与《金匮要略》课程。1994 年,攻读北京中医药大学伤寒论专业博士,受业于我国著名伤寒学家刘渡舟先生门下,白日侍诊于师侧,夜晚苦读于案旁,承蒙恩师谆谆教诲,加之余之以勤补拙,使伤寒学业大有长进,之后便主要从事《伤寒论》的教学与临床实践。在不断的教学实践活动中,余深深体会到,中医教学乃临床实践之总结,《伤寒论》教学更是中医临床之升华,若教学脱离临证,譬犹鱼儿离水,瓜儿断秧,虽碌碌费事,终鲜有所获,恐误莘莘学子,徒为悲啼!鉴于此,余不敢丝毫怠慢,悉将教纲付诸临证,检验理法,实践方药,偶有所得,便记录在案,久而久之,对仲景之学也小有所悟。遂不断将余所悟贯彻于教学之中,并针对不同听课对象变化教学内容,所谓因材之施教也,力使伤寒课程丰满生动,深得不同层次班级诸多学子之共鸣。2012 年,余之不懈努力得到鼓励,荣获北京中医药大学"首届教学名师"称号。

2010 年,有人民卫生出版社同仁邀我将课堂授课内容出版发行,荣幸之余又诚惶诚恐,恰逢余当时有本硕连读七年制班级授课任务,门生闻之,全程录制,后经弟子高卫平、高亮、胡东升、王芳、姚海强、刘芳、马召田、张水馨、毛萍等整理成文,共 36 讲,72 学时长,名为《伤寒论课堂实录》,交之付梓。其课堂讲授使用教材为王庆国教授主编、2007 年 12 月出版的"十一五"全国高等中医药院校规划教材《伤寒论讲义》。限于讲者水平,书中挂漏之处难免,诚望读者诸君批评指正!

陈 明

2013 年仲夏于北京中医药大学

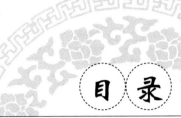

目 录

上 册

第四讲　太阳病纲要

第五讲　太阳病本证之桂枝汤证

第六讲　桂枝汤适应证、禁忌证及兼证

第七讲　桂枝汤证兼证

第八讲　桂枝汤证兼证、太阳伤寒麻黄汤证

第九讲　汗法禁例、葛根汤证、大青龙汤证

第十讲　大青龙汤证、小青龙汤证

第十一讲　表郁轻证、蓄水证

第十二讲　蓄水证、蓄血证之桃核承气汤证

第十三讲　蓄血证之抵当汤证（丸）、合病、并病、太阳病变证纲要

第十四讲　太阳病变证纲要、栀子豉汤类证、麻杏甘石汤证

第十九讲 结胸、藏结、痞证

第二十讲 痞证、黄连汤证、火逆证、欲愈候，太阳病类似证

下　　册

第二十一讲　辨阳明病脉证并治

第二十二讲　阳　明　热　证

第二十三讲　阳　明　实　证

第二十四讲　阳明实证、阳明虚寒证

第二十五讲　阳明病变证

第二十六讲　少阳病脉证并治

第二十七讲　小柴胡汤证、柴胡桂枝汤证

第三十二讲　少阴热化证、阳郁证、咽痛证、少阴病预后

第三十三讲　厥阴病脉证并治、厥阴寒热错杂证

第三十六讲　阴阳易差后劳复病脉证并治

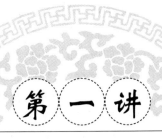

第一讲

张仲景其人

《伤寒论》是中医四大经典的一个核心,当然在整个中医的理论体系中,四大经典是主要的骨干内容,而《伤寒论》又是四大经典里面核心的一个理论体系,大家都想学好。但是我们在讲解经典著作的时候,也有不少的同学经常会提到这样一些问题,就是我们也把经典学了,但是总感到脑子里面空空的,或者是在临床上不会很好地去使用,那这一点我在开始学习经典的时候也和大家一样有同感,所以我们在讲这个《伤寒论》的内容之前,我简单地跟大家谈一下学习和运用经典理论或者经方的一些体会。

学习经典从我的体会来讲,分为三步:第一步就是学习,有些同学说了,废话,我们来就是学习的(学生笑),但是我说的这个学习是什么意思?主要是指背诵,学中医就要大量地背诵,特别是一些经典的条文,一些方剂。中医这个学科跟其他学科不一样,它很独特,不能用一个模式把它整个给概括下来,也就是它的特色在于它的灵活性,所以中医用到人体治疗,我们给人看病,实际上都是一个个体化的诊疗,那这样的话,我们也就不能像其他学科一样,用一个公式把所有的中医理论都能推论出来,不可以,怎么办呢?只有大量地背(诵)。但是一提到这些,我们学校的学生有这样的一种疑问,说老师,我们现在都是电脑时代了,怎么还让我们去搞这些背诵这样的一个古老的学习方法呢?我就告诉他们中医就是这个特色,其实我们说一个不太雅观的一个词,中医就是这个"德性",电脑再发达,如果我们不把中医的理论、中医的方剂背到我们的脑子里面,临床上不好使。所以第一步我们首先就要这样学习——背诵。尽量地多记一些中医的核心的理论和方剂,要背到脱口而出才可以,像《黄帝内经》、《伤寒论》这些条文,尤其是重点条文要达到脱口而出的程度。这是学习经典的第一步。

那位说了,我这个都背熟了,但只把条文背熟是远远不够的,紧接着第二步是什么呢?是理解,你把条文背熟了,如果你不了解它是什么意思,背也没有用,所以一定要把这个经文进行深入的了解和理解,当然这个理解的过程有可能不是一蹴而就的,就是一开始可能不理解,那么我们通过其他,通过临证或者通过看其他的书我们可以把这个经文给理解了,那么怎么去很好地理解这个经文?我想主要在于琢磨,得去悟它。比如说咱们《伤寒论》中十篇的第一条,中十篇共 398 条,第一条就是"太阳之为病,脉浮,头项强痛而恶寒",但是我们第二步应该做到什么呢?怎么理解这个?为什么张仲景在这里给了我们这样三个症状?一个是脉浮,一个是头项强痛,一个是恶寒呢?它的内涵是什么?那你说太阳病中这么多症状为什么就选出来这三个症状放到提纲里面呢?这是我们要深入地去理解的,浮脉代表了什么?代表了正气抗邪的一种势力,那正气向外抗邪所以脉象就浮,由此我们说这里的脉浮,说明太阳病的病势是表浅的,这就提示我们这样的脉象要用解表的方法,所以它是代表的病势。头项强痛,头项在后面,项是脖子的后半部分,前面叫颈,头连着脖子痛,这个部位是足太阳膀胱经的循经路线,所以在这里头项强痛是告诉我们什么呢?是疾病的病位,也就是说我们在临床上见到头项强痛的话,首先病位就可以想到可能是太阳经的病。而恶寒代表的是疾病的性质,尤其是感受到寒邪之后,恶寒的程度比较重,所以它是代表了病性。一个疾病有病势,有病位,有病性,那我们很快就可以给它定位,就可以知道下一步我们怎么去处理这个病了,这就是理解。如果我们把条文背得很熟,不深入地理解到这一步,这个条文好像学了也没有什么意义了。

再一个理解的层次,那么张仲景在这里讲的,比如说还是第一条,脉浮,头项强痛而恶寒,它是以感受风寒为例子来给大家说明的,就是说这个脉浮、头项强痛、恶寒,我在这里讲的是感受风寒了所导致的病,我们把它叫做太阳表证。但是我们在学习这一条的时候,在理解的这个层次上,也不要只限于外感病出现这些症状,内伤因素也是可以出现的,比如说头项强痛,感冒了可能会出现这样一个症状,但是没有感冒的人他也会有这种症状,那也就是说内伤因素也会导致这种症状的出现,你比如说颈椎病,肩周炎等等。所以我们学习条文还要理解到这样一个地步,换句话说,这个太阳病不一定都是感受风寒引起来的,内伤杂病也可以导致太阳病,比如说我们见到的许多皮肤疾病,表现在皮表上的一些疾病,我们也可以按太阳病来进行处理,那么如果你要理解到这一步,就把《伤寒》学活了,是不是这样?所以这第二步是理解。

那如果说我条文也背了,很熟,我也理解了,到这一步是不就到此为止了呢?远远不是,我们还有第三步,最重要的一步,那就是运用了,怎么把你学的或者理解的这种经典理论用到临床去治病?这是我们的最终目的。那么有关这个运用,可能也是我们大家非常关心的一个问题,我在讲《伤寒论》这个过程中,我们的重点主要是临床运用问题,就是怎么拿《伤寒》的理论,拿《伤寒》的方剂在临床去解决问题。我想我们学习《伤寒论》课程,也主要是想学习这些内容的,想在学完《伤寒论》以后就能在临床上看病的,所以在讲具体条文的时候,我会重点讲它的临床运用要领的。

讲到临床运用,第一个要点就是什么呢?一定有理论指导,临床上如果没有理论去指导看病,那跟盲人夜行差不多,这样的人就是拿方子去碰病,碰好了就好了,但是大部分是碰不好的,所以有些人总感到中药,总感到经方好像没有用,实际上是他没有按照中医理论的指导进行运用。那当然了,你要有娴熟的中医理论去指导你的临床,你必须把中医理论学深学透,这里主要是《黄帝内经》了,包括《难经》这些中医著作。我给大家举个例子咱们可以说明,你比如说《黄帝内经》上有这样一句话,在《素问·刺禁论》篇讲到说"肝生于左,肺藏于右","左"和"右",这一句话猛看上去有毛病,肝怎么在左边?肺怎么在右边?我们学过解剖对吧,如果你从解剖学上去理解,那你永远理解不了《黄帝内经》这么一句话。我有一个朋友,现在我们是非常好的朋友了,这个朋友怎么认识的呢?是通过开学术会认识的,很早有一年曾经有一个中西医结合会,这个朋友是个西医,所以这个会上中医也有,西医的同仁也有,两个人一个房间,我就跟这位西医同仁住在一起了,他先去,我后到,等我到房间,包还没有放下,这个朋友很健谈,我包还没有放下,这位西医的同仁就问我"哪个单位的?"我说是北京中医药大学的。他说:"你是学中医的,哎呀,中医不太科学啊。"我听了这一句话感觉比较反感。我心想:咱们俩素昧平生,互相不认识,你讲话也太直了点吧。我说:"何以言之呀?"(学生笑)凭什么说中医不科学?他说:"你们中医里面有好多错误的东西,因为我也是非常注意学习你们所谓的四大经典的,《黄帝内经》我也读。"他一说《黄帝内经》,我说你要读过这些我们就有交流的语言了(学生笑),我说你说吧,都是有哪些错误呢?他说:"你看《黄帝内经》上有一句话叫'肝生于左,肺藏于右',错误的啊,肝脏谁不知道在右边?怎么叫'生于左'?'肺藏于右'?肺一边一个。"我说:"你此言差矣(学生笑),如果你说到这个问题,我可以给你稍微地讲一讲,点一点这个问题,愿闻其道否?"他说:"那行,请遂言之,你给我讲讲吧。"好嘛,他倒把自己当成黄帝了(学生笑)。我说:"你说的这句话我可以指出来它是《黄帝内经》哪一篇的。"他问哪一篇?我告诉他是《素问·刺禁论》。然后他从包里面掏出来一个四大经典的合订本,一个袖珍本就拿出来了,一翻翻到那一篇,找到了,就自言自语地说:"还真是这一篇。"我说:"你要讲到《黄帝内经》,我也略知一二。"(学生笑)这句话讲的不是解剖概念,《黄帝内经》里面讲解剖的篇章太多了,肝脏的位置,肺脏的位置它非常清楚,没有说不清楚的,哪能说肝脏是右边它说在左边,它不是这个。这是讲什么呢?是讲功能状态的,讲天人相应的一句话,什么叫"肝生于左"呢?古人在办重大活动的时候,比如说拜祭天地,或者拜祭自己的祖先时,往往是面南背北,叫面向太阳,所以我们说中国人很阳光,面向阳光,这个在《黄帝内经》里面有记载的。当人面向南方的时候,他的左侧是东方,右侧是西方,这里的"左""右"就是指东、西方的,古人看到每天太阳从东方升、到西方降,当时由于科学知识的局限性古人不知道地球绕着太阳转,他以为地球是中心,"地心说"吧。所以,就看到太阳每天从东方升起来,到西方降下来,所以古人就认为是什么呢?东方是主升的,西方是主降的,所以东升西降。那如果说人,一个面南背北的人,左升而右降呢?气机从左侧升上去,从右侧降下来,就像太阳从东方升到西方降一样,如果对应人体,天人相应的话,东方主木对应于肝脏,西方主金对应于肺,所以实际上他讲的"肝生于左,肺藏于右"是什么意思呢?是肝从左升,肺从右降的意思。这是讲什么?讲人体的气机,人要没气了这个人就死掉了,只要是活人他就有气,有气就会有气机。气机的运动形式是升降出入,肝肺就是气机升降过程中的一个枢纽,一个小回路。那在这个回路中肝气从左升上来,然后肺气从右降下去,构成了这样一个回路,有回路这个气机才能打通,就像我们电灯泡一样,没有回路的话,电灯就不亮了。所以"肝生于左,肺藏于右"它讲的是这样一个(理论),讲的是气机升降的小周天。我们体内的小周天太多了,除了肝升肺降以外,我们经常说的心肾相交也是这个,心火下行,肾水上乘,还有脾胃的升降等等非常的多。

那我们理解到这一步有什么用?这个理论就是怎么去指导我们的临床去看病,我给大家举一个病例,这个病人是一位老太太,右胁疼痛几年了,疼到什么程度?甚至晚上睡不着觉,时不时发作,所以把她折磨得很难以忍受,该检查的全检查了,先进的仪器都检查了,除了一点脂肪肝外,别的没有什么大的问题。但是她自己觉得病很重,要不为什么这么一直疼,她认为她得的一定是肝癌,儿女说你这个不是,我们都给你查CT了,核磁也都做了,不是肝癌。怎么不是?哪有这种病几年不好?你们肯定是瞒我的。老太太一直这样认为,儿女没有办法,找到做CT、核磁的这个大夫,拿出一个真正肝癌病人的片子跟她的片子对着讲,说老太太你的这个是什么样,人家是什么样,这个老太太才信自己没有肝癌。她说:大夫,那是不是肝硬化啊?(学生笑)反正这个是很重的病。大夫说没有,你这就是一个脂肪肝。她不相信。所以后来到北京,还是凑一个国庆长假过来的,连旅游带看病。来的时候这个老太太掀开这个位置让我看,肝区的位置一片红。我说:你怎么搞的?老太太说天天拿手揪,想知道这个里面到底是什么?(学生笑)这一片皮肤上都被她揪红了,并说胁痛。我问:在家怎么不看中医?她说:看了,都是给我疏肝理气的治疗。她说什么四逆散、逍遥散,或者柴胡疏肝散,这个老太太都吃过。她不但吃这个药,而且她查药典。我发现好多临床上这种长期疾病不愈的病人自己就买一些中药书,买一些方剂书看,大夫开完药他自己还看对不对,所以久病成良医就是这个意思。我开方的时候第一行四味药写了柴胡、芍药、枳实、甘草,这老太太一看,说:大夫我吃过,四逆散。(学生大笑)我说我后面还有呢。那后面我给她用一个什么方子呢？这个就要靠理论的指导了，你如果还是单用四逆散，单用逍遥散或者柴胡疏肝散，你还是前面这些大夫的下场，人家已经走过这个路了，告诉你此路不通。但是你说她四逆散用上有效吗？有，就是不能彻底解决问题，那这时候我们就应该怎么样？你的思路再打开了，那么要打开思路你没有一定的理论基本功、理论基础，是没有思路的。想想看，为什么这个胁痛久久不愈，而且用疏肝理气的药物还不能把她彻底治愈，这就说明她这里不仅仅是肝气郁结了，肯定是一个气机不通，气机升降过程中某一个环节出现问题，她有可能是什么？肺气不降，有可能这个回路没有打通，肺藏于右，肺气往右降，从右边往下降，那如果只是肝气左升而肺气不右降的话，往往这个肺气被堵到右边去，所以你看这个老太太右侧腹痛，右侧腹叫肝区。但是实际上从气机升降上来说这块是肺气肃降的通道，所以《黄帝内经》上就说了，"左右者，阴阳之道路也"，阴阳升降的一个道，那有这个理论指导，我们就可以在临床怎么去处理？在疏肝理气的同时，加上肃降肺气的药。这个四逆散它是让肝气往上升的，但是不能降肺气，所以要加上肃降肺气的一些药物，或者找一个方子，用四逆散散往上升肝气，再找一个降肺气的方子，这样她肝升肺降的气机通道不就给打开了吗？我给她喝了什么呢？《金匮要略》里面的"旋覆花汤"，等会我们来说这个方子，这个旋覆花汤是《金匮要略》"五脏风寒积聚篇"的，这个方子它很有意思，它本来是治"肝着"病的，也就是肝气郁结留着不去所导致的病证，"人常欲蹈其胸上，先未苦时，但欲饮热"，用旋覆花汤。但是旋覆花汤什么药物呢？一共三味，旋覆花是它的主药，还有一个青葱，另外一个药叫新绛，我们现在没有了。什么是新绛？就是古人帽子上的红缨绳，像清朝这些官员帽子上那个红缨子，现在没有了，但是这个红缨子是什么？是茜草根染的，茜草根是红的，所以现在临床上往往用茜草来代替这个药物。旋覆花、青葱和茜草，你看这三味药物很有意思，茜草是专入肝经，治肝着好像很容易能够想到这个药物，肝着了，就用茜草以活血通络。但是这里面另外两味药物旋覆花，青葱，它们并不入肝经，入什么经呢？入肺，旋覆花降肺气，降胃气。那张仲景治肝着为什么要使两味降肺的药物？而只用一味入肝的药呢？它很有意思这个。这就是，肝着我除了治肝以外，还要降肺，就是这个意思。所以你就从旋覆花汤这个来看，张仲景把《黄帝内经》的理论学透了，而且用活了。所以我就给她喝旋覆花汤，我一开，这个老太太说这个没有吃过，她就有信心了。你看病人有时候他吃过的药你再给他开，拿回去不一定吃，他认为你还是走的老路，解决不了我的病。同时我给她加上瓜蒌、杏仁这些往下肃降肺气的药物，因为这个老太太本身还有大便干的问题，这更验证这个理论了，为什么大便干呢？大便干不一定都是大肠燥结，是肺气不降造成的，肺和大肠相表里，肺气肃降大肠蠕动，不肃降大肠不蠕动，所以有人大肠秘结但他大便并不一定干，但是排便很困难，这往往是肺气不降引起来的。合上这个方子服了药物之后,很快这个胁痛解除了。一星期之后(患者)打来电话,这一次的药力最大,胁痛有明显减轻,又服两周,后来就逐渐地好了。所以这个就说明一个什么问题呢?就是我们在临床看病的时候,一定要有中医的理论先行指导,但是现在咱们有一部分大夫我觉得做反了,这个病治好了,然后我想把这个病案发表出去,赶紧去找《黄帝内经》《伤寒论》,看有没有这样的说法,是为了验证一下而已,所以这就在理论与临床结合的程序上反了,说明他在治病的时候脑子里面根本没有用理论去指导,只不过是为了发表论文,找一些这样说理的依据而已,所以这样做是得不到临床提高的。

这就是"肝生于左,肺藏于右"这个理论的内涵与临床意义,刚才我说的这个朋友,跟他讲完之后,他非常服气,他说中医原来这样的。我说对呀,本来就是这样,你不要把它看作都是按你们解剖学的观点去理解《黄帝内经》和《伤寒论》,它主要是讲功能状态的,所以这就是一个中医的运用方面的情况。

临床运用第二个要点,就是抓病机。我们用这个经典理论方剂的时候要怎么样?抓病机特别重要,《伤寒论》112个方证都有基本病机。实际上我们中医看病就是什么?病机对病机。什么叫病机对病机?医生通过望闻问切搜集到病人的一些疾病资料,那么我们对这一大堆症状要采取什么样一个办法去处理它呢?就是辨证,这个咱们在中医诊断课程中都已经学了,那辨证找它的什么?找病机。通过对病人望闻问切的一堆资料找到一个基本病机,当然这个病机有可能不是单一的,它是复杂的。但甭管它有几个我们都把它的病机找出来,然后我们再选一个和这个病机相对应的方子,就是将那个方证的病机与方子的病机相对应,两个病机越接近,治疗的效果就会越好。譬如说是我们一判断这个病人汗出、恶风、脉浮缓,这是营卫不和,那马上我们就知道营卫不和的方子是桂枝汤,所以就选用桂枝汤去治疗,两个病机对在一起高度地吻合,疗效就会很好。所以我希望大家在学习《伤寒论》的过程中,它的112个方证的病机我们必须要记牢。比如麻黄汤,麻黄汤咱们都学过,即使不学《伤寒论》我们也知道麻黄汤,我们学完麻黄汤证,不要仅仅认为麻黄汤是治风寒外感的,后世说伤寒表实证,这只是它的一部分,感受风寒、营卫凝滞的病机也只是它的一个病机,麻黄汤证的另外一个病机是什么?肺气郁闭,还有膀胱气化不利,也就是说麻黄汤可以开肺气,也可以振奋膀胱的气化。那样的话,我们抓住这样的病机之后,这个麻黄汤就用得很宽了,我们不仅仅把它用在外感风寒的表实证了,还可以把它用到诸多内伤疾病中去,比如是肺气不利导致的一切疾病,像胸闷,咳喘,肺气郁住了,不能肃降了,可以用麻黄汤(来)开。甚至泌尿系统的疾病,膀胱的疾病我们都可以用麻黄汤,比如说小便不利,本身肺都有通调水道的作用,麻黄汤既开宣肺气,又温振膀胱的气化,所以麻黄汤对这个水液代谢失调的疾病,临床运用起来非常的得心应手。

我在临床上经常把麻黄汤用于前列腺的疾病,前列腺炎、前列腺增生等。前列腺炎的病人表现首先就是小便不利,表现为尿等待、尿频量少、晚上起夜、小便不痛快、尿后余沥不尽,站在那里先待半天,然后又解不尽,我们通称为小便不利,那么这个往往是膀胱气化失常了,当然我们可以使用五苓散,但是别忘了振奋膀胱气化最好的一个方子就是麻黄汤,同时又开宣肺气可以使肺通调水道。有一个前列腺病人,也是外地的一个病人,来这看病,有尿等待,站那儿等几分钟才能尿出来,而且怎么尿也尿不尽,前面他也吃了一些中药,我看好多都是五苓散,但是我也给他开五苓散了,我开五苓散的时候这个病人就说:大夫,您看这个五苓散我吃过。临床好多的病人(就是)这样子,他对中医方剂知识有一定的了解。我说后面还给你加药的,给他开了一个麻黄汤合五苓散。说到前面的医生用五苓散,问他服后小便通不通?病人回答有好转,但是过两天之后就又不行了。我给他合上麻黄汤,其实这个是《黄帝内经》的一些理论,那个"开鬼门,洁净府"的理论,用五苓散往下通利,起到"洁净府"的作用;用麻黄汤温振膀胱的气化,就是"开鬼门"的作用。这个病人吃了 21 剂药物,一点症状都没有了,解小便非常痛快。那你说麻黄汤并没有按照《伤寒论》里面把它用于无汗、发热这些(病症),怎么它就用于治疗前列腺炎?麻黄汤能够消炎?这个就是抓病机,你把基本病机抓住了,就可以把方子用得很宽,就会治疗好多种疾病。

咱们刚才说到五苓散,这个方子也很神奇,本来是治太阳蓄水的,所以蓄水证的一个基本病机就是膀胱的气化失常了,气化失常可以导致好多种病,当然首先是小便不利。但是如果你只把五苓散仅仅局限地用到小便不利上,就太狭隘了,我们(就)不能把经方更宽地扩展到临床各个科中去,这种观念太局限。我曾用五苓散治疗过汗出异常,一个老太太,这个病案的治疗费尽了周折,用了许多我们中医治出汗的方子,像桂枝汤、桂枝加附子汤、玉屏风散、当归六黄汤、白虎加人参汤等等,甚至收敛的药物都使用了,不行,汗出一直不愈。后获悉她经常反复地泌尿感染,发作时尿频尿急,小便不利,辨为膀胱气化失常所致,就改用五苓散合玉屏风散。两个方子加在一起,服一周效果就很明显。那么膀胱的气化失常怎么会导致汗出异常呢?膀胱是太阳腑,但是我们别忘了它的经就是太阳经,是主表,里面膀胱气化失常了,肯定也会影响到太阳经的经气运行(失常),太阳经尤其它这个循经路线上可能会出现相应的一些病症,它就可以导致出汗异常。太阳经的营卫失调了就会导致这个情况的出现。不仅如此,我也用五苓散治过头项强痛,就是这个头项强痛,有可能是膀胱气化失常引起的,经脉气血运行不利,那临床上当然可以使用。

关于这方面,很多了。我再给大家举一个医案,闭经的病例,这个病临床相当地难治,益气、补血、补肾、健脾、活血化瘀、化痰、温经散寒等是经常使用的方法,但也不一定就能起效。有一女病人,36 岁,月经闭止半年,烘热汗出,手足心热,大便偏干。起初用了清热泻火、清虚热、通经活血的方法(前医也是这样治疗),没有效果,后又改用疏肝、温经活血的方法,前后治疗两个多月,月经仍下不来。后来我让她检查激素六项,果然有一项不正常,就是泌乳素特高,达803ng/ml(正常为 5 ~ 25ng/ml),泌乳素只有在妇女怀孕后期至哺乳期才会增高,以促进乳房发育和分泌乳汁所需,这时月经就会闭止,这个病人的闭经肯定与泌乳素的异常增高有关,往往有脑垂体瘤的存在,但病人随后检查脑部核磁,一切正常。我想,泌乳素的增高,相当于是乳汁异常分泌,该病人伴有一派热象,而乳头又为阳明经所过,所以泌乳素高是否属于阳明内热所致呢? 就改换白虎汤清阳明热,加当归、丹参、泽兰、益母草、丹皮等化瘀清热通经之品,同时告诉病人加服降泌乳素之西药溴隐亭,服药一周后,月经就来潮了(当然这也有西药的作用,只要符合中医治病道理,西药也是可以配合使用的)。所以,以上这些就是抓病机,你把病机抓住了,这个方子就用活了。这是第二个运用点。

　　还有一个在运用上的关键点,我想跟大家说一下,就是抓主症的问题。其实刚才说抓病机,你怎么抓住它的病机? 关键还要靠抓主症,就是抓主症和抓病机要结合起来。你看有经验的一些老先生、老大夫,病人说的这个症状非常地复杂,他可能一下子就知道哪个是主要的,哪个是次要的,当然有一些经验成分在里面,临证看得多了,见得多了,抓得就比较准。我们学的小柴胡汤里面有好多症状,有九大主症或十大主症,但是最主要的是口苦、往来寒热和胸胁苦闷,你抓住一个就可以使用小柴胡汤。所以张仲景就说了,小柴胡汤(使用)"但见一症便是,不必悉具。"又如:汗出恶风是桂枝汤的主治证,就是我们要使用桂枝汤,必须抓住汗出和恶风这样一个主症,不管这个汗出、恶风是出现在外感病中,还是出现在内伤杂病中,只要有汗出恶风,我们就可以考虑使用桂枝汤。当然了前提是它不是内热引起来的。

　　所以主症抓好了,病机就可以辨认出来,有时候可能看到一个症状就会想到好多相应的方子出来,比如说临床上有好多这样的病人,说他胸部很难受,你问他是胀还是疼,他自己说不清楚,他说:大夫,我真不知道我是胀还是疼,就是很难受,有时候我拿一个棍敲,敲一敲它舒服点,甚至严重的会影响到睡眠。那实际上这就是病人讲的最主要的症状,我往往给他用什么? 旋覆花汤,张仲景就说了"肝着,其人常欲蹈其胸上","蹈"就是用脚踹,拿棒子打是一个道理,他这里面感觉非常地难受。我们就要抓住这个主症了,我们就可以去单刀直入地用一些方子,你看临床这个复杂的病非常地多,所以越是在复杂的疾病中,尤显得抓主症的一个重要性,抓病机的一个重要性。有些病人来了之后从头到脚全是病,有一个病人,50 来岁的一个中年女性,坐到这,我说:你哪儿不好?(她说)我哪也不好,我除了心眼好我哪儿都不好(学生大笑)。她就是这样,从头到脚全是病。然后她从口袋里面掏出来几页纸,我一看是 A4 纸打印出来的,全是写的她的症状,22 种病症,就这么多。你不用问,她从头到脚全是不舒服。但是按照她的话来讲,最可气的是什么?她这么多症状,去医院检查,竟然查不出来任何毛病,除了上面(检查单)写有脂肪肝,子宫有点肌瘤,不大,其他没有毛病。这个病人就说:我这是不是病入膏肓了?我这么不舒服,又用这么先进的仪器(检查),竟然找不到我的病,说明我的病很重了、很深了。她是这样想。其实有好多病是仪器查不出来的,用肉眼看不到,借用机器,镜子也看不到,因为什么呢?因为它是一种功能失调,功能失调就是脏腑功能不协调了,或者两个脏不协调,或者三个脏不协调,甚至五脏六腑都不协调,但是你单检查哪个脏它功能都正常,这就像两个人,哪一个人都很能干,拉出去哪一个人都是一条龙,都是业务骨干,但是这两个人就是不能坐在一起,坐在一起就产生矛盾,反而工作效率下降,就是这个道理。你说他这两个人哪个人坏?没有一个坏的,那就是不协调了,不协调我们把它协调过来,这是中医的特色,中医的特长就在于这里。后来这个病人我给她用了什么?22 种病的这个(患者)……她说她让医院的大夫赶出来好几次。有一次她说她身上忽然热了,大夫怎么告诉她呢?一看检查单什么毛病都没有,病人问大夫:我这个怎么办?大夫回答说:哪凉快往哪去,家里有扇子吗?回去扇扇。(学生笑)你不是热吗?就要找凉快的地方啊,就要用扇子扇啊。所以这个病人对生活失去信心,她说她都不想活了,幸福指数很低。后来我给她开的柴胡桂枝汤,我们后面要重点讲柴胡桂枝汤这个方子,这是一个治疗全身不协调的非常好的一个方子,那柴胡桂枝汤是两个方子的相合,一个小柴胡,一个桂枝汤,小柴胡汤是和解少阳的,桂枝汤是调和营卫的,你看两个和解的方子加在一起,所以柴胡桂枝汤是一个"和为贵"的方子。当时这个病人来的时候特别强调后背不舒服,乏力,所以我给她加了羌活、独活、葛根、姜黄等疏通太阳经脉,同时又能提振中气的药物,只吃了 7 剂,病人就觉得全身都特别地舒畅,好多症状都没有了,原来(有大夫)也给她开过中药的,其中一个大夫给它开了 70 多个药物,那可能是病人讲一个症状开几味药,但解决不了问题。这就是抓主症与抓病机结合起来。主症是纲,纲举则目张,抓主症就等于抓住了关键,就像在千军万马中取上将之首级也。所以我们学习《伤寒论》,每一个方证都有主症,我到时候会给大家重点说这些问题的。

以上就是我本人学习和运用经典的一些体会,当然了这也是一个复杂的工程,临证不做到一定时间,不在临床上摔打磨合,这种体会是得不到的,需要勤于临证。我赞成清代医家陈修园的学习方法,白天临证,晚上读书,临床上没有解决的问题,我们马上找一些相关的资料去研究它、琢磨它,这样才能一个台阶一个台阶往上走,才能不断地得到提高。好,这是我们在讲总论之前讲的学习《伤寒论》的一些方法和体会,接下来我们就讲《伤寒论》的总论。

第一章 总　　论

《伤寒论》是第一部理法方药完备、理论联系实际的经典著作了,这一部著作的伟大之处就在于,它的诞生使中医学从此走上了辨证论治的道路,时至今日近2000年了,《伤寒论》仍然有强大的生命力,仍然非常有效地指导着临床实践。可以这样说,你只要是中医,你只要是在中医临床上去看病,必然要使用《伤寒论》的方子,所以《伤寒论》是中医四大经典的核心内容。那我们在讲这个具体的条文和经方之前,先讲一下绪论,或者叫总论吧。对《伤寒论》、对张仲景及其学术成就,还有一些重要的概念性的东西,先做一个了解,也就是对《伤寒论》有一个总体宏观的把握。我在这个总论讲解的过程中,可能和咱们教材上的标题不尽一致,这个没有关系,基本的内容都是一样的。

第一节　《伤寒论》简介

这一节我先给大家介绍什么呢? 张仲景这个人,所以本节的第一个题目是:

一、张仲景其人

张仲景是东汉末年的大医学家,和华佗是齐名的,但是令人纠结的一个原因是,我到现在都没有搞清楚,为什么当时的史书对张仲景没有做记载,张仲景的资料在正史上没有,你看《后汉书》中有《华佗传》但是没有《张仲景传》,后来有一些(医家)补了张仲景的传,但是毕竟是后人来进行补的。那么张仲景的名字第一次见到是在什么书里面呢? 王叔和的书中,王叔和的《脉经》有一段话,他说"医药为用,性命所系,和鹊至妙,犹或加思,仲景明审,亦候形证,一有毫疑,则考校以求验",他本来讲的是临床用药的性命攸关的大事,即使扁鹊、医和这样的名医,也该思考一下,即使是张仲景也要仔细地审查一下再去用药。他讲了这样一段话,那么在这段话里面提到了张仲景,而且王叔和也是第一个整理《伤寒论》的人。那么现在我们了解张仲景的一些资料,从哪里去了解他呢? 一个就是《伤寒论》里面有一个序言,这是他自己写的序,叫《张仲景原序》;还有一个刚才我们说的王叔和的《脉经》;另外还有像皇甫谧的《针灸甲乙经》,在这本书里面序言讲到了张仲景的故事;再往后像唐代魏征的《隋书经籍志》,里面也记载了一些张仲景的书籍,包括他的生存时代;还有宋代像《太平御览》里面有

《何颙别传》，讲了张仲景与何颙的一些故事；包括明代医史《张仲景别传》；当然我们现在可以看一些地方志了，河南省的一些地方志，像《襄阳府志》、《邓州志》、《南阳府志》，包括《河南通志》等等，里面记载了有关张仲景的资料片断。

（一）名字、生卒年代及籍贯

先说他的名字，生卒年代和籍贯。张仲景，仲景是他的字，他的名叫张机，字仲景，古人都有名、有字。生卒年代因为没有正式记载，只能通过一些其他资料进行推断，譬如说《隋书经籍志》里面说了，说"仲景是后汉人"，后汉就是东汉了，先是西汉后是东汉。还有其他一些刚才说的资料里面，考证推论这个过程我不详细说了，我们就记住一个大致的年代是什么时候呢？就是张仲景生活于公元的150—219年之间，因为后世的好多资料能够验证他的时代，像《隋书经籍志》就很近了，说他是后汉人，东汉末年人，如果按照这个年龄算的话，张仲景大约活了将近70岁，这在当时已经是很高龄的人了，我们俗话说"人活70古来稀"。这是他的一个大致的生卒年代，我们要把它记一下，咱们教材上也写了这个。

第三点就是它的籍贯，张仲景是哪里的人？前面我们说《后汉书》也好，《三国志》也好，都没有张仲景的正式资料。第一个给张仲景做传的，是唐代的一个人叫甘伯宗，他写了一本书叫《名医录》，讲了他那个时代以前的名医的生平事迹，其中也讲到了张仲景，他说张仲景是南阳人。但是这本书现在也看不到了，丢了，那看不到怎么能知道唐代还有一个《名医录》呢？是因为在宋版《伤寒论》序中引了唐代甘伯宗的《名医录》中的话，我们才知道唐代有一个《名医录》，《名医录》是这样描述张仲景的："南阳人，名机，仲景乃其字也。举孝廉，官至长沙太守。始受术于同郡名医张伯祖，时人言，识用精微过其师。"宋代的《太平御览·何颙别传》里面也讲了张仲景是南阳人，与何颙是老乡。地方志像《河南通志》进一步指出，张机是涅阳人。怎么又来了一个涅阳呢？涅阳是属于南阳郡管辖，这里面讲的南阳是当时的荆州的南阳郡，当时东汉的时候，荆州下辖七郡，其中有南阳郡，而涅阳是南阳郡里面的一个县城，是一个县。那现在这个考证属于什么地方呢？南阳市邓州，有人根据这个资料具体考证张仲景的家乡地现在的位置，应该是河南省南阳市邓州穰东镇，有人还说是张寨村，因为在这个村子里面，清末的时候发现了一个古涅阳县城的一个匾额。我们需要记住什么呢？就是河南南阳就行了，张仲景是南阳人，那讲他的籍贯，就是了解张仲景的家乡地址，其意义是为了我们很好地学习《伤寒论》，因为在《伤寒论》里张仲景用了一些方言，如果你不知道他是哪里的人，可能有一些方言他用的那些字你不懂。比如说他讲到一些药物炮制的时候，在一些药后面用了"熬"这个字，就是我们现在熬药这个熬，你比如说杏仁要熬黑，巴豆要熬去油，白粉要熬香，那现在这个"熬"我们都知道，东西放到锅里面加上水端到火上进行熬，如果你按照现在这个理解那就错了,张仲景家乡的话"熬"是什么意思? 是"炒"的意思,炒菜的炒,西汉有一个杨雄他有一本书叫《方言》,就是专研究方言的书,他说"熬是以火而干五谷类",就是用火把五谷给它焙干,实际上就是炒的意思。你看如果不了解张仲景家乡是哪里的人,不了解他方言的话,你把杏仁放在锅里面去熬了,这个就没有疗效了。所以它的意义就在于这里。

(二) 学医志向

那么张仲景是怎样走上学医道路的呢? 所以我们第二个谈一下他的学医志向。

1. 主观愿望　这里面有他的主观愿望,也有客观事实。从主观愿望上,张仲景自幼就喜欢读一些医学典故,特别是人相传诵的大医学家的故事。怎么知道张仲景喜欢读这些书呢? 我们看它的《伤寒杂病论》原序,咱们打开教材上张仲景的原序,第一句话就告诉我们线索了,他说:"论曰:余每览越人入虢之诊,望齐侯之色,未尝不慨然叹其才秀也。"说我每一次看到越人,就是秦越人扁鹊,入虢之诊、望齐侯之色,这是有关扁鹊的两个医学典故,我们都应该学过的。"入虢之诊",就是《史记·扁鹊仓公列传》记载的扁鹊给虢国太子诊病的故事,读过《史记》我们都知道,我在这里不说了,扁鹊令虢国太子起死回生。"望齐侯之色",齐侯就是齐桓公,扁鹊看到齐桓公,一看就知道他有病,开始病比较轻,后来病邪逐渐往里深入,最后扁鹊再见他的时候掉头就跑了。这个故事我们都了解,后来这个齐桓公没有听扁鹊的话就死了。那张仲景说他"每览越人入虢之诊",就是我每一次看到这些医学家们的故事,"未尝不慨然叹其才秀",就感叹这些名医们的医学技能实在是了不起。用一个"每"字,说明他看了不止一遍。我们每一个人从小都会有一个愿望,当然有时候可能从小是朦胧的,后来就形成了志向了,小时候我们有时候看小人书,也会深深地被那些英勇故事所感染,长大之后也要学他们一样,张仲景就是被像扁鹊这样的古代医学家感染了,所以才想像他们一样去做一个医生治病救人,这是他的主观愿望。

2. 客观事实　另外一个就是什么? 客观事实的问题,在张仲景生活的年代,东汉末年有两大灾害:人灾和天灾。人灾就是打仗,战争频仍,那时候诸侯割据,中央集权名存实亡,就是政府、社会都乱套了,诸侯之间你打我我打你,为了争地盘,为了争利益,相互攻打残害,谁有兵,谁的拳头硬,谁说话算数。打来打去,最倒霉的当然是老百姓,一打仗老百姓就逃,四处奔逃,颠簸流离,肯定会出现这样那样的疾病。所谓"大兵之后必有大疫",甚至会造成一些瘟疫的产生,这是当时的一个客观事实。那也就是这个客观事实,张仲景看到好多病人,所以他就想去拯救这些病人。

第二个客观事实就是天灾不断,张仲景生活的年代发生的天灾(有)很多起,几乎所有的天灾都在这个阶段集中爆发,水灾、旱灾、蝗虫、泥石流、海水倒灌、地震等等都有,而且最要命的就是瘟疫,死人无数,所以还有一句话就是"大灾之后必有大疫",真是这样。你看地震之后,卫生部门首先防御的是什么?传染病。当然我们现在的救助条件非常好了,但在当时古人那样的水平他达不到,所以往往会造成瘟疫大面积的流行。据史料记载,从公元的171—185年这15年间,正好是张仲景生活的年代,就流行了5次大的瘟疫。瘟疫我们原来都比较陌生,但是2003年的SARS之后对瘟疫就不再陌生了,很厉害的。有的甚至是阖家阖户全被感染上,这在古代的资料里面都可以找到,好多人描述这种瘟疫流行的一种状况,你比如说曾被称为"建安七子之一"的王粲,也叫王仲宣,它做过一首"七哀诗",这个是他从西安投奔荆州刘表的时候写的,其中有几句话,他说"出门无所见,白骨蔽平原",出门什么都看不到,看到的就是累累的白骨,"路有饥妇人,抱子弃草间,顾闻号泣声,挥涕独不还",就是看到一个妇人抱着孩子把他放到草丛边,为什么?养不活,这孩子哭声令她回头看一看,但是还是扭身而去,为什么?"未知生死处,何能两相完"。她自己都不知道要在哪里死掉,怎么还能顾上孩子呢?所以这样的客观事实,那当然有病的非常多,尤其是外感病,瘟疫它也是外感而得的,所以张仲景看到这种现象,就要发奋学医,而且要研究这个外感疾病,这就是当时张仲景处的一个客观的条件和环境。环境激发了张仲景学医,就像我们有好多人经历了2003年的SARS后就喜欢上《温病》,喜欢上了《伤寒论》一样,SARS归中医的哪个科啊?大的范围归伤寒,小的范围归温病。每次有大的传染病,必会有关于这方面的名医问世,这是肯定的。所以也是那个年代,迫使张仲景走向了学医道路。

3. 名家启蒙　促使张仲景走上学医道路的还有名家的启蒙,这就像我们上大学报志愿前,要问一问老师、亲戚、父母一样,得有启蒙老师有人点拨呢。张仲景走向学医道路的启蒙老师,就是曾经官拜东汉司空的何颙,"司空"是主管土木建筑、空间建设的官员。何颙也叫何伯求,他也是南阳人,是南阳襄乡人,东汉末年的时代与宦官主权做斗争的党人之一,因后来不断地受到宦官的陷害而亡命四方,后来他因与人密谋要谋杀董卓而失败,最终忧愤而死。这个人比较侠义而且豪爽。还有一个,何颙据说看人特别地准,可以说是料事如神,《太平御览·何颙别传》对何颙做出了评价,说他"先识独觉,言无虚发",那就是看人看的准。曾经有一次他见到曹操,那时候曹操还名不见经传,在《后汉书·何颙传》里面有记载,说道:"初,颙见曹操,叹曰'汉家安天下者必此人也'"。意思就是说:现在汉朝将要完了,将来能够平定天下的就是这个人,曹操。好多人不解,因为曹操那时候还没有太大的名气,结果后来果如此言。在《太平御览·何颙别传》里面记载了何颙与张仲景交流、谈话的一个故事。两人都是南阳老乡,张仲景在年少的时候去拜访何颙,但是年龄差别比较大,这个《何颙别传》里面是这样记载的,它说"同郡张仲景",就是都是南阳郡的,"总角造颙","总角"就是幼年的意思,扎两个小辫像角一样,就是少年时代的张仲景去拜访名人士大夫何颙,两人经过交谈,这个何颙就对张仲景做出了评价,他说"君用思精而韵不高,后将为良医。"说了这么一句话,"君"就是指张仲景,"用思精"就是善于思考问题,考虑问题比较周到。"而韵不高",并不是说张仲景土里土气,不是这个意思,是说这个人他的涵养很好,不张扬,不张狂,很诚实,给人这样一种感觉,这种性格的人适合学医,将来必定成为良医,(后来果然应了他的话了)于是张仲景就更加坚定了学医的决心,你看本来就想学医,加上名人指点,也是建议他去学医,所以就下定决心学医了。

4. 师承名师 那学医要拜老师,跟谁学呢?师承了当时的一个名师,这个名师也是他的老乡,南阳郡的一个人叫张伯祖,这个人我们要记住,是医圣张仲景的老师,两人按族谱来说应该是一家人,都姓张,张仲景就跟着张伯祖来学习医学。

说他跟张伯祖学习医学的记载在哪里?在唐代甘伯宗的《名医录》中,这个书大约是南宋的时候失传了,因为北宋的时候还看到了这个书,宋代林亿这些人在整理《伤寒论》时就引了《名医录》的话,说张仲景"始受术于同郡张伯祖",这里面就介绍了他一个师承传授的关系,"始受术于同郡张伯祖",就是他拜了张伯祖作为老师,"时人言,识用精微过其师",就是当时人说张仲景的医疗技术超过了他的老师,青出于蓝而胜于蓝。那张伯祖是当时的名医吗?在宋代的张杲还有一本书叫《医说》,里面对张伯祖做了很高的评价,他说张伯祖是"南阳人,嗜好方术,诊处精审,疗皆十全,为当时所重",意思就是疗效十拿九稳,因此很受老百姓的尊重和社会的重视,可见张伯组是当时的名医。明代李濂在写《医史》的时候,为张仲景做了补传,叫《张仲景补传》,上面也写到了张仲景是"学医术于同郡张伯祖,尽得其传",就是说张仲景把老师的东西全学过来了,学得很透,运用得很活。

5. 终成名医 张仲景天资聪颖,又经过刻苦的学习,学术水平很快超过了老师,后来张仲景客游洛阳的时候,又与何颙见面了,通过交谈何颙发现张仲景确实不得了,何颙当时感慨地说道:"仲景之术,精于伯祖。"

《襄阳府志》里记载说:"张机,少时与同郡何颙客游洛阳,颙谓人曰:仲景之术,精于伯祖。"许多资料有这样一个评价,所以张仲景终成一代名医。

那么他的诊疗技术达到一个怎么高的程度呢?我给大家讲一个故事,就可以看到张仲景的诊疗技术是如何的高明了。据《甲乙经》和《太平御览》中的一些资料记载,张仲景为当时的"建安七子"之一的王仲宣看过病。这个王仲宣是少年得志,很有名气,大文学家,后来曹操把他拜为"侍中郎",就是跟随曹操左右的人,相当于三品官员。他从西安投奔刘表,但是刘表以貌取人,因为王仲宣长得又瘦又小,本来刘表想把他招为东床快婿,结果一看他那个长相就放弃了,王仲宣不受重用。刘表是当时的荆州刺史,在公元 190 年,刘表上任荆州的刺史,那时候荆州在全国是相对的一个绿洲,一个世外桃源的地方,没经过战乱,所以好多名人志士都去投奔刘表,像王仲宣、张仲景都投奔他。有一次在荆州的首府襄阳,张仲景和王仲宣见面了,从考证的资料来讲,这个时候大概是公元 198 年,当时王仲宣 21 岁,张仲景已经是 48 岁了,两个人都是名人,一个是大文学家,一个是名医,两个人见面了,一见面,寒暄之后,张仲景看到王仲宣就说:你有病。王仲宣听到这话,心里面很不舒服,心想:咱俩素昧平生,第一次见面你就说我有病,我哪里有病? 我今年才 21 岁。张仲景说:你确实有病,你这个病的特点是大概 40 岁左右的时候眉毛脱落,如果发现眉毛脱落半年之后,就会有性命之忧。得了,我给你一个方子可以免除这场灾祸。于是张仲景就给他开了一个方子,叫"五石汤",可惜这个方子没有传下来。张仲景对王仲宣说:我给你这个方子,你喝了之后就不会有这种情况发生了。王仲宣不好意思说不拿,因为张仲景是名医,行,就拿走吧,但是并没有服用。又过了 3 天,两人又见面了,张仲景就问王仲宣:"曾服汤否?"说给你的方子你喝了吗? 曰:"已服。"其实他没有喝,但王仲宣囿于面子,名医嘛,就说:我喝了。撒了个谎,张仲景一看就知道他撒谎了,说:"色候固非服汤之诊,君何以轻命也?"我看你的气色,你的面色,你根本没有喝我的药,君何以轻命也? 你怎么不拿自己的命当回事啊? 我说的是真话啊。但是王仲宣就嫌他说话难听,拂袖而去。后来我们知道这个王仲宣,这个人是有史可查的,他的生卒年代是公元 177—217 年,活到虚岁 41 岁。先投奔刘表不受重用,在公元 218 年刘表死了之后,他就说服刘表的儿子刘琮投靠曹操,所以曹操对王仲宣非常重用,后来把他拜为侍中郎,围绕在曹操左右的人。在公元 216 年,曹操带着这个王仲宣去伐吴,王仲宣知识面特别宽,曹操出游的时候喜欢带着他,遇到问题的时候就问王仲宣,伐吴的时候也带着他,在这道上(王仲宣)就病了,是回来的路上王仲宣病了,公元 216 年王仲宣正好 40 岁,病了后就发现眉毛脱落,这时候王仲宣想起来张仲景的话了,晚了,从发现眉毛脱落又过了 183 天,半年整,王仲宣死了,是公元 217 年春死的。真是中了张仲景的话了,"终如其言"了。

我们看张仲景诊疗的技术相当的高,现在的大夫能有几个与之相比啊,说老师你有这种技术吗? 我也没有,(学生笑)别说这种技术,现在病人问这个药喝多少剂能好,大部分大夫都不敢讲的,纯粹从中医的角度而言,我们现在的中医诊疗技术真是达不到张仲景的水平,要成为中医名医,还要做出很大的努力。但是如果我们经常跟名师学习,你就会学到好多书本上学不到的东西,你的悟性就会大大地增加,会有一些先知先觉的感受,所以讲到这里,我希望大家要多跟名师抄方子,抄方子过程中能学到好多东西。我的老师是刘渡舟先生,我跟他抄了 7 年方子,可以说是受益匪浅。他曾经治过一个肺结核的病人,这个病人住在北京的石桥胡同,40多岁的肺结核(患者),一看这个病人,可以说是皮肉林立,咳嗽还有痰,脉象一摸很细,结核病到后来就瘦,病人在一个宽大的床上躺着,显得非常瘦小,就是给人一看很可怜的这样一个病况。当时去看病的时候是冬天,刘老师给他诊为什么病?阴痨,《医宗金鉴》里有说:"阴痨细数形尽死",就是如果说是患肺结核阴痨的人,大肉下陷,皮包骨头,脉象细数的话,那这个病人很可能就没得救了,死,就是预后非常不良。当时刘老给他配了琼玉膏,百合固金汤,这些方子我们都学过。病人吃完之后当时有好转,见起色了,所以他的一个朋友对刘老师说:您的药有效果。刘老师当时却说:别高兴得太早了,这个病我治不好,现在有效果也不能说明他这个病能够治好,因为现在是冬天,肺属于金,而冬天属于水,金水相生的时候,我给他一用药,他就会有好转,但是在来年夏天火气主时的时候,火克金,这个病人可能就危险了。后来这个病人就死了,哪一天死的呢?阴历五月初四日,端午节的前一天,阳历六月份,正是夏季火气用事的时候。这个朋友就非常感叹地说:中医这么神,能料定这个病人什么时候死亡。刘老师说:这是根据五行的生克乘侮的道理来推演的,他是一个肺金病,最怕火,所以火气用事的季节,这个病人就很难熬过去,就是这个道理。那这个我们叫辨证知机,我们知道中医是辨证论治,辨证论治是一般层次的,高层次的是辨证知机,这个机是病机的机,机是苗头,就是说他这个疾病变化的苗头,一开始你就能知道,预决死生。所以这就是高人,高手就是这样,所以我给老师抄方子,那真是体会特别神,对老师的高超技术特别地佩服。

所以你看张仲景20年之后的转归他都能决断出,没有过硬的理论知识,没有过硬的本领谈何容易?这也是张仲景学医的一些经历。这是第二个大问题。

(三)关于长沙太守

第三个(问题),是关于张仲景当长沙太守的问题。因为这个《名医录》就是甘伯宗那个书讲到张仲景是"举孝廉,官至长沙太守",当过官。东汉那时候,"州"下面设"郡","郡"下面设"县",州的最高长官叫"刺史",郡的最高长官叫"太守",相当于我们现在的市长了,正厅级。那张仲景当过长沙市的市长,怎么当的呢?是通过"举孝廉",什么叫举孝廉?举就是举荐,孝廉就是对那些很优秀的社会青年,孝顺父母的人,用咱们现在的话叫热爱祖国,人品比较好的,把这些青年给举荐出来,选拔出来,等待国家录用。张仲景就是这批人里面的,说最后被录用到长沙太守。但是这个有争议,因为在正史中有关长沙太守的资料里没有张仲景,那认为他当过长沙太守的这样一个观点是怎么说的呢?我给大家简单地谈一下,咱们作为一个了解。

说到张仲景当上长沙太守,还得从刘表说起。在公元190年,叫初平元年,当时的长沙郡太守叫孙坚,就是孙权的父亲,后来被刘表杀掉了。公元190年孙坚把他的长官、荆州刺史王睿给杀了,那这是以下犯上啊,这个事情就报到中央,中央那个时候就像刚才我说的,中央集权名存实亡了,朝廷看到奏章,也无可奈何,杀了就杀了吧,我再给你们派一个去,(学生笑)于是就派刘表继任荆州刺史。所以在公元190年,刘表就到了荆州。刘表这个人还是很有本事的,他到荆州做了四件大事,首先是抓治安,当时荆州的地方盗贼很多,大的部落有15个,刘表一去把这15个盗贼首领诛杀,一下子地方治安就变得非常的好了,构建和谐社会嘛,(学生笑)没有和谐社会什么事都干不成。刘表紧接着就招纳贤良,又加上荆州那时候没有经过战乱,所以全国有许多仁人志士都来投靠刘表,《后汉书·刘表传》里面讲到一种景象,说:"表招诱有方,威怀兼洽",全国的好多有本事的人都投靠他了,其中像王仲宣、张仲景这些(人)都去过。然后就是办学校培养人才,因为正是缺人的时候。再一个就是治理军队。所以那时候荆州很强盛,也是雄霸一方。我们在《三国演义》里可以看到,曹操跟刘表打仗的故事。但是,在刘表上任之后八九年,在公元198年,又出了一件事,还是长沙郡出的事,当时的长沙郡太守叫张羡,叛乱了,不跟刘表了,要搞叛变,要跟谁?要投靠曹操,不仅要投靠曹操,还带着长沙郡、桂阳郡、零陵郡等一起献给曹操,那刘表能干吗?所以就平叛,经过三四年的平叛,最后其实是张羡自己死了,(学生笑)他的儿子张怿继位,儿子无能,就被平叛下来了。大约在建安七年,就是公元202年,这个时候长沙就缺太守了,刘表就想了,我来上任就是因为长沙郡出事情,我在任长沙郡又出了这样的事情,看来对这个地方不能等闲视之,长沙这个地方是战略要地,荆州的战略要地,是南北要地。所以这一次长沙郡长官的人选要仔细考虑,不能再要政客的人来担当了,要接近老百姓的、而且又有社会地位的人。这样一想就想到了张仲景,因为张仲景是名医,所接触的人既有达官贵人,又有普通的老百姓,社会地位很高,而且张仲景为人忠厚,所以就委任张仲景当长沙太守。你想张仲景是名医,名医走到哪里病人都会找你看病的,不管你当什么官,病人就需要这个大夫,我谁都不找就找他看病。张仲景医德高尚,上任长沙太守后,仍坚持为民诊疗病,甚至有时在大堂正工作的时候病人来了,张仲景就会放下手头的工作为病人看病,由于经常坐在大堂上看病,所以就变化为后来中医坐门诊叫"坐堂",(学生笑)"坐堂"这个说法就是从张仲景这儿来的。不仅如此,好多诊所,甚至医院,还有药店,都用"堂"来命名。药店著名的像有同仁堂,大家都知道。门诊部、诊所,我们北京中医药大学有"国医堂",都是源于此。

但是这样一个故事当然在正史里面找不到支撑材料,当时的史料没有对此记载,在那个时代,当过长沙太守的有这样几个人,从孙坚以后是苏代,苏代以后是张羡,就是背叛刘表那个人,后来是他的儿子张怿,再后来有廖立和韩玄,韩玄是黄忠的老师,我们看《三国演义》电视剧中就有那个韩玄,但找不到张仲景。所以有人说这是一个传说而已。但是我想,张仲景对人类的贡献不是他当没当过长沙太守,而是他写了一部伟大的著作《伤寒杂病论》,为什么我们还要讲这个故事呢? 就是后来"长沙"就成了张仲景的代名词了,有关他的一些书也因此来命名,你比如说元代吕履有一个《长沙用药十释》,清代黄元御的《长沙药解》,可能我们最熟悉的是陈修园的《长沙方歌括》,如果你不知道这样一个传说,张仲景当过长沙太守这个传说,你就不知道这本书是干什么的? 所以凡是书上写长沙的就是讲张仲景的书,或者是注解《伤寒论》的,或者是讲它的方剂运用的,所以我讲出来请大家了解这一点。

那么,这就是有关张仲景个人的一些资料,我们从这些片断的资料里面可以看出来张仲景是一代名医,大医学家,不愧称之为"医圣",他不仅有高超的医疗技术,而且有高尚的医德,有关他的故事,我们可能还能在其他一些资料里看到一些只言片语的记载,咱们由于时间关系就不多做解释了。

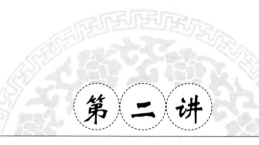

《伤寒论》其书

二、《伤寒论》其书

上一个问题讲的是张仲景其人,咱们要明白的是什么呢?张仲景的生卒年代(和)家乡地址,主要是为了更好地学习,掌握他的一些方言用语。今天我们讲本节的第二个问题,《伤寒论》其书。

(一)《伤寒论》产生的时代与背景

学习《伤寒论》,首先我们要把这本书的来龙去脉,大致地搞清楚,咱们做一个大致的了解。首先我们要了解《伤寒论》产生的时代和背景,就是《伤寒论》是在哪一年出书的,这个在文献里面及《伤寒论》这本书里面没有记载,但是我们可以通过它的原序,来判断这本书大致产生的年代,咱们看着书上的原序。一般情况下,写书都要有序,写序有自序和他人(写)的序,但是不管是谁写序言,都是什么时候写呢?是在这个书基本上写成了,有原样了,有原稿了,才写序。我们看这个,张仲景在他的原序里面,也讲了一些有关年代的问题,就是在序文里的第二段,上一次让大家都看了,他说:"余宗族素多,向余二百,建安纪年以来,犹未十稔,其死亡者,三分有二,伤寒十居其七。"那么在这里面提到了"建安纪年","建安"是东汉最后一个皇帝汉献帝的年号,这个年号从公元196年开始,"稔"就是一年,"十稔"就是十年,"犹未十稔"就是接近十年,如果是接近九年的话,那就是犹未九稔,接近八年是犹未八稔。那么这样我们可以大体推算出《伤寒论》的成书年代,从公元196年往后推,将近十年的话,就是公元205年,由此我们认定《伤寒论》成书的年代大致在公元205年。有一种说法,张仲景写《伤寒论》是在他上任"长沙太守"期间写的,白天工作,晚上写《伤寒论》,这是一种说法,仅供参考。那如果按照这样说的话,张仲景当"长沙太守"大致是在公元的202年,这个年代(和公元205年)差不多,这是他的大致年代,我们记一下就行了,按照这样来讲的话,《伤寒论》距今,已经1800多年了。

那么张仲景为什么要写这个《伤寒论》呢?这有两个背景的问题:第一个背

景是社会的背景,当时的社会有两种情况,我在上节大致给大家说了,可以用两个字来概括,一个就是"兵",一个就是"病"。在那个时代,战争连年不断,人民的生活颠沛流离,可以说是吃了上顿没下顿,饥饱失调,生活很贫困,所以这种情况下,得病的人就多,所以古人总结有那么一句话叫"大兵之后必有大疫"。第二个背景为天灾连年不断。像水灾、旱灾、地震、海水倒灌,那个时候都发生过,尤其是瘟疫的流行,(导致)大面积的人口死亡,张仲景自己也说,家族二百多口人,不到十年就死了三分有二,所以这也是他励志要学医,励志要写外感疾病这方面书的一个原因。

还有一个背景,就是当时的一个学术背景,当时是处在一个什么学术背景呢?医学的发展,已经出现了流派,当时最具有代表性的有两种流派,第一个就是"医经派",这个流派主要是讲中医的基础理论,代表书籍就是我们学过的《黄帝内经》。《黄帝内经》我们都学过,主要是讲中医的基本理论,临床很少,尽管有一些详细的治则治法,但是基本上没有方药,有针刺,一共13个方子,还有1个方子丢了,实际上是12个(方子),它主要是讲基础理论,也正是这本书奠定了中医基础理论这样一个框架。另外一个流派叫"经方派"。但是这个词,我想给大家纠正一下,这里的"经方"不是我们现在对《伤寒论》这些方子的称呼,不是经典方剂这个意思,是经验方剂的意思,就是经验方,也就是这种方剂在临床运用它没有具体的理论去指导,而是凭经验使用。病人来了说我头痛,大夫并不细辨是头的哪个部位痛,或者是怎样痛,因为什么痛,而只是凭感觉头痛可以使用某个方子,凭我的经验可以把你治好,我就用这个方子去治。所以来一个病人,我拿一个方子,治不好,我可能没有更多的理由去解释,治好了,也可能解释不清,为什么这个病能治好。他就是凭感觉,凭经验,这个病可以用这个方子治好,所以这叫当时的经验方剂。

那么我们看这两个学术背景,一个是没有方药的"医经派"讲理论,而另外一个是经验方剂没有理论指导,所以《伤寒论》就在这个时候诞生了,它的意义就是把"医经派"的理论和经验方剂结合起来。实际上我们看《伤寒论》,张仲景的成就不在于他发明多少方剂,《伤寒论》里面也好,《金匮要略》里面也好,这些方子绝大多数都不是张仲景的方子,是别人的方剂,他把它拿来放在这里,所以你看他的序文里面就讲了,张仲景"勤求古训,博采众方",咱们的校训"勤求博采"就是从这句话来的。拿别人的方剂放在这里,但是他的贡献在哪里呢?就是告诉你这个方子怎么去使用,桂枝汤可以治疗好多病,《伤寒论》里面桂枝汤的条文很多,但是不管是治疗什么病,他指出来了桂枝汤必有"汗出恶风"这样一些主要的症状,你见到这种症状,甭管什么病,只要符合汗出恶风,没有内热这种特点,都可以使用桂枝汤去治疗,这就是《伤寒论》最大的一个贡献,告诉你这些方子怎么去使用。所以我们说《伤寒杂病论》的诞生,是"医经派"和"经方派"

结合并发展起来的一种结果。由此中医走上了"辨证论治"的道路。这是它产生的时代和背景的问题。

(二)《伤寒论》的流传与沿革

第二个问题,咱们了解《伤寒论》版本流传与沿革问题,这个我们要大体说一下,就是我们现在看到的这个《伤寒论》教材,这个版本从哪里来的?是不是张仲景原来写的就是这样?这中间经过了曲折复杂的演变道路,我们现在叫《伤寒论》,张仲景写成以后是叫《伤寒杂病论》,一共十六卷,其中十卷讲的是伤寒,六卷讲的是杂病,所以它叫做《伤寒杂病论》。至于这个"卷"呢,一卷说是多长呢?像一个书案那么长,古人看书,当时《伤寒论》那个时候,尽管已经有纸张的发明了,因为公元105年,蔡伦发明了纸,但是使用得不普遍,而这个纸又很难写字,就不能普及使用,所以还是把字写在竹板上或写到木板上,那么一块一块的板写成以后用皮绳串起来,串好以后叫做"册",所以"册"是个象形字,看的时候铺到书案上,一般跟书案等长的这个叫"一卷"(juǎn,三声),我们说看的时候铺开,看完以后,卷起来,所以这就叫做一卷,我们现在叫成卷(juàn,四声)了。《伤寒杂病论》写了十六卷,就是十六个书案那么长,十六卷书,其中十卷论伤寒,六卷论杂病。那这个书在张仲景在世的时候,保存得应该是比较完整的,但是公元219年张仲景去世以后不久,这个书就散乱了。所谓散乱,就是它可能有一些章、节,或者顺序颠倒了,因为那个时候书容易散乱,容易丢呀,书是用绳子穿起来的,容易散,不容易携带,你说古人过去看书多,说"学富五车",如果咱们现在看的是竹简写的书,何止五车呀,五百车都多。现在科学技术发展了,一个芯片可以装几百本书,甚至几千本书。所以据说当时秦始皇出差,后边拉了好多牛车来装书,因为那个时候书携带不方便啊。另外一个书容易丢、容易散乱的原因是人为的,为什么呢?一般情况下,看书的时候,把书铺到桌面上就可以看了,但是有的人看书图省事,拿着又嫌累得慌,他就把绳子打开、拆开,一块一块的拿出来看,这样比较省事,但是拿出来,还需要放回去呀,有时候放回去的时候顺序就乱了。你看《黄帝内经》里面好多,这一段文字和上下文谁都不挨谁,这叫什么呢?这叫错简,就是把竹简的顺序装乱了。当时《伤寒论》也存在这种状况,有散乱现象。

大约在公元220—235年之间,魏晋时期有一个太医令叫王叔和,这个太医令就是太医院的行政长官,头儿,管太医的,还有一种说法认为王叔和是张仲景的徒弟。王叔和发现了散乱的《伤寒杂病论》,他认为张仲景这个书很好呀,为什么次序乱了,他就给整理了一下,他是按照《伤寒杂病论》原来的顺序撰次整理的,但只整理了《伤寒杂病论》里面的十卷伤寒,另起个名字叫《伤寒论》,所以《伤寒论》这个书名是王叔和给起的。这个阶段我们也需要了解,我们学《伤寒论》了,要知道有这样一个过程,也就是为什么《伤寒杂病论》后来变成了两本书,《伤寒论》和《金匮要略》,跟王叔和的关系非常大。《古今图书集成·医部全录》里面引了唐代甘伯宗《名医录》上的一段话,这个在上一节咱们介绍过甘伯宗,他的《名医录》这样的一个情况,这个《名医录》上说,"仲景作《伤寒论》,错简,追叔和撰次成序,得全书。"就是甘伯宗记载了《伤寒论》是由张仲景写的,但是最后错简,顺序乱了,由王叔和撰次成序,于是形成了《伤寒论》这一本书。但不知为什么,王叔和整理的只有《伤寒杂病论》中"伤寒"的部分,对于其中"杂病"的部分,他没有整理,也许他可能没有看到吧,或者是因为其他原因,这还是一个谜。但不管怎么说,王叔和整理了《伤寒杂病论》里的伤寒部分,对《伤寒论》乃至中医的发展,可谓做出了巨大的贡献,我们一定要铭记他。这是《伤寒论》版本流传过程中一个重要的环节。

但是在王叔和整理完《伤寒论》以后,又经过东晋南北朝,这个书流传到民间了,而且版本很多,那时候我们看,书得以传承主要靠手抄,发现一本好书,然后借过来我抄一下这本书,当然另外一个人可能从那个人手里边再借,也抄一下,那么这样就会造成很多版本的出现。一直到唐代,伟大的医学家孙思邈,我们说孙思邈有两本书,开始先写了《千金要方》,晚年又写了《千金翼方》,他在写《千金要方》的时候就想把这个《伤寒论》收录到他的书里边,但是经过很大的努力,也没有见到《伤寒论》全书的原貌,只收到了一些零星散在的《伤寒论》片段,一共49条,写到他的《千金要方》卷九中。说为什么收不到呢?因为张仲景写的这个《伤寒论》,这里面的方子太有用了,大家得到以后那就像宝贝一样,藏起来了,秘而不宣,所以孙思邈在《千金要方》里面就感叹,"江南诸师秘仲景方而不传",一直到晚年他写《千金翼方》的时候,才收载了《伤寒论》的全部内容,这个是在他的《千金翼方》的第九卷和第十卷中。那么孙思邈做的这个工作,非常地重要,也很伟大,迄今为止,孙思邈《千金翼方》里面的这个《伤寒论》版本是现存我们能见到的《伤寒论》版本的最早版本,当然它和宋版的《伤寒论》相比缺了平脉法、辨脉法、伤寒例,这三部分没有。尽管如此,这已经是现在我们能够看到的最早的《伤寒论》版本,王叔和整理的我们看不到,所以我们看到的最早的是唐代孙思邈在《千金翼方》的这两卷《伤寒论》版本,我们把这个叫"唐本"《伤寒论》。同时,孙思邈还做了一个疏理《伤寒论》、整理《伤寒论》的重要工作,原来,包括王叔和整理的《伤寒论》,这个条文和后面的方子不在一起,就是方证并不是同条,那么孙思邈为便于世人学习《伤寒论》,他把这个方和证放在一起,比如什么什么病,桂枝汤主治,然后就把桂枝汤附在下面,就是方证同条,比类相附,这是在《伤寒论》整理过程中的一大贡献,确实便于我们后世的学习。所以我们说,孙思邈为《伤寒论》的继承和发展做出了不可磨灭的贡献。

那么后来,这个版本当然是很多的,我们不想展开讲这个,咱们主要大体了解主线上《伤寒论》的流传就行了。

到北宋的时候,在宋仁宗的时代,这个皇上做了不少好事,国家成立了校正医书局,就是准备对这些医书,古代的这些医书进行校正整理。这个任务就交给大臣孙奇、高保衡和林亿等人,由他们来承担这个校定任务,这几个人的名字我们要记住,没有他们,我们就看不到现在的《伤寒论》的内容了。那么这一次是由国家出面,对医书来进行校定,林亿这些人考虑到"百病之急,莫过于伤寒",百病之急,无急于伤寒,所以他首先校定的是《伤寒论》。但是那时候版本特别的多,这个本,那个本,最后选定校正底本是荆南国的末主高继冲进献给朝廷的《伤寒论》本。以这个为底本,参考其他版本来进行校正,所以到宋治平二年,就是公元1065年,完成了《伤寒论》的校正任务,并把它颁行于世,这时候宋仁宗已经死了,是宋英宗在位。公元1065年,当时是宋朝"治平二年",这个年头我们要记,这就是我们说的宋本《伤寒论》,从此读者学习《伤寒论》有了一个非常好的本子,就相当于我们现在的全国统一教材,大家都有所本了,今后学《伤寒论》就按照这个走。

但刚开始颁行的这个宋本《伤寒论》的时候,它是大字本的,字比较大,那时候纸张比较昂贵,所以字大它厚,好多人买不起,买不起就影响了它的传播,它的普及,所以后来礼部又上书朝廷,然后朝廷就批了,改成了小字本,所以,公元1088年,小字版的《伤寒论》就出版发行了。那么这个宋本《伤寒论》经过孙奇、高保衡等整理以后,一共是列为十卷二十二篇。这些我们需要记。完了后面我要告诉大家二十二篇的一些内容,并把112方分别依附于有关法的条文之下。实际上这一个方式是孙思邈首创的,就是把方附于证之下,可以说到宋代,宋本《伤寒论》的诞生是张仲景《伤寒杂病论》在沿革过程中一个重要的里程碑,我们现在看到的教材,这个内容,这种形式,就是宋本《伤寒论》的。

但是可惜的是,不管是大字本的《伤寒论》,还是小字本的宋版《伤寒论》,现在都没有了。那么为什么我们还说现在的教材依附的都是宋版《伤寒论》的内容呢?这个要感谢一个人,就是明代的赵开美,我们书上也有介绍这个了,宋版《伤寒论》能够流传到今,全是依赖明代赵开美的功劳,赵开美这个人活了81岁,又名叫琦美,他字叫玄度,号叫清常道人,他是明末江苏常熟人。这个人喜篆刻。他的父亲是在朝为官,也是喜欢藏书,喜欢篆刻,所以家里面的藏书特别多,看的书也多。当时赵开美他就很想找到一本小字本的《伤寒论》,把它复刻一下,以流传后世,因为在他那个时候,也不容易看到小字本的《伤寒论》。从公元1088年,就是小字本宋版《伤寒论》的问世,一直到明代的1599年,这个511年间,就是赵开美复刻《伤寒论》的这个时候,一直从小字本这个《伤寒论》,到赵复刻《伤寒论》的511年,《伤寒论》未再刊行。但还有一个主要原因是,都是白文本,就是拿我们现在说都是原文,所以大家也不便读懂,存世极少,所以赵开美就很想把它复刻下来。结果开始找来找去没找到,无奈就把成无己的《注解伤寒论》,还有《金匮要略》这些书复刻了一遍,起名叫《仲景全书》。那么后来一个偶然的机会,赵开美发现了这个小字本的宋版《伤寒论》,怎么一个过程呢? 在公元 1595 年,赵开美的家乡江苏常熟发生了大的瘟疫,死的人当然是很多呀。他家里边的一个仆人,也就是一个佣人,也感染了这种瘟疫,好多大夫都治不好,后来来了一个姓沈的医生,这个人叫沈南昉,也叫沈明卿,明卿是他的字,他来了以后,就治好了许多感染瘟疫的病人,包括赵开美家的佣人,也被他治好了,所以赵开美就感到很奇怪,这么多大夫都治不好,这个大夫来了以后,就治好了这么多的病人,所以他就去拜访这个沈南昉。先生,您是用的什么办法来治的瘟疫啊? 沈南昉告诉他说,我就是用的张仲景的《伤寒论》的方法来治的。于是他就拿出了一本小字本的《伤寒论》让赵开美看,哎呀,赵开美看完以后,非常的高兴,真是踏破铁鞋无觅处,梦寐以求地找了好长时间,一直找不着的小字本的《伤寒论》突然就出现了。所以他就对那沈南昉说,先生,我想把这个书复刻一下,好传于后世,借用一下你这个书,行不行? 沈南昉这个人特别的好,说行,你拿去,你做的也是一件好事。于是赵开美就按照这个宋版小字本《伤寒论》一模一样地把它复刻下来了,拿咱们现代话说叫克隆,一模一样地给它克隆下来了。后来他连这个《金匮要略》还有此前复刻的宋云公的《伤寒类证》、成无己的《注解伤寒论》一并复刻,这四本书,名为《仲景全书》。于明万历二十七年(公元 1599年)刊行于世。赵开美刻的这个《仲景全书》一共是二十六卷,其中有宋版《伤寒论》十卷,成无己的《注解伤寒论》十卷,还有《金匮要略》三卷,还有《伤寒类证》三卷。目前赵开美复刻的《伤寒论》存世有五本,所以,正是有这样一个举动,我们才得以看到当年宋版《伤寒论》的一个原貌,所以我们要感谢赵开美先生。

还有一个《伤寒论》版本就是成无己的这个,成无己在晚年注解了《伤寒论》,叫做《注解伤寒论》,这也是《伤寒论》现存较早的版本之一。那个时候是宋末金初,我们把它叫宋元(时期),又是第一个伤寒注释本,这个书刻于公元 1144年,但是还没有发行呢,成无己已经去世了,实际上 50 年以后,(也就是)1190年,有一个叫张孝忠的士大夫在绍兴重获此书,就传给了医者王光庭,然后就把这个书给出版了。实际上出版这个《注解伤寒论》,成无己自己并没有看到,刻完以后,明代赵开美也复刻过,汪济川也复刻过。

所以,现在通行的《伤寒论》版本主要有两种:第一种就是我们说的这个赵开美复刻的宋版《伤寒论》,这个我们叫宋本,由于赵开美复刻的我们也叫“赵本”;另外一个版本就是成无己的《注解伤寒论》,当然这个赵开美也复刻了。还有一个人在明代嘉靖年间一个人,叫汪济川,他也复刻了成无己的《注解伤寒论》,并且加以校正,所以说这个版本也叫做“汪校本”,就是汪济川复刻校定的。那么我们现在要写书、写文章,你要引用《伤寒论》的条文或者你去注释《伤寒论》，我们就按照宋版《伤寒论》来做，假如说你是使用的成无己的《注解伤寒论》，那你必须在你的文章或者书里面注明我用的是成无己的《注解伤寒论》，如果不加以注明，我们就默认为是宋版《伤寒论》，所以这个我们要了解一下，这是《伤寒论》版本它的沿革和流传。

我们需要记住什么呢？版本流传有几个重要环节，一定要记住。第一个人王叔和，王叔和只整理了《伤寒杂病论》里面的《伤寒论》这个内容，所以它的名字就换了，改成由《伤寒杂病论》叫《伤寒论》。第二个人值得记的就是唐代的孙思邈，收集到的这个《伤寒论》条文，是我们目前看到的最早的《伤寒论》版本，叫"唐本"《伤寒论》。第三个环节，就是北宋国家校正医书的这样一个行为，校正了医书《伤寒论》，那就是我们现在看到的这个。第四个环节就是赵开美复刻的这个过程，咱们了解一下。而且目前有两个版本，一个是宋版《伤寒论》，一个是成无己的《注解伤寒论》。

（三）《伤寒论》的内容与学术成就

下面第三个大问题，《伤寒论》为什么这么受重视呀？我们现在看看，有关《伤寒论》的书最多，《伤寒论》的文章最多，你就随便打开网络，输进一个词——《伤寒论》，下面有非常多的看不完的书和文章，据不完全统计，光它的注书就有将近1800种，《伤寒论》的历代著述呀，现在更多了，你到书摊上看看，任何一个（医学）书店，《伤寒论》的书都是最多的，文章那不计其数，我们每年都统计这个，非常非常多。当然，如果你要研究《伤寒论》，作为《伤寒论》的研究生，选题方面也很难，因为好多大家都搞过了，你要在原来的基础上长进一步，这需要我们一个很大的努力，这说明《伤寒论》很热呀，为什么这么热呢？说明它很管用。如果说这本书对社会没有什么贡献，可能昙花一现，人们早都把它忘掉了，正因为它非常有用，所以大家都比较热心地去研究它，去学习它。

那么《伤寒论》的内容和学术成就主要是什么呢？这是我们要重点掌握的。所以第三个大问题，我们看一下《伤寒论》的内容和学术成就。

1.《伤寒论》的内容　第一个问题是内容的问题，我们刚才说了，宋版《伤寒论》一共是十卷二十二篇，哪十卷二十二篇呢？我们现在的教材这个版本，不是《伤寒论》的全部内容，一般我们把它分成三块，前面四篇是一块，中间十篇是一块，后面八篇是一块，我们的教材只收录了中间十篇。因为这个它记载了好多方剂，112方在这里面，一共是398条，咱们的教材只是中间这十篇的内容。

那《伤寒论》整个原貌是什么样呢？这个大家需要记一下，学完《伤寒论》了，你要知道《伤寒论》都是什么内容。前四篇，第一篇是辨脉法，第二篇是平脉法，这两篇主要是讲脉理，那么我们要研究脉象学，研究脉理，咱们看什么书呢？当然首先是《黄帝内经》里面关于脉理的知识，第二王叔和的《脉经》，还有《伤寒论》里面的平脉法和辨脉法这两篇，当然后世还有李时珍的《濒湖脉学》等等。

如果研究脉理,这些书我们一定要看。所以实际上《伤寒论》里的平脉法和辨脉法奠定了中医脉诊的基础,这是这两篇(的内容)。第三篇是伤寒例,主要是讲五运六气,运气就是自然气候对人体的影响,那如果我们对这个有兴趣,可以结合《黄帝内经》里面的七篇大论,还有《伤寒论》里的这个伤寒例,看一下。第四篇是辨痉湿暍,这是三种病,那么这一篇在《金匮要略》里面也有,痉病、湿病和暍病,暍就是中暑,实际上这里面就讲,还是将外感邪气对人体影响所产生的三种疾病的治疗,这是前四篇内容。

当然对这些有争议,有人认为辨脉法、平脉法、伤寒例,这些是王叔和加进去的。还有人认为是什么呢,是宋代在校注《伤寒论》的时候加进去的,因为在唐代孙思邈的《伤寒论》里面没有,孙思邈这个《伤寒论》版本里面,前面三个(篇)没有,辨脉法、平脉法、伤寒例在《千金要方》卷九和卷十里面找不到,所以有人认为是后世(医家)加进去的。这个我们了解一下就行了。

中十篇,这是《伤寒论》的重点内容,这里面主要是六经病的内容,其中太阳病是三篇,它的内容比较多,第五篇、第六篇、第七篇都是太阳病的内容,那这些内容是我们讲课的重点了,所以在这里我就不详细说了。还有接下来是阳明病篇、少阳病篇、太阴病篇、少阴病篇、厥阴病篇,这些都是各一篇。此外在六经病之后,张仲景又列了一个霍乱病篇,这个主要是为了和一些外感病,一些太阳病相区别的。在十篇的最后,还有一篇叫阴阳易差后劳复,是讲这个病复发以后怎么治疗,怎么护理,这个是中十篇的一个内容,这是《伤寒论》的主要内容,也是我们教材里面摘录的一些内容,那当然了我们学习先要把这个作为重点,我希望咱们把学习的条文,各位都要把它背下来。当然在学习过程中,我可能会为大家划上一些教学大纲上要求我们必须背的条文,所谓的重点内容。其实从我来看,每一条都是重点,我希望咱们掌握背诵不仅仅是教学大纲要求的这些条文,尽量把它全部背下来,398条,中十篇内容,要把它背下来。

还有后八篇,后八篇是辨不可发汗病脉证并治、可发汗,还有发汗后,还有不可吐、可吐,不可下、可下,还有发汗吐下后它的脉证并治,一共是八篇,叫做后八篇,这些内容咱们教材没有摘录。

所以总的来说一共二十二篇内容,这就是它的一个原貌,是我们需要了解,需要掌握的内容。咱们有一次研究生考试,其中有一次有过这样一个题,让你写出来《伤寒论》它的全貌,就是所有篇章的一些内容,写个标题像这样就行了,但是遗憾的是有一半的考生没有把它写出来。我们现在学了,可能咱们以后还有考博士的,不管考不考学,我们只要学完《伤寒论》了,你必须把《伤寒论》的全部内容都是什么呢,框架要知道,这是我们最低的一个要求。这是第一个小内容。

2.《伤寒论》的学术成就 第二个内容就是学术成就。《伤寒论》到底有什么重大的学术成就?这也是我们需要知道的,咱们讲义上也有这个,讲义上专门有《伤寒论》的学术渊源和成就这一条，我的总结和课本上差不多，我给它总结了四点：

第一，《伤寒论》总结了汉以前的医学成就，将医经理论导于临床实践，将医经派的理论和经方派的方剂密切结合起来，这实际上是《伤寒论》最大的一个学术贡献。你想经方派他们这些代表书籍《汤液经》，这个书已经失传了，但这个里面记载了好多方子，有人说(有一种观点)《伤寒论》里面的方子60%是来源于《汤液经》，还有马王堆发掘出的《五十二病方》等等，都是当时这个经方派的代表书籍，实际上这里面(指教材)用的好多都是《汤液经》的方子，但是可贵的是，我刚才说了，张仲景告诉你了这个方子去怎么使用。还有，你像医经派这些理论，他讲完以后，有时候他没有具体的方剂去实施，也在《伤寒论》中体现了出来。比如说，我给大家举个例子，咱们都学《黄帝内经》，其中提到了一些因势利导的治疗法则，大家能举出来几个吗？什么叫因势利导？比如说根据邪气的部位不同，在表的呢？这叫"其在皮者，汗而发之"。你看就这一句话，很有学问这里面，《黄帝内经》讲完就放这了，怎么汗而发之，用什么方剂？用什么具体的措施去实现汗而发之？《黄帝内经》没有讲，但在《伤寒论》里面就很详细地去完成了如何去汗而发之。既有(发)大汗的麻黄汤，又有和汗的桂枝汤，还有小发其汗的桂枝麻黄各半汤，还有微发汗的桂枝二麻黄一汤，就是我把桂枝汤和麻黄汤合起来，你几份，或者你两份、我一份，根据具体的病情来使用不同的方剂去发汗。所以你看《伤寒论》就是发展了《内经》的这个，就是实践了《内经》的一些理论。刚才我们还说了什么呢？大家可能有一段话(都记得)，分别是病邪在上、在中、在下怎么治呀？"其高者，因而越之"还有"其下者，引而竭之"，《内经》咱们还需要背，还有"中满者，泻之于内"，很简单这个，这就是根据病邪的部位不同，顺势利导的方法。比如我们画个人，咱们以后可能会经常用这个图(一个人形的轮廓图)。你看上、中、下三焦。说"其高者"，病位在上者，什么叫"因而越之"呀？涌吐的方法。为什么呢？没有什么，你不要把它想得太深奥了，说病在上为什么吐呢？就因为它离嘴近，没有什么，这个邪气出入，一看这有口腔，离嘴近，那我就要用吐法呀，就近给邪气找出路。"其下者，引而竭之"就是通利大小便，阳明腑实证你要通呀，阳明腑实证燥屎形成，你用吐法能吐出去吗，你违背规律了这个，这叫因势利导呀。下边通泻，上边吐，中焦不上不下怎么办呢？"中满者，泻之于内"，什么叫"泻之于内"？就地消散，吐也不行，通下也下不去，就用消散的办法。《黄帝内经》讲得很好呀，但是它没有具体的方剂去实施，在《伤寒论》里面都有了。"其高者，因而越之"用什么方呀？你们方剂上学过，催吐方的代表是什么？瓜蒂散，这是《伤寒论》的方子。"引而竭之"(的方子)就多了，通导大便的大承气、小承气、调胃承气。病邪在哪个阶段，阳明腑实形成了没有，就分别用不同的方子，(不同的)承气汤去治疗它。"中满者，泻之于内"就更多，不上不下的比如说心下痞硬,心下痞满呢,《伤寒论》有五大泻心汤,我们《方剂学》中学过的可能有半夏泻心汤、生姜泻心汤、甘草泻心汤,此外还有大黄黄连泻心汤和附子泻心汤。你看这就是张仲景《伤寒论》最大的一个贡献。他实践了《内经》的理论,而且把理论和临床这种方剂给密切结合起来,告诉这个方子什么时候用。半夏泻心汤什么时候用呀?大承气汤什么时候用呀?你不能光凭经验,你得有理论指导,而且你把这个病治好了,你还要知道怎么治好的,我们不是有一句话"不但要知其然,还要知其所以然",这是最重要的。这是《伤寒论》最大的一个学术贡献。

有关这方面很多,各位,我在讲《伤寒论》的时候,咱们有一个前提条件,大家必须对《内经》的原文要熟,我可能在讲具体条文的时候,我要引《内经》的原文,在这种情况下,咱们应该知道,你要学过《黄帝内经》,你能不能想到要怎么去用呀?这是很重要的呀!学《内经》也好,学《伤寒论》也好,我们要想到最后我们怎么去用它,这句话它讲的什么意思,怎么才能使(用)上这句话,怎么去指导我们的临床,这才是最重要的呢!你别看《伤寒论》一句《内经》原文都没有引,但是它每一个方子的应用都是《内经》理论指导的一种结果,我们后面讲条文,你就能看出来这个。不像我们现在治好一个病,再回头看,《黄帝内经》里面有没有这样的说法,我得去找,这就反了。你首先在治病之前,就得想到你脑子里面就应该有《内经》的原文,应该有《伤寒论》的这些条文才可以的,不是说我们把病治好了,回头再去找它的依据,这就不对了,你是为了装潢你这个病案(为病案找理论依据)。这是《伤寒论》第一个学术贡献。

第二个贡献,就是创立了六经辨证这样的一个理论体系。它是以理法方药相结合形式,论述了多种外感病,也包括内伤杂病的这样一个辨证论治的体系,所以六经辨证是一个大的体系呀。它不仅指导外感病的治疗,也指导内伤杂病各科的治疗。那么在这里我需要强调的是什么呢,我们一说《伤寒论》就说是治外感病的,有人说《伤寒论》就是治感冒的,这个理解非常的浮浅,《伤寒论》的六经辨证体系不仅是指导外感病的诊治,而且非常广泛地用于内伤杂病各科的治疗。我们讲的六经辨证是中医的第一个辨证方法,后世的脏腑辨证也好、八纲辨证也好,经络辨证也好,都不越六经辨证的这样一个体系。你看六经里面他有八纲呀,比如说我们讲太阳病的时候,八纲是什么呀?阴阳、表里、虚实、寒热,那我们六经辨证里面都有呀,六经辨证里面有阳病、有阴病,阳经病、阴经病,阴阳就分出来了。那太阳病里面有伤寒、有中风,后世所谓的表实,表虚;它既有寒病,又有热病;既有虚证,又有实证。所以整个《伤寒论》里面八纲内容具备。只不过后世的人很聪明,我(他)从八个点上去整理《伤寒论》,由此诞生了八纲辨证。所以说这种辨证方法,你随便说讲一个病,我们都可以用《伤寒论》概括起来,你比如说,我们说的冠心病很多吧,冠心病、肾炎,(你随便用西医的名字也行)冠心病我们说心脏病是不是,肾炎肾脏病,但是按照《伤寒论》这叫什么呀?能不能用《伤寒论》六经辨证给它归纳呀?当然可以了,这叫做少阴病呀。你看到西医的这个病名冠心病,我们在病例就写个这是手少阴心病,手少阴病可以了。肾炎我们可以叫做足少阴病呀,当然我们少阴病不止心肾两个脏器本身的病,中医的这个(概念)更宽。任何一个病都不越六经辨证这样一个框框去,所以这又是《伤寒论》的一大贡献呀。咱们不要把《伤寒论》理解为就是讲外感病的,讲感冒什么的,关键是感冒以后它所形成的疾病很多呀,叫坏病。它重点内容是讲坏病的。那么这个坏病实际上就是内伤杂病的一个范围,里面既有心脏病,又有肾脏病,五脏六腑的病这里面都有。所以这是《伤寒论》的第二个贡献。

第三个贡献,开了中医辨证论治的先河。也就是从《伤寒论》这开始,中医开始辨证论治了。原来可能就是凭经验来用方子,没有理论指导,或者有理论,它没有方子,所以到《伤寒论》已经是理法方药完全一线贯通,而且是辨证论治的这样一个治疗原则,在中医临床医学上确立下来了,成了今天我们的一个特色之一了。我们说中医有两大特色:一个就是辨证论治,另一个就是整体观念思想呀。所以这就是《伤寒论》的一个很大的贡献。你比如说,讲主症讲到喘的时候,有好多主症为喘的,在《伤寒论》里面它记载了,桂枝加厚朴杏子汤它可以治喘,还有麻黄汤、小青龙汤,还有麻杏甘石汤,你看这么多治喘的,当然还有葛根芩连汤,还有大承气汤。在副症里面,这么多方子为什么都可以治喘呢?这体现了什么呢?一个病用不同的方子来治疗,我们叫什么呀?"同病异治",为什么"同病异治"呀?有可能比如说正好今天门诊,碰到了四个喘证,有可能这四个方子,每个人一个方都不一样。这四个人出去一对方,咱们都是喘,怎么方子不一样呀,为什么不一样呀?病机不一样呀,大家要记住主证和病机要结合起来。同样是一个喘,引起这个喘的病机不同,方子开得就不一样,桂枝加厚朴杏子汤是在桂枝汤的基础上有表虚证,表虚而喘;麻黄汤正好与它相反,表实而喘;小青龙汤呢,外有寒内有水饮,寒饮引起来的;麻杏甘石汤导致的喘呢,肺热引起来的。所以从这里我们可以看到中医的辨证论治呀,如果过去的那种经方派,他就是凭经验,有可能拿一个麻黄汤,来一个任何喘,我都用这个方子去治,他凭这个经验去,当然大部分都治不好啊。所以到《伤寒论》这个辨证论治就开始了,同样一个症,你的病机不同,我可以怎么呀,用不同的方子治疗。

那反过来说,病不同,来的病不同,但是只要你表现的病机相同的话,我可以用同一个方子治疗,这叫做什么呀?叫"异病同治"。比如说《伤寒论》里面有很多了,你像吴茱萸汤是最典型的,吴茱萸汤在《伤寒论》里出现了三次,阳明病一次,少阴病一次,厥阴病一次。那当然它的总的病机什么呢?阳明有胃寒,少阴病有少阴的虚寒影响到胃,厥阴病是肝寒犯胃。为什么吴茱萸汤既可以治阳明病,又可以治少阴病,又可以治厥阴病呢?因为在这三个病里面它出现了共同的病机,那就是胃中虚寒,所以说就用吴茱萸汤来治疗。你看《伤寒论》既有一个症用不同的方子来治疗,又有不同的病用同一个方子来治疗,这就是辨证论治的一个体系。所以我们辨证论治就是从《伤寒论》这开始的,这是它的第三个贡献。

第四个大的贡献,就是创制与保存了很多精当灵验的方剂和剂型。《伤寒论》总共有 112 方,还有《金匮要略》里面,比《伤寒论》里面的方子还要多,如果把它跟《伤寒论》重复的方去掉的话,就是《金匮要略》与《伤寒论》里面不重复的还有 262 首,所以加起来得有 370 多首方剂,那么这些方子,不光是汤剂,还有丸剂、散剂、含咽剂、灌肠剂、肛门栓剂。我们在上一节咱们就讲过,像 233 条蜜煎方发明了肛门栓剂,还有灌肠剂,那在世界医学上是首屈一指的呀。所以这也是它很大的一个贡献,咱们在学《伤寒论》的时候都可以看到这些。

当然了,也不是说记载的方子越多,其学术成就越大,也不仅仅是这个。如果你这个方子在临床上没效,你收录了也没有什么价值,关键是他收录的这些方剂,或者是他创制的这些方剂配伍都比较精当,可以说是精当灵验。你像麻黄汤,麻黄汤我们前边都说过了吧,麻黄汤一共四味药物,麻黄、桂枝、杏仁、甘草,说这个方子的主要病机是什么呢,就说它治什么样的一种病,一种是什么呢,营卫凝闭了,要麻黄汤往外发散,往外开,这个主要是感受寒邪引起来的。再一个主要的病机是什么?是肺气不利,或是肺气郁闭了,要用麻黄汤开,当然这个肺气郁闭可以由风寒引起,也可以由其他一些内在因素引起,这都用麻黄汤开呀。所以麻黄汤既可以发散风寒,又可以开宣肺气来止咳平喘,所以它就选了麻黄作为主药,用它来作为方子的名称,叫麻黄汤。为什么呢?因为麻黄既可以发汗,又可以平喘,对吧,他一个人干两样活,那我这个麻黄汤,我就是要干这两件大事的,所以麻黄是负责全面工作的一个药物,后面的杏仁和桂枝分别来帮助麻黄干某一方面的工作,比如说桂枝,桂枝是性温,发散风寒在这里,它是帮助麻黄干什么呢,就是发散风寒,来解除这个营气、卫气的凝闭状态,所以它可以治疗外感病,可以治我们现在说的风寒表实证。那发散风寒有桂枝相助,我这止咳平喘也要有个助手啊,这就选了杏仁,杏仁苦温的,平喘的药,所以它在这里是帮助麻黄止咳平喘。甘草干什么呢?调和诸药,监治麻黄桂枝这些发散、温燥之性,协调的。这就像一个单位,一个公司一样,麻黄是总经理,负责全盘工作,桂枝跟杏仁两个副总经理,各管一方,甘草协调的,相当于秘书。所以我们看它的组方特别的严谨,你说麻黄汤我去掉一味,很不容易,组方特别的严谨,说我们往里面加一味药物,也不容易,后世有些人就惊呼,说是经方不宜加减,当然这些话有一点比较绝对了,那他的意思想说什么呢?就是经方的组方是非常的严谨,你加减都不容易,就这么一个过程,我觉得咱们现在开方子有好多(大夫)就是,有的是不讲究原则,一个处方不是说用这个药物排队,也不是杂乱无章地往上凑药,它是有君臣佐使法则的,主药是什么,佐药是什么,使药是什么。谁管主要的,谁管次要的,谁管去除副作用的,它是有法度的,不是我们随意往上开点药就是一个方剂。你看现在咱们开的好像这个方子都很大呀,有些这个开药我们说开一个方要跟治则走,是吧,但个别大夫他不是这样的,我就见过这样一个大夫,病人说一些症状,他就马上写出来几味药物排队。比如(病人)说大夫我头疼,头疼,好,羌活、独活、细辛、白芷、蔓荆子、白蒺藜、柴胡,把所有治头痛的这些能够沾边的药物全写上来,一看两三行,出去吧。病人说大夫我还胃痛,胃痛?好说,木香、砂仁、陈皮、半夏、干姜、良姜、什么香附,这些,又几行,方子都满了,开了满满的一大页,吃吧,你这所有说的症状我这都有(药)了。这个病人走到门口,又回来了,忘了,他说,哎呦,我有腰痛忘了给大夫说了,他说,大夫我还腰痛,这大夫还很不耐烦,这么多事,哎呀,过来过来,我再给你加点药,腰疼不好说嘛!桑寄生、杜仲、菟丝子、川断,一会儿几行补肾的(药写出来了),一看这方子都满了,开哪儿去呀,箭头一指,见背面(学生笑)。你说这方子也太大了,药工也麻烦,拿完正面拿背面,有一些大夫就告诉病人,说你得弄个大锅,我这个药多,力道大,你必须用大锅煮,但是你想了吗,病人要喝多少药啊,他的承受力有多大,每天要喝多少药水,何况你这个大方,不一定要起大作用。比方说一个工作,两个人就可以把它干好了,非要放十个人,他肯定效率不高,不是磨洋工就是互相扯皮,是吧?我在门诊上经常见到这种大方子,还有一个浅表性胃炎(的病人),病人吃饭堵得慌,一吃就堵到这了,不往下去,一看一个大夫开了65味药物,那是补的,泻的,清的,温的,全有了,那个病人还问我,他说陈教授,你给我分析一下他这个方它到底什么作用,我吃了这么长时间,大锅煮的,不行,我这胃还是难受。我一看,我也傻眼了,我自认为学中医入门了,但是我给他分析不了,因为里面什么药都有,我说你还是找那个大夫去,找他给你分析一下。他说我问过了,我一问他说这是水走水路,旱走旱路(学生笑),那意思就是各走各的道,其实不是这样的,药多了反倒互相抑制,互相牵制,发挥不了一个主要的作用。

你看《伤寒论》的方子哪有大方啊,《伤寒论》112个方子,超过10味药的只有3个方,一个是柴胡加龙骨牡蛎汤,12味,一个是麻黄升麻汤,14味药物,这个是最多的,还有个乌梅丸,刚好10味药,如果算上白蜜的话,也才11味啊。其他基本上是10味以下,尤其是5味、6味、4味的这个比较多,但是你说它临床没效吗?没效它传承了一两千年了,我们现在说哪个中医不用经方?就说明它是经过千锤百炼,它是临床有效的,那同时说明我不一定药多的就治病,药少的就不治病了。所以我的体会是开方要学张仲景,药不在多,而在于精。

临床上真是如此,开方子不在于大,药多了并不一定治病多,关键是(看)用到点子上没有,关键是抓住没抓住中医这个组方的一个原则问题。有的大夫说了,你别对我要求太高了,我能想起这个药往上凑就不错了,我觉得这个对自己要求太低了,我们要多记一些经方,《伤寒论》《金匮要略》这些方剂,另外,还要多看一些名家的医案,我觉得这个对我们的启发有时候很大。你看有一些大家,他们在使用这个经方可以说是出神入化,药味虽不多,能解决大病。我的老师刘渡舟先生,曾经用一个泽泻饮治疗梅尼埃眩晕这个大病,这泽泻饮是《金匮要略》中的,其实这是《黄帝内经》的方子,《黄帝内经》这里边就有泽泻饮,就是泽泻和白术两位药物,他治了一个梅尼埃眩晕。这个病人我印象特别的深,因为我在旁边跟他抄方子,当时病人来的时候是由两个人架着进来,走不了路呀,梅尼埃眩晕我们都知道,天旋地转,恶心呕吐,根本站立不稳,这个病人舌苔白滑,所以当时刘老就给他辨证是水饮上泛型的,就用了泽泻饮,两味药物,泽泻30g,炒白术24g。这病人的家属好像半信半疑的这样的一个表情,她是外地(内蒙古赤峰市)的一个病人,曾经过几个大夫治了,花了不少的钱,没有治好,到这两味药能治好吗? 结果吃了几剂以后,下次来诊时这病人自己走过来了,哎呀,她说你别看两味药物,眩晕消失得非常快,相当的有效。所以实际上辨证如果准确的话,中药治病并不慢。那么特别是一些像外感发烧这些,中药很快,绝大多数不会超过3剂,相当一部分1剂烧退,而且不反弹。

有一些人感叹,我们整天讲《伤寒论》,讲麻黄汤,讲桂枝汤,但是现在临床上治感冒都不用这个麻黄汤、桂枝汤了,有时候用也没有效果,我讲这个问题的关键在哪里呢? 一个是我们大夫本身的原因,可能没有辨准证呀,证辨不准,你方子用得一动手就错呀。第二个原因就是什么呢,现在就是我们可能在中医门诊上看到的,比如说一个外感病,到中医这以后它已经变化了,本来可能是麻黄汤证,可能是桂枝汤证,但是等到我们看的时候,已经不是麻黄汤,桂枝汤证了。你看现在人治感冒,我给他总结了四步曲,就是普通的一个感冒,开始感冒的时候,第一步就是,有相当一部分人就是在家里边找药,今儿出去感冒了,鼻子有点不通气,有点打喷嚏,有点流鼻涕,赶紧在家找找看看有没有药,你看我们现在每个家庭都有一个药箱子,一个药抽屉,先凑合两天,这是第一步。如果这两天没有凑合好,这心想家里边药太少,不行。第二步找药多的地方,药店,我们好多药店自选,药价自己先看,我上药店就经常看到一些感冒的病人自己拿个纸条,把症状写上然后找那个相对应的药,跟药盒上那个症状来对比,觉得这个差不多,就买回去服用。但是病人自己没有医学理论哪,同样是打喷嚏,感冒鼻塞了,有寒有热呀,某个药的适应证有打喷嚏、流鼻涕,但是你并不知道是风寒还是风热,所以有时候上药店自己找药还不行。第二步不行这就想了,还是找大夫看看吧,但是有相当一部分人,有时候可以说是大部分人,首先想到的是去打吊瓶,所以第三步是,找西医大夫去,打吊瓶吧,打抗生素,如果烧再不退的就再用激素,往下拍。但是也不是说一用完这个抗生素,用完激素,这个烧就退了,不一定。如果烧不退,还有些感冒一直不好,最后一步,第四步才想起来找中医,就找中医来了,但是这个感冒已经过去十天半月了,甚至个把月了,外感的症状早就变了,又加上你服这么多药,病情变化了,你看这打过吊瓶的这些人,舌苔非常非常的厚,伸出来还哪是舌头呀,一个大雪糕,根本不见舌质,那从中医来讲这舌苔白腻厚腻,或者甚至黄腻,这是湿呀,或者湿热呀,那这种发烧如果是你再用麻黄汤,桂枝汤,就很不适宜了,他不是风寒了,他变成湿热内蕴了,变成湿邪中阻了,你不把这个有形的邪气——湿去掉,这个外邪,这个风寒也好,热也好,就赶不掉,也就是说要退这个烧,就首先要把这个湿热去掉。所以到这个时候我们中医往往拿什么呢,拿三仁汤呀,拿甘露消毒丹啊,拿达原饮呢,去治疗这些感冒的患者,发烧的患者,这也就是为什么麻黄汤、桂枝汤在临床上治感冒少了一个主要的原因。如果说这个病人,初次感冒就到中医门诊的治疗的话,可以说绝大部分,90%多都是风寒引起来的。麻黄汤、桂枝汤使用的几率很高的应该是,就是因为这种原因,所以才造成这样一个结局呀,这并不是说麻黄汤、桂枝汤古代的这些经方不治我们现在的感冒了,不是这样。

那么,谈到像病毒性的这样一些疾病,尤其是病毒感染,我觉得中医治疗的理念,我个人认为是有很大优势的呀,现在我们治病毒也好,治细菌也好,怎么办呢? 就是大量使用抗生素呀,所以抗生素很滥用呀,再不行我再加上激素,两素。但是细菌病毒也有计划呀,你人计划了,它也要计划,你要杀它,你要把它赶尽杀绝,它会想办法来抵抗你,所以炼就了这个细菌、病毒刀枪不入,造成了抗药性非常强的这样一些细菌、病毒。所以有时候我参加会诊一些细菌感染、病毒感染病人,各种抗生素全用完了,都不行,不能使了。我看过一个资料很有意思,是关于细菌抗药性的,就是使用抗生素杀病毒、细菌,就会促使病毒、细菌有效地反抗,造成抗药性的产生。人类使用抗生素杀某个病毒或者细菌的时候,它就会什么呢,它就会把这个信息传给它的下一代,就告诉(下一代)这个东西不能吃,你老爸倒霉就倒霉到这个上面(学生大笑),那么,它的子代细胞在获得信息以后,就在自己的细胞膜上长出一个泵,多出来一个东西,如果再吞噬到抗生素后就可以把它泵出去,造成这个抗生素药物没有效果。人类发现后想,那行吧,我再找一个药物把你这个泵给破坏了,这就是增效剂的使用。但是道高一尺,魔高一丈,病毒细菌们再传给它们下一代的这种细菌、病毒,它也会有抵抗增效剂的这样一个新的泵长出来,永无休止呀。再不行,好多细菌可以联合起来对付人类,你像2008年这样一个"甲流",开始我们叫"猪流感",其实人家猪很亏,后来就分析出来这个病毒里面既有猪流感病毒,也有人流感病毒,还有禽流感病毒,三种病毒杂合而至呀,联合对抗你人类。其实我个人体会这就是滥用抗生素的一个结果,甚至现在出现超级细菌了,它就不是一个细胞的问题了,是一个基因片段,它可以钻到其他细菌里面,借尸还魂,使这个细菌刀枪不入,可以对抗任何抗生素,所以这种赶尽杀绝式的治疗方法并不是最好的治疗方法。

那中医治疗像病毒、细菌感染的疾病,怎么治呢? 比如治疗病毒性感冒,不是把病毒杀死,而是把它请出去。怎么请呢? 发汗呀,细菌也好,病毒也好,感染到人体,来了,我把你当作客人,所以《黄帝内经》里边就把这个外邪叫作"客邪",你是来做客的,只不过是个不速之客而已,那我怎么让你走出去,把你请出去呢? 发汗呀,通过解表发汗把它推出去,就是趁病毒立足未稳,迅速一发汗,这外邪(病毒)就随汗而去,"其在皮者,汗而发之"呀,所以我不是把你杀灭,不是把你消灭掉啊,而是把你请走,你走了,咱井水不犯河水,和谐共存啊。世界是我们的,也是你们的(学生大笑),我们互不干涉,构建和谐社会嘛! 你看我们中医多么仁慈啊! 但是第二步中医就想了,为什么这个病毒,这个细菌它能侵入我们的身体,什么原因呢? 哦,我的门没有关好,所以接下来就要干什么? 扶助正气,去固表,固护好大门,来防止病毒、细菌的进一步感染哪。你看中医治疗病毒、包括病毒性感冒这些理念多好啊,麻黄汤一剂,一发汗病毒走了。所以我觉得特别是对外感病的那种治疗,咱们中医有很大的优势。

总之《伤寒论》的问世,为中医的临床医学树立了里程碑,实际上咱们中医发展到《伤寒论》这个时代,这个阶段,是一个很大的转折点,是个里程碑,奠定了中医辨证论治的基础。后世的中医方剂学,药剂学也好,包括护理学的发展,跟《伤寒论》都有很大的关系。

第二节 关于伤寒、六经的问题

下面我说一下什么呢,关于《伤寒论》伤寒、六经的问题,这也是我们学习《伤寒论》必须要了解的问题。我们学《伤寒论》了,《伤寒论》里面主要是讲六经病的问题。那我们起码得知道什么叫伤寒,什么叫六经,它所说的六经病是指什么?

一、伤寒的含义

首先第一个是伤寒的含义,学完《伤寒论》了,人家问你什么是伤寒? 还有咱们西医还有一个伤寒病,伤寒病、副伤寒病是个传染病,跟它有没有关系,这个我们都要搞清楚。首先我们说中医讲的这个伤寒跟西医讲的这个伤寒不是一个概念,那我们讲的这个伤寒是什么意思呢? 从它的字面意思讲,伤寒就是感受寒邪所导致的病,这句话比较不完全。一般我们讲,什么叫伤寒呢? 目前我们理解这一个词,两种解释,一个就是从广义上来讲,就是伤寒这个广义的,是包括所有外感病都可以叫伤寒,那就是它把那个"寒"理解成"邪"了,这个在《黄帝内经》,在《伤寒论》里面都不断地出现,就是有时候它讲的"寒"是指"邪",而讲的"邪"是指"寒",就是两个字可以互相代替。伤寒从广义上来讲就是"伤邪"了,所有外来的邪气都可以叫做伤寒,感受寒邪了,我们当然可以叫伤寒,即使感受温热之邪,也可以叫伤寒。也就是说这个"寒"从广义上来讲是指"邪",所以它是一切外感热病的总称。《黄帝内经》里边有这个概念,像《素问·热论》它有一句话,说:"今夫热病者,皆伤寒之类也。"它说这个发热性的疾病不管是寒引起来的,热引起来的,都是伤寒这一类的。属于伤寒的范畴。这是伤寒从广义上来讲的。

那么从狭义上来讲,这个伤寒就是寒邪,是专指感受寒邪的病。像《难经》里面有一段话讲得特别好,就把这个概念区分开了,它里边讲了这个伤寒出现两次的一段话,《难经·五十八难》说:"伤寒有五,有中风,有伤寒,有湿温,有热病,有温病。"它说伤寒分为五种,有中风、有伤寒、有湿温、有热病、有温病,但是五种里边又有一个"伤寒",所以前边那个伤寒,"伤寒有五"的"伤寒"是指广义的,后边的这个小的"伤寒"是狭义的伤寒。那张仲景的《伤寒论》里边这个"伤寒"讲的是广义的寒呢,还是狭义的伤寒呢?从它的篇幅结构内容来看,是讲广义伤寒的,因为这里面不光是讲风寒之邪的外感,也讲了温热之邪的外感,不仅有寒证也有热证。但是从内容的篇幅来看,《伤寒论》主要是讲,偏于讲狭义伤寒的内容。所以如果我们说理解《伤寒论》这三个字的话,它是讲的广义伤寒,但是从具体内容上,主要是讲感受风寒以后所导致的病证,所以它的主要内容篇幅是讲狭义伤寒的,这个我们了解一下就行了。

正是如此,后世的温病学家,后世的温病学派呀,他一看《伤寒论》里面讲的都是感受寒邪的多,那么感受热邪会有什么规律呢?于是他们就找这些(规律),后来就逐渐形成了温热学派。所以实际上从大的来讲,温病学派是从《伤寒论》里面发展出去的,只不过《伤寒论》讲这个温热讲的比较少,但是不是说没有,它有,后面我会给大家指出来。而且包括卫气营血辨证这种的雏形,已经在《伤寒论》里面有体现了。也就是《伤寒论》里面卫分证、气分证、营血分证都有,只不过后世温病学派这些人比较聪明,他一看张仲景略于这个,就把它逐渐补充发展成现在的温病学派,伤寒与温病这两家本是一家,可分而不可离。这是有关伤寒的这个含义。

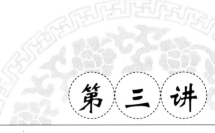

第三讲

《伤寒论》六经辨治、太阳病脉证并治

上一节我们讲了"伤寒"的涵义,这一节我们讲另一个重要的概念,有关六经的问题。

二、六经的涵义

什么是六经呢?可能我们现在会不假思索地说,是太阳、是阳明、是少阳、太阴、少阴、厥阴。但是我再问你一句,你凭什么这样说(《伤寒论》的)六经就是说的这个六经呢?就是指的这六个呀?对不对?我们得有理论依据。六经这个词在《伤寒论》里找不着,《伤寒论》是说了太阳病脉证并治,阳明病脉证并治,它没有说这个六经,所以如果我们上溯这个词的话,六经是始见于《黄帝内经》,在《素问·阴阳应象大论》里有这么一句话,说"六经为川,肠胃为海",明确提出来"六经"这个词了。而有趣的是,在这里《内经》把六经和肠胃相对应地提出来,肠胃在这里指的是人体内在的脏腑,而六经就是指的人体的经络。但是它只提了一个六经呐,那么六经是不是就是说的三阴经和三阳经呢?在《黄帝内经》的其他篇章,像《素问·阴阳离合论》就明确提出来,说六经指的是三阳的三经,又指三阴的三经,因为它明确指出来六经就是指三阳经和三阴经。那么,三阳经和三阴经是哪三阳和哪三阴呢?是不是就是我们说的这个太阳、阳明、少阳、太阴、少阴、厥阴呢?我们得找证据呀,所以,在《素问·阴阳类论》另外一篇,就进一步解释了什么是三阳,什么是三阴。《阴阳类论》说:"三阳为太阳,二阳为阳明,一阳为少阳,三阴为太阴,二阴为少阴,一阴为厥阴。"这是它的原文,明确指出来所谓的三阳和三阴,就是我们现在的这个六经的概念。在《素问·热论》又指出六经病的传变规律,第一天是太阳、第二天阳明、第三天少阳、第四天太阴、第五天少阴、第六天厥阴。(整理者注:《素问·热论》这一段话是:"伤寒一日,巨阳受之,故头项痛腰脊强;二日阳明受之,阳明主肉,其脉侠鼻络于目,故身热目疼而鼻干,不得卧也;三日少阳受之,少阳主胆,其脉循胁络于耳,故胸胁痛而耳聋。三阳经络皆受其病,而未入于脏者,故可汗而已。四日太阴受之,太阴脉布胃中络于嗌，故腹满而嗌干；五日少阴受之，少阴脉贯肾络于肺，系舌本，故口燥舌干而渴；六日厥阴受之，厥阴脉循阴器而络于肝，故烦满而囊缩。三阴三阳、五脏六腑皆受病，荣卫不行，五脏不通则死矣。"）

由此我们认定《黄帝内经》所讲的这个六经的概念就是指太阳、阳明、少阳、太阴、少阴、厥阴。那么《伤寒论》所讲的这个六经是否就是《黄帝内经》中的"六经"概念呢？当然是了，依据是什么？第一，从《伤寒论》讲六经病的这个六经的排列顺序看，你看，我们看中十篇，它开始太阳病，后面阳明病，然后少阳，然后太阴，少阴，厥阴，这个排列顺序和《黄帝内经》，像《素问·热论》这些排列顺序是一模一样，一致呀。第二，有好多古人就考证这个问题，其中一个是宋代的八大伤寒家、伤寒学家之一叫朱肱，他认为这个《伤寒论》里的六经，就是《黄帝内经》中的三阴三阳，而且明确提出《伤寒论》的辨证框架系统就是六经辨证，所以我们说的《伤寒论》发明了六经辨证，这个提法就是从宋代朱肱这开始的。当然，历代伤寒学者对于"六经"的实质有不同的理解，这个我不想展开说，咱们可以看一些相关的资料。比如说用脏腑来解释六经，叫六经脏腑说；用单纯的经络来解释六经，叫六经经络说；还有从气化学说解释的，六经气化说；包括从地面解释、从形层解释六经、从治法来解释六经、从病程来解释六经等等等等，观点很多，还有一些用现代的医学理论来解释，可以说是仁智互见吧，当然这也好，这极大地发展了、丰富了张仲景的学说。

那么，我们怎么去理解这个六经的概念呢？不明白这个，我们学《伤寒论》可能就会影响理解。提起经络，有些人好像就莫衷一是，因为这个经络好像解剖下面找不到。我告诉大家，中医讲的是活的人体，它重视的是活的机体，而不是死的尸体。中医的理论，是诞生在活的机体上，是从长期的临床实践、跟病人打交道来总结出来的呀，而不是从解剖学上发展过来的，这个跟西医迥然不同。所以一些经络也好，功能也好，只有在活的机体上你才能找到。比如说，我们讲的经络，十二正经也好，奇经八脉也好，它只存在于活的机体上，它确实有这个通道啊，我们扎针选在这个经络上的穴位上它就有效啊，这些，（是）任何人也改变不过来的一个局面。那人一死，这些经络的通道随之丧失，它就没了，人活一口气，死了就没气了，经络的通道也就没有了。所以人体的经络我个人理解就像天上的航线一样，这个飞机的航线，只有飞机起飞以后，你才能看到，这有一条航线，飞机从这过去了，但是飞机一（降）落，哪有航线呀，天空中你是看不见（航线）的，人体的经络也是这样子。那么六经是指什么呢？六经不是指单纯的这个十二正经呀，或者是，即使包括奇经八脉，它不是这个，不是单指经络。（六经）除了指经络以外，还包括它相应的脏腑，因为每一个经络都是从它的脏腑发出来的呀。你比如说太阳经，足太阳经的话，它的内涵不单是指足太阳经这个循行路线，还包括膀胱，它相应的腑。那同样的道理，手太阳小肠经，它不单是指这条经络,还包括相应的小肠腑。换句话说,如果六经有病了,可以是它的经络有病,也可以是它的脏腑有病。比如说太阳病,太阳病既指发热、恶寒、头项痛的这种太阳经的病,那也包括膀胱气化不利的病,像蓄水证,也可以叫太阳病,因为这是太阳腑病。所以既然六经是分太阳、阳明、少阳、太阴、少阴、厥阴六个子系统,那么它们在疾病的情况下,也是六个疾病的系统。由此,我们给六经下个定义就是什么呢?六经是指经络、脏腑及其功能的统一体。就是说我们一提这个六经,不要理解停留在这个经上,也包括它相应的脏腑。所以这是《伤寒论》六经的概念。理解到这一点,我们后面要学到相关条文,就非常好理解了。

三、六经病及其传变

(一)什么是六经病

还有一个是六经病的内涵,什么叫六经病?如果你了解六经的概念了,六经病你就知道了。六经是脏腑、经络、气化的统一体,那什么叫六经病呢?六经病就是六经的经络循行出现了毛病了,还有它相应的脏腑出现问题了。所以现在好多内脏的病,我们完全可以用六经去概括。比如说,上一节我说的心脏病,冠心病,就可以把它叫做"少阴病"啊,对吧,因为心脏是属于手少阴的一部分,我可以把它叫做少阴病。肠胃的病我可以把它叫做阳明病呀,当然了,少阴病也好,阳明病也好,我要看它到底是寒、是热,还是虚、是实,我才(决定)用补法,还是泻法,是温法,是清法呀。所以六经病啊,所谓的六经有了,就包括什么呢,有可能邪气是在它的经络里边,比如说在太阳经里边,我们把这个就叫做什么?叫经证。比如说太阳经证,就是指邪气在太阳经里边,它的一个主要的表现,像头项强痛,甚至项背强几几,因为什么呀,因为足太阳膀胱经是起于目内眦,上额,交巅,下项,挟脊,抵腰啊,这是它的行经路线。所以,邪气在这个经里面,就会出现行走路线上的一些症状。同时,六经病还包括什么?腑证啊。腑证,就是邪气不仅在它的经脉里面,走到它所相应的脏或者腑了。比如说,一个感冒,一个外感,过两天这个病人小便不利,甚至出现水肿了,甚至引起肾炎了,就西医讲的肾炎,我们叫水肿了,急性水肿,那这个是什么呢?这是太阳病的腑证,就是目前伤的邪气,主要不是在经,而是在相应的腑,膀胱的气化失常了,所以出现小便不利、水肿了,这也是太阳病。所以,所谓的六经,就是六个子系统在感受外邪后的功能失调或者是结构损伤,包括经证、腑证或脏证,这是六经病的内涵。

这个具体的,常见的主要六经病证大致是这些。你像太阳病,太阳病的经病,就是经证,主要表现为足太阳的经病,代表方证像麻黄汤证,桂枝汤证,这些都叫足太阳经证;它的腑证表现为蓄水和蓄血证,就是膀胱腑的病,蓄水用五苓散,蓄血分别使用桃核承气汤和抵当汤,还有抵当丸。阳明病的经证主要是白虎汤证,就是白虎汤系列,白虎加人参汤,四大热证;阳明的腑证主要是腑实证,当然也包括脾约证,像承气汤,三个承气汤证,麻子仁丸证,这些都是叫阳明腑病。少阳病有一个什么特点呢,往往是经、腑同病,就是一病既经脉有病,腑也有邪气,也有病。所以,它主要是一个小柴胡证,但这个小柴胡证既可以是少阳的经病,也可以是少阳的腑病。太阴病也有经病和脏病,太阴病的经病主要是桂枝加芍药汤证和桂枝加大黄汤证,它的脏病主要是讲四逆辈证的一条,后边我们要具体重点讲这些条文。至于少阴病病证,也是有经证和脏证之谓,像经证,比如说附子汤证;脏证就很多了,有寒化证,有热化证。厥阴病,厥阴病的经证,像当归四逆汤证,邪气在厥阴经里边;而它的脏病就是讲肝病,像吴茱萸汤证,这是寒证,肝的寒证;白头翁汤证,这是肝的热证。那么这是六经病的一些主要的方证。

关于六经的每一个经的病势和病性问题,像太阳病,我们一般把它叫做阳证,这是六经病的初起阶段。阳明病也叫阳证,但是它是极期了,它很热。少阳病一般手、足少阳经、腑同证,也是个阳证,这是三阳病的一个后期阶段。那三阴病是从太阴开始,所以太阴已经开始是阴证了,但它是三阴经的一个开始,一个初起阶段,还不是很寒。最寒的最危重的是少阴病,少阴病往往是少阴经、脏同病,阴证危重期。但是到厥阴病以后又出现一个转化,有阴尽阳生的这样一个机转。所以熬过少阴病这个阶段,到厥阴病,这个阴证就有可能转向好的一面,叫阴尽阳生。这是整个六经病的一个情况。

但在这里我想提出来一点就是什么呢?《伤寒论》所讲的六经病,是以感受外邪为主要的致病因素,但这个只是举例为言的,事实上六经病也可以由诸多的内伤因素引起。那么,也就是说即使是太阳病,张仲景在《伤寒论》里只是拿感受风寒引起太阳病为例来说明,其实不感受风寒也可以导致太阳病,比如说头项强痛,感冒可以引起后脖梗子疼,背痛,那没有感冒也会有类似的症状出现,你比如说颈椎病,肩周炎,它也可以出现这种太阳病的一些症状,那这个我们也可以叫太阳病,只不过这个太阳病不是外邪引起来的,是其他一些内伤因素所导致的,我们统统可以叫做这个(太阳病)。再比如说汗出、恶风,有些人就是出汗,出完汗就怕风,一点风吹草动就透心凉,感到身上没穿衣服似的,经常出汗。那《伤寒论》里说了,汗出、恶风是桂枝汤证啊,但是它举的这个例子桂枝汤证,是感受风邪引起来的,就是外感导致的。那实际上,我们在临床上见到的汗出、恶风更多是什么呢?不是外感引起来的,就是内伤因素导致的。当然这个原因很复杂了,也有相当一部分更年期综合征里就有出现汗出和恶风,那这个我们可以不可以用桂枝汤啊?当然可以了,对吧。那这个可以不可以叫太阳病?当然也可以叫太阳病了。只不过这个太阳病不是外感,而是更年期综合征引起来的。当然,你只要是营卫不和的病机这样的一个汗出、恶风,我不管你是出现在外感病中,还是出现在内伤杂病中,我都可以用桂枝汤治疗。所以,这一点我们一定要明白,不要只认为《伤寒论》是讲外感病的,这个太狭隘了,张仲景只是举例而言。

（二）六经病的传变

还有一个,六经病的传变问题,包括它的传变规律。我们都感过冒,感冒如果按照六经来辨,是什么病呀?这个就是太阳病。当然太阳病里面又分中风、伤寒还是温病,太阳病在《伤寒论》里面有三类,我们后面再讲,有出汗的有不出汗的。感冒我们大多数情况下可能都能治好,有些人感冒以后他不吃药,也能扛过去,当然你的正气盛,邪气刚进门,正气盛能把它逼出去。或者我扛不了,我通过药物把它发散出来,它都会好。但是也有一部分感冒的病人,感冒以后不能够及时地痊愈,会产生出来其他一些疾病,甚至往里传会产生一种严重的后果。那决定六经病的发展因素是什么呢?有这样几个因素:

一个是正气是不是强。正气盛的人,这个外感病,这个太阳病很快就好了。正气不盛的人,感冒的时间就很长啊,往往邪气去不掉啊。你看有些病人你问他什么时候感冒的,他们回答:大夫你问的我哪一次呀(学生笑),我一年四季全感冒,一有风吹草动就是我,我一看树梢动就害怕,坏了,我就受凉了。为什么呀?正气太虚,容易感受外邪,而且外邪一来以后不容易去掉。还有一些,你看"甲流"也不是所有的人都感受,感受的也不是所有的人都死,"甲流"有些资料我不知道咱大家看过没有,感受"甲流"病毒死亡的人大部分是什么人呀?老人、小孩、孕妇,为什么呀?他们的正气不足,所以《黄帝内经》里面就讲了,决定人体是否发病的关键在谁呀?在正气呀。"正气存内,邪不可干","邪之所凑,其气必虚",这是《黄帝内经》的话。所以决定六经是否传变,太阳病是不是往里内传,首先要看正气。

第二看病邪。如果正气一般,也可以达到一个正常的标准了,但是邪气太盛,也可能导致这个病要往里传。你想 SARS 这个病邪它就很盛呀,所以即使你正气比较盛的人,有可能也会感受它,那这就是病邪太重了,这也是决定六经是否传变的一个因素。

第三个因素,就是你的体质问题了。体质除了这个虚和盛之外,还包括病人是虚寒,还是虚热。你看我们感冒以后表现都不尽一样对不对?有些人感冒以后打喷嚏,流清鼻涕,嗓子一点都不疼。还有人一感冒就什么呢?打喷嚏,流那个黄鼻涕,嗓子疼得要命。这两种感冒不一样,为什么?体质不一样呀!虚寒体质的人容易感受寒邪,热性体质的人容易感受风热之邪,即使感受寒邪,到他这个热性体质里面,很快就会化热。你看头天流清鼻涕,第二天就开始嗓子疼了,就流黄鼻涕了,这就说明它就转化了。所以说,体质的不同也决定了六经病的一种性质和传变问题。

还有一个因素是治疗的因素,这个是什么因素呀?是及时不及时啊!我就碰到有些人,说我感冒从来不治,当然这个有可能他正气特盛,但是当到一定阶段的时候,疲劳的时候,或者你年龄到一定阶段的时候也不行。所以有病我们提倡早治,有病要早治呀,如果这个邪气刚进门,你就把它"汗而发之"推出去了,它不留后患。假如说你放纵它,姑息养奸,它就会越来越入里,就不好往外推了,而且它会发展到另外一个经去。所以治疗及时与否,也是六经病是否传变的一个因素。这是我们讲传变的因素。

我们还要了解一个传变的形式问题。病邪传变形式有这几种形式:循经传、越经传、还有表里传。整个在《伤寒论》里面六经的传变是这样子的:太阳病如果不愈,它可以分别传向后面五经,最容易传阳明,导致阳明病;还可以到少阳,导致少阳病;到三阴,太阴、少阴、最后厥阴,太阳病不好还可以直接到厥阴呢。这就是太阳经的一个传变规律。另外从阳明病这里,邪气传到阳明,就不再传其他经了,为什么呢? 它主土,《伤寒论》里面有一条专门讲这个"阳明居中,主土也,万物所归,无所复传",就是说这个土是收纳包藏万物的,它是阳土,实际上就是阳热化热(之极)迅速,比如说形成阳明腑实证了,它不通,堵到这里了,所以它不传其他经,这是阳明的特点。那少阳病会传给谁呢? 少阳是个半表半里,它可以往里走传给阳明,也可以传给太阴,还有少阳还会传给一个与它相表里的经——厥阴经。

太阳病传给阳明叫循经传,一经一经地往里走。如果太阳没有传给它,直接到太阴去了,直接到少阴去了,直接到厥阴去了,这叫什么呀? 越经传。那还有太阳病直接到少阴了,这叫什么呀? 这叫表里传,因为它俩关系比较近,是表里关系。那少阳有没有呀? 少阳除了可以传给阳明,可以传给太阴,还可以传给厥阴,它俩相表里对吧。所以少阳病治不好,就直达厥阴了。

太阴可以继续往下走,就是寒,再寒的话就是少阴,少阴的寒要比太阴的寒重多了,那这是太阴病的一个传变,它也有表里呀,阳明病不往这传,太阴可以传给阳明,不过太阴病的这一种传变方式比较少。什么叫太阴病呀? 太阴虚寒我们可以总结出来几个症状吧,为什么我们要记六经是一个什么概念,除了经以外,还包括它相应的脏腑啊,你把它的脏腑倒腾出来就行了,脾有病了会是什么? 那你就想脾有什么功能,脾有什么功能呀? 咱们《中基》学的,主运化、统血、主四肢。其中主运化是主要的,那脾病肯定是不运化呀,一到太阴它就虚寒了,所以脾虚寒不运化是一个什么状态呀? 首先会表现出什么症状? 第一个拉肚子,大便长期不成形,往往是太阴虚寒。吃不下去,一吃就肚子胀,越拉肚子越胀,喜温喜按,这就叫做太阴病。那我们用什么方子治疗啊? 能不能举出一个方剂,理中丸或者理中汤。有些大夫方子很大,而且药量很大,这个病人头天拉肚子,后天就干结了,太阴会转到到阳明去,咱们《伤寒论》里面有一条是讲这个的。从我的临床来看比较少,但是少不是没有。我有一个病人是这样子,太阴虚寒证我给他用干姜10g,他就受不了,过了一星期,过来(看病)说:"大夫我两三天都没有大便了。"这就变成干结了。我们说矫枉过正，用药有点大发了，由太阴病转成阳明了。

从少阴来讲，它可以往厥阴传，还可以往太阳传，重要的是太阳病往少阴传。有些人问我说，大夫我不理解，为什么我一感冒，过两天就成心脏病了？我说太好理解了，中医很好解释这个问题呀。你看有人一高烧，过两天他心慌，这时医院就给病人下通知了，又改个病名，说你原来是感冒，现在不是了，（现在是）心肌炎，为什么呀？形成心脏病了。太阳和少阴相表里呀！原来你感冒是太阳病，那你现在心肌炎是心脏病了，这是少阴啊。太阳和少阴相表里，它俩有直接通道，所以外感病很大一部分直接就跑少阴去了。那这样就提醒我们，我们抓住六经病这个传变规律有什么用呀，我们在治疗心脏病患者，治疗肾脏病患者的时候，你除了用药以外，要防止外感，还要告诉病人你不要感冒了，你这病最怕感冒，你一感冒就会加重或者诱发你的心脏病或者肾脏病。再一个我们在治疗外感病的时候要及早，尤其是高烧的时候，否则的话它真可能到心脏去了。所以这就是叫六经病的传变规律，这叫表里传的这样一个规律。整个六经病的传变就是这样子。

（三）六经病的特殊形式

那么我们讲到了六经病的传变问题，从太阳病开始一直到厥阴病，那我们说最容易传变是太阳病这个阶段，其他五经它都可以到。此外，我们讲六经病的时候，在它的发展过程中，如果它传化了，变化了，就会形成另外的一些病。当然可以按照六经的顺序来传，也有形成坏病的，这个坏病又叫六经病的变证。太阳病有变证，阳明病也有变证，少阳病也有变证，张仲景把这些变化了的病叫坏证（病）。什么叫坏病呢？就是由六经病变化而来，一般是因误治发生的病情，使它原来的病情发生变化了。举个例子，原来是个感冒太阳病，没有使用正确的治疗方法，变成其他一些疾病，有的变得难以用六经去概括它了，这个我们叫做坏病，就是治坏了（实际上）。其实《伤寒论》里面绝大多数篇章内容是讲坏病的，坏病可以归（属）为内伤杂病的范畴。也正是因为如此，《伤寒论》的方子不仅用于外感病，也用于内伤杂病。那我们前面讲的六经病的这种传变，一经一经地传，这是常见的一种方式，实际上疾病是特别复杂的，有的它不一定按照你这个规律来走，所以六经病在传病的过程中会有一些特殊的形式，这个咱们大家要了解一下。

六经发病及其传变有几种特殊形式，第一个就是"合病"。什么叫"合病"？就是两经，或两经以上的（这个）经同时发病。就是邪气同时侵袭两经，或者是三经，导致二经或三经同时发病，我们就叫做合病，它没有先后次第之分。那比如说，这个病人一开始既有太阳病，又有阳明病，就是他这个外感病不是一个经，而同时（是）两个经，甚至还夹杂有少阳的特点，同时出现无先后次第之分，就叫合病。所以其实合病就是一种复杂性的外感病。

还有一个叫"并病"的，这两个词稍不注意，很容易弄混的。什么是并病呢？先是一经有病，这一经还没治好，又出现了另一经的病，最终导致这两个经都有病了，但是在它们的发展过程中有先后顺序之分的。比如说先有太阳病，但后来又出现阳明病，但是太阳病的症状解除了吗，没有，这个我们叫并病。

合病也好，并病也好，实际上，比如说咱们这感冒，这是什么样一种外感？我们可以想象，一般的情况下，感冒首先是太阳病，发热、恶寒、流鼻涕，经过发汗治疗就可以了。但是有些人除了外感这些症状以外，还有大便秘结这样一些情况，还有腹痛、腹胀等症的出现，这种情况下，我们单纯用汗法治疗就不行了，应该怎么治疗呢？咱们方剂上学过，既治表又要治里，表里同治，解表、通里相结合，即两经同治的这样一个方法，这在《伤寒论》里面有许多方子就是这样子。实际上合病也好，并病也好，我们可以把它看成什么呢，复杂型的外感，每个人都得过感冒，但是每个人得的感冒表现的单纯性不一样，大部分都很单纯，开始是个太阳病，我们用汗法就行了。那有一些不仅仅如此，他还有其他一些病，这就在我们治疗过程中，造成一些困难，所以有时候单纯地用汗法，效果就不好了。《伤寒论》讲的合病和并病都是出现在三阳经，所以太阳阳明合病，太阳少阳合病，甚至三阳合病都有。但实际上，我们想想看，有一些病也可以把它归属于合病和并病的范畴，比如说这个病人他脾胃很虚，感冒了，感冒以后除了外感的一些症状，还有太阴经的一些证候，那这个我们是不是可以叫做太阳、太阴合病呢？也可以呀我觉得。《内经》里面叫什么呢？两个经同时感受邪气，(问学生)《内经》里叫什么？有没有印象？叫"两感"啊，两经同时感受邪气，在治疗上比单纯的一经要复杂得多。《黄帝内经》的《素问》第三十一篇是《热论》，(我们可能对这个都比较熟悉吧，《素问·热论》)，一个经感受寒而病热者，热虽甚而不死，"人之伤于寒者，则为病热，热虽甚不死"，就是发烧再高不怕，因为病情很单纯。"其两感于寒而病者，必不免于死"啊，两经以上同时感受邪气，治疗起来就比较复杂了，预后往往不良。

这些复杂型的外感病，对当今的临床指导意义是最大的。因为我们在临床看到的病，大部分是复杂型的呀！有几个是单纯的外感或杂病让我们去治呢？所以，有时候碰到一个很典型的病，心情就很"舒畅"，有人说病人这么痛苦你还心情舒畅？不是这样，不是将欢乐建立在病人的痛苦之上，是因为碰到这么典型的病例，大夫觉得好治，有把握。但是临床上往往是什么呢？复杂型的病特别多，病人热的同时又有寒，对吧。其他内伤杂病也是这样，病人一说大夫我胃痛，(大夫问)怎么痛啊？我一吃凉的就痛，一吃凉的不单胃痛还拉肚子呢，(医生)一听很高兴啊，这不就是胃寒疼痛，我很容易解决，我可能给你用理中汤，可能给用良附丸，或者也可以用吴茱萸汤去解决，看看舌苔吧，一看舌苔傻眼了，舌红苔黄腻，大夫有时候心里面气，你为什么不舌苔白呢？（学生笑）舌苔黄了干嘛呢？舌象与证不符啊，一个胃寒性的胃痛怎么又能出现舌红苔黄呢？它本身就是这种情况，很多，这就叫做寒热错杂。《伤寒论》中有好多治寒热错杂的方剂，112个方子有 30 多个方子主要是讲寒热错杂的，三分之一，讲这些寒热错杂证，像半夏泻心汤为首的这个，就是刚才我说这个（病例），胃寒，疼痛，拉肚子，如果舌红苔黄腻的，半夏泻心汤就非常好。

以上就是有关合病和并病的问题，这两个概念我们下去还得琢磨一下，实际上它两个的区别就是发病有没有先后的顺序。

第三个概念，在传变的过程中，还会出现一种"直中"的情况。直中，从这个词可以看出来，就像火车一样有直达的，不是一站一站地走（停），直接到某一个经去了，这叫直中，往往邪气直接到三阴的叫做直中。比如说这个人一感冒就跑到太阴去了，出现一些太阴虚寒的症状，那这个叫邪气直中太阴。咱们在日常生活中也有这样的情况出现，比如说夏天很热，可能你中午午睡的时候不盖肚子，突然两点钟上《伤寒论》（课）的时候拉肚子了，这个拉肚子是什么症状呢？肚子很凉，捂捂觉得舒服点，一个小时之内，一会儿拉了好几次，太阴虚寒的表现啊。太阴虚寒从哪里来的呢？刚开始睡午觉的时候还没有呢，起来以后就这样了，这肯定是外邪所致，但是外邪侵袭，从正常的发病规律来讲，大部分先从太阳经开始，而这个没有，也没有发热，也没有恶寒，也没有流鼻涕，没有经过太阳经，直接就拉肚子了，到太阴经了，什么原因呀？这就叫做直中。那如果说你拉得太厉害，必须得用药了，如果床头有理中丸的话，吃上就好了。这就是直中啊，（太阴）感受邪气了，所以即使在炎热的夏天，一定要保护好腹部，为什么呢？这个（部位）是最阴寒的地方，咱们前面不是说过了吗，经脉阴经相会的地方就是腹部，它最容易受寒，所以即使很热的天，我们在休息、午睡的时候也要把它盖好，当然穿衣服也要护好了。现在有个别人，咱们学校我还没有发现，大马路上，尤其是在夏天，有时候不是夏天，也穿一些很露的服装，露肚脐。你看从远处走过来的一个女孩，表情很严肃，全身服装很整齐，只有一个肚脐露在外面在向你微笑（学生笑）。有一个穿着这服装去找我看病的女孩，说拉肚子，我说你这没法不拉肚子，你看你这衣服穿的，你这服装你知道叫什么吗？她说不知道，不知道你就穿啊，这叫"太阴虚寒"服（学生大笑），你再穿肯定还会拉肚子，邪气能直中太阴啊，就是这个特点。所以我们说六经都可以感受邪气，邪气来了不一定就先从太阳经过，你如果人体正气虚的话，它乘虚而入，邪气直达里面，我们叫直中。其实有好多邪气不经太阳，你说到阳明这叫直中吗？阳明病也有外感呢，少阳病也有呀，叫不叫直中啊？从它的内涵上也叫直中，但是我们现在习惯上把邪气直接到三阴的叫做直中。这个咱们了解一下就行了。

（四）六经病的变证

第四个问题是六经病的变证。变化的变，就是太阳病没有变成阳明病，没有变成这个所谓的少阴病，或者是少阳病，而是变成其他一些难以用六经的概念去概括的一些病。其实这是一个传统的观念，我个人认为，它的变证仍然是六经病的范围，你说你变到哪去吧？由感冒引起心脏病，那就是到少阴了，不是说用六经概括不了。这个变证，张仲景把它叫做坏病，顾名思义就是治坏了，或者是病人没有及时去治，失治，变坏了这个病。由六经的变化而来，一般都是误治，就是由于大夫的因素比较多，使病情发生变化了，已不符合原来这个经的疾病的特征了。你比如说它原来是个太阳证，还是个表证，是个外感，后来变成没有这个外感的症状了，变成其他一些病了，那这个我们叫做太阳病坏病，就是由太阳病变过来的一个坏病。

这是有关六经的生理概念、病理概念和六经传变的问题。

第三节 《伤寒论》的辨证方法

那我们说《伤寒论》创制了六经辨证，后世由此发展出许多的辨证方法，什么八纲辨证、脏腑辨证、经络辨证，包括温病学派的卫气营血辨证和三焦辨证。实际上从我个人的观点来讲，这些辨证方法都是源于伤寒的六经辨证体系的，我们前面讲过一些例子啊（所以咱们讲义上关于六经辨证和八纲辨证的关系，六经辨证与脏腑辨证的关系，你们自己下去看一下就行了，我在课堂上就不详细地讲了），比如说，《伤寒论》在讲外邪往里传的时候，它首先是上焦，传到心胸这个位置，出现了像心中懊憹啊，像胸闷这些，方证都很多啊，逐渐逐渐往中焦走，再往下焦走。所以后世就把它总结成一个三焦辨证的一个体系了。《伤寒论》里边的病证既有卫分证，也有气分证，还有营血分证。六经都有血分证，像桃核承气汤证，抵当汤证，对吧，蓄血啊，就是血分证啊，那也就是说，它有卫、气、营、血的这样一个传变的规律，潜到里面去了，实际上你像叶天士、吴鞠通这些人，我觉得他们很聪明，看到《伤寒论》有这种发病的方式就把它总结出来了，总结卫气营血，总结成了六经辨证，总结出这个三焦辨证。你看吴鞠通写的书《温病条辨》，格式就模仿《伤寒论》的格式。关于这个六经辨证和其他辨证的关系，我们下去自己看。

其实我们中医看病，在临床上要灵活应用这些辨证方法，不要把它有意地、很人为地割裂开来，这是六经辨证，那是八纲辨证，那是脏腑辨证，如果这样的话，你就不会看病了。要把它（们）融为一体。（病人）来了以后，你首先看一看，比如说疼，看他哪儿疼，有没有经络循序这样的一个规律，是不是？病人出现一些症状，我们要看是属于哪个脏哪个腑的症状。所以我们中医辨证基本上就是这些，六经辨证、脏腑辨证、八纲辨证这些，但是它的根基，它的理论基础都是六经辨证这样一个体系。

第四节 《伤寒论》的治则治法

关于《伤寒论》的论治法则，这个仍是以自学为主。为什么这样呢？因为我们到最后，讲到每一条，每一经病的时候，还要详细地讲它的一些治疗原则，比如说太阳病怎么治？它有一些大的原则，一些具体的治疗方法，我们放到各论里面来讲，这个我们自己看一下就行了。

那从总的治疗特点来讲，我们看六经辨证来源于《素问·热论》，但是《素问·热论》里面只对实证、热证进行了论述，也提出来一些治法，比如它说"三阳经络皆受其病，而未入于五脏者，故可汗而已"，这些讲的就是一些具体的治疗方法。但是在《伤寒论》的六经病里面，寒热虚实表里阴阳都有，所以说中医的八法，汗、吐、下、和、温、清、消、补在《伤寒论》中都具备了。比如说从咱们学的方剂学里面，学的经方里面找找，汗法的代表麻黄汤、桂枝汤，可能你一学方剂，头两个方子就是它（们）。吐（法），瓜蒂散；下（法），代表方就多了，三承气汤。还有和法，小柴胡汤是和解少阳的，调和肝脾的是四逆散，别忘了这都是《伤寒论》的方子，还有调和肠胃的半夏泻心（汤）这些，当然半夏泻心（汤）还可以归到另外一类。像温补的理中汤、理中丸；清法的代表白虎汤；补法的方子可太多了，心阳虚的桂枝甘草汤，肾阳虚干姜附子汤等等，我们就不一一列举了；包括消法，"中满者，泻之于内"，代表方剂五大泻心汤，抵当汤也属于消法范畴。在《伤寒论》里面还有一些消补兼施的方法，都有具体的方剂和代表，如厚朴生姜半夏甘草人参汤等。除此以外，八法以外，它还有一个收涩法，代表方，像桃花汤、赤石脂禹余粮汤等，就是正气大亏的时候，邪气不盛我们可以用收涩。这些法与方，我们都会作重点讲解。所以《伤寒论》是八法具备，可以说实践了《黄帝内经》的理论，这是有关论治的一个法则问题。

当然具体的治法那要具体到每个方证里边去（找），别小看了这些治法和方剂，《伤寒论》的方子真可谓是精当灵验呀，你看我这里，拿了最近的我的一些医案，尽管不能跟咱们这个古人名家比，但是我觉得运用这些方子非常得心用手。有一个（病人）咳嗽，咳嗽多少年，32 年的咳嗽病，四十多岁，按照病人自己的说法，说我咳嗽大半辈子，其实最后一辨证很简单，就是一个肺热，这个病人体质也是偏热，而且还（经常）吃一些温燥油腻的食物。我就给他用了麻杏甘石汤和钱乙的那个叫泻白散（的方子），你看，这个只吃了 14 剂，32 年的咳嗽就好了。这方子很简单，但病机扣上了，它就有效啊，这就是《伤寒论》里边清法。另外，有一些我们看，如果你把这个《伤寒论》学活了，我们可以把它运用得出神入化。白虎汤，清阳明（热）的吧，（阳明）四大热证，但实际在临床运用，你要是坐那专等这个四大热证，你不一定能把它等来，不一定有啊，大热，大渴，大汗，脉洪大，但是我们可以通过抓它的基本病机，把它用得很宽，有时候跟辨病结合起来。你看我这个(病例)用白虎汤合五苓散，治了一个什么病呢？脑垂体瘤，脑垂体瘤导致的内分泌失调，二十多岁的女孩子，泌乳素非常高，导致月经不调。泌乳素高怎么去辨证啊？哎，两乳属于阳明(经)所过啊，病人舌红苔黄，而且厚，表明阳明有热，所以清阳明热就好了，我这用了白虎汤又合五苓散，服了 14 剂，泌乳素就降了，基本上正常了，服到 120 剂让她一检查，垂体瘤没有了。那你说张仲景他并没有记载说用白虎汤治这些，我们就是把它灵活运用，就把《伤寒论》的治则治法和方剂灵活运用到临床上各科。那么有关这些《伤寒论》方剂的使用，我会在讲到每一个方证后面，再给大家举一些例子，谈谈我的学习体会。

最后，有一些参考书，想给大家提供以下，作为我们学习《伤寒论》这门课程的参考：

1. 陈修园《长沙方歌括》、《医学实在易》；

2. 吴谦《医宗金鉴》之"订正仲景全书"、"删补名医方论"、"伤寒心法要诀"、"杂病心法要诀"、"妇科心法要诀"等；

3. 许叔微《伤寒九十论》；

4. 成无己《注解伤寒论》；

5. 方有执《伤寒论条辨》；

6. 张志聪《伤寒论集注》；

7. 柯琴《伤寒来苏集》；

8. 尤怡《伤寒贯珠集》；

9. 徐大椿《伤寒类方》；

10. 俞根初《通俗伤寒论》；

11. 曹颖甫《伤寒临证发微》；

12. 刘渡舟《伤寒论十四讲》、《伤寒论通俗讲话》。

但是首先要把我们教材学好，因为你们现在是打基础的时候，一定要认真听我讲每一条原文，然后你如果有兴趣的话再看看这些，这是有关《伤寒论》的，还有其他一些(参考书)。比如说，第一个我给大家列的是陈修园的《长沙方歌括》，还有《医学实在易》，这是我比较推崇的两本书，他把《伤寒论》的一些方剂都编成歌诀，很容易记，而且把里面的病因病机和症状也编进去，特别好。陈修园这个人一生著书特别多，他的特点就是厚积薄发、深入浅出，他看书很多，但是他能把很深奥的道理用很通俗的语言，或者歌诀的形式给它讲出来，非常非常的好这个。还有一本书，本来这个和《伤寒论》没什么关联，叫《医学实在易》，我也想给大家推举出来，大家去背一下，册子很薄，如果图书馆没那么多，我们可以借出来复印一下，可能咱们书店不一定有这个，特别的实用，而且都是歌诀的形式，讲某一个病都是用什么方治疗，例如讲不寐、失眠，说："不寐《内经》论最详，肝魂招纳酸枣汤",简明扼要,总结得非常好,就是大部分失眠症属于肝血不足,血不养魂,魂不守舍才导致失眠、多梦,什么方子治疗最好呢？酸枣仁汤最好,特别的简练实用。这都是我们早上起来要背的内容,咱们的总论我们就讲这么多。

下面我们讲各论,也就是从第二章内容开始。

第二章 辨太阳病脉证并治

在讲具体的原文之前,我首先对整个太阳病的情况进行概说一下,实际上就是(太阳病的)概论,从条文篇幅来讲,就是中十篇。

属于太阳病的条文一共是178条,就是从第1条到第178条属于太阳病篇的条文,我们一看条文后面的序码,就知道了。当然这个序码是后人加的,为了固定宋版《伤寒论》的一些内容顺序,加上号码1、2、3、4、5、6、7……当然宋版《伤寒论》并没有加号码,这个我们了解一点就行了,太阳病一共178条。

我们在学这个的时候,你学太阳病篇,首先是要抓住太阳,太阳有太阳的经,有太阳的腑,它的生理功能,它的循行路线一定要清楚。那首先我们讲到太阳经脉,我不知道咱们背了《灵枢》的第十篇《经脉篇》没有？在这里我要求大家,你尽可能使用原文背诵,比如足太阳经起于哪里,终于哪里,我们按照原文来进行背诵。由于这个是咱们在《中基》里面就应该掌握的,所以我们在这里不展开说这个,但大致的一些点,我们讲义上写了,讲义上我们用的是白话文给它翻译过来的,讲太阳病主要是足太阳经的问题,足太阳经的循行路线大家一定要熟,因为在后面的条文里面,它的一些症状牵涉到它的经脉循行问题,所以我们必须得熟。

足太阳膀胱经(循行路线)大致上是什么呢？起于目锐眦,就是眼的内角,上额,交巅,下项,夹脊,抵腰,络肾属膀胱,这么一个经脉走行特点。所以头项部,后背部是足太阳膀胱经循行的路线,那么就是在太阳病里面,邪气在太阳经的时候,往往在它的循行路线上,在它的地盘上出现相应的一些症状,后面的条文就有这样一些(内容)。同样像手太阳小肠经,我们说整个的手三阳都是从手外侧到手,它也是从小指这边走外侧,循臂,然后下来,它还有个分支,走这个面颊。咱们讲义上有这个,大家看一看就行了,这是首先要明白经络的循行。

再一个我们还需要知道什么呢？太阳腑的问题,这里面这个腑,主要是膀胱,那我们学习太阳病篇的条文,必须对膀胱腑的功能非常的熟悉。膀胱有什么功能啊？我们用一句话可以概括,叫什么呀？气化,怎么气化？先背《内经》的原文,"膀胱者,州都之官,津液藏焉,气化则能出矣"。什么意思呀这是？膀胱一般在解剖的情况下,咱们有些人把它叫尿袋子,说膀胱是藏尿液的。中医是这样认为吗？所以咱们要了解中医对膀胱功能的一种认识，西医可能就是把它叫一个尿袋子，它就是一个泌尿器官而已，但是中医赋予它的功能特性要比这复杂得多。

那我们看《内经》的原文，膀胱叫"州都之官"，"州都"就是治理水的官员，就是它是参与人体水液代谢的一个器官，你看这里面它说"津液藏焉"，也就是说膀胱是藏津液的，为什么没有说"尿液藏焉"呀？这说明什么呢？大家想想看，就是膀胱里面所藏东西全是废物吗？（肯定不是）它对人体还有用。我们的水液代谢是怎么代谢的，咱们中医认为的水液代谢过程，这就需要《内经》原文了，《素问》的《经脉别论》"饮入于胃，游溢精气，上输于脾，脾气散精，上归于肺，通调水道，下输膀胱，水精四布，五经并行，合于四时五脏阴阳，揆度以为常也"，背完整它。你看后面这一句很有用啊，那就是人体的水液代谢受着四时寒暑的影响。膀胱是怎么参与水液代谢呢？上焦肺所通调下来的水，再经过进一步的气化，进一步气化呀，有用的部分还被人体重新利用，真正没有用的那一部分，我们把它叫做"浊中之浊"，才变成尿液排出体外。那你说膀胱往哪气化？假如说我现在画个图（画了一个简单的人体示意图），这是它的腑，它的经呢？这是示意图啊，经连到（腑的）外面，篱笆门嘛，主表对吧。那么这个膀胱气化，这里面是津液，它有一部分要气化，气化首先肯定是什么呀？小便对不对，（小便）排出，真正没有什么营养的东西就排出去了。还包括什么咱们看看，那你说它通过气化可不可以通过经络到体表去呀？到体表会变成什么呀？变成汗呢，所以说膀胱的气化作用对人体的汗液排泄具有非常重要的调节作用。我们说汗尿同源也是，出汗多了，小便就少，冬天不出汗，小便就多，冬天有时候半夜越冷，越想去小便，为什么呀？因为汗少了，那么在这个过程中，膀胱的功能就相当的重要啊。所以这给我们一个什么启示呀？大家看看，咱们学了太阳病，学了膀胱的功能以后，太阳病可能有时候邪气在经络里面，从经络也可以再到相应的腑。那你说膀胱病就会出现小便不利，这是我们可能最容易理解的，除此以外，还有可能出现什么问题？有一些膀胱的疾病往往会出现体表的一些病，或者会出现出汗的异常，我到后面讲太阳腑证的时候会给大家举一些病例，看是不是这样呀。你要把膀胱的疾病理解到这个高度就行了，中医就算学活了呀，你不要理解为仅仅是一个尿袋子而已，中医把它认为是一个气化功能概念的膀胱。这是有关太阳腑膀胱的问题。

还有一个手太阳小肠腑，小肠干什么？小肠是什么官呀？"受盛之官，化物出焉"，有的同学念"变化出焉"，这不对。人体的水谷到小肠之后一分为三，最有营养的那一部分首先给脾运转到全身，实际上这个是指小肠的吸收功能；还有一些糟粕给大肠变成粪便了，废水给膀胱变成了尿液；当然还要进一步地气化。所以它叫"化物出焉"，一物化为三。那如果说太阳病小肠腑病了，有可能会出现什么呢？泌尿方面的病,也可能出现消化方面的病。你看一些人一感冒就出现消化系统的症状,西医叫肠胃型感冒,什么道理呢？就是跟它有关系。这些我们说中西医有好多它也是相通的一些东西,这就是太阳腑,我们学习太阳病篇原文,这两个腑,咱们一定要把它们的功能掌握好。

那整个太阳的主要生理功能可以概括为这样几点,我们要掌握,这是重要的一些内容。

一个就是太阳经是阳气旺盛,它的经脉循行主要是背部,那么背部中间还有一个脉叫督脉。我们都知道,督脉是属于阳经之海,统摄人体所有的阳脉,膀胱经是夹督脉而行,就是督脉的两侧,从上往下走,所以它是阳气比较旺盛的一个经。正因为如此,足太阳膀胱经又称为是"巨阳",或者叫"老阳"。巨就是巨大的巨,老是老少的老,你比如说《黄帝内经》,像《素问·热论》它说,"巨阳者,诸阳之属也,其脉连于风府,故为诸阳主气也"。巨阳就是指的膀胱经这个,是阳气连属的地方,阳气附属的位置,所以它能为诸阳经主气。这个对足太阳膀胱经它的阳气做了一个充分的概述,那么掌握住这个特点,我们在临床上怎么去使用这样一个理论去指导我们的临床呢？就是这个意思,你比如说诸多阳气不振的疾病,阳气不振,当然有一些尤其是阳气虚弱,或者是阳气因为其他邪气困扰而不振奋,那么我们有时候要注意,在治疗过程中要注意,振奋足太阳经的这种阳气,或者是要注意振奋膀胱的阳气,这个在临床很有指导意义。你比如说麻黄汤这样一个方子,麻黄汤我在总论里面也反复地讲过了,我们不要把麻黄汤看成就是一个解表的方剂,同时它还可以开宣肺气,用于肺气不利。还有麻黄汤也是振奋阳气的一个非常好的方子,当然这个主要是振奋膀胱经的这样一个阳气,那么振奋这个阳气我们就可以把麻黄汤用于什么呢？用于(膀胱)阳气不振的一些病,你比如说,有一些人经常是小腹部的寒凉,就是肚脐以下特别寒。所以这个怕冷啊,每个人表现得不一样,有的是全身恶寒,有的是下肢寒,有的是背部寒,还有一部分人是什么呢？只有小腹部怕凉,那么这个是膀胱所在的位置啊,所以有好多小腹凉的这样的病人,往往他有膀胱经,这种经气、阳气不振奋的一种现象,有时候我用麻黄汤给他治疗,这个在临床上用的是比较多的。一般我们加上什么呢？因为这个部位,它和肝经也有密切关系,是肝经所过之处,所以往往用麻黄汤加上一些像肉桂,像乌药,像小茴香,甚至加上些沉香,下气的,走到这个位置就让它来治疗小腹寒凉,临床效果还是比较肯定的。还有一些,你像也算是急症的一些处理,囊缩,缩阴,用麻黄汤治过这样的病。有一个三十多岁的男子,出门了,因为淋雨,感受寒凉,感到小腹部特别的疼,特别的寒,同时阴囊内缩,阴茎也内缩。那么实际上,分析一下它的原因就是一个什么呢？一个风寒外感所导致的,实际上就是寒邪的凝滞作用使膀胱经的阳气不振奋了,它不是说有一个时间过程,有肾阳虚的这些症状,不是。是感受外寒所导致的,所以这个同样我们可以用麻黄汤加乌药、小茴香和肉桂这些药物，这个病人吃完 1 剂，基本上他的这个症状上就已经差不多了，一共服了 3 剂，小肚子也不疼了，然后这个阴囊收缩也恢复正常了。所以这些就是什么呢？利用膀胱经阳气盛的这样一个特点，来指导临床一些疾病的治疗。还有咱们《伤寒论》有一个比较好的方子——麻黄细辛附子汤，这个方子当然是太阳、少阴两感来设的一个方子，因为太阳、少阴两治，那么这个方子用于背部恶寒，特别的好，尤其是细辛，如果有背寒的病人，我们一般要用细辛这种振奋太阳经阳气的药物，都会收到很好的效果。那么由于膀胱经的阳气不振，有时候会导致其他一些内脏的一些疾病。比如说心脏病，像心动过缓。心动过缓是心脏的动力不够，从中医的角度来讲属于心阳虚的范畴，当然我们可以用温补心阳的方子，我经常还使用麻黄细辛附子汤来治疗心动过缓证，那这个道理当然是通过温补少阴的这个心，另外一个，比如说用麻黄这类药物，（可以）提高心率。实际上它的作用机理就是振奋了膀胱经的这样一个阳气，从而改善心阳虚的这样一个状态。说为什么振奋膀胱经的这个阳气就可以改善心脏的这种阳虚的状态呢？因为膀胱是太阳经，而心脏是少阴经，少阴和太阳相表里，太阳为表，少阴为里，所以振奋太阳经的阳气，可以帮助恢复少阴的阳气，这是它的一个特点。

太阳经的第二个特点是什么呢？是职司卫外，为六经之藩篱。我们都知道，尤其是足太阳膀胱经，它是散络于人体的体表，从而有抵御外邪，卫外的这样一个作用。所以实际上它是统摄营卫，就不光是主管卫气的这样一个卫外的作用，同时它还统摄营气，以和卫气协调运行。正是因为如此，所以在《黄帝内经》的《灵枢·营卫生会》篇里面说："太阳主外。"就说太阳经是主表的，主外在的，所以它可以抵御外邪。当然了正是因为太阳经主外，所以一旦有外邪侵袭，那么太阳经就首当其冲。所以我们对于外感患者来说，大部分的外感病，就是我们说的感冒，初期都有太阳表证的表现，就是这个道理呀。因为太阳经是在最外边，所以《素问·热论》就说了"伤寒一日，巨阳受之，故头项痛腰脊强。"它说感冒的第一天就是太阳经，出现头项强痛或者是腰背疼痛这样一些太阳经循行路线、循经部位方面的一些症状。所以《伤寒论》承袭《内经》讲到说"伤寒一日，太阳受之。"我们讲到第四条，咱们还要讨论。这就说明外感病邪气侵袭的第一站是太阳经，这是它的第二个特点。

第三个特点太阳主司气化，参与水液代谢。那么这个主要是针对太阳腑，膀胱、小肠而言的，尤其是膀胱。膀胱是人体水液代谢的一个重要器官，所以膀胱的气化失常，就会出现水液代谢方面的疾病，比如说小便不利，甚至水肿等等。所以邪气侵袭到太阳经，如果这个邪气由经到达相应的腑，影响了膀胱的气化，就会出现水液代谢失调的病。《伤寒论》里面也举了，比如说像蓄水证用五苓散治疗，这也是太阳病的一种啊，只不过这种太阳病是影响了太阳的腑——膀胱了。那这个(对)我们有一个很大的启发呀,就是临床上对于一些水液代谢失调的病,有时候我们可以从太阳来考虑论治。像《黄帝内经》讲到治水肿,它说要怎么治呢? 要"开鬼门,洁净府",什么叫"开鬼门"呢? 就是通过发汗的方法来治疗水肿,使水从汗孔而出啊,那实际上这是什么呢? 这是药物作用到太阳经而言,药物使太阳经打开,那么水可以从里往外泄,这就叫做"开鬼门"呢,这就是发汗的方法呀。所谓"洁净府",洁就是清洁的洁,"洁净府"就是通过利小便的方法,通过恢复膀胱的气化,恢复它的水液代谢的这样一个作用,来消除水肿病,所以实际上它就相当于利小便了,那么这个利小便的方法就是作用于太阳的腑——膀胱来完成的。你看《黄帝内经》里讲的"开鬼门,洁净府",就是通过太阳经,通过太阳腑,把水,把邪水,就是无用的水给排出去。那么我们在临床上治疗水液代谢失常性的疾病,水肿了,包括我们说的这个慢性肾炎,肾病等等这些,也可以考虑从太阳来治。所以说太阳的这样一个主持气化,参与人体水液代谢的这样一个作用是非常重要的。

第四个作用特点,太阳是内应心肾,与少阴相表里。其实,刚才我们已经说到了,太阳在外,与它相表里的内在相应的一个经就是少阴了,就是少阴,所以太阳和少阴相表里,就是它们的关系比较密切。所以在《黄帝内经》你像《灵枢·本脏》篇有一句话叫"肾合三焦膀胱,三焦膀胱者,腠理毫毛其应。"就是肾跟膀胱是相合的,那么膀胱又主表,它是讲的这样一个关系,所以指出来少阴和太阳相表里的这样一个密切的关系问题。那正是因为如此,所以一个太阳病,就有可能导致严重的少阴病,一个普通的感冒,就有可能导致心肾的一些疾病。比如说我们经常在临床上见到了,感冒以后出现了慢性肾炎,感冒以后导致的心肌炎,什么道理呢? 一个感冒怎么能引起心脏病以及肾脏病呢? 就是因为太阳和少阴相表里这样一个问题。所以这个理论在临床上它的指导意义很大,我们看老年人容易感冒,为什么呀? 因为老年人就是肾虚的比较多呀,肾气衰退,所以膀胱主表卫外的这样一个作用,就是膀胱经卫外的一个作用就会减弱,所以他们就会经常感冒。那反过来说,我们对老年人的感冒,或者是对感冒屡屡发作而且久久不愈的这样一些患者,我们的治疗重点不仅仅是膀胱经了,不仅仅是太阳了,而且有时候我们的重点要放在什么呢? 放在少阴,放在肾上,要注意补肾呢,这样才能防止感冒屡屡发作。你看现在这个经常感冒的人非常多,那病人来了,你要问他什么时候感冒的? 他就问你,"大夫,你问的是我哪一次感冒呀? 我一年四季都感冒,一有风吹草动就是我。"那么这种病人,当然,他有表证的时候,我们用解表的方法,但是大家不要忘了要注意补肾,提高他的免疫力呀,所以正是因为太阳膀胱和少阴是相表里的这样一个结果。这就是它的一个,太阳的四大特点。

那掌握住了这个特点,我们就可以给太阳病下定论了。什么叫太阳病呢?

太阳病顾名思义就是太阳病了,太阳的什么病呢? 可以是它的经脉运行失常了,我们叫做"经病",就是太阳经病了。也可能是它所相应的腑,比如说膀胱病了,那我们叫做"太阳腑证"呀。单从《伤寒论》而言,这个太阳经病也好,太阳腑病也好,它所集中讲的诱发因素,是外寒引起来的。所以,我们可以给太阳病下一个定义,就是太阳病是外邪侵袭人体,正邪交争于太阳经或者腑所发的疾病,就叫做太阳病。讲到这里,我在这里要指出的是什么呢? 那么,一般我们讲义上讲什么叫太阳病呢? 是病邪侵袭,正邪交争于肌表,营卫功能失调所导致的疾病。我想给大家说一个概念,这里面讲正邪交争于肌表只是指太阳病的一种表证,就是太阳经病。由于太阳经行于肌表,所以说它会表现出来一些表证,像恶寒,发热,像头项痛,脉浮等等。但是还有一些什么呢? 邪气侵袭到太阳腑了,影响膀胱的气化了,出现小便不利了,出现蓄水证,甚至引起水肿了,那这个也是太阳病呀。但是它的病变部位并不是在肌表,而是在它相应的腑,我们也叫做太阳病,只不过这是太阳的里证。所以我们讲义上有时候下的定义我觉得不是很全面,也就是我们要有个印象,学完《伤寒论》,就是太阳病不仅仅是指我们现在理解到的太阳的表证,也有太阳里证,就是它既有太阳经证,又有太阳腑证。太阳经证是邪气在太阳经脉里面,而太阳腑证是邪气影响到它的腑了,这些我们都可以叫太阳病。所以实际上《伤寒论》里面讲的蓄水,就是五苓散证,应该是太阳病的范围。这是它的一个定义。

那有关太阳病的病证,可以分这么几类,我们大体了解一下(太阳病证)立体的框架。

第一就是本证,什么是本证啊? 邪气就是在太阳经或太阳腑里面,这时候如果出现发热恶寒,或者会出现经脉循行路线上的症状,如头项强痛,甚至整个背部都疼痛的一些症状,我们把这个叫做太阳经证。当然由于人体体质的差异和感邪的不同,比如说有些人肌腠比较疏松,有些人肌腠比较致密,有些人感受的是以风邪为主,有些人感受的是以寒邪为主,还有人感受的是以风热为主,等等,因为这些原因不同,太阳病经证我们又分为三类:中风、伤寒和温病,咱们都有具体的条文,咱们先了解一下这个框架就行了,那太阳中风、太阳伤寒和太阳温病都是太阳病经证的范围。那感受外邪,假如说邪气由经到腑,影响膀胱、小肠的气化或者深入其血分,就会导致太阳腑证,如蓄水、蓄血证等。这是它的本证问题。

还有在太阳病的发展过程中,会在本证的基础上兼有其他一些疾病,这些叫做太阳病的兼证,就是表邪不解又兼其他的证候。比如说它累及肺了兼有喘,兼有咳,那如果累及整个经脉,它不仅仅是头项强痛,整个背部都累及了,还可以伴有项背强几几,等等这些,我们把它叫做太阳(病)的兼证。有的是外寒还伴有内饮,像小青龙汤证,咱们学(过)的外寒内饮证,这叫兼证,由此就形成了许多类似的一些方剂。

第三就是变证。变证刚才我们说了就是变化了的证，开始是太阳病，后来变化以后就不是太阳病了。太阳病症已罢，出现一些新的病证，但是这些病证是由太阳病引起来的，我们就叫做太阳病的变证，又叫"坏病"。那实际上咱们在太阳病篇，大部分内容是讲它的变证的。

第四叫类似证。类似证从这个名字上我们可以体会到，它本不是太阳病，但是由于它的症状有时候和太阳病的症状相似，所以把这类病叫类似证。实际上它属于内伤杂病的范围，你说头痛，太阳病可以引起头痛，但是内伤杂病，有好多病也会导致头痛，所以张仲景为了和真正的太阳病来区别，把它们有的一些症状列出来，后世把它叫做类似证。以上就是有关太阳病证的划分。

讲完病证，再说治疗，总体太阳病的治疗，太阳病是一个表证阶段，对邪气在肌表的，咱们中医的治疗原则，是采用发汗的方法。这就是《内经》所说的"其在皮者，汗而发之"，就是解表发汗。当然根据邪气的性质不同，采用的有辛温发汗、辛凉解表等等，在《伤寒论》里面主要是辛温发汗，代表方剂像麻黄汤和桂枝汤，当然还有病邪比较轻浅又久久不解的表郁轻证，代表方剂桂枝麻黄各半汤、桂枝二麻黄一汤等等，还有桂枝二越婢一汤。这些都是"汗而发之"原则指导下的一些具体治疗措施和方剂。

还有一个问题是太阳病的转归问题，无外乎三种情况，太阳病咱们都得过，我们是不是都得过感冒啊？所以它的最大的一个转归是什么呀？好了对吧，大部分都能好，为什么大部分都能好呀，邪气表浅，邪气容易去除，所以首先太阳病痊愈的比较多。但是也有治疗不及时的，你像有些人他不去治疗，或者人家去治疗了，大夫用的方法不对，这叫做"误治"，自己拖着不去治的叫"失治"，因为这些原因导致了太阳病它可能会往里传。就是感冒往里发展了，发展成比较复杂的了，也可能变成坏病了，也可以传到其他经了，等等，这个我们叫做"传"，或者叫做"变"。传变是两类，一个是传经，一个是变证。传经是沿着六经这样一个规律，而变证没有规律性，它可以变成其他一些（疾病），就是身体内无处不到。一个太阳病来讲，感冒可以变成心脏病，变成肾脏病，变为脾胃病等等，不一而足，这个很多的，这就是它的一个转归。大体在（太阳病）总论里面咱们就学这么多。

还有一个问题我想提一下，就是这个肺的问题，你看我这里讲了一个手太阴肺和表证的关系，肺按照六经来讲，应该是属于太阴病，但是在《伤寒论》太阴病里面，没有讲太阴肺，是讲的脾，它就讲足太阴脾。而肺跑哪去了呢？跑太阳病去了，为什么呢？大家想想看，肺和皮毛的一种关系。你看咱们感冒以后，大部分人都有咳嗽，甚至会勾起来喘，这些都是影响到肺了。为什么皮毛一受邪气，会引起肺的咳嗽呢？这就是"肺主皮毛"的理论，实际上古人就是在病理情况下观察到肺和皮毛的关系比较密切,然后就把它升华成理论:"肺主皮毛"了。所以说手太阴肺的症状是属于太阳病的一组症状,也就是我们讲太阳病除了太阳病本身的一些疾病,还包括一些手太阴肺的一些症状,这是我们要指出的一点。

好,关于太阳病总论我们就说这么多,下一节我们讲具体的太阳病原文。

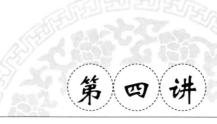

太阳病纲要

第一节　太阳病纲要

这一节所选的原文都是纲领性的条文,就是有提纲挈领,有指导性的这样一些条文。什么叫太阳病?什么叫太阳中风?什么叫太阳伤寒?什么叫太阳温病?提纲性的条文,那当然这些条文都是要求我们背得很熟的了。咱们先看太阳病脉证提纲,就是第1条。

一、太阳病总纲

太陽之為病,脈浮,頭項強痛而惡寒。(1)

这条原文我们必须得会背,实际上这个很简单,你要看了伤寒以后,我觉得我学习的时候,我有个什么感觉呢,就是这些条文你要不背很难,就是记不住很难,不信你念一遍看看:"太阳之为病,脉浮,头项强痛而恶寒。"提纲性的条文,它都比较简练,但是越是简练的条文,它的内涵越丰富,是吧。我们看这一条给我们的一个什么信息呢?

这一条就是太阳病的提纲证了,脉证提纲,有脉有证。说"太阳之为病",就是太阳有病了,会有什么表现呢?主要是浮脉,还有头项僵硬疼痛,而且恶寒怕冷。这里注意一个字,这个"强"念 jiāng(一声),它的音义同"僵",但有的教材中标成 jiàng(四声)了,我觉得是应该是"僵",就是僵硬的"僵"。为什么太阳病这么多症状,张仲景就举出来这三个呢?

第一个是浮脉,首先他把脉写到前面,什么意思呀?重视脉理对不对?什么是浮脉呀?轻取即得,重按则无,"举之有余,按之不足"。李时珍把它描写为木在水中浮,就这样一种(脉象),"浮如木在水中浮,浮大中空乃是芤",意思是浮脉就像木头漂在水上一样,初按之有力,稍一用力,好像减弱了,这就是浮脉。那在太阳病的情况下多出现脉浮的现象,为什么呀?怎么出现的这个浮脉呀?大家想想看,实际上浮脉就是比较表浅,脉的病位比较表浅,什么意思呀?为什么这个脉漂浮到外面呢？正气抗邪的一种结果呀，外邪来了以后，机体怎么办？要起而抗邪，正气主要是什么气呀？是卫气，卫气要抗邪，它是负责这个的，那么在卫气抗邪的这样一个过程中，脉象就会出现表浅的这样一种状态。换句话说，太阳病出现浮脉了表明了什么呢？表明机体有抗邪的能力对不对？假如说机体的正气不足，卫气虚，感受邪气以后，这邪气就如入无人之境，没有力量抗它呀，往往出现不了浮脉的现象，相反，甚至会出现沉脉、细脉等。所以说浮脉代表的是正气抗邪的这样一种状态，代表的是一种病势的问题。当然了我们说，外邪来了会出现浮脉，其他一些症状也会出现浮脉吗？你只要把它的机理搞清楚，就可以推出来，你说我学完太阳病了，（一号脉）浮脉，你这感冒了，但是有些人并不是感冒，也可以出现浮脉呀。什么状态？中医讲辨证论治的，我们想想看，什么样的情况还可以出现浮的这种脉象？假如说里面有内热的时候会吗？内热壅盛，如果是往外鼓动气血的话，这个脉象也会出现表浅。所以我们除了脉理以外，号脉以外，我们还要结合病人的一些具体的病症，这就是脉浮的一种表现。所以这里的脉浮我们可以把它这样总结：风寒外袭，卫气抗邪于外的反应。浮脉的出现说明我们体内有抗邪的力量。

第二个症状我们看看，"头项强痛"。头就是头部，项是哪里呀？古人把脖子一分为二，前面的叫什么呀？颈；后面呢？项。前面叫颈，后面叫项，整个脖子叫领，大家得知道，头叫什么呀？首。首领，首领就是连头带脖子。那头项这个位置，实际上就是头连到后脑勺对吧，什么表现呢？疼痛。什么样的疼痛我们看？僵硬疼痛，就是头跟后脖子连着很僵硬，很紧又很疼。（现场学患头项僵硬病人的痛苦表现）比如说，我在前面走，你叫我：陈老师。我回答：哎。头很灵活地转过来面向你。那假如我现在患头项僵硬，你要在后面叫我：陈老师。我答：哎。面向你要连头带脖子一起转过来，像个僵尸一样。为什么这个位置疼？什么原因呀？这是足太阳膀胱经走的位置呀。足太阳膀胱经，我们说起于目内眦，上额，交巅，下项，挟脊，抵腰，它就走在这个位置，所以邪气侵袭太阳经就会出现头项部的疼痛这样一些症状。所以这就是刚才为什么叫大家去背这个经脉循行路线，就是这样子，它非常重要。邪气在这个太阳经里面，经气不利，气血运行不畅，所以轻的就紧就硬，重的就会疼痛，更严重的呢，不单脖子疼了，整个后背可能都疼痛，那再严重全身就会僵硬疼痛，因为膀胱经走的很远呀，那这一个症状就代表了邪气是在太阳经里面。从僵硬疼痛这些词的描述来看，这种太阳病多是感受风寒所引起来的。因为我们知道寒邪的致病特点是什么呢？是凝滞、收引，所以说寒邪侵袭是经脉拘急不利，往往会出现头项强痛。所以头项强痛的出现，代表了风寒外袭，郁于太阳经输了，是不是这样子？

第三个症状是恶寒。恶就是憎恶，怕冷对吧，我们还用这个图来表达：（黑板上画一个人体简单轮廓图）我们来看这个怕冷是怎么形成的？假如说感受的是风寒之邪,侵袭人体了,这个病人为什么怕冷呀?怕冷就说明某一项功能失调了,对不对,谁的功能呀?卫气。为什么还是它?《灵枢》的第四十七篇《本脏》篇说:"卫气者,所以温分肉,充皮肤,肥腠理,司开阖者也。"它有一个温煦皮肤的这样一个功能,那现在这个病人总怕冷,一感冒他总怕冷,说明卫气的功能这会儿低下,或者是什么呢?(我们叫做)失司,它没有发挥它应发挥的功能,不能温煦皮毛,所以就会出现怕冷呀。为什么它不能温煦皮毛了?是卫气少了吗?咱们看看这个?(学生答:没有)它又没有少,它怎么就不温煦体表了?外邪侵犯把它困住了对不对,它现在急忙要抗邪,所以无形中它的温煦功能,甚至"司开阖"的功能,"肥腠理"这些功能都会相应地出现一些障碍,但是并不是说卫气少了呀。那根据邪气性质的不同,可能恶寒的程度还不一样,比如说这个病人感受的风寒里面以寒为主,寒邪有什么特点呀?凝滞收引,所以它侵袭人体,卫气抗邪的时候,(寒邪)会把卫气团团包围,我们叫"外束"。卫气被寒邪郁闭,束缚住了,不能及时发挥它的温煦作用,所以这个病人恶寒的程度可能就比较重,这就是我们中医讲的这个人为什么会怕冷的状况。那怎么解除这个怕冷啊?你现在就要解放它(卫气)对吧,发挥它的功能就行了。那要恢复卫气的功能怎么办?必须把风寒赶掉,把风寒一祛除,卫气它就通畅了,它就能够继续发挥它温煦皮毛的作用。所以对这种外感的恶寒怕冷要采用发汗的方法来治疗,恶寒就自除,不需要用温补的药物。假如说补了,如果我们说碰到这种,咱们温补了怎么办,是不是越治越重啊,一补就把邪气全堵到里面出不去,不但会恶寒,再发展那就不知道是什么病了。这就是第1条它的含义。

理解这个有什么用呀?为什么张仲景就举出来这三种(症状)?你说这三个常见,这是一个原因,太阳病脉浮的比较多,头项强痛的比较多,恶寒的比较多。但是如果我们仔细分析一下,你看这代表着什么呀这三个症状?我们仔细分析这个情况,脉浮在这里代表的是什么呀?是卫气向外抗邪的一种状态,我们可以把它叫做病势,这是代表的病势,它的病势就是一个表浅,再一个就是卫气有抗邪的作用;那头项强痛代表的是什么呀?代表它的位置正是足太阳膀胱经所走的位置,所以它是代表的病位;而恶寒呢,恶寒代表的什么呀?刚才说了恶寒越重,说明他感受的寒邪越重,所以这个代表的是病性问题。感受温热可能恶寒的程度就比较轻,《伤寒论》里面从总的框架讲它是讲广义伤寒的,但是从具体内容上是以狭义的伤寒为主,所以这里太阳病,尤其是感受寒邪的太阳病它的恶寒比较明显,这是代表病性的呀。

我们通过一个提纲证,咱们可以把它讲的内涵揭露出来,有病势、病位、病性,就不怕给这个病定不上性质,你一看这就是一个太阳病。所以这是第1条,当然这个恶寒有些特点,是以自觉症状为主;还有邪气不退,恶寒就除不了,什么时候把风寒赶走了,这个恶寒才好。所以说古人就总结这么一句话:有一份恶寒,便有一份表证。当然这也不是绝对的,这是相对而言的,大部分符合这样一个规律。再一个,恶寒也往往与发热并见,这个我们后面再说。

那讲到恶寒,我们后世还有一个症状叫"畏寒",畏就是害怕那个畏。说恶寒和畏寒,咱们有一些教材里面还进行了区别,怎么区别的呢?一般就这样讲,所谓恶寒,就说病人虽近炉火也不减,靠近炉火呀,穿厚一点呀,盖被子呀,这个寒也不减。或者是什么呢?即使身居密室,其寒不减。所谓畏寒呢?是体内的阳气虚弱所造成的,所以他近炉火呀,居密室就会减弱。其实从临床上来讲,这个不是很符合临床特点的,只要是怕冷,不管是风寒引起来的,还是外在因素引起来的这个恶寒,还是阳气虚弱的这个畏寒,他见炉火呀,得厚衣服,就都会减轻。你看感冒,我们都感过冒,感冒都怕过冷,对吧,那我们穿厚点,它确实就会减弱,你在炉火旁边它肯定也会减弱。所以实际上这个畏寒我觉得这是后世画蛇添足,没必要提出这样一个概念,容易混淆,说恶寒是外感引起,畏寒是内伤引起。恶寒也可以是内伤呀,你像《伤寒论》里面讲到四逆汤证,这是真正的里证了吧?少阴病呀,对吧,心肾阳气大衰,它仍然说是恶寒,就是怕冷嘛,所以这个区别在临床没有意义。我们接诊哪一个病人说,大夫我这是畏寒,不是恶寒,你在临床上怎么区别,严格地把它区别开呢?区别不开,都是怕冷,所以凡是怕冷的,我们就叫做恶寒。

那么另外还有一个症状,在太阳病里面容易出现,就是发热的问题,但是在提纲证里面我们看有恶寒而没有发热。典型的太阳病表证,是恶寒发热并存的,就是这个病人,一边发烧,他的体温很高,一边又怕冷,这是太阳病表证的一个典型表现。但是这个发热我们说不是所有人都有的,《伤寒论》里面就讲发热有早有晚,有早出现的,有晚出现的,所以张仲景没有把发热列入到太阳病的提纲证中。我们后文还要讲这些。这是总纲,我们把这一条叫做太阳病的总纲。

那讲到这里,我们能不能开出药来呢,也就是说你见到病人有脉浮,有头项强痛,有恶寒,你可以开出来一个具体的方子去治疗吗?我们看这个是不是很难呢?开不出来,为什么呀?因为只有脉浮,头项强痛,恶寒,那我还不知道你是中风还是伤寒呢?因为太阳中风也好,太阳伤寒也好,都会有脉浮,头项强痛,恶寒的症状。那中风用桂枝汤,伤寒用麻黄汤,所以天壤之别呀。所以到此为止,我们仍然不能写出具体的方子去治疗。那怎么办呢?还需要进一步辨证,就是来了这样一个病人,我们可以确定他大致是个太阳病,但是我们进一步要辨什么呢?辨它的证性,是太阳病的哪一个证。所以第二个问题就是太阳病分类。

二、太阳病分纲

第二我们看这是太阳病的分类提纲,第1、2、3这三条我们要求背诵,背得特别熟才可以。太阳病的证候分类,有中风、伤寒和温病。我们先看太阳中风证。

(一)太阳中风证

太陽病,發熱,汗出,惡風,脈緩者,名為中風。(2)

这里用"太阳病"三个字开头,应该包括第1条,凡是讲太阳病的,都包括第1条,在第1条的基础上又出现发热,汗出,恶风,脉缓的,这是属于太阳病里面的中风证,我们把它叫做太阳中风证。

那现在咱们还是一个症状一个症状地分析,首先我们看这里面讲的发热问题,在外感病过程中发热是一个什么过程呀? 邪正交争的一个过程。机体感受邪气了就发热,说明机体的正气抗邪比较及时,比较有力。你看每个人体质不一样,有的感冒后发热,有的却不发热。有些人没有什么毛病,突然感冒了以后,发烧特别高,一来就是高烧,39℃以上、40℃。但是还有一些人经常感冒,就是发不起烧来,这说明他的正气比较虚,在治疗这类病人的时候,要有一些扶正的手段。所以说感冒以后,如果你没有发烧可别沾沾自喜,这说明你体内的正气不足啊。所以发热是正气抗邪的一种结果。

汗出,在这里面提到出汗的问题了,大家看出汗有谁管,咱们就这样推,为什么会出汗呢? 大家想想看,这还是卫气的一个作用,卫气"司开阖"者也,卫气的"司开阖"就是主管汗孔出汗的,汗孔该开的时候,该和外界交流的时候,该代谢废物的时候,卫气就把汗孔打开了,通过出汗使废物排出去,而且又散热;当需要关门的时候,卫气把汗孔再关起来。一般白天开、晚上关,有这样一个规律,这是卫气的一个作用,就像看大门似的。那现在一直出汗,汗是营阴所化,(我们讲到卫的时候,又必须提到这样一个问题——营卫的问题),汗是营阴跑出来的呀,为什么跑出来了? 卫气不固了是吧,营和卫之间的关系很密切,《黄帝内经》说:"营在脉中,卫在脉外。"我们在《黄帝内经》里面还学了阴阳之间的关系,这在营卫方面体现得比较明显,比如说"阴在内,阳之守也;阳在外,阴之使也",讲的是什么呀? 阴阳之间的互根互用对不对? 那实际上我们现在用通俗的语言来解释就是什么呀? 阳气保护阴津,阴津滋养阳气。你来保卫我,我则提供给你营养,就是这个(关系)。那现在营阴外泄了属于什么呀? 保卫作用失常了,那是卫气虚了吗? 就是这个出汗可不可以是卫气虚呀? 当然可以了。一些慢性病如果经常出汗,必是卫气虚,我们把那个叫做表气虚证,那是真正的表气不足。但是外感证里面这是虚证吗? 这不是,这是卫气顾不上固营阴,为什么顾不上? 它打仗去了对吧,而且这个感受的邪气主要是以风邪为主,风的特点是什么呢? 风性开泄,本身它有开泄汗孔的作用,又加上卫气和风邪搏斗,没有时间去顾及营阴,于是就出汗。所以这个出汗是太阳中风证的一大特点,我们(临床上)辨太阳中风证,第一个症状,关键性的症状就是有无汗出,出汗说明它感受的邪气一个是风邪,另外有卫气不固的这样一个特点。那我们可以把这个汗出用一句话概括：风邪外扰,卫外不固,营阴失守。

　　下面一个症状是恶风。在第 1 条讲到了恶寒,就是怕冷,恶风就是怕风。其实临床上有时候恶风、恶寒难以截然划分,你说风一吹他就凉,这个是叫恶风好还是叫恶寒好？我看都可以,我们可以有时候笼统地称作恶风寒,对吧。恶风和恶寒是一类的,只是它们程度不同而已。那么如果给它们区分的话,恶寒程度比较重,恶风程度比较轻;恶风就是有风则恶,无风这个人就会感到舒服一些,但是恶寒不管是有风没有风,他都怕冷,但是有风的情况下,他更怕冷。所以这就是恶风和恶寒这个程度不同的一个区别。那关键是为什么在这里又强调了恶风的问题？大家想想看呢,所谓怕风,就是汗孔开呀,是出汗所导致的,肌腠疏松,所以更加不任风寒侵袭。你看那些出汗的人都怕凉,即使一个热证的出汗,如果他是大汗不止,经常出大汗的话也会怕冷,在《伤寒论》里,白虎汤证里面,都有恶风寒的这样一些症状,应当是多热的一个证呀,它也会有。所以肌腠疏松的情况下都会恶风寒,那也就是说这个恶风是汗出所导致的呀,出汗多,汗孔开而不闭,肌腠疏松就会怕风。

　　脉缓,缓我们可以理解为是松弛,而不是和缓的意思。《黄帝内经》讲和缓的脉象是正常的,"不疾不徐,如鸡践地",这属于一个正常的脉象。所以这个"缓"不是和缓的意思,是松弛。我们一按脉象,松弛了。那为什么脉象一按有点弱、有点松弛呢？还是和出汗有关系呀。汗出过多,尤其是有一个阶段、一个过程的出汗以后,营阴外泄,就会导致脉管松弛,所以呈现一种"缓"的脉象,指头下面觉得这个脉象它有点松弛这样一种感觉。一般你像经常出汗的人,你可以仔细体会他的这个脉象,基本上都有这种缓象、松弛的特点。那实际上我们说要抓住一个主证,太阳中风的主证是什么呀？核心症状是什么呀？恶风也好、脉缓也好都是谁引起的呢？都是汗出惹的祸,所以汗出是它的核心症状。由此而出现了恶风,由此而出现了脉象缓的现象,加上发热的一种情况。那如果太阳病以这些为主要表现的,我们把这个叫做太阳中风证。

　　大家(需要)注意的是什么呢？提到"中风"可不要跟我们现在临床上的这个"中风病"混淆了。现在的中风病是脑血管病,对吧,我们都知道这个,包括脑溢血及脑卒中,脑血栓等等引起来的这种病。这个中风的"中"是伤的意思,伤,就是感受的意思。风在这里是外邪呀,或者怎么讲,风邪,所以中风就是伤风,就是感受风邪的意思,并不是内伤杂病中的那个中风。大家一定要注意。

　　各位听完这个道理了,那太阳中风证我们可以用一句话总结它的病机吗？是什么呀？首先是感受的外邪,感受的是什么外邪呀？以风为主的外邪,开泄(汗孔)的这种病邪。风邪侵袭人体,导致一个什么状态呀？汗出也好、恶风也好、脉缓也好,突出卫气不固的一个特点,它本身开泄,再加上卫气和它(风邪)搏斗,顾不上去固这个营阴,这样卫外不固的一种结果就是营阴外泄,后世把这种状态叫营卫不和,卫不能外固,营不能内守。所以我们把太阳中风证的病机,咱们用这 12 个字来给它总结,叫:风寒外袭,卫气不固,营阴失守。这就是它的一个主要的病机状态。这是第 2 条太阳中风证。

那我们回头看第 1 条,能不能开出来方子啊?(学生答:用麻黄汤)那我用桂枝汤不成吗? 第 1 条我也可能用后世的桑菊饮、银翘散,是不是呀? 这个"脉浮,头项强痛而恶寒",是太阳病都会有啊,即使感受温热之邪,只要是干扰卫气功能的,都会有恶寒,只不过程度不同而已。所以第 1 条我可能开不出来方子对吧? 为什么? 分类不够细,它是总纲。那第 2 条,现在根据"发热,汗出,恶风,脉缓"的这种太阳病,能不能开出来方子啊? 这个就完全可以了,感受的风寒是营卫不和,卫不外固,营阴不内守,在治疗上一方面要祛除这个风邪,一方面要调和营卫。什么方子呀?(学生答:桂枝汤),对,这就可以开出来了。那你看中医辨证论治的层次就是这样子。

(二)太阳伤寒证

太陽病,或已發熱,或未發熱,必惡寒,體痛嘔逆,脈陰陽俱緊者,名為傷寒。(3)

有"太阳病"这三个字,当然还包括第 1 条的内容。"或以发热,或未发热","或"是指有的人,"已"和"未",在这里是指早和晚的意思。已是早(的意思),未是晚(的意思),就是有一些人得太阳病以后,很早就发热了,一开始就有发热。但是还有另外一些人,表现为什么呢? 发热出现得比较晚。上一条太阳中风证我们看,在太阳病后面随即提到了发热问题,没有早、晚的这样一个区别。而在太阳伤寒证里面,张仲景讲到说发热可能会有早、晚的问题,什么原因呢? 这跟感邪的轻重和人体的体质状态有关系。一般情况下讲,感邪重,比如说寒邪,由于它的凝滞收引的作用,使卫气不能够及时抗邪,不能够及时伸展,那么它的发热有可能就会出现得比较晚;那如果是感邪比较轻,卫气随即就抗邪,所以它的发热就出现得早。换句话说,邪气郁滞得越重,这个人发热就会越晚。你看有一些人感冒就是,头两天没有发热,过两天以后发热就很高,但是一旦发起热来,太阳伤寒证的发热要比太阳中风证的发热要高的多,就是一旦发起热来,它(伤寒)往往是高烧,这个是跟感受的邪气性质有关系。太阳中风证是感受风邪,风是开泄的,所以卫气它的郁闭状态比较轻,能够及时抗邪,随即就发热;那太阳伤寒主要感受的是寒邪,寒邪凝滞收引,使卫气不能及时抗邪,所以发热就会出现得晚。但是,发热不管出现得早还是晚,"必恶寒",本来第 1 条就讲过恶寒了,那么在第 3 条太阳伤寒证里面就强调了恶寒的这样一个症状,说"必恶寒",一定有恶寒。为什么这样讲? 本身外邪侵袭,干扰卫气,使它的温煦作用受到障碍,就会恶寒,又加上这个太阳伤寒证主要感受的是寒邪,所以更加容易出现恶寒。张仲景在这里用"必恶寒"来强调这样一个症状,那我们就知道太阳伤寒证中恶寒是它的主要表现。

"体痛"就是身体疼痛，凡是讲到痛，我们中医有一句话叫"不通则痛"，什么邪气最容易导致不通呢？寒邪。寒邪凝滞收引，是最容易使经脉不通的，所以导致疼痛，而且是全身的疼痛。那么第 1 条讲只是头项强痛，是邪气凝滞于太阳经，而在太阳伤寒里面，又讲了体痛，会全身疼痛，这是强调了寒邪凝滞的一个程度，所以我们说太阳伤寒证是感受寒邪，由于它的凝滞收引作用，有时候不仅仅是头项强痛，同时会出现全身的这样一个疼痛，所以这恰恰反映了寒邪的这样一个致病特点。

"呕逆"，凡是气机上行的，像肺、胃的气机上行，我们就叫做"逆"。呕逆在这里是指胃气上逆，当然也包括肺气上逆。那肺气上逆我们比较好理解了，因为肺主皮毛，皮毛感受风寒邪气，就会内合于肺，使肺气上逆，出现咳嗽，甚至出现喘。但是为什么会出现胃气上逆，出现呕呢？这主要是它跟肺的一种关系，在人体的十二个脏器里面，只有肺、胃是主肃降的，也就是在功能上，肺胃是协调（一致）的，那由于外邪的侵袭，肺气上逆了，胃气一般也不降。你看有些人咳嗽厉害了，他就会呕吐，就是咳到一直呕，这就说明肺、胃是同主肃降的。另外一个生理特点，肺和胃是紧紧相连的，我们说肺手太阴的这个经脉是起于哪里呢？它不是起于肺，一般的情况下，内脏的，某一个脏的这个经脉都是起于它的内脏，起于它脏器本身，但是唯独肺脉不是这样子，肺脉是"起于中焦，下络大肠，环循胃口，上膈属肺"，就是它绕着胃转一圈，然后再"上膈属肺"，"从肺系横出腋下"，往手上走。所以你看肺的经脉和中焦、跟胃的关系特别的密切。正是因为有这种密切的关系，中焦的痰饮最容易犯肺了，所以中焦脾胃功能不好、消化功能不好的病人，生痰成饮以后，就容易犯肺出现咳嗽、出现喘，出现气管的一些疾病，小青龙汤证就是这样子，所以古人就说了"脾胃是生痰之源，肺是贮痰之器"。就是这个意思，就是肺和胃之间的关系太密切了（的缘故）。感冒的时候也会经常出现一些消化道的症状，那我们还可以理解为，在外感的情况下，正气去抗邪了，脾胃的功能就比较弱，就是外感的情况下，机体的消化能力是很弱的，咱们有几个感冒以后是大吃大喝的呀，是不是都没有食欲呀？什么都不想吃，尤其是发烧的时候，甚至有时候水喝下去，都很难受，就是这样子，烧一退就特别感到饿，这就是它会出现一些脾胃的症状的原因。所以有些人一感冒，他的表证并不是很明显，都跑到脾胃里面去了，又吐又拉，临床上叫肠胃型感冒，咱们在《伤寒论》里面有这些证，像葛根汤证，后面我们还要重点讲这些方证。

下面是讲的一个脉象，"脉阴阳俱紧"，这个"阴阳"就是指尺、寸的问题，阴阳俱紧就是从寸脉到尺脉都是紧的。你看这个脉象，脉象紧张，说明是什么邪气的特点呢？很明显就是寒邪，所以寒邪凝滞、收引，连脉管都是紧的。同时我们看这个紧脉，实际上和第 2 条的太阳中风证的缓脉是相对而言的。风性开泄，出汗,所以脉缓;寒邪凝滞收引,所以脉紧。那这也是区别太阳中风和太阳伤寒的一个主要鉴别点了,当然这个紧(脉),联系第1条的浮脉,应该是浮紧,就是太阳伤寒的主脉应该是浮紧的脉象了,所以这就叫做太阳伤寒证。

所以我们看这里面太阳伤寒它的主证:恶寒、体痛、脉紧。据此伤寒的基本病机:风寒束表,卫气被遏,营阴郁滞。那太阳伤寒证我们看,它和太阳中风证的区别:太阳伤寒证讲了这么一大堆症状,但实际上还有一个隐形的症状没有说,没有说我们也能够把它推出来,什么症状呢? 这里面我们看它讲了一个什么状态,一个寒邪凝滞收引的这样一个状态,对吗? 既然有寒邪凝滞收引,可能汗孔也是闭合的,所以说太阳伤寒证往往是无汗,出不来汗。发烧是干烧,身上很干燥,有些病人来就会告诉你:大夫,我这个发烧,身上干热干热的,这个往往是太阳伤寒的一个特点。为什么出不来汗,因为卫气被寒邪凝滞,闭敛了。所以实际上,太阳伤寒证是一个什么呢? 是一个营气和卫气都闭敛的一个状态,那你说这叫做营卫不和吗? 我们说从广义上来看,它也是营卫不和,只不过这种营卫不和的状态和太阳中风证的营卫不和的状态不一样,那个是开泄状态的,这个是收引状态的、凝闭状态的,这一点我们要注意。但是现在我们习惯所称的营卫不和,把它给到太阳中风证了。所以太阳中风与伤寒在临床上的区别首先是汗出之有无。我们在区别外感病,太阳中风和太阳伤寒来讲,首先看这个病人出汗不出汗,无汗的往往是太阳伤寒证,有汗的是太阳中风证。同时脉象浮,一个脉浮缓,一个脉浮紧。另外从疼痛的程度上,太阳伤寒证表现为身体的疼痛,所以这也是它的一个特点。当然了,太阳中风证我们(治以)祛风解表,调和营卫。但是太阳伤寒证,要解除这种营卫郁闭的状态,我们必须发散这个寒邪,所以太阳伤寒证就要采用发汗解表的方法,当然用麻黄汤来治疗。

这是太阳病的两个证型,太阳中风证和太阳伤寒证,那这两个证型它们实际上是一大类,就是都是感受风寒所引起来的太阳病,属于(风寒)这一大类。那你说外邪只有风寒吗? 有没有风热呀? 如果感受热邪怎么办? 其实,感受风热也会出现太阳病,这就是我们要讲的下一条。

(三)太阳温病证

太陽病,發熱而渴,不惡寒者,為溫病。若發汗已,身灼熱者,名風溫。風溫為病,脈陰陽俱浮,自汗出,身重,多睡眠,鼻息必鼾,語言難出。若被下者,小便不利,直視失溲。若被火者,微發黃色,劇則如驚癇,時瘛瘲,若火熏之。一逆尚引日,再逆促命期。(6)

第6条,我们按教学大纲要求是背第一句,"太阳病,发热而渴,不恶寒者,为温病"。大家看这个行文格式和前面是一样的,"太阳病"仍然包括第1条,所以第1条既是感受风寒所导致的太阳病证,也是感受风热、温热所导致的太阳病证。

我们先看这一句话,首先给的症状还是发热,这个我们前面说过了,发热仍然是正邪交争引起来的,不管感受的是寒邪,还是感受的热邪,只要卫气抗邪,就有可能出现发热。但是同时它有自身的一些特点,我们看这里面给了一个口渴的症状,口渴是津液少的原因,那么感受外邪以后,病人出现口渴,我们首先就想到他感受的邪气可能是一个热邪,是一个温热的邪气啊,因为热邪容易伤阴,所以你看本证与前面的感受风寒的太阳中风和太阳伤寒不相同,它有明显的口渴的这样一个症状。

但是后面讲了"不恶寒者",如果按照原文的意思讲就是一点都不恶寒,不怕冷,怎么理解这个,细心的同学就会发现矛盾了,什么矛盾呀?第1条讲太阳病提纲证中都有恶寒对吧,"太阳之为病,脉浮,头项强痛而恶寒",那第6条也是太阳病,肯定包括第1条呀,但却说"不恶寒者",前后矛盾。所以大家注意在《伤寒论》里面使用这个字"不",不是绝对的,是相对的一个概念,不要把它全盘否定的理解。这个"不恶寒"讲的什么意思呢?就是它的恶寒程度比较轻,相对于太阳伤寒和中风证来言,太阳温病的恶寒程度比较轻,而不是一点不恶寒。为什么感受温热、感受风热也会恶寒呢?因为我们说恶寒的出现,是卫气的温煦功能受到障碍了,只要是干扰了卫气的温煦功能,都会出现恶寒的,风寒当然会,温热侵袭人体也会干扰卫气,因为只要是外邪侵袭,卫气就起而抗邪,所以在这个抗邪的过程中,它的温煦作用会受到一定程度的障碍,只不过是感受的温热,那恶寒程度可能就比较轻,或者时间就比较短,所以这个不恶寒我们理解为是轻度的恶寒。

风热外感还有一个临证信息,一般会有咽喉疼痛。大家如果在实际临证的时候,这个我们一定要记住,感受温热、感受风热往往有咽喉疼痛的表现,一般感受寒的没有,当然这也不是绝对的,但大部分符合这样一个规律。

那综合这些症状,《伤寒论》里面讲的"温病"的概念,并不是我们现在《温病学》中的这个温病,我们看《伤寒论》所讲的温病是什么呀?是一个"证"对吧,它和中风、伤寒相提并论。大家看太阳病经证在这里分了三类:汗出,恶寒,脉缓的是中风;无汗,恶寒,体痛,呕逆的是伤寒;而发热而渴,不恶寒的是温病。它们都是太阳病,只不过表现的证候不同。像这种太阳温病,它的症状除了这个以外,我还给大家总结了一个口诀(三字经):发热重,恶寒轻,口微渴,咽微痛,脉浮数,舌边红。发热、恶寒、口渴、咽痛刚才已经说了,这里注意太阳温病的舌象,往往表现为舌边或者舌尖部发红,而不是整个舌头全红,如果整个舌质全红了,那就代表邪气已完全入里化热了,它是里证。而太阳温病属于温热在表,所以只在舌尖或者舌边的部位发红,一般的风热外感就是这样的一种舌象,这是太阳温病的一个特点。

太阳温病属于后世所说的风热外感,所以在治疗上虽然仍要用发汗的方法,但要注意不能用麻黄、桂枝这些辛温类的发汗药了，而必须采用辛凉解表的方式来治疗。如果误用辛温，等于抱薪救火，火上浇油，必然导致严重的后果，出现一系列的变证。所以第6条用大半段的篇幅描述因误用辛温解表所导致的临床后果，大家看是怎么误治的？

"若发汗已，身灼热者，名风温"。"已"就是做完事情以后，"若发汗已"就是如果发完汗以后，身体越来越热了，甚至"身灼热"一摸烫手叫灼热，当然还有其他一些热象，这就变成了什么了？变成了"风温"证。讲到这里我们要注意，这里所说的"风温"，是太阳温病的坏病，并不是《温病学》里面的那个风温病。这与前面所讲的"中风"，不是后世的那个"中风"概念是一样的。这是误用辛温发汗所导致的后果，本身是一个感受温热的病证，若再用辛温的药物去发汗，等于火上浇油，抱薪救火呀！热势鸱张，所以发热不但不降，反而升高，变为身灼热。所以张仲景在这里告诉我们，外感病很复杂，不仅仅有风寒，而且也有风热，风寒的用辛温发汗，风热的则必须用辛凉发汗法。

这个风温病除了"身灼热"以外，还有更多的表现。"脉阴阳俱浮"，注意这个浮脉，在这里是热盛于内，壅滞气血于外的一种表现。体内太热了，就涌动气血于表，而见浮脉。所以，《伤寒论》中所讲浮脉，不仅主表，而且主热。外邪侵袭，正气抗邪于外，脉来见浮；内有邪热，激荡气血于表，脉亦可见浮。就像一锅凉水，如果把它煮开了，水是不是往外冒呀？体积膨胀了嘛，热胀冷缩，所以见浮脉。所谓"阴阳俱浮"，就是从寸部到尺部全现浮象，说明体内的邪热还比较旺盛。

"自汗出"，这里又见到了自汗出，这与前面我们说的太阳中风的自汗出一样吗？（学生：不一样）所以中医看病必须得辨证，同样是自汗，病机却不尽相同。刚才我们说的太阳中风证的自汗是风邪开泄，卫气不固，营阴外泄；而这里的自汗呢？是热邪逼迫津液外泄所致。所以前者需要调和营卫，祛风解表，用桂枝汤；而这个自汗就必须清泻里热了，当用白虎汤或白虎加人参汤，而不能再使用桂枝汤，这是桂枝汤的禁例，我们后面还要谈到这个问题。所以同样是出汗，一定要找到它的病因，千万别因为学了桂枝汤，一遇到出汗不问三七二十一就开桂枝汤了，那如果是风温的出汗，桂枝汤就开反了，是不是啊？

"身重"，热证怎么还会身体沉重啊？身重一般与湿邪有关，对不对？但是这个跟湿邪有关吗？没有。这是热证啊，什么原因呢？（学生：伤津耗气）哎，对了，热邪伤津耗气了，大家学得很好。火热致病的特点，一个是伤阴，还有就是耗气，大家一定要记住。伤阴就会口渴，而耗气，就会表现为身重或者气短。你看我们都有这样一个生活常识，如果夏天走在炎炎的烈日之下，你就会有什么感觉呀？浑身发沉是吗？身体重走不动路，而且一直出汗，这就是伤阴耗气的表现。我们一到夏天就没劲，就是这道理。所以有一些大热的病人，他反而觉得身上非常的疲乏无力，所以在治疗上就要在清热的同时加上益气补阴的药物，如人参、黄芪等，《伤寒论》中白虎加人参汤即为此而设。正是因为热能耗气，所以往往有一些热性体质的人，他反而容易感冒，病人往往反映说上火，火气很大，但还容易受寒，什么道理呢？就是因为热气越大，气耗伤的就越多，气不足了，失于固护肌表，就容易受外邪，所以内火大的人反而容易感冒。这种感冒表现出来的一般都是寒包火的症状，外面有寒，里面有热，所以治疗一用麻黄、桂枝就上当了，宜麻黄配上石膏治疗，像麻杏甘石汤这个方子用上就比较好，这些都是热伤气耗气引起来的。

"多眠睡"，也是这道理，我们夏天是不是经常瞌睡呀？这是什么原因呀？也是耗气伤津引起来的。火热致病它有两个特点，两个特点会出现相反的症状，一般的火热扰心，病人睡不着，失眠。但是如果是伤津耗气了，就表现为想睡，因为很疲乏。这就要临床详细的辨证，这是咱们中医的灵活性。一个失眠，一个多眠睡，都可以由火热引起，那就要看它伴随的症状了。

还有"鼻息必鼾"，"息"就是一呼一吸，意思是用鼻子呼吸打鼾，甚至有时候用鼻子呼吸不成了，需要张嘴呼吸，这是什么原因呀？热邪壅滞于肺造成的。有人根据这个道理，用清泻肺热的方法治打鼾，取得一定的效果，但前提是必须是肺热的情况下使用。

"语言难出"，称作"舌蹇"。注意，如果热病中出现这个症状，往往是热邪蒙蔽心包的表现，因心在窍为舌对吧。如果你今后做病房大夫，或者急诊大夫，见到高烧病人说话不利索，甚至两眼上翻，这就是邪热内闭，不是蒙蔽心包，就是热极生风，引发急性脑血管病。

到此为止的话，大家说这个病人还有救吗？要怎么治疗？可以用白虎汤，还有后世的清宫汤等等，当然这时用安宫牛黄丸还是很好的。所以，《伤寒论》在这里讲的风温病，在小儿"流脑"、"乙脑"病中都会出现，高热、大汗，甚至神昏、舌蹇。

"若被下者，小便不利，直视失溲"，"下者"就是泻下的方法，下法是用于什么证呀？阳明腑实证啊！阳明腑实证有形的浊热的时候才可以用，如果是无形的邪热的话，不宜用下法，只能用清法对不对。那在前面所讲的这个病证范围，还属于清法的范围，如果提前使用下法，这不但去不了热，而且会诱使邪热继续深入，因为泻下药的作用趋势是向下向内。所以没有大便干结，腹胀腹痛的（症状），就不要使用下法，还得用清法。"小便不利"，多表现为尿频、量少，这是热邪伤津的表现。"直视"，就是两个眼睛发直，眼球转动不灵活，严重的可以导致目睛上吊。这是什么原因呀？这跟哪个脏关系密切啊？（学生：肝）对，这是肝风内动的先兆啊！高热证中如果出现这个症状，就表明病人快要动风了。那我们说这叫什么动风证呀？我们说肝风内动有几型呀？什么血虚生风、肝阳化风，还有热极生风。这属于哪一型呀？当然是热极生风了。如果临床上碰到这个，就要在清热的同时加上平肝息风的药物啊！"失溲"，"溲"它本身既指大便又指小便，大小便都失禁了，那这个表现就更严重了，往往是在病人昏迷的情况下出现的。中医讲昏迷有两种状况，一种是大小便皆闭，两手握固，牙关紧闭，称作闭证；还有一种是什么呢？大小便都失禁，目合口开，手撒遗尿，这个叫脱证。所以如果说失溲的话，就属于昏迷中的脱证。闭证治当祛邪，脱证就要扶正固脱了，迅速用大剂量的人参、附子这些药物。那一个热证，怎么到这个份上了呢？这就是《黄帝内经》讲的"重阳必阴"、"热极必寒"的情况，热太重了就会向相反的方面转化。所以本条所讲的，是中医的急症，这说明中医是可以救急的。

"若被火者，微发黄色，剧则如惊痫，时瘛疭，若火熏之。"这个"火"是指火疗的方法。什么是火疗？艾灸、火罐、火针等，都是火疗。火疗适用于感受风寒，但若是大热之证用火疗，就是火上浇油，会把病人逼入绝境。后面讲"微发黄色"，皮肤出现发黄了，这个黄叫火黄，什么原因呢？火热熏灼于内，使胆汁不循常道所致；还有人认为是火热煎熬阴津，皮肤失去营养而导致发黄。总而言之，在临床上这个发黄，包括黄疸，它有火热的原因。轻者发黄，重者"如惊痫"，惊就是惊恐、发狂一类的病证。痫，是癫痫。这代表出现了严重的神志症状，是火热蒙蔽心包，上扰心神所致。还有"时瘛疭"，"瘛疭"就是抽搐，也是动风的表现。大家看张仲景写得特别细，他描述了一个什么样的病人呀？两目直视，二便失禁，四肢抽搐，还有高热神昏，是一个非常危重的热病。"若火熏之"，全身如烟熏火燎的一般，说明火热煎熬津液的程度比较重。

"一逆尚引日，再逆促命期"，这是张仲景发出的感叹，这里的两个"逆"字，在这里不是气逆的意思，是误治的意思。"一逆"，就是误治一次，"尚引日"就是尚可以挽救过来，病人有恢复的可能。"再逆"，再是误治两次，如果是一而再、再而三地误治，就会"促命期"，促就是缩短，就是缩短病人生命的周期的意思。那这一段从头到尾已经几"逆"了呀？是不是"三逆"了，先误用辛温发汗，次误用下法，最后误用火疗，所以病人能有好吗？不死才怪呢（学生笑）！

综上所述，我们看这一条主要讲了什么呢？太阳温病误治后导致风温证，但实际上在这里提到了许多火热致病的特点，大家看是不是啊？根据这一条总结一下火热有什么特点？首先咱们说热证会有口渴，这说明火热有伤阴的特点；还有身重，这说明它有耗气的特点；还有神志的症状很多，说明火热容易扰神，为什么容易扰神呀？神由心所主，在上面对吧，火热容易扰神，这说明火性是炎上的；还有一些症状，动风的症状，像直视，像瘛疭，四肢抽搐，是不是，这是什么呀？这是动风的特点，所以火热还容易动风；另外还有发黄，火热还容易导致发黄等等。这些都是火热致病的特点，值得我们临床进一步探讨。

再者，这个第6条讲了温热证，说明张仲景写的《伤寒论》是一个广义的伤寒,而不仅仅是讲狭义的寒邪,也包括感受温热之邪。所以这一条它的实际意义比较大,同时也是对后世医家,尤其是对温病学派一个很大的启发。

太阳病提纲证三大类就讲完了,中风、伤寒和温病,要注意区别。然后咱们再往下看,下面就是什么呢? 辨病发于阳和发于阴。

三、辨病发于阳与病发于阴

病有發熱惡寒者,發於陽也;無熱惡寒者,發於陰也。發於陽者,七日愈;發於陰者,六日愈。以陽數七,陰數六故也。(7)

"病有发热恶寒者,发于阳;无热恶寒者,发于阴也。"就是有发热恶寒同时存在的就是发于阳,只有恶寒的就是发于阴。但这里的"阳"和"阴"究竟何指? 后世医家有不同的看法。一般认为,"阳"是指三阳经,"阴"是指三阴经,这个观点是大家比较有共识的一个。就是三阳经感受邪气后,往往是发热恶寒都有,而三阴经感受邪气后是只恶寒不发热。临床而言,三阴经感邪,比如说太阳病,是发热和恶寒同时出现;少阳病呢? 是发热和恶寒交替出现,叫寒热往来,总之它既有发热也有恶寒;阳明病也有发热与恶寒,只是恶寒轻,发热重而已。所以三阳病都有发热恶寒。但是到三阴病一般不发热,阳气不足呀,病人发不起来热。但是三阴病一旦有发热,大多为假象,叫真寒假热。所以这种观点能够说通,发于阳就是发于三阳经,发于阴就是发于三阴经。

但是唯有一点,就是再读后面的条文会显得有点不顺,我们再往下看。"发于阳者,七日愈;发于阴者,六日愈。"意思是发于三阳的七天能好,发于三阴的六天好,这个从临床上看,不是很说得过去,邪在阳经的时候人体的正气比较旺盛,驱邪的能力强,但反而其痊愈的日子比较长,所以这个不好讲。

我个人认为,发于阳和发于阴是指太阳伤寒和中风,太阳伤寒叫"发于阴",因为伤于寒了;太阳中风叫"发于阳",因为风为阳邪。这个解释是根据什么呢? 根据第2、3条所言,中风证一感邪就有发热恶寒,而伤寒证呢? 在开始的时候不是所有的伤寒证都有发热,"或以发热,或未发热"嘛。所以"发于阳,七日愈;发于阴,六日愈",就是太阳中风七天能好,太阳伤寒六天能好,这个比较符合临床。你看越是高烧、不出汗的这种外感病,经用发汗药以后,往往热退邪去,很快痊愈,可谓"体若燔炭,汗出而散"。但是越是出汗的,卫气不固的这种外感,往往病程会长一些。这个观点仅供大家参考。

实际上它这一句讲的是什么呢? 是讲以发热之有无,来辨别病性的阴阳,发热的一般是病于阳,病于阳经;不发热的,发不起来热的,病于阴经。越是年龄大的人,阳气越不足的人,越发不起来热,这个就是普遍的临床现象。至于后面说为什么这个发于阳就七天好,发于阴就六天好,是因为"阳数七,阴数六故也",因为单数属于阳,双数属于阴。这个没有什么临床意义,古人运用的一些术数学的概念,来解释这个问题,我觉得于临床没有太大的实际意义,所以咱们不展开讲这个问题了。但是这个里面指出的一个问题比较符合临床,就是无论是病发于阳还是发于阴,外感病大概就是六七天能够痊愈,现今我们见到的外感病也是这个规律呀,基本上一个感冒就是六七天。当然了如果是得到及时的治疗了,这个正气(充足了),年轻人可能两三天就好了,但一般情况下都是六七天,所以这个规律是存在的。这是这一条它的一个意义。

上面讲了六经的辨证特点,就是病发于阳和病发于阴的问题,这些都是提纲性的一些东西。大体来讲,外感疾病中能够发起热的大多是阳经的病,发不起热的以阴经的病为主。但是我们在学习过程中不要太死板了,什么理论都是一个相对的概念,大体有这样一个特点,他给你指出来,但是也不是所有的都按照这个来发病,甚至会出现一些寒热真假的问题,所以在《伤寒论》中还有辨寒热真假的。那么我们说外感病也好,内伤病也好,首先要在临床上抓住其诊断特点,如果再进一步的话,就是还要能够看出这个病是不是要变化、往哪里变化? 也就是有关疾病的预后问题,这个已经超出了辨证论治的水平,叫"辨证知机",这个"机"就是个苗头、机先。有一些疾病会出现一些转化性的苗头,那当然这也是我们医生临床要练的基本功。

四、辨太阳病传变与否

伤寒一日,太阳受之,脉若静者为不传,颇欲吐,若躁烦,脉数急者,为传也。(4)

前面我们讲过传变,感冒以后,有人很快就好了,有人却一直不好,还有另外一部分人变成其他的疾病了,或者是由太阳经往另外一经转变了,我们叫做"传"或者叫做"变"。那疾病传变有没有征兆呢? 有的。这一条就讲了这个问题。"伤寒一日,太阳受之",外感邪气的第一天,首先是太阳经感受邪气,这个理论源之于《黄帝内经》,《素问》的《热论篇》有外感邪气一日一经的说法,第一天太阳、第二天阳明、第三天少阳、第四天太阴、第五天少阴、第六天厥阴,问题是临床上实际是这种情况吗? 有可能会有一部分人有这种情况,但大多数呢可能并不是第一天一定在太阳,第二天就到阳明了,不是这样。但是《黄帝内经》告诉我们一个规律,什么规律呢? 外感疾病大多数第一天是太阳经受邪,这是一个规律,临床上也确实如此。第二个规律告诉我们什么呢? 太阳病若没有痊愈,可以传给其他的五个经,那么我们可以总结出这两大特点。所以《伤寒论》在这里沿用《黄帝内经》的外感疾病传变规律的观点,伤寒一日,太阳受之。但邪在太阳经其发展是传呢,还是不传呢? 条文给了这样一个条件,这也是一个症状特点:脉若静者为不传。这个"静"不是安静的意思,脉搏要安静了人不就完了吗?"静"是什么意思呢? 是和后边的"脉数急"相对而言的。脉静是代表这个脉象符合太阳病的特点,而脉象不符合太阳病特点的,是"数急"的脉象。所以说"脉若静者",就是说脉象与证相符,没有其他变化,比如说太阳病还是浮脉,如果是伤寒就是浮紧、中风就是浮缓,这样的话,表明邪气仍在太阳经,"为不传"。

后面所讲则是一些传的征兆和规律,我们看第一个,"颇欲吐",欲吐就是想吐还没有吐出来,实际上是恶心的表现。这个"颇"字很有意思,有两个相反的意思,一个是代表很多,一个是代表很少。在古文中有相反两个词义的字很多,《伤寒论》中也有几个,这是一个,还有一个像"臭"字,我们都知道这个味道不好闻,但是在古代它有两个相反的意思,一个当然就是臭(chòu)味啊,另外一个它不读 chòu,念 xiù,香味的意思,两个意思相反,这《伤寒论》里边也出现了。还有一个字,"救",也有两个相反的意思,一个是帮助,如救人;而另外一个意思则是消灭,如救火等。而这里的"颇"是很多的意思。张仲景在这里告诉我们,如果一个太阳病,频繁地出现恶心,说明这个太阳病有可能要往里传了。要传到哪一经呢? 要看这个症状是哪一经症状的特点,频繁的恶心欲呕是少阳病的特点,因为少阳有"喜呕"的症候特点,恶心是呕吐的前征,所以一个太阳病如果频繁地出现恶心的话,《伤寒论》告诉我们有可能这个病要往少阳转,邪气要传入少阳了。

第二个症状特点是什么呢,"躁烦",躁烦在这里我们可以反过来说烦躁,烦躁咱们都知道,是神志的一种病变,在六淫邪气的致病特点中,哪一种邪气最容易引起神志的病变呢? 火热。那在六经里边哪一经的火热比较大呢? 阳明经,是不是啊,阳明多气多血,正气比较旺盛,邪气侵入阳明以后,正邪斗争激烈,所以表现为四大热症,那这个烦躁就是热病的代表,那实际上它在这里代指阳明经,换句话说一个太阳病的病人,如果经常出现烦躁不安的话,那有可能是向阳明转入的一个征兆,所以烦躁在这里代指阳明。

"脉数急"和前边的"脉若静"相对而言的,这里也不一定是脉数,总是脉象和太阳病不相符了,不是出现浮脉了,而是出现浮脉以外的一些脉象,那这预示说太阳病有要传变的可能了。

大家看这一条它的意义是什么呢? 首先的一个意义就是以脉象来判断外感病是否传变,强调了脉象在疾病传变中的重要性,脉象和某经病相符的多不传,不相符的有可能传。拿太阳病来讲,浮脉为主,出现其他的脉象就有可能要传了,所以首先我们在临床上要重视脉象。第二个意义是指出了太阳病传变的早期的症状特点,怎么才知道病邪要传变或仍在太阳经呢? 就是靠早期的特征性症状的出现。在太阳病期间,病人经常恶心的,邪气有转入少阳的征兆;病人经常烦躁不安的,说明邪气有化热的可能,当然有传入阳明的可能。除此以外还有一个临床意义,在这里太阳病传里举出了两种情况,一个是"颇欲吐",一个是"若躁烦",这暗示了太阳病传变的方向,换句话说就是太阳病如果要传的话,最容易传到哪里呢？少阳和阳明。所以条文指出太阳病传变的方向大多是少阳和阳明这样一个临床规律，也就是一个外感病，一个太阳病，一个感冒没有治好，有可能很容易变成少阳病和阳明病，指出了太阳病传变的规律，很有临床意义。

伤寒二三日，陽明、少陽證不见者，为不传也。（5）

前面说了伤寒一日，我们说他是沿用了《黄帝内经》中《素问·热论》的这样一个观点，但是我们说外感病传和不传不能根据它的日子，你说《黄帝内经》说了第一天太阳，第二天阳明，那第二天一定就是阳明吗？不是这样子。那我们判断它传和不传，看第4条它给你讲了，是靠什么呀，不是根据它的日子的数，是根据它具体的脉证变化，病人有没有这个脉象、有没有这个症状，也就是我们要先看病人现在的临床表现是什么，而不是数病人患病的天数，第二天就到阳明去了，不是这样啊。所以看第5条就讲了"伤寒二三日，阳明、少阳证不见者，为不传也"，也就是一个外感病或是一个太阳伤寒，已经两三天了，但阳明、少阳证不见，也就是没有看到阳明证、没有看到少阳证，那也是说明这个太阳病没有传变，所以张仲景在这里辨证性地解释了《黄帝内经》的理论，那就是传变与否不是看（患病）日子的长短，而是看具体的脉证。所以这一条和第4条相互发明、相互补充。

归纳起来，本条有两个意义：第一，在这里明确提出了太阳病的传变不拘时日；第二，在这里只提证没有提到脉象，说明在疾病传变过程中，观察证和脉是同等重要的，实际上我们叫脉证，那就是说我们既要切脉又要看它的证候。当然我们现在这个"证"的概念比张仲景那时候概念更宽泛了，比如《伤寒论》太阳病篇脉证并治，脉和证是分开的，我们现在证的概念宽了，我们现在学《诊断学》中"证"是一个大的症候群，其中包括脉象，还包括舌象等诸多病象，但张仲景时代舌象的诊断还很不成熟，《伤寒论》中大概有九条讲了舌象，这其中还包括前四篇中的三条，舌象诊断至后世逐渐得以发展，特别是温病学派在这方面贡献很大。

总之，我们学习这两条，从中可以掌握太阳病传变的一些规律性的东西，但又不要把它看得太死板、机械。

太陽病，頭痛七日以上自愈者，以行其經盡故也。若欲作再經者，針足陽明，使經不傳則愈。（8）

一个外感病，一个感冒，头痛是其主要的症状。这里明确指出了太阳病是可以自愈的，大致几天的规律呢？七天。前面我们讲第7条有"阳数七，阴数六故也"，那大致指出了一个外感病的一个痊愈周期为六七天左右，而外感病自愈也是这样的。有个别人说他感冒没有吃药，也没有看病，也一周能好，就是这样的，这是客观存在的一个现象。那为什么有这样一个规律？"以行其经尽故也"。这里所说的"经"，大家注意，不是指经脉，是表示一个时间单位，"周期之经"的意思，也就是"经过"或"转动"的意思，六经是一个"经"的时间单位，六天是一个时间单位,就叫做"经",大致一周的时间。从太阳病来讲,古人观察到邪气在太阳经如果能痊愈的话,要一周左右的时间。"经尽",就是太阳行经之气已经完了,也就是说过了六天还没痊愈的话,就有可能传入其他的经了,当然这个我们要凭具体脉证表现了。

"若欲作再经者,针足阳明","再经"就是第二个经周期,第二个六天。第一个六天如果没好,那就进入第二个六天的周期了,如果要防止疾病进入第二个经周期的话,可针足阳明经的穴位,以阻断邪气的内传。因为太阳经它的下一个传变周期很可能是阳明经,所以针阳明经的穴位以阻断它。针刺的方法宜采取补法,一般后世认为这个穴位多选用足三里,所谓"健康保平安,三里常不干",讲的就是这个意思。你们还没有学到《腧穴学》,足三里穴位于外膝眼下四横指、胫骨边缘,是足阳明胃经的主要穴位之一,是一个强壮身心的大穴,按摩足三里有调节机体免疫力、增强抗病能力、调理脾胃、补中益气、通经活络、疏风化湿、扶正祛邪的作用,是一个既治病又保健的穴位。常常灸足三里可以补充人的正气,因为它属于足阳明胃经,胃是水谷之海、气血生化之源。日本有一个长寿村,据说这个村子里活到一百多岁的人非常多,他们有个生活的习惯,就是经常灸这个足三里穴位,而且是瘢痕灸,就是将足三里这个位置灸得化脓,形成瘢痕,采用直接灸的方法,强壮身体,延年益寿。

实际上这一条告诉我们什么呢? 大家看,是治未病的一个道理,在太阳病若还没有传到阳明的时候,事先就把邪气截住了,这个叫做"先安未受邪之地",是中医既病防变的思想,与张仲景在《金匮要略》中所说的"见肝之病,知肝传脾,当先实脾"都是一个意思。这是这一条的主要的一个临床上的意义。

風家,表解而不了了者,十二日愈。(10)

我们看这里有一个词,叫"风家",风就是风邪,什么叫家呢? 一般说感一次冒,受风了,打喷嚏、流鼻涕,是称不上"家"的。所以"风家"是指经常感受风邪的人,就是前面我给大家讲的有些个病人,你问他什么时候感冒的? 他说:"大夫你问的是哪一次啊? 我一年四季全是在感冒里边泡着,这一次没好下一次来了",这种人就是"风家",感受风寒的次数多,都成名成家了(学生笑)。一般治疗这种病人是很麻烦的,因为正气不足对吧,正气不足,肌腠亏虚啊,容易感受邪气,所以往往需要一面祛邪,一面还要扶正,比单纯的感受外邪要难治得多。所以这些人感冒以后啊,最快也要十二日愈,而且表邪大部分解了以后,少部分还可能遗留不去,"表解而不了了","不了了"是张仲景家乡的话,就是不彻底的意思,好不彻底,勉强就是十二天。所以这一条指出了一个经常感冒的人,如果采取了积极正确的治疗方法,也要十二天才能痊愈,体虚外感的人感冒比正常人感冒要痊愈得慢些。有人曾围绕着十二天进行解释,解释为什么要十二天,从五脏、从六经等等,绕了几大圈子,牵强附会,我觉得没有那个必要非要解释清楚为什么风家需要十二天才能痊愈,这太机械了,与中医临床根本不相符。我们要一切从具体实际情况出发,就我从临床上看到外感病人,有感冒一个月的、半年的,甚至一年的都有,还有的感冒虽然好了,但遗留下咳嗽久久不愈,几年、十几年的都有。我曾经看过一个咳嗽三十年的患者,就是因为一次感冒之后,这个患者来就诊的时候指着我的几个研究生说:"我咳嗽的时候,你们还都没有出生呢!"所以,判断外感的痊愈,千万不能仅凭日子数,一定要结合临床实际情况而定。

如果我们将这一条与第8条比较的话就可以看出,说七日愈的,肯定不是那种经常感冒的人,而是初患外感的人;而说十二日愈的,那是常受风寒的人,是正气虚弱的人。所以,决定疾病是否痊愈或痊愈的早晚,主要取决于人体正气的强弱,这是我们中医的发病观,即在这个正邪的矛盾体中,正气是决定人体发病与否的关键,所以《黄帝内经》说"正气存内,邪不可干","邪之所凑,其气必虚",讲的就是这个意思啊。

好,后面是"太阳病欲解时",咱们了解一下就行了。

太陽病欲解時,從巳至未上。(9)

本条是根据天人相应的理论,推测太阳病容易解除的时间。太阳病邪气什么时辰容易解除呢?巳时至未时。巳时是早上九点钟开始,未时是下午的三点,从早上的九点到下午的三点这一个阶段是太阳病邪容易解除的时段,什么道理?因为这个时候是一天之内阳气最充足的时候,在天阳的帮助下服药物容易祛除外邪。《素问·生气通天论》说:"阳气者,一日而主外,平旦人气生,日中而阳气隆,日西而阳气已虚,气门乃闭",所以,天阳隆盛的时候,风寒之邪容易得以祛除。

我们不能简单地理解这一条就是这个意思,仔细揣摩,包括几个方面的内涵,也就是"欲解时"可能有几种情况。一是感受邪气较轻,病情不重,此时得到天阳的相助,病邪有可能不药而去;二是患者得到一定的正确治疗后,大邪已去,而不了了者,正气假以天时,阴阳自和而愈;三是病证较轻,在这个时辰段,药力得天阳相助而迅速地鼓邪外出。

太阳病乃至其他六经病的痊愈,虽然与自然界的阳气盛衰有关,但起决定作用的,还是人的正气这个内在的因素,以及有没有痼疾或兼夹证等。即使外部因素,也不仅是外部的自然因素,还要看调护是否得当,有无重新感受邪气等等。所以,所谓太阳病欲解,影响因素较多,不可一概而论。

另外,本条从文字方面理解也有难点,比如"上"是什么意思?"从巳至未上",好像读不通,后世也没有人做出过解释,我觉得这是个错字啊,"上"应是"止",抄写错了,"止"字去掉一竖就成"上"了。就是太阳病容易痊愈的时辰是从巳时始,到未时止。这个理解仅供大家参考。

六经病均有欲解时,其他五经的意义与此大抵相同,到时就不再讲了,大家自己看一下。下一节讲具体的太阳病证。

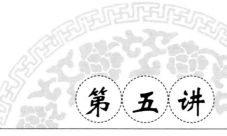

第五讲

太阳病本证之桂枝汤证

第二节　太阳病本证

下面我们讲具体的太阳病本证,不包括它的变证,也就是真正的太阳病。讲太阳病到底有哪些证型,用哪些方子去治疗。太阳病证我们前面已经分类了,如果邪气在太阳经,就叫太阳病的经证;如果邪气到了它相应的腑,就叫太阳病腑证。所以首先我们把太阳病分成两大类,邪在经叫经证,邪在腑叫腑证。

我们先看第一大类,太阳病经证。

一、太阳病经证

太阳病经证又可分为三类:太阳中风、太阳伤寒、太阳温病。

(一)太阳中风证

我们先看太阳中风证,讲义上的标题叫做"中风表虚证",这是后世的说法,张仲景并没有说这是表虚、而太阳伤寒是表实,这样容易混淆。我问大家,中风证是虚证还是实证啊?很难说清楚吧。太阳中风也是外感病,外感多实、内伤多虚,所以太阳中风证仍应该属于实证范围,后世把它叫做"表虚",把太阳伤寒证叫做"表实",是基于伤寒、中风相对而言的,而并不是讲太阳中风是虚证,这一点要注意区别。

1. 桂枝汤本证　看第一个方证,太阳中风证,就是桂枝汤证。讲到这里,还有一个概念大家要明白,就是"汤证"的概念,我们学伤寒会经常讲到某某汤证,比如桂枝汤证、麻黄汤证、苓桂术甘汤证、五苓散证等等,那什么是汤证呢?简单地讲就是适合这个汤的证候。比如发热、恶寒、无汗、脉浮紧的证候,必须麻黄汤治疗,那么这个证候就可以叫做"麻黄汤证"。以汤方来命名证候,对临床的指导意义很大,一看某个证,就马上知道要用这个方子了,但要是说个肾阳虚证,你还得想方子去,所以汤证的概念更具有临床亲和性。

下面我们看桂枝汤证第 12 条原文：

太陽中風，陽浮而陰弱，陽浮者，熱自發，陰弱者，汗自出，嗇嗇惡寒，淅淅惡風，翕翕發熱，鼻鳴幹嘔者，桂枝湯主之。（12）

这一条叙述的理法方药很明白，开始就说是"太阳中风"，就是太阳病里的中风这个证型。"阳浮而阴弱"，这一句话主要有两种解释，一种是从病机上来讲，还有一种从症状上来讲的，都能解释得通。从症状而言，"阳浮而阴弱"讲的是一种脉象，作为太阳中风证的一个症状。这里关键就是"阳"和"阴"的问题，"阳"和"阴"在这里是指取脉的方式，阳取法又叫轻取，轻取为阳，重取为阴。阳浮而阴弱就是轻取而浮、重取而弱。实际上这就是一个脉象浮弱，是太阳中风的脉象特点。如果从病机上我们也可以解释，这个"阳"和"阴"可以理解为卫气和营气，阴代表营气，阳代表卫气。什么叫"阳浮"啊？浮就是浮越于外，这里指卫气浮越于外，卫气浮越于外是为抗邪。抗邪必定会出现发热这样一些症状，正邪相争多有发热，所以后面讲了"阳浮者，热自发"，就是说如果这个卫气浮于外抗邪的话一般会有发热。而"阴弱者，汗自出"这个句子应该颠倒过来理解，卫气卫外抗邪，那么它的这种司汗孔开合的功能就会受到影响或受到障碍，这样就会导致什么呢？营阴外泄不能很好地保护营阴，所以营阴外泄，病人就会出汗，出汗多了营阴就会受到损伤。所以实际上"阴弱者，汗自出"其意思就是汗出以后导致的阴弱，汗出得越多，营气损伤的程度就越大。所以"阳浮而阴弱"在这里实际上是讲营卫不和的。那它是一个什么状态的营卫不和呢？是卫气不固营气，营阴外泄的一个状态，这种状态需要用调和营卫的方法来纠正。

把"阳浮而阴弱"解释为营卫不和，这种解释比较妥当，比解释成脉象要有说服力，实际上"阳浮而阴弱"这句话就是指的桂枝汤证的基本病机啊，后世把它发挥成卫气不固，营阴外泄的营卫不和了。

后边有这样几个句子，比如说"嗇嗇恶寒，淅淅恶风，翕翕发热"，讲义上解释的是："嗇嗇"是畏缩怕冷，"淅淅"又是冷水淋身，"翕翕"是温和的意思。实际上"嗇嗇、淅淅、翕翕"这是什么词呢？叫"连绵词"。连绵词有两个特点，即"两无"的特点：第一是无定字，可以随意找两个字写上；第二是无意义，即没有具体的意思，只取其声，而不取其意。为什么古人要使用这种连绵词呢？直接说恶风或恶寒不就行了嘛。我考虑这主要是为了文字的生动、优美，因为这些连绵词能起到补充音节、便于朗读的作用。所以了解了这是连绵词，了解了连绵词的特点，我们就会知道其实这几句话讲的就是太阳中风有恶寒发热的症状。注意这里既提到恶风，又提到恶寒了，我们讲了啊，恶寒、恶风的区别就是程度不同而已，对吧？恶风是有风则恶，无风则安，恶寒是有风没风病人都怕冷。也就是桂枝汤证的表现，有一些人可能恶寒的程度比较轻啊，他只是怕风，但是另外一些人，不但怕风还怕冷啊，没风的时候他也冷，每个人表现不一样，就是这意思。

"鼻鸣干呕",这里实际上是两组症状:第一个是鼻鸣,如果从字面意思上来讲,(就是)鼻子响。鼻子为什么响啊? 你感冒的时候鼻子响过没有啊? 噢,响了,特别是一到睡觉的时候就吭吭响,还有特别响的,像箭鸣音一样。那鼻子为什么响啊? 正常人呼吸通畅鼻子是不响的,病人如果来看病了,你就是不抬头,只要听到他不停地呲楞鼻子,或者擤鼻子的声音,你就知道他有什么病了啊? (学生:感冒)对的,就知道病人患感冒了。所以鼻鸣表明鼻子通气状况不良,甚至鼻塞不通。但鼻鸣在这里不是鼻子响这一个症状啊,还包括什么呀? 打喷嚏算不算? 打喷嚏是鼻鸣吗? 当然是了,最大的鼻鸣,对不对啊? 有的打得很响啊,隔着房间就能听到。所以这个鼻鸣包括有鼻塞、流涕、打喷嚏。那问题的关键是,在桂枝汤证里边怎么会出现鼻塞、流涕、打喷嚏呀? 这跟哪个脏有关系呢? 当然是与肺相关了,大家别忘了这个啊,我们说过的,在太阳病证里边有肺的症状,手太阴肺的症候归到太阳病里边,为什么呀? 为什么一感冒都要到肺上去呀? 小孩还容易引起肺炎,是不是啊? 就是因为肺和皮毛的关系,肺主皮毛。古人之所以说肺主皮毛,那就是经过长期的临床观察,看到这个皮毛跟肺的关系太密切了,皮毛一受凉,肺马上就病了。这样,古人就说,肺跟皮毛有一个直接通道,所以就总结出这个理论了,肺主皮毛。那邪气现在从皮毛而入,侵犯肺脏,肺开窍于鼻啊? 所以只要肺气不利、肺气不宣,就会表现在鼻子上,也就是肺一病,鼻子就倒霉了,打喷嚏,流鼻涕,鼻塞。所以我们看到病人感冒以后打喷嚏、流鼻涕或鼻塞不通这些鼻鸣的症状,你就要知道这不仅仅是他鼻子的问题,而是肺的问题,要认识到这一个层面,治肺才能使鼻疾痊愈。所以,我们临床上经常碰到鼻炎的患者,那鼻炎怎么治啊? 鼻炎汤? 没有,(学生笑)对不对? 治肺呀,对吧? 所以你要了解到它的病根在肺。那开始鼻塞、流涕、打喷嚏,要再往下发展累及肺就会出现什么呢? 那就会咳嗽了对吧,就会吐痰了,甚至就会喘了啊! 严重的外感就会有咳嗽、喘,这是太阳病的一个特点之一。

至于第二个症状"干呕",那是肺气上逆引起来的胃气不降,这两个脏器的关系前面我们说过了,在太阳伤寒提纲证中,因为太阳伤寒证有"呕逆",对吧,所以在这里就不重复了。

当然理解这一条啊,还要加上哪一条的症状啊? 还有第2条,对不对? 第2条也说汗出了,所以出汗是桂枝汤证的核心症状。当然,太阳中风证的表现还包括第1条,只要是太阳病范围,第1条所讲都是其表现。所以我们要很好地使用桂枝汤,就要参看第1条、第2条、第12条,此外还有第13条。在讲桂枝汤这个方子以前,咱们先看一下第13条,回头再说桂枝汤方。

太陽病,頭痛,發熱,汗出,惡風,桂枝湯主之。(13)

哎,这一条讲得很清楚啊,太阳病,有头痛、发热、汗出、恶风的,就可以用桂枝汤。这里给了四个症状,这是张仲景在临床上总结出来的,就是如果一个太阳病,见到头痛,见到出汗,见到恶风,见到发热,就可以使桂枝汤啊。如果前面的第12条是辨证使用桂枝汤的话,这个则是对症处理,也就是见到这四个症,也可以用桂枝汤,突出了抓主症的重要性。本条它的意义就在于这里,因为桂枝汤证的表现很多啊,又是发热恶风,又是头项疼痛,又是鼻鸣,又是干呕的,但主要是什么症状呢?就是第13条讲的这个,头痛,发热,汗出,恶风,这四个(症状)比较重要,尤其是汗出、恶风,是桂枝汤使用的一个必见之症,而最核心的就是出汗,这个在前面我们已经讲过了。

另外,还有一条,第95条,也是桂枝汤证的主要条文,也一并先讲了。

太陽病,發熱汗出者,此為榮弱衛強,故使汗出,欲救邪風者,宜桂枝湯。(95)

如果说一个发热、汗出的太阳病,"此为荣弱卫强"所致,是太阳中风的表现,建议用桂枝汤治疗。这里明确提出来桂枝汤证的营卫不和的状态。这里所说的"荣",就是营,这个词来自于《内经》,《内经》有些篇章把营气叫"荣气",当然可能是因为营阴主濡养的作用吧,不过我认为可能还有方言的存在,因方言的不同,把"营"读做"荣"。现在在河南还有一些地方啊,他们把这个 ing 的声音发成 ong。张仲景是河南人,也读营气为"荣气",当然这个没经过考证,我也不懂古代语音学,只是臆测而已。

为什么把桂枝汤证的病机概括为"营弱卫强"呢?营弱还好理解,一出汗,就是营阴外泄了,出汗多了,营阴当然就虚了。那"卫强"怎么理解?是不是卫气很强大呢?不是这个意思,而是因为邪气侵袭,卫气要进行抗邪,所以它要鼓足力量去抗邪,那么这个鼓足力量抗邪的状态就叫"卫强",所以实际上"卫强"是描述卫气抗邪的那种亢奋状态。可能本来这个正气无精打采的,看邪气来了,职责所限,所以强打精神来去与邪气争斗,奋起抗邪,也算是尽职尽责了。(学生笑)其实,所谓"荣弱卫强",与前所讲"阳浮而阴弱"是一样的嘛,"荣弱卫强"也好,"阳浮而阴弱"也好,都是表达桂枝汤证的基本病机的啊。正是因为荣弱卫强,故使汗出啊。所以要止汗,就得固营阴,要固营阴,必须得固卫气,要固卫气必须把谁赶走啊?把风邪赶走,都是它惹的祸呀,是不是啊?风邪一干预,卫气的功能障碍了,所以就出汗了,就是这个意思。所以张仲景说:"欲救邪风者,宜桂枝汤。"这里又有一个词需要注意,这里没有说祛邪风,而说"救邪风",是什么意思啊?难道说要去挽救这个邪风吗?绝对不是啊,肯定讲的是制止的意思对吧?所以这里的"救"就是止的意思,《说文》:"救者,止也。"那就是说,只要能制止住风邪,把风邪赶出去,营卫就调和了,而要完成这个任务,最好使用桂枝汤。

第12、13、95条这三条,都是桂枝汤证的代表性条文,大家要作为重点来记。另外还有一个问题,这些条文中有讲"桂枝汤主之"的,有讲"宜桂枝汤"的,是有区别的。凡说"某某汤主之",就是必用这个汤方,"桂枝汤主之"就是必用桂枝汤治疗;而说"宜某某汤",则是建议使用,第95条说"宜桂枝汤",就是建议使用桂枝汤,但也不一定非要使用它或者是全方使用它,二者所表达的语气不一样,应予注意。

通过这些条文,我们总结一下桂枝汤证的症状,参看第1条、第2条、第12条、第13条和第95条,如果把这些症状归类的话,有这样几组症候:首先汗出、恶风、发热是一组,而且是桂枝汤证的核心症候,这一组症候反映了什么啊?营卫不和;第二组症候是疼痛,也是太阳病总的特点呀,第1条就指出了头项强痛,当然也包括桂枝汤证,这是反映了太阳经气不利的症状;还有一组症状别忘了,第三组症状,就是与肺(胃)有关的症候,鼻鸣、干呕,它是反映了肺气失于宣降的病机。是不是这样的?这三组症状反映出邪气侵袭引起的外感病,它的病位就是在太阳经,之后导致了营卫不和,导致了太阳经气不利,导致了肺失宣降,这就是桂枝汤证的特点。但是其核心的症状是这个:汗出、恶风。

桂枝汤证的这三组症状我们要记牢了,因为后面要讲的桂枝汤证的兼证,都与它有密切的关系。仔细分析的话,桂枝汤证的兼证实际是桂枝汤证中的某一组症状扩大化的结果。比如说啊,桂枝汤证中的头项痛,只是后脖颈子疼,如果说疼的范围加大,连及了后背,导致整个背部、甚至肩部都疼的,同时僵硬发紧,张仲景叫做"项背强几几",这时治疗用桂枝汤原方就显得病重药轻了,因为这一组症状加重了啊,所以就要用桂枝加葛根汤治疗,就是在桂枝汤中加一味葛根以增强治疗项背强急的作用,这就变成了桂枝加葛根汤证。那如果是鼻鸣、干呕这一组症状扩大化了,比如不是一般的鼻塞、流鼻涕、打喷嚏了,而是咳嗽,是喘,病人呼呼地喘,还出汗,同样用桂枝汤原方也解决不了问题了,因为桂枝汤的平喘作用不强啊,所以张仲景就在原方上加杏仁、厚朴以降气平喘,这就是桂枝加厚朴杏子汤证。那如果是出汗重了,不是简单的自汗了,不动也出汗,甚至汗液自漏,漏汗,那么这时桂枝汤同样也力不从心了,所以就加上附子,以固表止汗,就变成了桂枝加附子汤证。所以桂枝汤证后面的兼证,都是桂枝汤证某一组症状扩大化的结果,所以这三组症状大家必须得掌握了。其实,麻黄汤证的表现跟这个格式一样,也是三组症状,营卫的症状、太阳经的症状、肺的症状,我们讲到麻黄汤证时还要详细说这些。

那针对这些症状,我们找桂枝汤证的病机,这个实际上在前面也都已经说了啊,在学第2条的时候,我总结过太阳中风证的病机,是风邪外袭,卫阳不固,营阴外泄。简单地说,可以说成是风邪侵袭,营卫不和。

那行了,找出了病机以后怎么办?就要立法治疗了是不是?治则治法是要跟着病机走的,而不是根据症状对吧?针对桂枝汤证的病机,首先风邪是罪魁祸首,得首先把它赶出去,那有营卫不和,当然就还要调和营卫,所以桂枝汤证的治法是:祛风解表,调和营卫。或者叫祛风解肌,调和营卫。"解肌"是张仲景自己说的原话,解肌就是解除肌表的邪气,实际就是解表,是解表的另外一种表达。

```
                  ┌ 汗出、恶风、发热(外邪致营卫不和)
病症:桂枝汤证 ┤ 头(项)痛(太阳经气不利)
                  └ 鼻鸣干呕(肺气失于宣降)
病机:风邪外袭,卫阳不固,营阴外泄(营卫不和)
治法:祛风解肌,调和营卫
方药:桂枝汤
```

桂枝湯方

桂枝三两(去皮) 芍藥三两 甘草二两(炙) 生薑三两(切) 大棗十二枚(擘)

上五味,哎咀三味,以水七升,微火煮取三升,去滓。適寒溫,服一升。服已須臾,啜熱稀粥一升餘,以助藥力。溫覆令一時許,遍身漐漐微似有汗者益佳,不可令如水流漓,病必不除。若一服汗出病差,停後服,不必盡劑。若不汗,更服依前法。又不汗,後服小促其間。半日許,令三服盡。若病重者,一日一夜服,周時觀之。服一劑盡,病證猶在者,更作服。若汗不出,乃服至二三劑。禁生冷、粘滑、肉面、五辛、酒酪、臭惡等物。

桂枝汤总共五味药物,学方剂已经学过的。你看它这很有意思啊,桂枝的功能很多,但首先还是发汗解表,但相比较麻黄,其发汗力弱一些,主要是助阳解表。此外,桂枝还可以温中、温补中阳,还可以温振胸阳,还可以温经通络,还可以化气行水。你看,桂枝的作用很多,但有一个共同的特点,就是这些功能都是建立在它助阳的基础上,所有桂枝的五大功能,都跟助阳、温补有关系。只是桂枝不温肾阳,因为它性浮越,不往下沉,所以温不了肾阳,但要温肾阳可以换成它的树皮,肉桂。桂枝在桂枝汤中主要是助卫阳的,使卫气卫外为固,固护营阴。

但是现在出汗啊,营阴已经外泄了,有阳无阴也是不妥,所以桂枝配了芍药,临床用白芍。芍药在张仲景时代没有赤芍、白芍之分,临床根据桂枝汤的作用特点,都是用白芍。二者有什么区别啊?这个应该大家知道吧?先说白芍的功能,白芍在《中药学》中分到哪一类了?(学生:补血),对,补血药,营血虚,白芍是最好的。那赤芍是干什么的?(学生:凉血)哎,赤芍是凉血药,另外赤芍还有活血的作用,所以血里有热、有瘀,赤芍最好了,这是二者的主要区别。桂枝汤中用白芍,因其酸收之性,以敛阴和营,制止出汗。与桂枝一散一收,调和营卫,是为对儿药。桂枝往外发、往外散,芍药往里敛、往里收,发的时候是助卫抗邪,收的时候是敛营固阴,二者配合紧密。

生姜、大枣这又是一对儿,生姜也是解表药,所以它在这里是助桂枝振奋卫阳;芍药一看,你桂枝有助手,我也得找一个啊(学生笑),它就找大枣,对吧?大枣是助芍药滋阴养营,又称为对儿药配伍。这一对儿帮助那一对儿。所以大家要注意《伤寒论》里边药对儿的使用,这很重要啊,是临床上经常使用的开药方式。

甘草呢?可以补中以滋汗源,经常出汗,但汗源在哪里呢?在脾胃,对吧?脾胃中的饮食物化生津液,汗即为津液所化;另外甘草还有一个作用,哎,调和的作用。

大家看这个方子的组方是不是很精当啊?拿掉谁都不合适,就像化学方程式,讲究平衡,一方去掉一个就不平衡了,当然要加进去一个,也不好加,所以这就是经方的精当的组方特点。后世有许多人说经方不可加减,当然这句话有点过激啊,但也折射出后世赞叹经方组方的严谨之至。

如果从四气五味上分析本方,它的内涵就更耐人寻味了。我们刚才说桂枝、芍药一对,生姜、大枣一对,甘草调和诸药。但也可以这样看,桂枝、生姜这一对,二者也有共性,都是什么味啊?(学生:辛味)哎,对,是辛味。而芍药、大枣呢?(学生:甘酸)大枣不是甜的吗?大枣还没长成,也是酸。这两个是一类的,即使长成了,甜了,但吃甜的多了,嘴里就返酸,总之这一组是酸味药。而甘草呢?当然是甘味了,废话,不是甘味能叫甘草吗?(学生笑)如果说我把桂枝、生姜、甘草配在一起,大家看它的奥秘,辛味加甘味,会产生什么呢?(学生:辛甘化阳)哎,你看,这就叫辛甘化阳,就能产生阳气了。那同样的道理,我把芍药、大枣、甘草配在一起呢?是酸加甘的配伍,(学生:酸甘化阴)就会产生阴津对吧?所以大家看,桂枝汤从大的方面来讲,不仅仅是调和营卫了,而是能调和阴阳,是双补阴阳的一个方子啊,所以阴阳两虚就可以用啊,这就是桂枝汤的作用特点。一个小小的桂枝汤,总共五味药物,可以分成六组啊,桂枝与芍药,生姜与大枣,桂枝与生姜,芍药与大枣,桂枝、生姜与甘草,芍药、大枣与甘草。药物少,内涵大,这就是经方的魅力!

$$
\left.\begin{array}{l}
桂枝 + 生姜 \\
\downarrow\uparrow\quad\downarrow\uparrow\quad 甘草 \\
芍药 + 大枣
\end{array}\right\}
$$

所以,称赞经方精、当、灵、验,一点也不为过。我们要善于学习古人的这种组方思路。联想到现在个别大夫开药,就没法提了。曾有个大夫给病人1周开了两万多块钱的药,所有的贵重药品在他的方子中都体现出来了,最离谱的是,方子中既有西洋参,又有高丽参,后来问他这是为什么呀?为什么两个人参一起用啊?他说:一个是外国的,一个是中国的,一个凉,一个热,哎,我这一配,既不凉又不热,还中西结合,(学生笑)真是让人啼笑皆非。你看《伤寒论》中有112个方子,超过10味药的只有3个,一个是柴胡加龙骨牡蛎汤,12味;一个是麻黄升麻汤,14 味;还有一个乌梅丸,10 味,即使加上白蜜,也就 11 味。其他方全在 10 味以下,而最多的(方子)是四五味、五六味组成的。其实临床用药,起效并不决定于药味之多,而是决定于用药的准确性,如果你用的药和病情根本不沾边,用的药味越多,就会副作用越大。假如一个工作只需要两个人就能完成,你却放上 10 个人,那肯定是互相扯皮,谁都干不好。我们一定要明白这个道理啊。

　　说完桂枝汤的组成,还要注意量的使用。首先要明白的是,东汉时代的一两不是我们现在的公制 50g 或小制 30g,关于东汉的度量衡,争议很大,我不能跟大家展开来说,只给大家一个大多数人接受的一个重量,东汉时的一两,相当于我们现在的 15.625g,这是一个观点啊,我个人比较倾向于这个观点。当然还有其他的一些看法,比如将一两对应一钱,即 3g 左右,还有的考证一两大约为 3g 多、9g、13g 等,这个我不细谈了。桂枝三两、芍药三两,就相当于 50g 左右了,现在来说当然量很大。但要知道《伤寒论》中的方子基本上是煮一次,分三次喝,析出率相对较低,所以药力会减少一部分。因为太浪费药源,到宋代后就改为煮两次了,而且多是煮散,这样析出率更高。其实我觉得,我们可以不在量上纠结,临床上某药用多少量是受很多因素影响的,比如病人的病情、大夫的经验、煎煮的方式等等,很难将某一个药规定为多少量多少量,这样的话就把中医灵活辨治给抹杀了,中药不像西药,用量当根据具体的情况而用。但我们要非常注意的是什么呢? 是药物配伍的比例,这个很重要,往往是一个方子有没有效果的关键。比如桂枝汤中桂枝与芍药的比例是 1:1,都是用三两,那我们现在开桂枝汤,桂枝的量不一定要用到 50g,可以用 10g,用 20g。但要注意的是,桂枝用多少量,芍药也要用到多少克,二者的比例永远保持为 1:1。如果不这样的话,可能就不是桂枝汤的意思了。比如说桂枝汤中桂枝开的量大,那叫桂枝加桂汤;芍药开的量大,那叫桂枝加芍药汤。它就变了,不是桂枝汤了。所以这些都是《伤寒论》的方子啊,《伤寒论》既有桂枝汤,又有桂枝加桂汤,又有桂枝去桂汤,还有桂枝加芍药汤,还有桂枝去芍药汤,桂枝汤的变方很多啊。所以开桂枝汤一定要注意桂枝与芍药的比例。

　　桂枝后面还写有炮制的方法啊,桂枝要“去皮”,就是把乔木植物肉桂的那个嫩枝子的外边的皮去掉。当然我们现在都开炮制好的饮片了,古人为什么要这样写呢? 因为那时候从采药、炮制、看病开方都是自己干,所以每味药都交代清楚炮制的方法。所以,古人对药材的外观、性能都相当的了解。我们现在倒是省事了,什么都不用管了,只看方子就行了,但造成我们不认识药的弊病,病人拿一袋药让大夫认认,可能你不一定能认出来啊。如果说开始都是自己亲自采药,自己亲自炮制,你绝对对中草药特别熟悉,一看这个药就知道是什么。所以我倒建议大家,在毕业实习的时候最好到药房去抓一段药,抓一个月的药,常用的中药材基本上都能认识了。认识药有什么好处啊? 我们在开药的时候,你就知道哪个药的质地怎么样,对吧? 不至于闹出笑话,有一个大夫开灯心草用30g,灯心草质地很轻,形状又长,30g一大堆,根本包不住。所以,大家实习的时候一定到药房看看。

本方甘草是炙甘草,就是蜜炙甘草。《伤寒论》中用甘草71次,只有两次用了生甘草,其余都是用炙的。炙甘草跟生甘草不一样,炙甘草偏于温补、调和,生甘草用于解毒。还有方中的生姜要"切",切成什么呢生姜? 切成片。看大枣后面说要"擘",就是把大枣掰开,把核去掉,只煮大枣肉,或者不去枣核,只将大枣掰开,这样比较好煮啊。

那方子开完了,就万事大吉了吗? 不是,还要怎么呢? 对了,告诉病人怎样服用这个方子? 服用期间要注意什么以及忌口等等,这是我们中医的特色之一,桂枝汤后这一大段就是讲这个的,称作"方后注",是我们要学的重要内容。所谓"方后注",就在方子后面进一步注释,怎么使用这个桂枝汤。桂枝汤是《伤寒论》中的第一首方剂,所以在后面他写的注意事项比较多,告诉你怎么服这个药,喝完药以后怎么去护理,等等这一些,包括忌口,这里面都有。后面的一些方子,在方后注里面他会说,"如桂枝法","如前法"等等,就是指的这一段,所以这一段话很重要。

作为中医大夫,你在开完方子以后,并没有完成你的医疗活动,可能病人这时候要问,我们都跟老师见习过,是吧,病人问得最多的是什么呢? 怎么吃这个药? 有一些人他确实从来没吃过中药,那找你来看了,你开完方子了,人家可能要问你一下,我这个药怎么喝? 怎么煮? 然后我有什么忌口,等等。所以,这一段话就是讲这个的。下面我们看着这段原文。

"上五味,㕮咀三味",就是上面这五味药物,㕮咀这个词啊,讲义上有注释,㕮咀,就是将药物碎成小块。所以《伤寒论》,实际上我们看,整个后面所有的方子,在药物后面它都有一些炮制方法。你看,桂枝后面写"去皮",甘草是"炙",生姜是"切",生姜我们知道切成什么吗? 切成片。大枣后面还有一个"擘",就是把它擘开,这样煎的话容易(有效成分)煮出来。前面这三味,桂枝,芍药,甘草,都给它碎成小块,是这意思。"以水七升,微火煮取三升",加多少水呢? 七升水。但是我要说明的是,这个度量衡是当时汉代的用量,一升相当于(现在)200ml,不是我们现在的一升,1000ml。如果你要理解成这样,7000ml水,你这一点药,比例不太适当的。一升相当于我们现在的200ml。七升水,大概是我们现在的1400ml差不多。煮多长时间呢? 没有说,但是他给你一个大致的量。"微火",就是文火煮到三升,就是取三升药,加七升水,三升大概是600ml左右。"去滓,适寒温,服一升","适寒温"就是等不热不凉的时候,我们一般要求喝药是温服,桂枝汤喝药应该是温服,但是也不能太烫嘴了;凉的又不好,所以叫适寒温。煮三升,每一次喝一升。可见那个时候,一付药是要喝三次。就是煮一次,分三次喝。一次叫一服，第一次叫一服，第二次叫再服，第三次就是三服。你看这个药就煮一次，这个有点浪费药源。宋代以后，就变成煮两次了，而且将药物碎为末放在水里煮，实际为煮散，这样药物用量就小了。我们现在基本沿用这种方法，只不过煮的是药物饮片，每剂药煮两次，两次的药兑在一起，混匀以后再分开，分作两次喝。在汉代那个时候我们要知道，煮一次，分三次喝。服一升，一次喝一升。

我们再看一下服后的要求。"服已须臾"，就是喝完第一服以后，一会儿的工夫，"须臾"是多长时间呢？我们讲义上解释的很短的时间，我们现在一般讲5～10分钟，就是喝完药以后，干什么呢？"啜热稀粥一升余"，啜，就是大口喝，这是文言文。我们现在日常对话中就不要用这个了，知道这个词就行了。现在俩人见面以后你再说：嚯，早上啜粥了吗？没有，就吃了根油条，没啜粥（学生笑），就显得太文了。热稀粥一升余，200ml左右。干什么呢？以助药力，帮助桂枝汤去发汗，就是这个意思。我们看，尽管桂枝汤是辛温解表的方剂，发汗的药物，但是它的发汗作用比较弱，一个是这里面没有像麻黄这样的峻猛的发汗药；第二，它有芍药这味药物。芍药，现在我们一般用白芍了，它有收敛的作用，所以整个桂枝汤它的发汗作用比较弱。那如果我们要把桂枝汤用作解表的话，它的发汗力不够，怎么办呢？或者有人说加麻黄，如果说现在不用桂枝汤发汗，用麻黄汤，治疗这种太阳中风证行不行？行吗？（学生：不行）为什么不行？对啊，它本身是肌腠疏松的出汗，你再用麻黄这样的发汗药，属于大忌。所以必须使用桂枝汤，但是桂枝汤的发汗作用弱，又不能使用麻黄，怎么办呢？喝完桂枝汤以后，喝热稀粥。我们看，古人啊非常的智慧，智力很高啊，来一个折中方案。这里面我们讲，如果用桂枝汤去治表证的话，大家一定要注意，要让病人喝完药以后，喝热稀粥。那桂枝汤，我们说，不光用于太阳表证啊，它主要作用是调和营卫。实际上凡是营卫不和的病，就是卫外不固，营阴不能内守，不管是外邪引起来的也好，还是内伤引起来的也好，都可以使用桂枝汤治疗。那现在我们是将桂枝汤用于外邪导致的营卫不和，要祛外邪，就让病人喝热稀粥。假如说这个是内伤所导致的营卫不和，也就是说我们在杂病里面见到的要用桂枝汤的话，需要不需要喝热稀粥啊？就不需要了。所以这个喝热稀粥，是帮助桂枝汤发汗的。大家一定要注意啊，因为我们后面还要讲，桂枝汤除了用于太阳中风证以外，还要用于其他一些病的治疗，甚至是杂病的治疗，这在桂枝汤的原文里面都有（论述）。

同时，还没有完，（服桂枝汤后）你还要告诉病人，"温覆令一时许"，"温覆"，咱们讲义上注了，是加盖衣被，取暖以助发汗，实际上这跟喝热稀粥的作用是一样的。就是喝完热稀粥，钻被窝，是这意思啊，盖上被子，以求发汗，因为桂枝汤的发汗力比较弱。所以，第二个条件，要求温覆。多长时间呢？令一时许。大家知道是多长时间吗？许，就是左右。一时，是多少？一个时辰，相当于我们现在两个小时。咱们现在是二十四小时制，那古人一天一夜是十二个时辰，比我们大一倍啊，我们现在比古人计时单位小了，所以它叫"小时"啊。"令一时许"，两个小时左右。

达到什么目的呢？"遍身漐漐微似有汗者益佳"。遍身，就是全身出汗。出什么汗呢？"漐漐微似有汗"这个"漐漐"，就是微汗出的一种状况。微汗出，叫做"漐漐"。本来是毛毛细雨，引申为出汗要微汗，而不要大汗。"不可令如水流漓，病必不除"，就是不要喝完桂枝汤（解表药）以后，病人大汗淋漓，像洗桑拿一样，这样就达不到很好的驱邪目的，同时会伤人的正气，这个一定要注意。像这种就是要求有关护理方面的，也是需要我们大夫交代给病人的。

我们看这里面它有两个要求：一个是服药以后的要求，什么要求啊？再总结一下，第一，喝粥以助药力；第二，要温覆令一时许。这个是需要我们告诉病人的。那如果我们举一反三地想，这时桂枝汤发汗作用弱，我们要温覆的，要用这个啜热粥的方法。那如果是，比如说用麻黄汤，这样发汗作用比较强的药物，还需不需要病人喝粥呢？不需要了。所以麻黄汤后面就没要求病人再喝粥，那样的话就发汗太过了。从这里我们可以证明，喝粥是帮助桂枝汤发汗的。还有一些要求，是什么要求呢？是发汗的要求。就是开了这个解表药，发汗达到一个什么火候比较好？第一个，遍身，什么意思呢？就是要求喝完解表药，汗出要周遍，全身汗出的一种状况。如果喝完解表药，喝完桂枝汤以后，只是鼻子尖出汗，只是额头有点出汗，达不到完全驱邪的目的。所以他要求，遍身漐漐出汗，就是汗出周遍的意思。第二个要求是什么呢？叫微似有汗。就是"漐漐微似有汗，不可令如水流漓"，既要汗出周身，又要微汗出。这是一个最好的驱邪发汗的一种方法，一种火候。

那么，服药多少为好？就是喝到什么程度？你看后面还有要求，我们继续往下看。"若一服汗出病差，停后服，不必尽剂"，什么意思啊？这一剂药不是三服嘛，如果说刚开始喝一服，就是三分之一，病就好了，怎么办呢？停后服，后面两服不要了，不喝了。所以说"不必尽剂"。不需要非要一剂药把它喝完，这是什么意思呢？大家体会体会，宁愿把药浪费掉，也不要再喝了，这是什么呢？中病即止，保护正气，这是咱们中医治疗的一个总的原则，刻刻顾护人体的正气，是不是啊？没有正气，再好的发汗药也没有用武之地。如果这个病人很虚，你给他发汗药，他根本吃不了，他邪气去不掉啊。所以我们中医的发病观就是正邪斗争的一个过程，在这个过程中，起决定作用的是谁呢？是正气，我们《中基》里面就学过的。所以，治病也是这样子，邪气盛我们当然要驱邪，但是在驱邪的过程中，我们要刻刻地去顾护人体的正气。那如果是正气虚感受邪气，你更应该采取扶正驱邪的方法，所以这里他揭示出顾正气的一种思想。

再往下看，"若不汗，更服依前法"，如果喝完第一服，没有出汗，没有达到驱邪的目的，怎么办呢？再喝第二服。"更服"，就是喝第二服。依前法，什么法啊？喝完第二服，怎么样？啜粥，温覆，还是这个程序。那你说，老师，这太麻烦了。不要怕麻烦，就是这样子，古代中医就是这样要求病人的，我们看，咱们现在门诊上能做到这些吗？见过大夫告诉过病人这种情况没有？还没有碰到是吧？所以说，有好多我们现在疗效不如古人，不仅是我们开的方子不对，而是有时没有把一些正确的护理方法来告诉病人。有一些病人甚至问问大夫，大夫还很不耐烦。这病人说，大夫，我这药怎么喝啊？怎么喝？用嘴喝！（学生笑）是吧，很不耐烦啊！这就不对，一定要耐心得给病人解释清楚，即使大夫本人没时间，也应当让学生（告诉病人），当然以后我们也可以扮演这个角色，如果你们跟老师实习的时候，老师病人多，没时间跟病人解释，你要主动替老师向病人解释，跟病人说清楚，按照传统的方法服药。

我们再往下看，"又不汗，后服小促其间"，如果喝完第二服，还没有达到驱邪出汗的目的。"后服"，最后一服。怎么样？叫"小促其间"。"促"，这里是缩短的意思，就是缩短服药的间隔时间。"半日许令三服尽"，古人把一天分为日和夜，一般是白天服药，晚上不喝。白天叫日，日三服，就是白天把这三服喝完。所以实际上，白天，我们按照现在 12 个小时，古人 6 个时辰，他等于两个时辰喝一次，是吧，4 个小时一次。那如果前两服发汗作用不是很显，后服的时候，你可以缩短喝药的时间。你可以再等 1 个时辰，两个小时的时候，我就可以把第三服再喝了，这就叫"小促其间"，缩短服药的时间，实际上按照我们现在的话讲，是增加血液的药物浓度。有好多药的浓度就是这样子，比如外感发烧，外感发烧咱们中药治疗效果当然很好，有时候就一剂即降且不反弹，为什么呢？我前段时间给大家讲过，中医不是把病毒、细菌消灭掉，采取高压制服的政策，因为抗菌杀毒，一般是压而不服，反而造成细菌的抗药性，遇到合适机会就会死灰复燃，后患无穷啊！中医是什么呢？是给你用请出去的方法，我让你走，打开门让你走。怎么让你走呢？所谓"打开门"就是发汗，我通过发汗就给病邪推出去了，所以体内就干净了，对吧，采取这样一种手段。但是有时候邪气力量比较强大，你看这个发烧，我们都发过烧吧，越是年轻，体力好，正气旺盛，感冒了发烧的几率就越高，对吧，正邪斗争激烈啊。那这个发烧药有时候吃完药以后它降了，但是呢，有时候还会反弹，所以有好多（情况下）我们在喝药的时候要灵活运用药物，就是缩短服药时间，还没等病邪反弹的时候，一般喝完药后 4 个小时，4 个小时有时候就开始反弹了，那我们就等喝完药后两个小时，就把下一服药喝了，没等这烧起来的时候我们就把它压住，这就是"后服小促其间"的意思，说明喝药的时间和次数也要灵活掌握。

再看后面，还有更重的。"若病重者，一日一夜服"，如果病比这个还要重，不光是白天喝药,晚上也要喝,夜以继日地喝药。"周时观之","周时",就是24个小时,就是日夜观察病人的状况。那时古人怎么去观察?从这里你看,我觉得古人开门诊也有住院部,他一看你病重了,他不让你走了,住我这里,我晚上还得看你的病情呢,就是这样子,(也有可能是大夫出诊住病人家里)要不怎么"周时观之"啊。我们看,同样一个解表药,他后面要求很多的,根据不同的病情,虽然是同一个方子,要求服药的方法不一样,这就是灵活的一种原则。

后面,我们再看,"服一剂尽,病证犹在者,更作服"。大家看,刚才说这一大段,这才喝多少药啊?1剂药。对不对,这一剂药分三服喝完。如果说三服喝完了,还不行,病证犹在者,我再开1剂。你看,对解表发汗来讲,从《伤寒论》的记载来看,古代的医生怎么开药啊?一次多少啊?一次1剂。解表药咱们要注意,不得超过3剂。而我们现在看病,不少大夫一开感冒药,7剂、10剂、两周,这就不符合传统要求。所以解表药要求速战速决,如果你这3剂还没有治好,那有可能邪气就会传变,"若汗不出,乃服至二三剂",就是说解表药最多能喝多少呢?两三剂而已,两三剂之内一般是能制住的(邪气)。一般情况下,在第一次的时候,他说"若一服汗出病差,停后服",就是一服药没吃完就能好,达到这种程度。如果说老师,我都给他开4剂了,他还不好,怎么办?那要检查检查你的辨证对不对?你用的药对不对?有些人一吃感冒药,不但原来的症状没有好,又添一些新的病情了,这都会有啊。所以我们看,这是中医治外感病大致的一个路程,有一些我们确实得灵活,有一些我们可能得增加药量,当然在辨证准了的基础上得这样子。外感病,有时候中医真的一剂药他就不反弹了,很少有超过三剂药的时候热还降不下来。如果降不下来,一个是辨证的问题,一个是可能还会兼夹一些其他的疾病,慢性疾病的人,这个可能不好退,真正外感很单纯的,这个很快的。

有一个孩子发高烧,小男孩,他已经打了两周的吊针了,还是烧,当然是舌苔厚了,他还是有寒,我给他用的是麻黄加术汤。麻黄加术汤,《金匮要略》的一个方子,《伤寒论》里没有这个。舌苔厚,有寒湿啊,麻黄汤是驱寒的,但是舌苔厚,湿邪在,如果不加化湿的,可能效果不好。我们学过的化湿的药物,什么藿香啊,佩兰啊,苍术啊等等。麻黄加术汤,本来用的是白术,我们在临床上根据情况,可以选用苍术。苍术和白术什么区别呢?白术主要是走里,健脾的;苍术有发散的作用,所以我给他加的是苍术。我对患者的妈妈说:我给你个电话号码,可以告诉我一下孩子服药的情况。这个麻黄加术汤啊,咱们现在一般就是作两次喝了,我说:你今天晚上就把这一剂喝完。按说应该是早晚各一次,因为我是下午门诊,他是下午来的,晚上把这两次的作一次喝完。我说每次喝完,你看这个烧起不起。(到晚上)他说喝完一剂的时候烧有点退,退了它还升。(孩子的妈妈)给我打电话说,烧又起了。我说:第二服再拿上。第二服喝完以后,等了一会时间,(体温)还往上升。(孩子的妈妈)说:大夫现在又37.6℃了、又37.9℃了。可能还要往上升，因为这种发烧比较顽固了，已经打吊瓶治疗两周了。我说：你再把第二剂拿出来，熬药。这个孩子喝多少呢？三剂药里面的两剂药物。后来又把第三包打开准备的时候，这个烧没再起。我说行了，今天晚上折腾(得)可以了，因为我被折腾得也可以了。(学生笑)我说这样吧，第二天早上我再看看。第二天早上一量(体温)，脉静身凉，用她(患者的母亲)的话说，(孩子)身上很舒服。因为一发烧，身上很热的。不发烧是可以看出来的，有精神，一发烧，这孩子就蔫儿了。他不发烧了，这孩子就蹦蹦跳跳地玩，老早就起来了，所以说，这就不烧了。她问还需要喝不？我说可以不喝了。所以说像这种发烧，你再按一天一剂，不灵活的话，有可能这个烧它压不住，所以，有时候我们要灵活，但是绝大多数情况下，是按照一天一剂，只是在特殊情况下我们要灵活来对待。这是喝药的一些方法。

另外我们看，还有忌口。大家注意，外感病一定要告诉病人忌口，忌什么呢？你看这后面，张仲景讲得非常的详细，忌"生冷，粘滑，肉面，五辛，酒酪，臭恶"。第一是忌"生冷"，生的冷的食品，因为感受风寒，吃生冷的以后，肯定邪气不容易祛。再一个"黏滑"的，就是黏液性比较大的一些食品，比如说粽子、年糕、动物的蹄筋等，如果说感冒期间吃这个，不信你试试，邪气很不好祛。古人认为这些黏液性的东西，粘邪气，粘上了，邪气不容易发散出去，实际上按照我们现在的话讲，助湿邪，这个时候邪气不容易被发散掉，黏滑类的东西，还有胶质类的我们都不要吃。

还有什么呢？"肉面"，这个肉面呢，就是忌肉，即使面食也不要多吃，还有人解释为带肉的面，我认为不必要(这样解释)。我给大家讲一个病例啊，这个病例是一个老师治的，我觉得他说得特别有意思。过去大学教学有过一段开门办学，就是老师带着学生到农村、厂矿给病人治疗，实际这个形式，实践性特别强，咱们现在都没有了(这样的教学方式)，改为到医院去实习。这个老师带着学生去了农村，遇到一个发烧的中学生，是一个外感发烧，住在当地卫生院里，老师给他用药以后，烧很快就退了。本来病人在发烧期间，胃口极度不好，什么都不想吃。你看我们发烧的时候，怎么样？你最爱吃的东西都吃不下去，是不是啊？因为机体所有正气的力量都去抗邪了，肠胃之气也是虚的，任何食欲没有。但是等烧一退，就觉得特别的饿，就想吃东西，这个孩子也是。老师给他开了一剂药挺灵的，一吃烧退了，烧退了他就感到饿，他妈妈给他当陪护，他说：妈妈我饿。妈妈一听，儿子说饿，高兴坏了，烧退了，这个病要好。但是这个孩子说：妈妈，我想吃肉。那时候，肉食供应不丰富，凭票购买。妈妈虽然有点为难，但也得找啊。她想，这孩子好不容易病好了，有食欲了，正好医院旁边有个屠宰场，当时是肉越肥价钱越高，而猪蹄子、猪尾巴之类的东西剁掉以后就扔了，不要了。这个妈妈就捡一些猪蹄子、猪尾巴给孩子煮了。中午吃了以后，晚上就烧起来了。

于是,只好再找老师。老师见到他们的第一句话就说:吃着了吧? 病人母亲说:对对对。因为看病病人一多,大夫顾不上或忘了给病人讲忌口这些事情了,再一个(那个时代)也想不到病人会去吃肉。病人母亲说:对,整两个猪蹄子吃了,(学生笑)晚上烧又起来了。老师又给开了一剂药,病人烧又退了。这位老师没说开什么药,我估计就是解表发汗的,还有就是消食化积的药物,实际上这个孩子所患的外感就是后世讲的夹食伤寒,就是既有外邪,又有食积。

第二次烧退了以后,病人这次记住了,千万不能吃肉。好,过两天,(病情)平稳了,行了,准备出院。正当出院的时候,班里面的同学想去看看。你看,咱们班要是有哪个同学发烧了,住院了,那肯定要去看看啊。当然瞧病人得带礼物啊,那时候又没很好的礼物,大家买了点面条,买了点挂面拿过去了。到中午了,患者的母亲说中午大家都别走了,都在这吃吧,吃什么? 这不挂面吗,你们拿来的。在挂面煮好以后,有一个同学说:你看我这老同学住几天院,真是瘦了,这一次咱没有肉,挂面多吃一点,给他盛两碗很稠的面条。吃完以后,晚上病人又烧了。纳闷啊,这次没吃肉,怎么还烧呢? 再去找老师说:又吃着了。(学生笑)但这次没吃肉,吃的是面啊。吃面,你看张仲景就告诉你,面吃多了也不行。感冒以后,要吃流食,容易消化的,喝点粥,吃点面汤。《黄帝内经》也讲到了这个问题,《素问·热论》讲得很明白,说:"热甚而强食之,故有所遗也。"本来就是黄帝问岐伯的,他说,有一些病人,发烧,怎么总是这个烧不好退啊,有时候退了它还起啊? 岐伯就告诉他说,这是在发烧的时候,在外感病没有好的时候,勉强进食了,而且进了不容易消化的东西,所以说这个发烧就会一直不退。那黄帝又问了,他说:"病热当何禁之?"说这个发热的病怎么忌口才好啊,岐伯就说:"病热少愈,食肉则复,多食则遗。"外感发烧,当余热还没有尽,邪气还没有完全消退,正气还没有完全恢复的时候,一吃肉就会复发,叫"食肉则复";说我不吃肉,其他的多吃一点,那也不行,"多食则遗"。"遗"是什么呢? 发烧遗留不退,病邪不尽,或者由高烧就变成低烧了。你看《黄帝内经》讲得多么精辟啊,之后《伤寒论》就进行亲身实践了。这个"肉面"是禁止吃的,你不信在外感发热时你吃肉试试,病邪会久久不退,本来会两天好,你可能得推到一周,甚至更长的时间,大家一定要注意,不光我们自己要注意,大家以后都是大夫,还有告诉病人一定要这样子,要忌口。

还有,我们再往下看,"五辛",咱们讲义上解释的是:《本草纲目》以小蒜、大蒜、韭、芸薹、胡荽为五辛。此泛指有香窜刺激性气味的食物,这些要注意,也不宜吃。有人就说辣的不好吗? 解表,我想大家可能把辛味和辣味混了,辛和辣并不一样。辛味是指麻味,很麻,麻黄你尝尝,尝了你舌头都是麻的。你像花椒,我们都吃火锅对吧,那个麻,那才叫辛味。辛味确实有解表的作用,但是辣味不行,所以实际上它这里面讲的五辛实际上是辣,是指辣物,所以对辣物也要忌。

还有"臭恶",你说,老师,是不是包括臭豆腐这一类的,对,气味难闻的一些食物,尽量都不要吃。所以,你看这些,在感冒期间都不能让病人吃,只能让病人吃什么呢?清淡,容易消化的,这个必须要告诉病人的,这就是所谓的忌口了。不但是外感病,其他内伤杂病(也是一样),我们要根据病情,告诉病人要如何忌口,这是我们中医的特色,也是我们的优势。糖尿病的病人,肯定不能吃糖。现在还有好多痛风病,痛风病是蛋白代谢失常,那就不能吃高蛋白的食物啊,等等的这些,我们要根据病人的病情,能吃什么,不能吃什么?这些都告诉病人,这样就可以提高我们的疗效。有时候你很费劲开了一个方子,而且这个方子开得很好,很对症,病人吃完很舒服。但是,如果他不注意忌口,吃了他不该吃的东西以后,这个病可能会复发,会加重,或者久久不能痊愈。所以这也是影响我们大夫处方疗效的一个重要原因,大家一定要注意这个。你想想,我们辛辛苦苦开个方子,(如果)坏到病人嘴上的话,那也是很亏的。但是这个你要是不告诉他,病人确实不知道,有些人可能开完药以后,他就回去喝酒去了,一喝酒就加重。他说,我这本来没有发烧,很轻微的感冒,本想吃点药就好了,结果又加重了,如果你不细问他的话,他还想着是你的药出问题了呢。细问的话,都有一些饮食方面的问题,包括现在一些老人。我想让大家注意的是,从我的临床来看,老人现在吃饭啊,有好多根本不控制,吃得很多,而且是任由自己的性子来吃这个饭,但是有时候到大夫这儿他们不承认(乱吃)。大家一定要仔细地询问病人这些情况,特别是一些外感病,一定要强调让病人忌口,这样能大幅度地提高我们的疗效。这是方后注的一些情况。

2. **桂枝汤的其他适应证** 那么说桂枝汤只能治太阳中风证吗?我们讲的这些症候属于太阳中风证,换句话说,这个汗出、恶风,只是外邪引起来的吗?我画个图,(在黑板上画一个人体轮廓图)咱们现在讲的是由于风邪外侵,然后卫气抗邪,它的功能失调了,就出汗了,就怕风。那我们说这个卫气不和这个症状,如果说没有风寒之邪侵袭,机体内部出现问题了,阴阳失调了,会不会也使卫气的功能失调啊?当然会了。所以说这个卫气不和,汗出恶风,不光会出现在外感病里面,也会出现在杂病里面,也就是说这个病人的出汗、怕风,不仅是外感病能引起来,内伤杂病也可以导致营卫不和。如果你在门诊上碰到汗出、恶风的病人,问你感冒了吗?病人说,没有。没有?走,这个桂枝汤我不会开了,(学生笑)这不行啊!所以说同样一个病机,比如说营卫不和,它可以由多种因素引起,外邪可以导致营卫不和,内伤因素也可以导致营卫不和啊。而在临床上见到的出汗的病人,恰恰是内伤杂病的比较多,后面有两条(原文第53、54条)就是专门讲内伤杂病过程中的桂枝汤证的。所以,桂枝汤使用的范围比较广,大家看桂枝汤的组成就知道了,它适用的范围非常宽。《伤寒论》中介绍,桂枝汤除了治疗太阳中风证以外,它的适应证还有很多。后面这几条就是讲桂枝汤的其他适应证的,还有点时间,我们讲一条。

太陽病,初服桂枝湯,反煩不解者,先刺風池、風府,卻與桂枝湯則愈。(24)

"太阳病",当然包括第 1 条所讲的内容,"初服桂枝汤",什么叫"初服"啊?喝完桂枝汤这一剂的第一服。刚喝完第一服病人出现什么情况呢?烦躁不解。"烦",不一定理解为就是烦躁,它也代表什么呢?原来的症状不明显,但是喝完以后,比原来的症状加重了,反而明显了,叫"反烦不解"。病人有可能会来找你,说,大夫,我本来感冒不怎么重,喝完你这个方子怎么重了?你怎么办?针灸?你得找原因啊。为什么他后面要先刺风池、风府啊?这是什么原因啊?你首先第一步怎么去想啊?要考虑什么啊?考虑你开的方子跟他的病症对不对,是不是啊?你首先要考虑这个。就是检查这个病人他的表现和我的方子到底对了吗?实际上就是你辨准证了没有?假如一核对,就是桂枝汤证,这个病人说,我还是出汗、恶风,只不过原来不太明显,现在更加明显了,那你说这还是桂枝汤证啊,开的药并没有错,没有错病人为什么会加重呢?为什么呢?咱们有一个解释,就是病人原来的病较重,而开的药较轻。那或者说病重怎么表现不明显呢?有好多病就是这样子,里面的病很重,但是外边的表现不一定很明显,还有的是隐性的一些东西。病为太阳中风证,给他开桂枝汤,药给的是对,但是如果药量不足以把邪气去掉,反而激惹了邪气的势力,这时候病人的症状就会明显表现出来。那怎么办呢?加重驱邪的力量啊。你看他这里面是怎么用呢?是针、药并用的,先刺风池、风府。风池、风府,这两个穴位是治疗外感病常用的穴位,但是它们都不是太阳经的穴位,一个是胆经,一个是督脉经。即使如此,因为这两个穴位有驱邪的作用,所以加上针刺这两个穴位,来帮助桂枝汤发汗驱邪。

这一条讲的什么呢?我总结一句话,叫病重药轻,治以针药并用,张仲景在这里举例说明,提示我们在治外感病的时候,如果病邪很重,可以在用药的时候加针刺,即针药并用。当然,首先我们一定得要先看你的辨证对不对,如果说你辨证不对,怎么办?重新辨证,重新给他开药,首先要审明这个前提,这是第 24 条讲的内容。

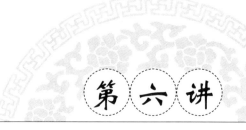

第六讲

桂枝汤适应证、禁忌证及兼证

我们继续讲桂枝汤的适应证。看第42条：

太陽病，外證未解，脈浮弱者，當以汗解，宜桂枝湯。（42）

"太阳病，外证未解，脉浮弱者，当以汗解，宜桂枝汤"。太阳病外证，就是表证，表证没有解除，而且我们看这个脉象的表现，不是浮缓，是浮弱。弱代表正气有虚，但是浮弱，它又有外邪，张仲景说这个还应该从汗而解，宜桂枝汤。大家注意这些词，"宜"，就是考虑使用桂枝汤，它不像第12、13条讲的这些桂枝汤的主证，称为"主之"，就是必用桂枝汤。"宜"，就是考虑，建议使用桂枝汤来治疗。这条讲的是什么啊？有正气虚的外感者，这个正气虚严重不严重？不严重。这是一个太阳病兼轻度里虚者，如果说现在这个病人的里虚很重，外感了，是一个什么治疗原则呢？首先就是扶正。所以，后世有这样一句话，叫"虚人伤寒建其中"，"伤寒"，就是感受外邪了，一个正气虚很重的人，感受外邪了，首先是建其中气，首先是补里。而本条所显示的里虚，用桂枝汤解表，说明是里虚不甚，表证兼里虚不甚，治疗原则一般是先表后里。如果（里虚）甚了，治疗上就要加强扶正的力量。

此时怎么没说用麻黄汤呢？既然是里虚不甚，这里又没说是什么太阳病，对吧，也没有说是汗出恶风，就说是外证未解，为什么不说"宜麻黄汤"啊？因为只要有正气虚的情况，麻黄汤为发汗峻剂，是不可以的，这里选用桂枝汤是比较好，是不是啊？桂枝汤既有发汗驱邪的作用，又有扶正的作用，我们看桂枝汤的药物组成，就知道它的扶正的作用非常好。实际上我们学过的好多桂枝汤加减的方子，比如桂枝汤加重芍药的用量，再加饴糖，就变成什么了？就是小建中汤了。所以你看，桂枝汤补益脾胃的作用非常强，所以这时候兼有里虚的，尽管里虚不是很重，也不能使用麻黄汤，而要用桂枝汤来进行治疗。这就告诉我们，如果体格不好的人，感冒了，外邪很重，临床首选桂枝汤，而不宜选麻黄汤。再往下看，第44条：

太陽病，外證未解，不可下也，下之為逆。欲解外者，宜桂枝湯。（44）

"太阳病，外证未解，不可下也，下之为逆。"太阳病外证未解，就是表证还在，不可用攻下的方法治疗，如果用了，"下之为逆"。"逆"就是误治，就会造成其他的一些病，而这个时候解除表证建议用桂枝汤，"欲解外者，宜桂枝汤"，原文的意思是这样子。那我们现在考虑一个问题，如果我们碰见一个太阳病表证未解的病人，我们会不会使用下法？假如这是一个单纯的外感病，发热恶寒或者是汗出恶风，你怎么想到用下法去了？有这么笨的大夫吗？但是张仲景肯定见到有人用了啊，是吧，所以他就告诉你，不可下，这就说明前面这个病人的外感是个什么样的外感呢？是一个单纯的外感病吗？可能不是。那是一个兼有什么样的外感病才造成一些大夫没有擦亮眼睛而误诊误治呢？（可能）是一个兼有里实的表证。所以说，太阳病兼里实，要欲先解表的，我们可以用桂枝汤，使用桂枝汤要有汗出恶风，而且这个里实还不是很重。一般情况下，表兼里证，我们要怎么治疗啊？是先表后里的原则。只有什么时候要先里啊？大实、大满的时候，病人二便不通了。《黄帝内经》里面有啊，说大小（便）不利，要先治什么，后治什么？凡是有大小（便）不利的，要先治里，先把大小便解决了，否则这个病人堵得要命，你驱邪还能解决问题吗？好不了啊。所以一般情况下要先表后里，特殊情况下要先里后表。这里讲的是一般的情况，先解表。那如果要是单纯外感的话，一般情况下，牵扯不到使用下法的问题了，是不是啊？这就是一些复杂性的感冒，属于我们总论里面讲的一型什么样的病啊？你看兼里虚的或兼里实的是一种什么样的病啊？是合病或者并病的范围，复杂性的外感。所以（碰到这些外感病）在治疗的时候，一定要掌握好原则的问题。

再看第 45 条，这一条我们通一下（原文）就行了。

太阳病，先發汗，不解，而復下之，脈浮者不愈。浮為在外，而反下之，故令不愈。今脈浮，故知在外，當須解外則愈，宜桂枝湯。(45)

"太阳病，先发汗，不解，而复下之，脉浮者不愈"，一个太阳病，先使用发汗了，没有解除，而又使用下法。临床这种情况是有的，一看解表不好使，是不是我辨证错了啊，再使用下法吧，"而复下之，脉浮者不愈"。他确实还有表证，说"浮为在外，而反下之，故令不愈"，这个有可能会出现第一种情况，比如可能病重，使用解表药，这个病邪没去，有些人认为这可能有里实的情况，他就使用下法了。说过来说过去，你怎么能在临床上一下子才能看出来这个病人确实有表证，那个病人确实有里实呢？那就要看我们辨证上的功夫了，是不是啊？我们再往下看，"今脉浮，故知在外，当须解外则愈，宜桂技汤"，但是用完下法之后，所幸的是他没出现变证，有脉浮的，有表证在的，我们还需要解表，这时候宜桂枝汤。这几条讲的内容就是如果汗下后正气受到挫伤了，但是表证还在的，还需要解表，就是前面走了一个曲折的小弯路，但是这个表证还在的话，我们还是要用解表的方法。不过这个时候再解表，最好不要使用麻黄汤，因为毕竟误下以后，正气受到不同程度的挫伤了，所以解表用缓一点的桂枝汤比较好。再看第15条：

太陽病，下之後，其氣上沖者，可與桂枝湯，方用前法。若不上沖者，不得與之。(15)

这一条争议很大啊，我不想展开后世对什么叫"其气上冲"的讨论，那个没意思，我们从临床上这个特点来帮大家理解这一条。首先看字面意思，大家看这是一个什么啊？一个太阳病，怎么样？下之后，所以这是一个误治的病例，对不对啊？一个外感病采取了下的方法，肯定是不对的，但是下完之后我们看这个病是怎么变化了，有的可能下完后它确实变成其他病了，误治了，对吧？但是还有一些什么呢？下完以后这个病情确实没有太大的变化，如果他还有表证的话，我们还需要解表；如果入里了，真正形成变证了，我们就要按变证去辨证，得具体问题具体分析去了。

这里讲，下完以后出现一个什么情况呢？"其气上冲者"，关于这个"气上冲"，后世注家很头疼，因为没有讲具体是什么症状，所以说，望文生义的，胡乱发挥的，很多。有的说这是太阳经气往上冲，可是病人怎么感觉出来太阳经气往上冲啊？临床实践可操作性差啊。病人绝对不会说，大夫，前面那个大夫给我使用大承气汤了，你看我现在的太阳经气直往上冲（学生笑），他会告诉你这个吗？你不用说病人，你自己都说不清楚，对吧？"气上冲"，它肯定还有一些症状，对吧，什么样的症状是一些气上冲的症状呢？呕吐、呃逆、咳嗽、气喘，对不对啊？那么这个牵涉到一个什么问题呢？太阳病误下以后，包括从后面的方证看，它有这么一个规律，我还用这个图来进行说明（画一个人体轮廓简图）。

太阳病，我们说这是表证，如果误下以后，泻下药它的作用趋势在哪里啊？作用趋势是往里、往下，是吧？本身一个外感表证，你应该用发汗的方法啊，往外推。用错了，误治了，那误治以后，使用泻下以后，这个邪气就随着你的泻药由表而里，往里走。但是往里走它有一个规律，什么规律呢？"外邪入里必先胸"，先到胸部，依次往下走，有这样一个规律。我们再看后面太阳病表证出现变证的时候，有许多就是讲的这方面的。所以外邪入里，首先到胸这个位置，胸部有心脏，有肺脏。比如说它影响到肺了，邪气往里陷，影响到肺了，到肺这个位置没有完全到里，只有什么时候才真正入里了呢？再往下走，也就是到胃，阳明啊，只有到这个时候才完全入里了，从阳明再往下走，就到下焦了，会伤及肝肾的，这就是外邪传变的一般规律。后世的温病学派，像吴鞠通，他很聪明啊，一看《伤寒论》讲的好多都是这种发病往里传变的形式，就发现了一个什么呢？三焦辨证。三焦辨证是从上往下啊，实际上《伤寒论》里面讲得是很明明白白的，我们说温病出自《伤寒》，就是这个意思。包括卫气营血，《伤寒论》里面它的传变次序都有，只不过张仲景没有明确把它总结出来。

外邪入里，第一关就是到这个，到肺的话，邪气肯定会影响肺的宣发和肃降，出现咳嗽、气喘,实际上这个"气上冲",就是指的咳喘这一类的病。外感病本身就会引起肺的病症,你看桂枝汤证里面有"鼻鸣干呕",对吧?那如果是误治以后,邪气往里更容易犯肺了,开始是一个感冒,后来就变成肺的病了,这在临床上司空见惯的啊。一个外感病会引起呼吸系统的病,反过来说,呼吸系统的病,绝大部分就是外感病诱发起来的啊,是不是这意思啊?《伤寒论》在这里讲了,"其气上冲者,可与桂枝汤",就是说到此为止,邪气到这里,还没有完全入里,还可以用桂枝汤解表,这个过程我们把它叫做"半表半里"的过程,没有完全入里。但是它毕竟出现气上冲了,我们可以用桂枝汤来加减治疗。比如说这个病人的表证还在,又出现咳嗽、气喘,就可以在桂枝汤的基础上加上什么呢?加上止咳平喘药。实际上这一条就可以用后面的桂枝加厚朴杏子汤去治疗。

"方用前法",这里面他没有讲其他的症状,就给一个"气上冲",那你说所有的外邪入里,气上冲,我都用桂枝汤加减吗?也不一定,对不对?所以它还有一个前提,为什么要使用桂枝汤啊?就说明原来这个病人得的是一个什么太阳病啊?太阳中风证。太阳中风证误用下法以后出现"气上冲"的一个变证,就可以再用桂枝汤加减治疗。所以"方用前法",指的是什么啊?我刚才给大家已经提示了,只要喝桂枝汤,而且是使用桂枝汤发汗,那就要像桂枝汤方后注要求的那样,喝完桂枝汤再喝粥、再温覆等等这些,这就叫"方用前法",以利祛邪。

后面他又补了一句,"若不上冲者,不得与之",什么意思呢?假如说误下以后,这个邪气直接入里了,没有咳嗽气喘这些气上冲的症状了,桂枝汤还适用吗?不适合了。入里到阳明,那我们就看他是阳明热证,还是阳明实证。所以说这个"若不上冲者,不得与之",也就是说表邪入里到胸这个位置,再往里就是里证了。所以说我们看什么时候用解表的这种方药呢?当然首先是表证的时候,还有是半表半里的时候,是不是这样一个意思?在(表里)夹缝的时候,我们仍然有解表的这样一个机会,这就是第15条的意思。我们再看第57条:

伤寒发汗已解,半日许复烦,脉浮数者,可更发汗,宜桂枝汤。(57)

这实际上是一个什么啊?是一个病例,对吧。你仔细看,《伤寒论》条文就是一个个病例的形式写的,是门诊的一个简易的病例。他讲的这个病人,开始是一个什么病啊?太阳伤寒证。你看第15条讲的是太阳中风的误治,而第57条讲的开始是太阳伤寒证,"发汗已解",用发汗药了,这个可能使用的是麻黄汤,也解除了邪气,但是好了半天,又复烦。这里讲的"烦",不一定是烦躁,代表的是什么意思啊?代表原来的症状又来了,当然这些症状再发作没有前面重了。大家还要注意,这里还给了一个脉象,是"脉浮数",数脉是表示热啊,如果按照这个字面意思解释就变成风热了,对不对?风热外感,我们前面讲的第6条,"太阳病,发热而渴,不恶寒者,为温病。"太阳温病可能有脉浮数,这个脉象为什么出现浮数,还要用桂枝汤呢?大家一定要注意这个问题啊,包括麻黄汤里都有可能出现脉浮数,为什么会出现数脉,大家想想,脉象跳得快对吧,为什么快? 发热的时候,感受风寒也好,感受风热也好,都会有发热,这个病人既然都会有发热,肯定都会有数脉,包括麻黄汤证,桂枝汤证,如果这个病人正在发烧,你摸他的脉象,是快的,那是肯定的啊。所以说这个数脉代表这个病人正在发烧,而不是说他体内有热。感受风寒导致的发烧,病人也会有数脉的出现,所以说"脉浮数者,可更发汗,宜桂枝汤",就是太阳伤寒证,经过发汗,没有完全解除,余邪不尽,又发作了,此时应改用桂枝汤治疗。为什么不再说用麻黄汤了?因为先前已经使用麻黄汤了,正气可能会不同程度的受损,所以当余邪不尽的时候,或病邪复发的时候,要改用桂枝汤来治疗。从这里我们可以看出《伤寒论》顾护正气的思想。

以上这些都是桂枝汤的一些适应证。咱们讲这么多条,都没有离开太阳病,对吧?那不是说桂枝汤不光用于太阳病,还可以用于其他内伤杂病的吗?我们看后面两条就知道了,看第53条和第54条。

病常自汗出者,此為榮氣和,榮氣和者,外不諧,以衛氣不共榮氣諧和故爾。以榮行脈中,衛行脈外。復發其汗,榮衛和則愈。宜桂枝湯。(53)

病人藏無他病,時發熱自汗出而不愈者,此衛氣不和也,先其時發汗則愈,宜桂枝湯。(54)

第53条讲的是一个出汗的病,属于杂病。大家注意,为什么我们说这条(还有下一条)是杂病?你看条文开头他说是"太阳病"了吗?没有。前面几条都是讲的太阳病,不是用"太阳病"开头,就是用"伤寒"开头,要么就是用"太阳中风"开头,而这个就讲"病",这就说明所讲的不一定是外感病,那更多的是内伤杂病。

内伤杂病也会常常出现自汗出的现象,比如这个人经常出汗,现在来找你看病了,那你怎么办吧?问他感冒没有?人家说没有,我这个汗一直出多少年了,我没感冒啊,对吧?这个往往是内伤杂病的范围。我们看张仲景是怎么解释的?经常出汗他说这是什么呢?"荣气和"。"荣",就是营气,"荣气和"就是营气相对的调和,那出汗怪谁啊?这是"外不谐"。"谐",就是和谐,"外",指的是卫气,这是卫气不与营气和谐的缘故。那换句话说,这个出汗,不是怪人家营气,是怪卫气它的功能失调了。你看后面他就解释了,"以卫气不共荣气谐和故尔","以……故尔",这是一个固定的语式,咱们学过医古文吧,怎么翻译呢这个?"因为什么什么的缘故"。那这是什么原因引起来的呢?卫气不固。"共","与"的意思,就是卫气不与营气谐和了,实际上换句话说,他讲的是卫外不固。内伤杂症里面也会出现卫气不固的现象,就是内伤的原因导致卫气失于固护外表的功能,就影响了卫气"温分肉、充皮肤、肥腠理、司开合"(《灵枢·本脏》篇)的这样一个功能了,只不过这个(结果)不是风寒引起来的。

　　那为什么卫气不固,营气就不和谐,就会出汗呢? 他说"以荣行脉中,卫行脉外"啊,因为营卫之间的关系太密切了,这是《内经》的话,但是他也不是引的原话。在整个《伤寒论》里面,与《内经》原文比较接近的,恐怕就这一条了。不像咱们现在,好,一写文章,大段大段地引古人的话,你看人家张仲景,每一条都没怎么引,但是说的都是《内经》的一些道理。这里面就讲营卫调和的一个道理啊,为什么我们把营卫不和的这个病机给桂枝汤了,就是因为这一条,他明确指出来了。《内经》里面没明确说"荣行脉中,卫行脉外",而是讲"营在脉内,卫在脉外",哪一篇讲的?(《灵枢》里的)《营卫生会》篇。营卫关系太密切了,卫气不固,营气就会外泄,就会出汗啊。

　　那怎么办? 搞清楚了这个原因了,那怎么办呢?(就要去)顾护卫气,调和营卫。但是这个里面,他讲要"复发其汗",为什么? 桂枝汤能调和营卫啊,桂枝汤又确实有发汗的作用,但是这里这个"发汗",我们不要理解为就像麻黄汤发汗一样,这是调和营卫的一种方法,就是调和它,你也可以理解为就是"通因通用"。出汗是一个"通"的症状,我反而用"通"的方法来解决。实际上有好多营卫不和的,就像是旧房子拆迁,房子旧了,我们每年都要修补它,那与其这样子的话,不如我把它推倒重来,这样反而更省钱,是不是有这方面一个意思啊? 所以,这里的"发其汗",就是调和营卫的意思。正是因为这个(原因),桂枝汤发汗以后更能止汗。它不像麻黄汤那样发汗,桂枝汤发汗是在调和营卫的过程中发汗,这样发汗以后,营卫协调了,汗就止了,后世把这种过程(方法)叫做"发汗以止汗",用发汗的方法反而能达到止汗的这样一个效果。

　　第53条讲的是一个常自汗出的,你看54条讲的,"病人脏无他病",内脏没有其他的病,只是"时发热自汗出而不愈",这个也是讲病人出汗,也有发烧,但是他不是一直这样,是时有时无,表现为阵发性的发热汗出,这是比较符合临床的啊。临床上有些人就是这样子,有些病人就是一直出汗,一动就出汗,甚至不动也有汗出。但是还有一些人,是阵发性的不自主出汗,这会儿出汗了,马上一阵烘热,马上出汗,等一会儿就没了,所以这个"时发热自汗出",相当于阵发性的烘热汗出。一阵热,马上一出汗,这一阵过去了,等过一会可能又来了。我们看张仲景怎么解释,他说"此卫气不和也",这也是卫气不固的问题,说"先其时发汗则愈,宜桂枝汤",在这里他讲的跟前面调和营卫是一个道理,只不过给药的时间要求什么时候给呢? "先其时",先什么时候啊? 这个"时"指的是什么时啊? 是发热汗出的时候。既然是阵发性的发热汗出,就肯定有不发热、不出汗的时候,就在这个时候给病人用药,这叫什么方法呀? 我们现在有些人把这叫做"截断扭转法"。截断,临床有一些阵发性的病,常采用截断性的方法治疗,最典型的是中医治疗疟疾。疟疾在发作的时候给药是没用的,所以说,《素问·至真要大论》里面讲治则的时候,就有"劫之",就是这个意思。如果正发热汗出的时候,你(给药)可能不一定能治住,所以这就是趁它不留神的时候,一下子把它打倒,就是这意思,中医智慧很高,是不是啊?

这两条讲的一个是经常自汗出,而另一个是阵发性的发热汗出,这两种情况都可以是营卫不和引起来的,而这个营卫不和的状态是卫气不固导致了营阴不能内守,所以这个时候用桂枝汤来进行治疗。那我们可以看出来,不管是在外感病过程中,还是在内伤杂病过程中,桂枝汤的主要适应证就是出汗,所以要使用桂枝汤首先看这个病人有没有出汗,有没有恶风寒这样一些症状,所以这是它的一个主要的适应证。

桂枝汤,后世把它称作"群方之冠",为什么这样说呢?你看《伤寒论》把桂枝汤搁到第一个,《金匮要略》也是把桂枝汤放到第一个方剂,后世吴鞠通的《温病条辨》也把桂枝汤列为第一张方剂,所以我们把桂枝汤叫做"群方之冠"。桂枝汤不仅调和营卫,而且调和阴阳。我们说治病求本,本于阴阳,从广义的范围来讲,人体疾病的发生,都是由于阴阳失调引起来的,那么桂枝汤有调和阴阳的作用,所以它体现了治病求本的这样一个道理。张仲景使用桂枝汤范围特别广泛,既把它用于治疗外感病,又把它用于治疗内伤杂病,在《伤寒论》的 112 个方子中,一共有 41 个方子使用了桂枝,还有以桂枝汤为主进行加减的方剂有 29 首。所以桂枝汤这样一个证候群是《伤寒论》中庞大的证候群之一。但是我们说不论将桂枝汤用在哪个证候范围,也就是用于外感病也好,用于内伤杂病也好,我们辨证的眼目是什么呢?是汗出、恶风的表现。汗出恶风就是使用桂枝汤的主症,因为这个它反映了营卫不和、阴阳不和的这样一个病机,所以从这一点来讲,桂枝汤这一首方剂是"和为贵"的首席代表方剂。

在临床的具体应用中,主要是围绕出汗恶风这样一个症状来使用桂枝汤的。比如说这个汗出恶风,现在非常的多,从临床来看,大部分是见于女性,就是这个出汗,怕风寒的女性患者比较多,而且往往伴有一些月经不调的症状。我在临证的医案中也有很多这样的一些病例,其中有一个女性患者,四十多岁,她是月经不调,一般情况下月经往往过月不行,有的一个多月,一个半月,两个月来一次,但是只要是一来,往往又很长时间过不去,最少也得十几天,同时表现为什么呢?时时的汗出恶风,一动就出汗,安静了以后这个汗就好一点,或者就不出了,醒来以后出汗,但是她睡的时候汗就止,形体比较偏胖。但是尽管看她形体很胖,病人经常说她很乏力,就是气虚乏力的一些症状,而且周身酸楚,早上起来恶心,但是二便是正常的。舌淡,脉滑而缓。综合这些情况我就辨证为是营卫不和,给她用桂枝汤,除此以外又加上生黄芪 30g 和山萸肉 18g,喝了 1 周基本症状就没有了,后来就给她继续调理月经。

还有一些出汗的症状,表现在妇女的更年期的这样一个过程中。更年期这个证候是一个综合征,其实全身上下好多症状都会出现,当然以女性为多见了,不过男的也会有,恐怕咱们在座的各位,你爸爸妈妈有时候是不是有更年期症状?(几位同学回应说:有。大家笑)更年期,不光是女的更年期综合征,男的也会有,而且从我的临床上看,男的不有便罢,一有更厉害。女的有还能克制住,只是烘热出汗,男的一有,好,摔东西,家里面的锅都砸了,(表现)很厉害的。但是它发作的年龄不一样,女的大概就是50岁左右,绝经的时候有这种情况,男的发生这种症状大概要在60岁以后,64岁左右。更年期综合征中最典型的,最核心的证候就是潮热、出汗,特别是妇女,因为妇女到了更年期以后,由于月经将要停止来潮,雌激素分泌减少了,所以内分泌系统的长期平衡状态就会被打破,系统面临着重新洗牌,所以身体调节能力强的人她可能不会有明显的症状表现,但是如果说调节能力差一点,就可能导致内分泌系统的紊乱,出现所谓的"更年期综合征"。有些症状确实还表现得让人莫名其妙,但是我们说最突出、最集中表现出的症状就是烘热、出汗,大部分更年期综合征的妇女都会有这个症状,但是出汗以后又往往有一些恶风、怕冷,一天会来好几阵,你看有时候她出汗前很热,但是出完汗以后又很冷。有一个患者,50多岁,她甚至说我这都出不去门,我是一会儿冷、一会儿热,出汗前很热,我就得把衣服脱掉,出汗以后又特别冷,我甚至要穿上棉袄,才觉得舒服,所以她说我什么活动也不能参加,因为这个症状说来就来。那么在一部分病人、这样的病人中间,桂枝汤是治疗此病的一个非常有效的方剂,但是这有一个前提,不是所有的烘热、出汗都可以使用桂枝汤的,什么情况下可以使用呢?我们掌握住一点,没有热象,就是病人的这种烘热、汗出不是内热引起的。这个内热包括火热、热毒、湿热、血热、虚热等等,有热象的这种烘热、汗出,我们不能使用桂枝汤,没有这种热象的,那属于营卫不和的,我们就可以放胆使用桂枝汤来进行治疗。假如说这个病人烘热出汗,舌红少苔,五心烦热,脉细数,这怎么办?这能用桂枝汤吗?不能,这是什么呢?这是阴虚发热啊。阴虚发热的出汗用什么啊?我们学过的方剂,病人烘热汗出,假如说就是更年期综合征吧,或者你回家妈妈问你,在中医大学学几年了,我这总出汗,你给我开个方子。一看,舌红少苔,一伸出来,舌头跟草莓似的,说你有手心脚心热吗?她说我不光手心脚心热,我真正的心脏也热,五心烦热。那你说陈老师讲了,用桂枝汤,注意,这可别用桂枝汤了,这是什么情况啊?不是营卫不和,这是虚火,对不对?怎么治啊?滋阴降火。用什么方啊?(与学生交流,问学生,学生答)什么?当归六黄汤?也可以,当归六黄汤还不仅仅是这个,当归六黄汤是阴虚加湿热。(像阴虚有热)这个最好是秦艽鳖甲散、青蒿鳖甲汤,(问学生)学过没有?(学生答:学过)学过怎么不说啊,知柏地黄汤都比你们说的那个强。所以说你碰到烘热汗出,一定要辨它的病机。

更年期出汗这一类的病人大部分是48岁到53岁的女性,表现上有的是早上出汗,有的是晚上出汗,还有的是上半身出汗,有的是下半身出汗。但是从临床来看,上半身出汗的比较多,当然也有的是全身出汗,还有的只是头部出汗,更多的是没有规律性的,所以没有内热的,这就是营卫不和的一种表现。有一个患者,已经56岁了,停经也五六年了,她说,大概就是50岁的时候停的经,但是一直有烘热、汗出,有怕冷(的症状),大便也不成形,舌淡。这里面要特别注意的,我告诉大家,用桂枝汤治疗汗出、恶风,或者是烘热、出汗,一定要把握好舌苔,尽管有一些病人她热性的症状表现不明显,但是实际上她是内热,这一种当然有一些是会容易迷惑我们,但是总体来讲舌苔往往是能够辨出她寒热的真假。没有热象的舌苔就是舌淡,有的这个舌淡就像豆腐一样,那这个就更是营卫不和的一种汗出恶风。这个病人的舌苔就是这样一种情况,所以我给她用桂枝汤。因为她出汗比较多,而且怕冷的现象比较明显,所以我给她合上固表气的有个玉屏风散,这个方剂我们都知道,就是黄芪、白术和防风。桂枝汤加上玉屏风散,这是我在临床上经常配合使用的两个方剂,用于汗出,恶风,怕冷,营卫不和的这样一种情况,这个人喝两周就好了。

那我们说像这种烘热、出汗,出现在更年期,但是有一些烘热、汗出,不一定都是更年期的妇女所发生的,当然也许有一些人更年期她会提前,我们辨的是这个证,而不在她的年龄大小。比如说还有一个病人,这个病人算是个小姐吧,38岁,未婚的,算是个姑娘,近两年月经量一直减少,逐渐逐渐少,她说最近基本上就是点滴即过,根本不用月经棉垫,但是同时她身上出现一阵阵的烘热出汗呢,汗后也怕冷,而且不敢坐在空调下面。所以实际上这这也是更年期的一种表现,只不过她提前了,提前出现更年期,提前衰老的一种表现。那这个病人有月经量少,所以我给她用桂枝汤加上补肾的一些药物,像山萸肉、菟丝子、怀山药这些,吃上了大概有几周药物,不但她的烘热出汗好了,月经量也有明显的增加,可以来3天。所以桂枝汤用于营卫不和的出汗很是灵验的。

那在这里我想说一下,对这样一个更年期综合征的出汗,有这样几种情况,如果是汗出比较多,汗出以后有明显的恶寒、怕冷的这样一种现象的,这是表气不固了,可以加什么呢?用桂枝汤合上玉屏风散,二方相合可以加强卫气的这样一个抵抗作用,所以它又可以治疗什么呢?经常感冒。而且感冒一来,又不容易好,《伤寒论》所谓的叫"风家",我们前面学过一条,第10条叫"风家",就是经常患感冒的人,长年累月缠绵不休,这一次没有好,下一次又来了。那么这个桂枝汤和玉屏风散相合,就有提高(我们说)免疫力的这样一个作用,就会预防这种情况的发生。如果是汗出的同时,恶寒特别严重,那我们就可以加上附子,这实际上就是我们后面要说的桂枝加附子汤了,甚至可以和四逆汤合用。四逆汤咱们在少阴病篇我们还要讲,有附子,干姜和甘草。但是临床有这样一种情况,有时候病人用了附子以后,出汗反而更多,这是由于附子的温燥之性所造成的,那怎么办呢,我一般就在这里边再合上一个生脉饮,既可以治疗汗出恶寒,又不至于病人喝完反而出汗多。但是还有一种情况,就是病人烘热出汗,没有明显的恶寒怕冷,只是热,这个热多是表现为一个是手足心热,一个是后背发热,就从我的临床上来看,单纯的烘热出汗的,往往有五心烦热,或者后背发热,而且夜晚为甚。也有的是单纯的后背发热的,有好多是老太太有这样一些临床表现,但是她的恶风寒怕冷的现象不是很明显。我有一次门诊见到一个病人,62岁的一个老太太,11月份的天气啊,北京的11月份下旬,特别冷了,但是她穿了一个短袖,我说:“你别感冒了,穿这个啊。”她说:“大夫,我就是要看这样的一个病的,我特别的热,而且我后背也热,不知道怎么回事?”但是她那个倒是没有明显的出汗,她就是一个热,烘热,所以像这些情况在临床上还是比较多的。那么如果说这个病人出汗有烘热,没有明显怕冷的,我们也可以用桂枝汤,但是可以加上一些像知母、黄柏、地骨皮,像女贞子,像旱莲草,像山萸肉这些药,知母和地骨皮可用到30g。当然了,如果是有明显的阴虚火旺的话,那我们可以改用一些像秦艽鳖甲散、青蒿鳖甲汤来进行治疗了,桂枝汤有时候就不能使用了,所以这是以营卫不和为主兼有一些肾阴不足的一些现象的时候,我们可以使用桂枝汤加味来进行治疗。

还有一些出汗,偏于一侧,这个我在临证上碰到的也不少,有的是一半出汗,正中线,这个线画得特别精确,就是(身体)有一半出汗一半不出汗。还有的就是最常见的,上半身有汗,下半身没汗,界线特别分明。有一个男的就是,他是左半身经常出汗,右半身没有汗,他说,如果让我划的话,用笔一划正好是正中线这个位置,而且他没有恶风寒、怕冷啊这些症状,一年多了。但是同时他伴有什么呢,右侧的这个肢体,他说总是感到有使不上劲的这样一种感觉,有时候麻木,舌淡苔薄,脉象比较缓。所以这样一种状态是什么状态呢?营卫运行得不均匀,左右的阴阳不相谐和所导致的,所以这就应了《黄帝内经》的一句话了:“汗出偏沮,使人偏枯。”《素问·生气通天论》里面讲得很明确,它说一半身出汗的人,如果时间很长了,可能会发生偏枯,就是中风,半身不遂的这样一个可能。这个病人就有点这样一种情况,他的右半身肢体不是太灵活,就是使不上劲,有时候感到麻木,《黄帝内经》又讲:“营气虚则不仁,卫气虚则不用,营卫俱虚则不仁且不用。”这个麻木就是一种不仁啊,那么这个是一种严重的营卫不和状态,而且它影响了气血的运行,所以我给他用桂枝汤,加的有桃仁、有红花、有桑枝、有地龙,这些活血通经的一些药物,吃了一个月,这个病人症状痊愈。

此外还有一些病,也是营卫不和引起来的,比如说这个荨麻疹,就是个皮肤病,最常见的一种皮肤病。荨麻疹长期不愈,尤其是遇风就起的,没有明显内热表现的,往往是营卫不和所导致的荨麻疹,营气不相谐和,郁滞,郁滞于皮表,它也会出现像这种痒啊,出疹子,这样一种情况。有一个小女生,她患荨麻疹有快一年了,这是河北的一个病人,开始她的荨麻疹是什么,是吃螃蟹引起来的,说对螃蟹过敏,开始经过抗过敏治疗,这个疹子很快下去了,但是又过了几个月以后,有一次就是出去吹风了,又起了全身的这样一种荨麻疹,以手臂、胸背为多,成片的那种风团,一抓连成一大片,而且特别痒,痒得这孩子睡不着,再给她抗过敏的治疗不行,没有效果了,所以辗转半年,时发时止。但是看她的舌很淡,又淡又嫩,脉象滑而缓。也是一个营卫不和的现象,问二便基本正常。她没有明显内热的这样一种表现,所以给她桂枝汤,加了苦参、白鲜皮、地肤子、赤芍、白茅根等这些药物,喝一周,麻疹就消退了。但是有时候它容易复发,所以后来我又给她连续服了几周,麻疹没有再起。五个月以后,她的奶奶来看胃病,说到她孙女,说就从那一次以后,麻疹一次没有发生过。那么我们看桂枝汤的一些临床报道,一些临床大夫,也经常把桂枝汤用于荨麻疹长期反复发作不愈的这样一个症状中,当然还有一些包括像神经性皮炎,相当难治的一个病,长期经久不愈,没有内热现象的,我们也可以用桂枝汤来加味治疗。

桂枝汤可以调和营卫,扩而展之可以说是调和阴阳,所以桂枝汤的适应范围非常广,那这是不是说所有的病都可以使用桂枝汤呢?因为中医讲各种疾病的发生都是阴阳失调引起来的。我们说当然也不能说什么疾病不做任何辨证都可以使用桂枝汤,使用桂枝汤除了抓住病机以外,还要抓住主症,桂枝汤证的主症是汗出、恶风、脉缓(弱),也就是说桂枝汤主要用于营卫不和或阴阳不调的以汗出、恶风为主要表现的疾病中,而并不是所有的疾病不分青红皂白地都使用桂枝汤,比如说内有湿热或热毒的,就不可以使用了。对此,《伤寒论》举例说明了这个问题。所以下面我们看桂枝汤的禁例问题。

3. 桂枝汤的禁例　这些也是举例了,就是什么情况下不能使用桂枝汤?所以临床上除了掌握桂枝汤的适应证以外,还要掌握它的禁忌证,这样我们才能更好地、更规范地去使用桂枝汤。

桂枝本为解肌,若其人脉浮紧,發熱汗不出者,不可與之也,常須識此,勿令誤也。(16下)

条文讲得很明确,第一句话:"桂枝本为解肌","桂枝"在这里不仅指桂枝这个药,而是指的桂枝汤等解表剂。桂枝汤本来是"解肌"的,什么叫"解肌"呢?顾名思义,就是解除肌表中的邪气。实际上就是解表,只不过是张仲景给它换了一个说法,我们现在一般把麻黄汤叫做发汗解表,而桂枝汤叫祛风解肌,实际上它就是解除肌表中的邪气,你理解为解表是一样的。

就桂枝汤的适应证而言,第16条说在这种情况下不能使用桂枝汤,咱们看这是什么样的一种状况呢?"脉浮紧,发热,汗不出",这是什么证啊?(学生答:太阳伤寒证)哎,从前面学的条文来看,这是个典型的太阳伤寒证,所以说"不可与之也"。也就是说太阳伤寒证,不可以给桂枝汤来治疗。所以这里张仲景要讲的,是告诉我们"脉浮紧,发热,汗不出"的太阳伤寒证,不可使用桂枝汤,所以本条所表达的意思就是"太阳伤寒禁用桂枝汤"。《伤寒论》说对此要"常须识此,勿令误也",就是一定要永远记住它,不要有误。这是桂枝汤第一个禁例。

那么,太阳伤寒证为什么不可以用桂枝汤啊?咱们得把意思搞通对吧?大家想想看,我们说太阳伤寒证(咱们有同学也这样问啊,我觉得这样提问很好,其实在第一节我都给大家说了)从广义的角度上讲,也是营卫不和,对吧?都是营气卫气的功能障碍了,但是它(伤寒证)的营卫不和是一个什么状态呢?是凝闭收引的状态!而桂枝汤证是开泄的状态,这当然一个是与体质有关:肌腠疏松的人,感受风寒之邪,容易得太阳中风证;而肌腠郁闭的人,感受风寒之邪,容易得太阳伤寒证。还有一些因素,与感受邪气的性质有关:如果是感受风邪为主,因风性开泄,所以感受人体容易得太阳中风;如果是寒邪为主,因寒主凝滞收引,感受人体那就容易导致太阳伤寒了。所以同样是营卫不和,但一个是凝闭,一个是开泄。如果把桂枝汤调和营卫的这种固卫、养营的方剂用到营卫凝闭状态这样一个病情中,肯定是不适宜的,也发不出来汗,不但祛不了邪气,反而会收敛邪气,所以是不可使用的。

但是我们仅仅了解到这个层次还不够,咱们要学会举一反三,触类旁通。太阳伤寒证不能使用桂枝汤,那么我们反过来想,太阳中风证能不能使用麻黄汤?大家想想看,可以吗?同样不可以!它所造成的后果恐怕比这个更严重,太阳伤寒证误用桂枝汤,有可能是发不出来汗或把邪气闭敛了,而太阳中风证误用麻黄汤呢,汗出恶风,汗孔本来就开泄,你再用力量很大的麻黄汤进行发汗,可以造成什么呀?出汗特别多,会引起极其严重的后果,甚至亡阳啊,出现四肢厥冷,极度的恶寒,脉微欲绝。所以太阳中风证绝对不可以使用麻黄汤,否则会出现更加严重的后果。套一句电影的台词:"中风"很生气,后果很严重!是不是?开泄太过啊(学生笑)。咱们读书就是这样子,要学会举一反三。所以这一条是讲的什么呀?太阳伤寒不能用桂枝汤;太阳中风,更不可以使用麻黄汤。

我们来看桂枝汤的第二个禁忌证。(看第17条,这个我们最好也要背,这三条禁忌证你把前两条背了最好,实际上你再一看第19条你不背也不忍心了,把它捎上就行了,对吧?)(学生笑)

若酒客病,不可與桂枝湯,得之則嘔,以酒客不喜甘故也。(17)

这里有一个词,叫"酒客"。什么叫"酒客"?就是嗜酒的人,酗酒的人,不喝醉不罢休的人,这个词咱们讲义上有注:平素嗜好饮酒之人。如果你是不定期喝一次两次,可能还称不上酒客,对吧,你说昨天是周末,晚上我们同学聚一聚,喝点酒,这不叫酒客,这叫聚会酒助兴。酒客是平素喝酒而且喝得很多的人,这叫酒客,就是在某一些方面,他已经很有造诣了。比如经常行侠仗义的人叫"侠客",对不对?出去旅游叫"旅客",当然要是经常旅游,资历深厚的就叫"旅行家"了。经常喝酒的人就叫做"酒客"。你身边有没有这样的人啊？（学生答：有）那就麻烦了，作为一个学生不能要这个职称啊！（学生笑）我在门诊上碰到过真正的"酒客"，当然还有"烟客"。有这么一个二十来岁的小伙子，来门诊找我，很是谦让礼貌，让所有的病人看完以后再看，他对其他病人说："你们先看，我等到后面，我找陈教授有点事儿。"等其他病人看完了，我说："怎么样，你过来吧。"（他）说："大夫，我不看病。""不看病你来这儿干嘛？""我是这样啊。"他说："我呀，喝酒喝得比较多，你能不能叫我少喝一点？"我说："你能喝多少啊？"他说："十瓶啤酒。"我说："十瓶啤酒也不算太多啊。"对吧？要按"酒客"这职称，他评不上。咱们可能有时候，特别男同学，对吧，一见了同学、朋友，特别是好长时间没见了，聚会喝酒庆相逢，一个人也差不多能七八瓶、十来瓶的，是不是啊？可小伙子说："这是早点。"（学生大笑）"中午还有一瓶有时候两瓶二锅头（酒），晚上还有一两瓶二锅头（酒），就这样子，每天如此。"我说："你干什么工作的呀？"他说："我推销酒的。""这就是我的工作。"他说："我到哪儿都所向披靡，无敌呀，都喝不住我。"绝对喝不住他，所以"酒客"这种人是有的。

　　说起喝酒，有些人一喝就脸红，还有些人一喝脸就白，醉得快，这是为什么呢？人体里有这样两个酶：乙醇脱氢酶和乙醛脱氢酶。酒精（乙醇）进入人体，乙醇脱氢酶将它转化为乙醛，接着乙醛脱氢酶再将乙醛转化成乙酸，进入体循环，代谢后排出体外。一喝酒就脸红是乙醛的作用，酒精由乙醇脱氢酶转化成乙醛，乙醛是扩张血管的，所以说脸先红。为什么脸先红呢？面部的毛细血管比较丰富。我们《中基》里讲"心其华在面"的时候应该就讲到这个问题了，所以毛细血管一扩张首先就是脸红，当然如果再扩张整个身体皮肤就红了，是不是啊？所以这种一喝酒脸就红的人他的乙醇脱氢酶的功能比较旺盛，马上把酒精转成乙醛了。不过要注意的是，据研究，喝酒脸红的人，如果大量饮酒，其食道癌的发病率比正常人高出 12 倍，所以这样体质的人要注意啦，不要多饮酒。还有一种人，一喝酒脸就白，这是因为这样的人体内缺乏这两个酶，喝进肚的酒精只能靠体液如血液去稀释，所以这种人是仅凭着一股勇气勉强去喝，如果身体块头比较大的话，也能喝上一些量的酒，但是这样体质的人要是多喝的话，他体内酒精的代谢、酒精的解毒就必须肝脏参与，长此以往，往往会导致酒精肝的发生。那还有另一部分人是什么呢，两个酶都有，特能喝，往往就是我们说的"酒客"了。他喝酒后，马上乙醇代谢成乙醛，乙醛代谢成乙酸就进入体循环了，这种人一般喝酒是大量的出汗，全部跑走了，酒肉穿肠过，一点感觉没有，这就是"酒客"。如果你不小心和这些人坐在一起饮酒，必定倒霉，大家注意点啊！（学生笑）但是像这种长期（饮酒）的情况下，他的肝脏肾脏也受不了，毕竟是刺激性的物质进入体内，是不是啊？

　　那么,经常饮酒的人往往是一种什么样的体质呢? 酒既有热量又是液体(湿邪),所以说经常喝酒的人往往湿热比较大,这一条讲的就是这个道理,用酒客来代指湿热内盛的人。湿热内盛的人即使有风寒感冒,也不能使用桂枝汤来治疗,所以他提示的是这个意思。为什么呢? 湿热内蕴为什么不能用桂枝汤啊? 因为桂枝汤尽管有芍药的微寒,但毕竟它是辛甘温之剂,而且芍药收敛,是不是啊? 所以说湿热内盛的人不宜服桂枝汤。《伤寒论》讲的是"得之则呕,以酒客不喜甘故也",就是喝完(桂枝汤)以后病人可能会出现呕吐。在《伤寒例》里有一句话:"桂枝下咽,阳盛则毙。"就是说内热盛的人,喝桂枝汤就会有严重的后果,就是这个意思,当然不一定就是死。这是禁用桂枝汤的一个范围。所以这一条提示的是湿热内盛者不能用桂枝汤,而并不是以能不能喝酒为判断标准。假如说这个人很能喝酒(但)他体内没有湿热,感受风寒有太阳中风症状的话我们照样可以使用桂枝汤;那反过来讲呢,即使这个人一点酒都不喝,滴酒不沾(有些人他就不能喝酒啊,一喝就晕,甚至喝藿香正气水他也会头晕,甚至会昏倒,因藿香正气水里有酒精成分),但如果说他湿热很盛,舌红苔黄腻,同样不可以使用桂枝汤。所以我们说,这条讲的本意是:湿热内盛的人,或者内蕴湿热的人,忌用桂枝汤。

　　我们再往下看第19条:

凡服桂枝湯吐者,其後必吐膿血也。(19)

　　这一条一般我们也把它放到桂枝汤的禁例里去了。它所告诉我们的含义是什么呢? 我们可以从后往前推,喝完桂枝汤,这个病人吐脓血了,脓血从哪里而来,怎么形成的呢? 一般脓血都是出现在疮疡里,对吧? 疮疡咱们中医分为有外在的有内生的,外在的就是长到皮肤上,皮肤上长个疮我们可以看到。但是还有一些疮长到内脏了,比如说长到胃里,我们叫"胃痈",长到肝脏叫"肝痈",西医称之为"肝脓疡",还有长到肺里,叫"肺痈",方剂课程中我们学过的"千金苇茎汤",就是治肺痈的。(疮疡)外在的也好,内生的也好,其形成的原因都是一致的。大部分疮疡是什么原因呢? 中医有一句话,由于内热引起的,叫"热盛肉腐",就是热邪壅盛把肌肉腐败了,化成了脓血。这一条说病人若用桂枝汤,其后必吐脓血,这说明了什么呢? 说明里有内热。所以实际上这一条讲的是,内热盛的人,即使他感受了风寒之邪,也不可以使用桂枝汤来治疗。所以这里用吐脓血来代指内热盛的人,就像上一条是用"酒客"来代指湿热内盛的人一样。

　　这里提出了两种热的问题,内热实际上我们讲的就是火热,你比如说咱们《中药学》里的清热药也这样分类,火热的一般是要清热泻火,湿热的呢? (就要)清热燥湿,这是两类不同的清热药,它们之间是有区别的,后面我们还要涉及这些问题。所以这里讲湿热内盛也好,火热内盛也好,都不可以使用桂枝汤,这一点我们大家要记住。

综上所述,《伤寒论》实际上在这里讲的是什么啊?桂枝汤是辛甘温之剂,主用于汗出恶风的太阳中风证。提示我们使用桂枝汤,要把前面适应证与禁忌证结合起来,临床上就可以准确而安全地使用桂枝汤了。也就是说,桂枝汤用于以汗出恶风为主症的营卫不和证,但还要加一句话,就是排除内热者。湿热也好,火热也好,有内火的都不可以使用。也可以这样理解,没有内热的营卫不和证都可以使用桂枝汤治疗,我觉得张仲景讲的就是这个意思。

以上是桂枝汤证内容的第三类,讲的是桂枝汤的禁例问题。

4. 桂枝汤证兼证　桂枝汤证的另一个板块,是桂枝汤证的兼证,所谓桂枝汤证兼证,顾名思义就是在桂枝汤证的基础上兼有其他一些症状,而且这些症状和太阳中风证有着密切的关系。这里有几大证,我们先看第一个,桂枝加葛根汤证。

(1)桂枝加葛根汤证

太陽病,項背强几几,反汗出惡風者,桂枝加葛根湯主之。(14)

桂枝加葛根湯方

葛根四兩　麻黃三兩(去節)　芍藥二兩　生薑三兩(切)　甘草二兩(炙)大棗十二枚(擘)　桂枝二兩(去皮)

上七味,以水一斗,先煮麻黃、葛根,減二升,去上沫,内諸藥,煮取三升,去滓,溫服一升,覆取微似汗,不須啜粥,餘如桂枝法將息及禁忌。

原文中的"强",仍然是读"僵",僵硬的意思。"几几"这两个字音义同"紧紧",是拘急疼痛的意思。哪里拘急疼痛呢?项背部,后项和背部,这是足太阳经循行之处,太阳病出现了整个后项、背部都拘急疼痛,而且还有汗出和恶风。注意"汗出恶风"前面的这个"反"字,"反汗出恶风",大家想想这是什么意思?为什么用一个"反"字?用这个字我们会感到一种什么意境呢?就是本来在这种"项背强几几"的病症中,不应该出现"汗出恶风",或者很少见"汗出恶风",现在反而出现了,对不对啊?那我们看,一提到身体某处的拘急疼痛,我们马上会想想到什么邪气呢?(学生答:寒)对,寒邪。寒主凝滞收引,所以如果说在太阳伤寒证里出现"项背强几几",那可能是司空见惯的(太阳伤寒应该是无汗恶寒),但是在太阳中风证里出现这个(症状),好像有一点少见似的,因为风性开泄,一般不会导致经脉拘急,所以这里用了一个"反汗出恶风"。但是事情往往就是具有这样的复杂性,临床上也是如此,许多出汗的人、怕风的人,他的后背反而会拘急疼痛。

这个状态就是什么呢?就是在太阳中风证的基础上,出现了(以)什么病症为主的这样一个症候群了呢?我们前面讲了桂枝汤的三个主症群,咱们再复习一下啊。桂枝汤证的第一组症候群是什么呀?营卫不和的症状,主要是汗出恶风,还有像脉缓这些;第二组症候,(学生答:太阳经气不利)太阳经气不利的症状,太阳病的情况下,就会在太阳经的循行路线上出现相应的症状,如第一条所讲的"头项强痛"。而这一条讲"项背强几几",不但头项痛,而且连及整个后背,是头项强痛的症状扩大化了,所以我们一看桂枝加葛根汤证就是属于桂枝汤证的第二个症候群的扩大化的结果;桂枝汤证还有一个症候群,(学生答:肺气不宣)对,是肺气不和的一种状态,"鼻鸣干呕",对吧。所以桂枝加葛根汤证等于是桂枝汤证第二组症状扩大了,由一般的头项强痛发展成了整个后背、项背的拘急疼痛,而且还有桂枝汤证的主证"汗出恶风"。因症状的扩大化,此时若单纯使用桂枝汤已经不能完全解决问题了,因为它有明显的"项背强几几",怎么办呢? 就在桂枝汤里加上一些治疗项背强几几的药物,这里选用的是葛根。桂枝汤加上葛根,就变成了桂枝加葛根汤。

　　分析完原文,就要总结它的病机。大家说这一条的病机是什么? 就是说以后要见到什么样的病机就用桂枝加葛根汤是吧? 首先它的根本在哪里? 其实我们可以把它看成标本同病,它的本症是什么呀? (学生答:汗出恶风)哎,大家注意,汗出恶风仍然是本证的根本症状,只是在这个基础上又突出地表现为太阳经气不利的症状而已。所以它的病机是什么呀? 怎么总结? 我们总结桂枝汤证的病机是营卫不和,卫不外固,营不内守,你再加一个什么呀? (学生:太阳经气不利)对,大家看看啊,邪郁太阳经输,营卫不和,那你说我反过来讲行不行? 营卫不和,兼有邪郁太阳经输或讲太阳经气不利? 当然可以了! 那本证也是感受外邪引起来的,也就是说在太阳表证的过程中,出现了整个后背发紧或疼痛,而且有汗出恶风的症状,是吧? 所以说它的主症就是:项背强几几 + 汗出恶风。我们要注意的是,这里所突出的主症项背强几几,是在汗出恶风即太阳中风证的基础上出现的,所以在治疗上除了要解肌祛风,调和营卫以外,还要升津舒经。方药:桂枝加葛根汤。

　　大家看这个方子,本方是用桂枝汤作为基础方,为什么还要用桂枝汤? 因为仍然有汗出恶风,还需要调和营卫,用桂枝汤以治本。葛根这里用量大,四两,为什么选用葛根这味药? (学生答:祛邪)什么? 避邪? (学生笑)噢,是祛邪啊。我们学的《中药学》中葛根有什么作用啊? (学生答:发散药)发散的,发散什么呢? (学生答:发散风热)风热啊,我要问大家啊,葛根的性味是什么? (学生答:辛味)辛味? 是吗? 喝过葛根粉没有? 有些同学可能(喝过),首先葛根粉很养生啊,(学生说:甜的)啊? 甜的,没有一点辛味,辛是什么? 辛就是麻,花椒那个味就是,你吃四川火锅什么的,那个味道很麻,吃了可能一天这两片嘴唇或舌头都麻得受不了,那个叫辛味。而葛根一点辛味都没有,那为什么把葛根归到辛味药物里了? 这是按功能给它划分的,因为它的发散作用比较强,所以类同于辛味的药物,就给它放到辛味药里了,但是这个药并没有辛味,大家一定要注意。葛根什么性啊？寒性还是热性啊？（学生答：寒性）No，不寒也不热，平性的。也就是说葛根在解表（方剂）中，风寒可以用，风热也可以用，所以它是发散邪气一个非常好的药物。从归经上（来看），葛根既入太阳，又入阳明，这里用葛根是治疗太阳病了。而阳明经是什么？阳明经是多气多血之经。所以后世一些医家把葛根解释得非常到位，说当太阳经里水分少的话，用葛根可以调阳明经的气血到太阳经去，像"南水北调"似的（学生笑），能够启动、启升阳明经之津液抵达太阳经。你看，这个病症"项背强几几"又加上出汗，太阳经脉中的津液肯定是相对的不足啊，所以使用葛根，既发散邪气，疏通经络，又可以缓急止痛，同时还可以补给太阳经脉中之津液。所以葛根在这里是一物三用，也就是（说）选葛根这味药选得是特别到位。我们在临床开方子的时候，你要选的药物用到它的功能越多，说明你选的药越恰当。有一些同学说，我能选上一个就不错了，这个当然我们要把中药、方剂的基本功一定打牢（固）了。尽量你用的药物在这个方子里边要起好多种作用，就像葛根在这个方子里一样，既疏通、止痛、缓急，同时它又可以帮助桂枝汤解表。那我们开方子，当然你选药有一种功能可能就不错了，但是还有一些大夫选的药物恐怕跟他的治法治则有的背离得比较远，这就不行了。所以我们学古方、学经方，一定要揣摩古人的这种组方的思路，这个对我们临床启发是很大的。这个方子从用量上来讲，葛根量用的是最大的了，在这个方子里边它用了四两，所以就是说桂枝加葛根汤是重用葛根。有时候我治这个项背强紧这一类病的时候，葛根至少用到30g。

但这里还有一味药物，麻黄。本证能否用麻黄呢？（个别学生有答：可以）可以啊？为什么？它有汗出恶风啊，它用桂枝汤，是吧？汗出的不能用（麻黄），（学生：少量的）少量的？麻黄这里用得不少啊，三两，量很大了。大家看看后面有一行小字说明啊，宋代林亿他们在校注《伤寒论》的时候已经发现这个问题了，我们看那几行小字："仲景本论，太阳中风自汗用桂枝，伤寒无汗用麻黄"，前面我们讲了，太阳伤寒用麻黄，太阳中风用桂枝，"今证云汗出恶风，而方中有麻黄，恐非本意也"。汗出恶风在这里使用麻黄了，可能不是张仲景本来的意思。"第三卷有葛根汤证，云无汗、恶风，正与此方同，是合用麻黄也。此云桂枝加葛根汤，恐是桂枝中但加葛根耳"，也就是说关键重要的一点是什么呢，后面还有一个葛根汤，葛根汤就是桂枝汤加上葛根再加上一个麻黄，实际上它等于桂枝汤加麻黄再加葛根，那如果这里再有麻黄的话，就和后面的葛根汤组成是一模一样的，所以说这个是明显的错误，我们使用时应把麻黄去掉。

如果说汗出恶风的这种项背强几几，有出汗的，不用麻黄，用桂枝加葛根汤；那如果不出汗呢？（学生答：加麻黄）唉，就换成了葛根汤。所以通过这一条的学习，后面你们不学也都知道葛根汤怎么用了，是吧？咱们到麻黄汤证后面的那个兼证里再讲葛根汤证。

病机:邪郁太阳经输,营卫不和

病症:项背强几几 + 汗出恶风

治法:解肌祛风,调和营卫,升津舒经

方药:桂枝加葛根汤

　　桂枝汤——解肌祛风,调和营卫

　　葛根——①助桂枝汤解表;②升津舒经

下面我们看方后注:"上七味,以水一斗",一斗等于十升,相当于现在两千毫升,为什么加这么多水啊? 桂枝汤加多少忘了没有? 七升,它多了一个葛根,就是因为它原来有麻黄,多了两味(药)就加到十升,为什么? 有先煮的药物。葛根的发散作用比较强啊,为了避免它发汗太过,在这里葛根要求先煮。当然麻黄也要先煮,我们在麻黄汤里再说这个问题,因为这个方子我们已经否定它有麻黄了,所以这里不说这个。"先煮葛根减两升"就是不要让它发散太过;"去上沫,内煮药",(内)这个字读"纳",就是先煮葛根再加上其他的药物,减去两升以后,煮取到三升。你看最后还是"取三升",一次(服)一升。"去滓,温服一升,覆取微似汗,不须啜粥",桂枝汤后面我们要求喝完以后再做两件事,第一要啜粥,第二要温覆。而这里"温服","覆取"还是这个意思,就是温覆取微似汗,但不须啜粥了,为什么呢? (学生答:发汗太过)恐发汗太过是吧,因为方中有葛根了,不需要喝粥就可以发出汗来。另外在汗出恶风证见这种项背强几几症,如果发汗太过,反而不利于项背拘急疼痛的痊愈,所以在煎服方法上也要注意。其他还一样,"余如桂枝法将息及禁忌",将息就是调理的意思,就是除了不要喝粥以外,其他和桂枝汤后面要求一样,比如一服即汗了,要怎么样? 停后服? 要如果一服不汗呢? 就再喝一服;还没有(汗),后服小促期间等等,这些还一样,包括忌口。所以桂枝加葛根汤方后注要求实际上就跟桂枝汤后面要求差了一个不啜粥,对吧? 这实际上还是保护汗源,是顾正的一个意思。下一节我们讲桂枝加葛根汤证的临床运用。

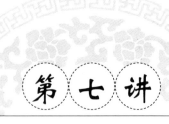

第七讲

桂枝汤证兼证

这一节我们继续讲桂枝汤证兼证。上一节讲了桂枝加葛根汤证，我们说使用桂枝加葛根汤要掌握两点：第一，有项背强紧，项背不舒服，项背僵硬或者甚至项背疼痛；第二，病人爱出汗，或者有明显的恶风寒的这样一个现象。无论是外感病，还是内伤杂病，像颈椎病、肩周炎，甚至是冠心病的背痛，只要符合这两个条件，就可以用桂枝加葛根汤来治疗，所以桂枝加葛根汤用得比较多，因为现在颈椎病、还有肩周炎比较多啊。肩周炎咱们中医叫"五十肩"，就是人到五十的时候往往有这种症状，现在从我的临床上来看啊，根本别说五十肩了，现在"三十肩"，还有的甚至"二十肩"的都有了（学生笑），为什么？现在有电脑，古人没这玩意儿，你天天趴电脑上看，肩膀、颈椎肯定会出问题，有时候整个头一转嗑巴磕巴响，这些都属于"项背强几几"的范围，我们都可以考虑（使用）这个方子。

原来有一个剧团的演员，这个剧团是县级的剧团，过去都是吃财政饭，不愁吃不愁喝啊，每个月按时演出就行了，无忧无虑。后来就改革了，改革就是不能吃财政饭了，就得自谋其业，自己挣多少吃多少，所以他们就得下去演出啊，有时候上农村去演出，上山区里去演出，风餐露宿的。剧团里有个拉二胡的演员，有一次在演出的过程中，露宿在外面，早上起来以后脖子就这样了（向学生演示：头向左歪），不能扭头了，疼啊，像是落枕了？没枕头可枕啊（学生笑），起来就这样子了。实际上这是感受了雾露之邪，有风寒之邪侵袭到体内啊，所以像这种情况，突发的这种状态，往往就是邪气侵袭到太阳经。他首先扎针灸，针灸后有些缓解。当时我在那儿有学术交流活动，这个患者经过别人介绍前来就诊。这个病人就是什么呢？突出的表现除了这样以外，歪脖子，实际上为什么歪脖子啊，是因为项背紧、疼，这就是项背强几几。我问他出汗的情况，病人说特别爱出汗，一动就出汗，一吃饭也出汗。一见有这种状态又加上出汗的，我看比较符合桂枝加葛根汤（证），就给他开这个方子，桂枝加葛根汤。葛根用到30g。病人吃一周症状基本上就没有什么了，嘱咐他再服两周，以绝后患。后来他回去给我打电话说：颈部这儿还有一点儿（难受），但是我现在可以拉二胡了，原来紧的时候都不能拉,一动就肌肉很疼,现在可以拉了,只是还有点不太利索。我说你这样吧,你改拉小提琴吧这样,正好头向左歪,(学生大笑)呵呵,开个玩笑啊。

像这些案例就属于太阳中风证的基础上加上项背强几几,这种病现在非常多,像有些人他就是后背疼,背特别的疼,疼起来有时候都坐不住啊。当然这个我们要辨证了,有一些是风寒,有一些还有瘀血,经络不通,如果他这个疼痛时间长了我们可以加上一些活血通络的药物,"久痛入络"嘛,这是叶天士的一句话,对吧?实际上《内经》里讲的也很多,如果疼痛时间长了,就是这个邪气可能深达经络了。咱们想想看,一般的疼痛它在外的时候是容易解除掉的,之所以疼痛长时间不愈,说明邪气钻得比较深,那么这时候我们要加什么药呢?可以加些活血药,甚至虫类的药,把这些经络里的邪气给它拽出来,入络搜邪!比如说,项背久痛的可以加姜黄,因为姜黄这味药能够横行肩背,是治疗肩背痛的良药。还有,(学生:地龙)地龙,对!甚至可以用蝎子,(学生:全虫)但这个药有些毒性,我本人不太喜欢用,我喜欢用地龙或乌梢蛇,蜈蚣也可以用,它的搜络去邪的作用也非常强,但是量不要太大了,像全虫一般用3g、4g,别上去就开10g。地龙一般也是要量小,6g左右,多点到10g吧。如果出汗不多也可以用羌活、独活,这些药物都是入太阳经的,都可以选呀,还有秦艽、海桐皮、威灵仙什么的,活血的药像桃仁、红花等,也都可以选用。

那我们说这是太阳经受风了,如果说风邪侵袭到其他的经,比如说阳明经,出现阳明经的一些经络拘急,甚至是肌肉拘急这样的一些病证,我们可以不可以使用桂枝加葛根汤呢?同样可以使(用)。因为葛根不仅仅入太阳,也入阳明。我给大家举一个我老师刘渡舟先生的一个医案,我觉得这个医案也很能说明问题。是一个什么呢?口眼歪斜的(病人),这个口眼歪斜不是那个中风、半身不遂的那种口眼歪斜,不是中风后遗症。这是一个什么样的病证呢?是一个女性,26岁的女病人,有一次她坐长途汽车回家,正好坐到这个窗户旁边,(感觉)热就把这个窗户打开,长途车在跑的过程中,这个风一吹她觉得这(样)很舒服,但是坐时间长了,一直这个风对着她的面部吹,疾风掠面呐,到家以后就感到面部的肌肉皱巴巴的,后来就痉挛,口眼也歪了,说这是不是中风了。其实这是风中经络了,属于类中风,甚至会引起面神经麻痹的。但是这些,像面部这是属于什么呢?是阳明的经络呀。所以从中医辨证上来讲,吹风所导致的面肌痉挛、口眼歪斜或者是脸面发皱,这个属于风邪中于阳明经络,那同样也可以使用桂枝加葛根汤来疏散阳明经的风邪。这个(病人)刘老给她除了用桂枝加葛根汤以外,合了一个牵正散。牵正散可能我们大家也都知道,白附子、僵蚕和全虫,两剂就好了。因为桂枝汤可以疏散风邪,葛根可以把它引入到阳明经,加牵正散,当然这里面主要是虫药了,入络搜风。我们说像桂枝汤这些方剂,它主要是祛经中的风邪,而像牵正散这些以虫药为主要组成的方剂呢?主要是搜络中的风邪,就是它的作用部位会更深。

那由此推(论),你像有一些面肌瞤动,就是脸上跳,我们有时候也可以用桂枝加葛根汤治疗。这个我治疗的有一部分病人,包括眼皮跳,有时候眼皮跳引起来的面部肌肉也跳动,有肌腠疏松的、爱出汗的,我们可以用桂枝加葛根汤来进行治疗。或者病人一见风吹,脸上肌肉就跳,这个我喜欢用桂枝加葛根汤合上芍药甘草汤(治疗),芍药甘草汤是我们《伤寒论》的方子,缓急止痛。如果是遇风它就会诱发的话,可以加上秦艽、细辛这些药物来祛风,又有通络的这样一个作用。(我)治疗好多例,有肯定疗效。

那我们说背痛会见于好多种疾病了,包括颈椎病,肩周炎等等,甚至心脏病,尤其是像冠心病的一些患者有许多就会出现背痛。还有一些像胃部的疾病,我在临床上发现好多胃病的人,其疼痛不在胃这儿,而是背痛,最后一检查是胃病,通过治疗胃(病),背痛随之而消失。那冠心病更容易出现这个背部疼痛了,有一些是胸背作痛,病人总是说我前后心痛,这个也可以用桂枝加葛根汤来治疗。有一个外地患者,我记得是辽宁的一个冠心病男患者,他做支架已经做了四个了,这个病人后来跟我说他很后悔,本来做支架就很勉强,这个医院的大夫总是跟他说你做了吧,不做就堵了,你会有危险的。最后(决定)做了,(大夫)就跟他介绍做进口的比较好。他说一万九千(元)一个支架,我说你要在北京做不止这个价,进货的这个价到用到你身上中间差价是非常大的。但做完以后症状改善得并不是很好,后来又出现什么呢? 胸闷,前后心痛。他说前后心痛有火烧火燎的这样一个感觉,这个医院的大夫又劝他了,他说你还得再做两个支架。这个病人死活不干,他说我不做了,我找中医治疗去。来的时候他以前后心痛为主诉来看病的,来就诊的,但是没有心慌这些症状,舌苔白有一点腻,脉象有一点弦滑。那么这个我给他用的是什么? 是桂枝加葛根汤合上一个方子叫活络效灵丹,这个方子我希望大家要掌握住。活络效灵丹是张锡纯先生的《医学衷中参西录》中的,组成很简单,当归、丹参、没药、乳香,但是乳香、没药这两味药不是很好吃,一般我都是用当归10g,有时候(用)15g,丹参用15g,乳香、没药轻的用6g,重的就用10g,甚至最高的用到15g,但是再多的话这个药确实难喝。所以辽宁的这个病人也是给他用的桂枝加葛根汤合上这个活络效灵丹。(效果)非常好,喝三周以后,他的这个前后心痛(症状)就基本上消失了。当然这个还要进行巩固,后来我给他用的栝楼薤白半夏汤,还有生脉饮这些方子。但是桂枝加葛根汤,我的体会是它治背痛,尤其是这个属于汗出、恶风这样一种背痛的病证,效果非常肯定,所以这是它的一个适用。

下面看第二个兼证:桂枝加厚朴杏子汤证。

(2)桂枝加厚朴杏子汤证:这个方证有两条原文,第43条和18条。

太阳病,下之微喘者,表未解故也,桂枝加厚朴杏子汤主之。(43)

喘家,作桂枝湯,加厚朴杏子佳。(18)

桂枝加厚朴杏子湯方

桂枝三兩(去皮)　甘草二兩(炙)　生薑三兩(切)　芍藥三兩　大棗十二枚(擘)　厚朴二兩(炙,去皮)　杏仁五十枚(去皮尖)

上七味,以水七升,微火煮取三升,去滓,温服一升,覆取微似汗。

桂枝加厚朴杏子汤证这两条的主症,无论轻重,唯一的症状就是喘。所以我们把桂枝加厚朴杏子汤证的主症就定位在喘,也就是说这个方子主要是治喘的。什么样的喘呢?第43条这样讲,"太阳病,下之微喘者",就是开始这是一个太阳病,误用下法了,这就是个误治呀。太阳病本来应该用发汗的方法,结果误用了下法,当然这个在临床上会有一些这样或那样的原因的,比如说有一些病人他感冒了,既有太阳表证,同时又有一些很像里实的症状,比如大便不通畅,大便干,可能有的大夫就认为这里面有实邪,我先给他使用下法吧,而把这个太阳表邪给忽略了,那这样下了以后,表邪就会随着泻下药往里侵入,所以病情就内传了,不但解决不了里实而且可能是引狼入室,就把表邪给引进来了。有关太阳病误用下法在《伤寒论》里很多,这个我没有具体统计,但是我们后面可以看到好多条文就是这样,由表证引起来一些新的病证。张仲景在第43条里边记载的就是这样一个病例,我们看实际上《伤寒论》这些方证的条文就是一个门诊的简易病例,那就是说这个病人先开始是太阳病,后来经过一些大夫误治以后出现喘了,太阳病表证一般是发热恶寒,出汗或者是没有汗,表现为太阳中风,或者太阳伤寒,或者太阳温病,那这个病人经过误治以后除了这些症状以外,喘出现了,这说明什么呢?说明邪气往里走干扰到肺了,肺气上逆所以会出现喘。但是原来的表证解除没有呢?条文中明确说了,"表未解故也",表邪还没有解除。那也就是说这个喘我们就可以给它定位了,是一个什么样的喘呢?就是伴有太阳表证的一个喘。那实际上是什么呢?我们在临床上碰到这样一个(病人),就是有外感症状的一个喘的表现(的病人),但是这个表证是太阳中风还是太阳伤寒呢,张仲景没有说,我们当然可以以药测证,这种方法我前面给大家说过,就是根据条文使用的方子,可以测出它的适应证。为什么要采用这种方法?那就是为了我们更好地在临床上使用这个方子。桂枝加厚朴杏子汤就是桂枝汤加上厚朴和杏仁,那桂枝汤干什么的呢?是解肌祛风、调和营卫,它是治太阳中风证的。所以既然使用了桂枝汤进行加味,说明这个"表未解"这个"表"是太阳中风证,也就是这个病人除了喘以外,还会伴有汗出、恶风。所以这个我们就搞清楚了,也就是这是太阳中风证的基础上伴有一个喘,所以要用桂枝汤去调和营卫,加上厚朴、杏仁来止咳平喘呐。

第18条是讲的什么呢?我们看也用这个方子了。条文很简单,"喘家,作桂枝汤,加厚朴杏子佳。"首先我们看什么叫"喘家"?前面我们讲过"风家",就是经常受风的人,经常感冒的人。那喘的人称为"家"了,就不是一般的喘疾了,是宿患喘疾的人,像我们现在说的老慢支,气管炎,肺气肿等,就属于"喘家"。天一凉就进医院了,喘就开始发作了,甚至常年累月地喘,这叫做"喘家"。"喘家,作桂枝汤,加厚朴、杏子佳。"我觉得这句话应该这样句逗比较顺,"喘家作,桂枝汤加厚朴杏子佳",就是这个喘又发作了,用桂枝汤加厚朴杏子比较好,这样(文理上)比较顺一点。那这里说咳喘发作了,为什么就说用桂枝加厚朴杏子汤呢?同样的道理,我们以药测证,这个病人在喘的时候肯定有出汗的情况,有汗出恶风的这样一个"喘家作"才可以用桂枝加厚朴杏子汤。那"喘家"为什么能发作呢?这个原因很多了,从临床上来看,一些支气管炎、一些肺气肿的人,往往能够被风寒之邪所诱发,就是本来这个喘它可能平稳了,感了一次冒又出现了,或者是在原来的基础上加重了,或者是病人夏天好了,一到秋冬天气变凉以后,受风寒诱发了。所以第18条讲的是一个什么状态?是一个原来有痼疾的人,这个痼疾就是喘,被风寒所诱发了。而前面的那一条,第43条讲的是什么呀?本身就是由感冒所导致的一个咳喘。两者尽管发病途径不一样,发病的形式不尽相同,但是它们都变现了一个相同的结果,什么结果呢?一个就是有喘,一个就是有汗出恶风。那就是我不管你现在的发病途径如何,你现在表现的结局是喘和汗出恶风,我就要用桂枝加厚朴杏子汤(治疗)。所以这个方证我们也要抓住两点,也是它的适应证:第一点就是它的主症是咳喘,第二点就是有汗出恶风桂枝汤证的特点。所以本证的基本病机是营卫不和的基础上突出的表现为肺气上逆的这样一个特点。那我们看这个桂枝加厚朴杏子汤证实际上等于是桂枝汤证的哪一组症状扩大化了呢?第三组,第三组症状是肺气不和的症状,在桂枝汤证里边就有鼻鸣,对吧,我们说过鼻鸣,当然它已经牵扯到肺了。那么由鼻鸣发展到喘,说明这一组症状扩大化了,扩大化这就是桂枝汤的加减证了,所以这个很容易掌握。抓住两点:喘加汗出恶风。由于汗出、恶风后世把它叫做表虚证,所以我们把这一条,就是桂枝加厚朴杏子汤证,可以把它叫做"表虚作喘",就是汗出恶风的喘,我们首先要想到桂枝加厚朴杏子汤。所以它的治法,就是调和营卫的基础上降气平喘就行了。

那这个方子也很简单,我们一看就是桂枝汤的原方加上厚朴和杏仁。用桂枝汤调和营卫,是治本,而厚朴和杏仁是治标,在这里主要是去除这个主症的喘。杏仁苦温,止咳平喘;厚朴也是苦温,降气平喘。那么多的止咳平喘药为什么单选厚朴和杏仁,我们说古人组方子,尤其这些大家们,他们在选药的时候是非常精当的,杏仁和厚朴都可以止咳平喘,但是二者的性能又不尽相同。杏仁是偏于开宣肺气来达到平喘的目的,而厚朴是往下行,它是主下气的,我们说厚朴不光是下气平喘呐,它还可以治疗消化系统一些病症,治腹胀等等,因为它往下通气啊,所以它主要是降气平喘的。从肺的主要功能上来讲,我们说肺的主要功能多了,什么主气,主水,通调水道,对吧,主呼吸,还有肺朝百脉,但是这些诸多的功能都是建立在肺的一个基本的功能形式上,什么基本的功能形式? 宣发和肃降。肺一方面宣发,一方面肃降。宣发是向上向外,肃降是向下向内呀,那二者是相反相成的,没宣发就无所谓肃降了,反过来说没有肃降也无所谓宣发了。所以要治肺的疾病,不管它是什么原因引起来的,我们(治疗)的核心主要是恢复肺的宣发和肃降,这是最基本的。如果不把肺的宣发和肃降恢复过来,病根就除不了呀。你看这里选用杏仁,杏仁主要作用是上焦,它往外开,主要是恢复肺的宣发作用来达到平喘的目的;而选用厚朴主要是恢复肺的肃降作用来达到平喘的目的。所以杏仁和厚朴一宣一降,符合肺主宣发、肃降的基本功能特点。从这里我们可以看出来古人选药的精当之处呀。

> 病机:营卫不和,肺气上逆
>
> 病症:咳喘 + 汗出恶风
>
> 治法:调和营卫,降气平喘
>
> 方药:桂枝加厚朴杏子汤
>
>   桂枝汤——调和营卫
>
>   厚朴杏仁——降气平喘

我们看桂枝加厚朴杏子汤后面的煎服方法,没有什么特别之处。"上七味,以水七升,微火煮取三升,去滓,温服一升",(和)前边是一样的。一剂药分三次喝,一次喝一升。后边讲覆取微似汗,就是仍然需要盖被或者加盖衣服来取汗,因为它仍然有表邪呀,还需要解表,但是同时我们要平喘。

那桂枝加厚朴杏子汤我们看这个证候是一个什么样的特点呢? 首先有肺的症状比较突出,同时有太阳中风证的这样一个基础,所以本方使用的特点就是咳嗽或者是气喘,或者是咳喘并见但是又汗出恶风的表现者。也就是说汗出恶风的咳嗽、汗出恶风的喘,或者是汗出恶风的咳嗽,这些像"慢支病"经常会见到这种情况。那么同时这种情况也见于什么呢? 感冒后遗症(对感冒引起的咳嗽等症状久久不除的,我给它叫"感冒后遗症")。因为有一些病人感冒很长时间,好不容易好了,感冒的病状去除了,表证没有了,但是遗留下来咳嗽或者是气喘,有时候咳嗽久久不愈,有的(人)甚至都会出现气喘了,如果说这个病人又咳喘或者又气喘(同时)伴有汗出恶风的(症状),使用桂枝加厚朴杏子汤就非常的适合。我一般在这个方子的基础上会加上前胡、桔梗、白前、芦根、浙贝等等这些药物,祛邪止咳平喘。

曾有一个三十多岁的中年女性患者,(拿出一个门诊处方简易病例)咳嗽已经 5 个月,但是后来她说她有点喘,就是(气喘)不能平卧,主要还是咳嗽。问问她的原因就是感冒以后引起来的,这就是感冒后遗症。痰比较少,一到晚上咳嗽得就更重了,甚至后来就发展到喘不能平卧,就是躺不到那儿了。有的时候是早上起来会见打喷嚏、流鼻涕这样的一个现象,还时时有汗出。舌淡、苔白有点薄腻。这个脉象记载的是细滑的脉象。我存了好多这样的临床简易病例,写在处方上的病案,像这种有出汗有咳嗽的感冒后遗症非常的多,这个病例就符合桂枝加厚朴杏子汤证的这样一个特点,其实就是第43条里边讲的,是太阳病导致的这样一个后遗症。所以我给她开桂枝加厚朴杏子汤,加上前胡、芦根、桔梗、贝母这些,服1周这个病人的咳嗽就大大减轻了。她已经咳嗽快5个月了,喝了两周全部症状消失。关于这样的感冒后遗症,我保存有相当一部分病例,有的甚至长达数年,我看过好多四五年的,就是一直咳嗽了四五年,一追根,我问他开始(得病的原因)就是一个感冒引起来的。外感病,感冒早好了,咳嗽一直留到这儿了,甚至有的病人一下子咳嗽了几十年,如果有打喷嚏、流鼻涕的话,还可以再加上荆芥、防风,就是往外祛邪的(药物)。总之,桂枝加厚朴杏子汤这样一个方子主要是用于表虚作喘,或者是汗出恶风这样一个咳嗽,或者气喘的一个病人,总体上抓住这样一个特点。这是桂枝汤的第二个兼证,我们再往下看,桂枝加附子汤证。

（3）桂枝加附子汤证

太陽病,發汗,遂漏不止,其人惡風,小便難,四肢微急,難以屈伸者,桂枝加附子湯主之。(20)

桂枝加附子湯方

桂枝三兩(去皮)　芍藥三兩　甘草三兩(炙)　生薑三兩(切)　大棗十二枚(擘)　附子一枚(炮,去皮,破八片)

上六味,以水七升,煮取三升,去滓,溫服一升。本云,桂枝湯今加附子。將息如前法。

太阳病用发汗的方法治疗,应该是正确的,但是桂枝汤后面要求太阳病发汗要取"微似汗",就是发汗不可太过。我们看后面它讲啊,发完汗以后出现了"遂漏不止","遂",于是的意思。"漏"就是汗液外漏啊。太阳病经过发汗的方法治疗以后,于是就汗漏不止。这说明什么呐,发汗太过了,是不是?发汗太过就出现漏汗,大家注意啊,桂枝汤的出汗,属于什么汗,咱们在第12条里讲过啊,"阳浮而阴弱"啊,"阳浮者热自发,阴弱者汗自出",唉,它是自汗。什么叫自汗呀?人一动就出汗,不动,坐着,可能就会好得多,对吧?但是漏汗可不一样啊,漏汗无论人动不动都会出汗,甚至我们肉眼就可以看到出汗,你可以看到病人手背上或者额头上汗液渗漏不止,这样一种情况啊,我们叫"漏汗"。它的出汗状态比自汗,比桂枝汤证的自汗要严重,实际上漏汗就是严重的一种自汗。所以实际上我们把这一条可以看成什么呀?看成是桂枝汤证里的第一组症候群——营卫不和的这个症候群的症状加重了。刚才我们说的那个桂枝加厚朴杏子汤证(是)

第三组症候(群)加重,就是肺气不和的症状加重。你看桂枝汤证这三个兼证,是不是啊?桂枝加葛根汤证是桂枝汤证中太阳经气不利的症状加重了,桂枝加厚朴杏子汤证是桂枝汤证中肺气不利的症状加重了,而桂枝加附子汤证则是桂枝汤证中营卫不和的这一组症状加重了,对吧?所以桂枝汤证兼证,就是桂枝汤证某一症候群症状扩大化的结果,所以采用桂枝汤加减法治疗。

　　除了漏汗,条文还说:"其人恶风",大家注意这个词儿啊,其实在桂枝汤证里已经提到恶风了,桂枝汤证本身就有自汗恶风,在这里边又强调了一遍,说"其人恶风"是指恶风特重,自汗本身就有恶风,那么何止漏汗呢?所以漏汗我们可以想象,由于汗孔洞开,就像咱们这门儿关不住了,所以肯定一有小风他就感到非常的冷,甚至是透骨的那种凉,所以这里这个"其人恶风"主要是特指的这个意思。就是强调漏汗的病人他的恶风特别严重。

　　同时,我们看这里出现了"小便难"啊,小便困难,大家想想看为什么小便困难啊?小便量少,而且不通畅,就是解得少,或是尿不出来。当然还有一些你像男的他就会有尿等待这些啊,女的也有啊,尿无力,有好多这样一些情况,那这个就是小便难。什么原因呐?(学生:汗出太多了)对,汗出多,伤什么了呀?(学生:伤阴津)伤阴?伤津是吧?对,汗多伤津,膀胱里的水少了,所以小便难。实际上我们讲汗、尿同源,汗、尿是一家,机体内津液代谢通过皮肤排出去的就是汗,那通过膀胱排出去的就是小便了。汗多的人小便一定少,那反过来说小便频出的人往往出不来汗。你看夏天,我们看日常生活也是这样,夏天汗多我们就小便少,冬天汗少了小便就多,天越凉还晚上起夜越多,是不是啊?除此之外小便困难还有一个原因没有?(学生:阳虚)出汗多除了伤阴以外还伤阳气对吧?那如果是伤阳气,阳气少了以后就会影响到——(学生:气化)唉,影响到膀胱的气化功能,使它的气化功能低下,这样子啊,膀胱鼓动无力也会出现小便难。你看有一些人他可能会有便意,频繁地去洗手间,但是到那儿又解不出来,这往往是膀胱的气化无利所造成的,所以有时候我们在治疗的时候并不是补它的阴,而是温振它的阳气。所以在这个漏汗证中出现小便难,它所代表的是什么呢?阴阳都不足!既可以是阴虚,也可以是阳虚,也可以是阴阳两虚的一种情况。

　　还有一个症状我们看,"四肢微急,难以屈伸者"。"急"就是拘急,多有疼痛,难以屈伸就是屈伸不利,四肢出现拘急的状态,包括抽筋,包括疼痛,包括四肢的不适感,甚至会出现一些像西医讲的"不安腿"的这样一个特点,就是这个病人有时候他这个腿往哪伸都不舒服,怎么不舒服?你要让他用语言形容他又形容不出来,这个西医叫得很好,叫"不安腿综合征"。我们中医讲这是筋脉的一些疾病,是筋脉拘急造成的。四肢拘急,屈伸不利,这是因为什么啊?这是阴津不足,筋脉失养,是吧?那我现在问大家,阳虚可以不可以?(学生:可以)阳气虚喽,经脉失于什么呀?(学生:温煦)阳气温煦的作用减少也会出现屈伸不利,有没有理论根据呀? 对了,咱们《黄帝内经》学过吧,《素问·生气通天论》里有讲,说"阳气者,静则养神,柔则养筋",这是什么意思啊? 它在这里就是强调阳气的重要性啊。我们一般讲神志需要阴血的滋养,但是同时又需要阳气的温煦作用。还有一个就是筋脉,筋脉除了需要阴血的滋养以外,也需要阳气的温煦作用,否则的话同样会出现屈伸不利。你看一到冬天,天儿太冷,天儿冷就反映阳气它就相对的不足啊,是不是啊? 那个手会怎样啊? 尤其你要暴露到外边,手会僵硬是不是啊? 屈伸不利,嘿,掉一块钱(硬币),捡不起来,我有一次大冬天的弄过这种事儿啊,见地上一块硬币,不捡可惜了,可是捡,这个手不当家啊,怎么也拾不起来,没办法最后两手这样给它撮住弄起来的(学生笑),僵硬啊,是吧? 所以实际上筋脉的屈伸作用失常,不仅要想到这个阴血的滋养问题,还有阳气的温煦问题,那就告诉我们,对筋脉拘急的病,咱们当然要考虑阴血,还要考虑什么呀? 要考虑阳气,这就需要辨证。有可能这个病人阴阳都不足,你像这种情况,它出现在漏汗里啊,会有阴阳两虚的这种现象。在出汗的病人中,有一部分人有抽筋的现象,长期出汗怕冷的人,你问他腿抽不抽筋,他往往会有抽筋,什么原因? 就是这一条讲的:阴血既不足,而且阳气又虚,筋脉既没有阴血的滋养又没有阳气的温煦,这时候他会出现筋脉拘急的现象啊,会表现为小腿的抽筋呀,所以像这种情况下我们那要根据病情,看是阴虚为主还是阳虚为主。

这一条讲用"桂枝加附子汤主之",桂枝加附子汤,咱们一看这个方子,就是桂枝汤里加上附子。在这里,大家可能会提出来一些疑问对吧,是什么疑问啊? 就是你觉得哪一点想不通啊? 从我们前面分析的来看,小便难也好,四肢拘急也好,它可以是阴阳两虚,那这里我们看它有养阴的药吗? (学生:没有)只加了一个附子对吧? 什么意思啊? 为什么不加沙参,或者麦冬这样的养阴药物,或者把芍药的量再加大,它没有,对吧,只在桂枝汤里加上这个附子就行了,为什么呢? 目前主要矛盾是什么呢? (学生:阳虚)阳虚,主证是什么呀? 大家想想看,这些小便难也好,四肢拘急也好,什么原因引起来的呀? 是汗漏不止啊,这是它的主要矛盾,那这个漏汗就是病人的体液一直在往外渗,如果不把这个止住,后面说给养阴药物,能养过来吗? 恐怕还没补上去呢,那边已经丢了很多了,对吧? 所以目前的方法,首先把汗液止住。那当体液流失比较严重的情形下,中医怎么去止啊? 我们是用养阴血的药还是用固阳气的药? (学生:固阳气)对了,目前治疗的主要焦点是固阳气,所以这里就加附子啊,附子是温阳、固阳的,为什么这时候要固阳啊? 这就是阴阳之间的关系,咱们《内经》学的,阴阳之间什么关系呀? 比如说阳对阴津有什么作用? 阳可以化生阴津、温煦阴津、推动阴津、固摄阴津,是不是啊? 所以要把这个汗止住,不是开养阴的药物,而是开温阳的药物来达到止汗的这样一个目的啊! 不仅是出汗,凡是体内阴液丢失严重的时候,中医都要开补阳气的药物,像大出血,大出血我们当然现在有中西医结合的方法了啊,还有好多西医的止血方法。但是在过去没有这种方法的时候,古人怎么用啊? 他是开的大量的补阳气的药物啊,对不对? 所以后世有那么一句话啊,叫"有形之血……"学过没有啊,我写这里啊,"有形之血,不能速生;无形之气,所当急固。"是吧,所当急固,什么意思呀? 这血是有形的啊,要短期内把它给化生出来,不可能做到,来不及,补血药还没有发生作用,可能这病人已经死掉了对吧? 所以目前是先把它止住,别让它丢失那么多。那要止这个血,怎么办呢? 固无形之气,因为气能够固摄血液,所以要补这个气。古人治大量出血用什么? 用独参汤,用参附汤,用人参加上附子,而不用一点养阴药,如果加了养阴药,反而会影响人参、附子的温阳固摄的作用,对止血不利。同样,出汗一个道理,病人现在漏汗不止啊,造成了体内的阴阳两虚,那么治疗就是要固阳气,以达固摄津液止汗的目的。所以就这样一种方法啊,大家一定要学古人的这种(思维方式)啊,这也是属于中医急则治标的一种治疗原则。但接下来啊,如果这个汗止住了,我们再看它具体的是阴虚、阳虚或者阴阳两虚,可以接着给一点养阴血的药物。

　　所以这条原文主要讲的是卫外不固的病变,强调的是卫气,是卫气功能的低下所造成的。如果我们说桂枝汤证中的卫气是由于外邪的干扰所导致的功能障碍的话,那么这个桂枝加附子汤证,它的卫气就是真正有"虚"的这样一个程度了,所以我们要补它啊,那也就是说是卫虚不固导致的营阴漏泄,而且兼有表不解。但是这个方子啊,我们在临床具体使用的时候,是以出汗、恶风为主要症状,而不是看它有没有表证,没有表证同样可以使用桂枝加附子汤。现在我们对本证来个总结:

```
病机:卫虚不固,营阴漏泄,兼表不解
病症:汗漏不止,恶风较甚。伴四肢微急,难以屈伸,小便难
治法:扶阳解表
方药:桂枝加附子汤
　　　桂枝汤——调和营卫
　　　附子——扶阳以固阴
```

　　主证是汗漏不止,恶风较甚。当然,可以伴有四肢微急难以屈伸,还有,可以伴有小便难啊,当然也可以伴有其他一些症状,比如说口渴呀,什么睡眠不行呀等等。一些病人是因为冷得睡不着,好多有这种情况啊,这些都是它兼有的一些症状。所以我们要抓主要的,把这汗给止住了,其他病症就迎刃而解,所以治疗的重点是什么呢? 关键是固阳气,要固卫气。

　　桂枝加附子汤的作用机理,还是用桂枝汤调和营卫;附子的作用我们都知道,附子有生用,有炮制后用,这里是用的是炮附子,就是炮制过的附子。我们都学过的,生附子回阳救逆,用于亡阳证;炮附子温补阳气,用于机体阳虚。一般我

们说附子可以温阳,温哪里的阳呢?(学生答:肾阳)肾阳?脾阳温不温?(学生答:温)心阳呢?(学生答:温)温,全身的阳气都温。表阳,在这里是温的表阳对吧?所以凡是体内有阳虚的地方没有附子不温的,它通行十二经,如果真正体内有阳气不足的话,开附子不会有错,在这里它主要是固表阳、固卫气呀。附子固卫气主要是源于它补肾阳的这样一个作用,附子温阳比较多,但是从脏器的亲和性上来讲,它主要是走少阴的心肾,而外在的这个卫气,卫气固护于外,但是卫气是从哪里来的呀?这个咱们应该知道,先问营气从哪里来啊?(学生:营出于中焦)嗯,对,所以在《灵枢·营卫生会》篇,第十八篇,专门讲营气、卫气的。书中记载:有一天黄帝没事儿了,叫岐伯过来,(学生笑)讨论医学问题,黄帝问:"营卫皆何道从来?"营气、卫气都是从哪个道化生出来的?岐伯对曰:"营出于中焦,卫……"出于哪里呀?"出于下焦",回去咱看《内经》啊,营气化生于脾胃中的水谷精微,而卫气来源于下焦,实际上就是肾脏的阳气!注意啊,实际上卫气就等于是肾阳在体表的一个办事处!我是代表你肾阳固护卫表啊,所以说"卫出于下焦"。那如果说这个人肾阳不足,会有什么呀?肯定卫气不足,卫气不足的病人就经常感冒。所以经常感冒的人你要深究一下,看他是不是有肾阳不足的一些症状。老年人为什么经常感冒啊?肾阳不足,而且一感冒不容易好对吧?所以像这种我们就要用附子了,补它的根儿去。那么在这里实际上附子补卫气,扶阳解表,这个扶阳主要还是扶肾阳,肾阳一充足卫气自然就充足了,所以大家看用附子,是炮附子,"炮去皮,破八片",附子用的是一枚,一枚附子相当于我们现在的15~25g,在《伤寒论》里边还要用大者一枚,还要挑大个的。那个相当于30g。生附子回阳救逆,炮附子是温阳通经的,在这里主要是温表阳,实际上就是通过温肾阳来达到止汗的这样一个目的。

接下来,咱们往下看这个方后注啊:"上六味,以水七升,煮取三升,去滓,温服一升。"这跟前边一样啊,咱们不再说了。"本云桂枝汤,今加附子,将息如前法","将息"就是调理的意思。我们看当时那个时候的附子并没有先煮,我们现在附子怎么样啊?要先煎,因为附子有点儿毒性,咱们现在《药典》规定附子9g,超过9g我们就得签字了啊,现在还要求病人要先煎附子半个小时或40分钟,还有说要煎一个小时,就是为了防止它的一些毒性、副作用。临床上的实际的一些情况、一些因素比较复杂,使大夫在处方用药上顾虑较多,开药难免畏首畏尾。像附子的用量,如果全部按照《药典》去开的话,有可能发挥不出来很好的温阳作用,真的这样,《药典》规定都是10g左右啊,很低,如果越过这个量,万一有问题,大夫可能就得负责任了,所以有些大夫就坚持"安全第一,疗效第二"的理念,当然了,大多数情况下用药为了治病,去灵活地运用。比如用附子怕有毒的话,可以采取先煎的方法,也可以开点甘草什么的,以解附子之毒,像四逆汤里它本身就有甘草,那个甘草所起的作用不光是治疗作用,它还要负责解这个附子的毒性,说明这些我们都可以通过配伍来达到目的。

桂枝加附子汤目前临床多用于什么病呢?多用于治疗怕冷的病症。怕冷的、出汗的,这种现象太多了,病人怕冷大部分都有出汗,因为出汗后汗孔一直开着,所以风寒之邪、外界的寒邪容易侵袭人体,这个病人就容易冷,再加上出汗后阳气不足啊,所以更感觉到冷,甚至夏天要穿上棉袄。我在北京中医药大学的国医堂门诊上,经常见到夏天穿棉袄的,曾有一个三十多岁的女患者夏天穿棉袄来就诊,这病人解开衣服扣子让大家看,不止一件,啪啪啪打开三层,三个棉袄,你说这么热的天儿,她穿三个棉袄,那肯定是冷啊,还有出汗,这个病人她说身上都是潮的,非常潮,她出汗甚至用肉眼都可以看到。来到门诊以后都不敢坐下,为什么不敢坐,害怕凳子凉,我说这是木头凳子,她说木头凳子也不敢坐,一坐就觉得下边这个凉气直往屁股里吸,就这样子啊,病人站着让我号脉。我说你上班怎么办呢?她说上班也站着。回家呢?回家躺床上了,因为家里床上有褥子、电褥子什么铺得很厚,就舒服点。这样的病人很辛苦啊,都冷到这个程度。有一个老太太给我讲,(她)说话很有意思,有时候病人的语言特别的生动,她对我说她也是特别的怕冷,她们家是一楼,有一个小院,小院的中间放一块石头,(病人)专门让儿子给她放一块石头,干什么用呢?夏天的时候,每天中午的时候在那坐,暴晒三个小时,说这样的话晚上才能够睡着,“我到晚上冷得都睡不着觉。”(病人说)我给她开完方子以后,她还说:“大夫你们这儿有没有卖那个太阳能板的,让我背到背上,白天蓄能,接太阳光,晚上我再用。”(学生笑)我说:“我还不知道有没有,(大概)没有”。这说明病人她就讲很怕冷的那种程度。

像这种汗出、怕冷的病人,我们一般首选就是桂枝加附子汤啊,就这个方子。当然这些多是慢性的疾病过程中出现的,治疗上需要有一个过程,而且附子我们在用到一定量的时候,你不要再无限地往上加。现在咱们有一些个别大夫,一开附子就是几十克,上百克的,我看报道有的甚至开200多克,附子的起效不仅仅是量的叠加,把量开得很大,要注意在煎煮析出的时候有一个溶解度、饱和度的问题,对吧?加两碗水,要用200多克附子,请问这个附子能不能给溶解喽?是不是啊?比如说它这个溶解度,用到50g已经是百分之百了,也就是已经饱和了,那要用到150g、200g的,就是浪费啊!它溶不了。那说好,再多加水,那病人能喝完么?加20碗水它溶解了,但病人一天喝20碗药,不现实啊。所以说药物用到一定量的时候这个析出度它已经到了,再用就是浪费药材!我们可以采用其他方法,关键是想办法提高其吸收率,为什么有些病人吃了附子30g了,甚至更多,还没有感到一些热意,这就有可能是吸收不好,关键是要提高药物吸收率,可以开一些行气活血的药物,比如说在开附子的时候加上一些当归、鸡血藤、木香什么的,让这个药物成分得以充分地布散开,使它的吸收率提高,病人就会有感觉了呀。所以不是说用附子10g不行,就加到20g,20g不行就40g,然后加到

250g,那可真成二百五了啊!(学生笑)再者,附子量很大的时候它的毒性也会相应增大,毕竟是有毒的药物啊!大家注意将来你们毕业了,在临床上用的时候,真得注意这个问题啊!

对于汗出恶风寒的病症,用桂枝加附子汤都有效果,有时候很快就能解决问题,特别是对一些采用不正当的发汗所导致的。一北京病人,是一个老者,家住南三环,特意跑到北三环的国医堂来看病,记得是五一节的一天上午,我正要下班呐,"哐叽"一声,门被推开了,进来一个人,一看,好家伙,头上戴着帽子,捂着口罩,穿着棉袄,我吓一跳。"大夫,别害怕",他说,"好嘛,我这一路坐汽车,许多人给我让座。"谁不给他让座啊,大夏天他穿的(这样),我们穿短袖都热,他穿个棉袄上来,(怀疑)说这人精神不正常啊,离他远点吧。我下意识地说了一声:"你是不是冷啊?"这病人他瞪我一眼,心想:废话!我都穿成这样了,我肯定冷啊!(学生笑)我知道说这句话是多余的,急忙改嘴说:你这是不是出汗呢?"唉,大夫,你这句话说得比较在行啊,你看,我这上边全是汗",病人对我说。我仔细看,他那个手臂上往外渗汗。全是汗,冷得不得了。我说你怎么搞成这样?"哎呀,别提了",他说,"这不是要五一嘛,趁长假想跟几个朋友约好一起出去一趟的,可在四月二十几号的时候突然感冒了,别人感冒吃点发汗药什么的很快就好,我不行,我得吃两倍,甚至比别人要多的这种治感冒药才能治好,这一次想想马上要出去了,别误事了啊,吃了三四倍的治感冒的药,发汗药,头两天吃一点不行,后来一狠吃了四倍的量!坏了,好家伙这下汗出不止,逐渐凉了,手一摸也凉了。我这么不爱出汗的一个人,这玩意儿一旦出起来汗就止不住了啊。"就这么一种情况,我一听这个啊,心里"窃喜",说病人都病成这样了,这大夫怎么还高兴啊?不是这个意思啊,为什么呀?太单纯了这病!而且发病的时间比较短。临床上病不怕症状重,就怕复杂!你看有一些病人的症状,你问他有点?想半天,唉,有点,我还有点那个了,还有点这个了,从头到脚全是,像这样的就很难调。但是像他这个症状汗出这么重,这么冷,但是他是由于发汗太过造成的,而且时间短,所以比较容易治,因为病情比较单纯。所以我说:"这个病我绝对能给你治好。"为什么呀?他就是按照咱们医圣张仲景说的那一条得的(学生笑),"太阳病,发汗,遂漏不止",出汗多,我说:"你是不是小便少啊?""对,小便少!"病人回答。"这两天夜里腿抽筋不抽啊?"病人说:"哟!大夫你号脉号得真准呀?"(学生笑)我说:"不是,我不是号脉号出来的,而是我们《伤寒论》里就有这一条,你就是按照这一条得的啊,张仲景在两千年前就知道你要得这个病。"我跟他开玩笑啊。当然给他用桂枝加附子汤,因他出汗重我又合上玉屏风散,知道不知道这个方啊?什么药啊大家给我说说,什么啊?(学生答:芪防术)哦你们这样背的啊!也对,加上黄芪、白术和防风,叫双保险啊。一方面我给他温阳,一方面固表虚,等于再加一把锁。黄芪给他用30g,附子当时还是用一般量啊,

10g。一周后病人来复诊,自己骑自行车来的,棉袄也脱掉了,帽子也摘掉了,但是还戴个口罩啊。这个病人一共服了三周的药物,最后一周实际上就是巩固了,基本什么症状都没有了,穿一个长袖衬衫过来了,那就基本上可以了啊。所以像这种就是属于什么呢?阳虚的漏汗证啊,发汗太过造成的。当然如果是在慢性疾病中出现的,有些寒几年了,十来年、甚至几十年都是这样子,这种(情况)短期是解决不了的,需要长期治疗,这在药物用量上要特别注意啊,不能速成的我们就缓图,你要告诉病人有一个治疗过程。气血津液它虚(丢失)得比较快,而要补起来,是要相对较长的一个过程的,老百姓也懂这个道理,俗话说:"病来如山倒,病去如抽丝"啊,就是这样子,一般往往虚证能体现出这样一个特点。

学桂枝加附子汤的临床运用,除了抓住主症,漏汗、恶寒,就是汗出过多恶寒的以外,同时还一定要结合它的病机。一个卫气不固,气虚不固的人可能会出汗,会怕寒,但是同时还可能会导致其他的一些津液外漏的症状。比如说乳汁自溢,有一些妇女她得这个(病)乳汁自动往外流,如果属于阳虚不固的话,桂枝加附子汤也是很好的一个方子。我治过有几例这种漏乳的这样一个(症状的病人),有两例都用了桂枝加附子汤,当然有一些漏乳(的病证)是属于阳明内热那是另当别论了,漏乳跟漏汗是一样的,它都是体内的津液外渗呐。阳气虚的时候不能固摄津液,既可以漏汗也可以漏乳。有一个35岁的中年妇女,她孩子都8岁了,但是近几个月,经常双侧乳房乳汁外漏,白天重,往往一漏乳就打湿衣服,眼看夏天来临了,她没法出门,很难看这个。但是乳房不红也不肿也不疼也不胀,经妇科检查也没有发现有什么阳性病症,所漏的这个乳汁它有时候跟水似的稀薄,没有什么气味。这种特点就是阳虚漏乳的一种表现,再加上舌淡苔薄白,所以它的发病机理和这个漏汗是一样的。我仍然给她用桂枝加附子汤治疗,两周就正常了。

那其他体内的一些津液的丢失,如果属于阳虚不固的,我们照样可以用啊。比如说妇女的月经过多,一来月经时间长,有的尽管经期正常,但是量特别大,甚至引起贫血,有好多病人因为月经过多就血色素很低。一个38岁的病人,月经量特别多,经期是八九天,也没有痛经这些症状,月经里边也没有血块,但是她有一个征象就是每一次来月经之前先出汗,一出汗就非常的怕冷,恶风怕冷,手脚都发凉,等月经过去几天以后,这些症状又自动消失。所以她就在经期汗出,(有)恶风寒的这样一个特点,但是经期还比较准。舌薄白,脉细。那这种月经过多仍然是阳气不固的一种特点,所以我仍然给她用的是桂枝加附子汤,同时加上阿胶,补血养血又止血。那这个方子要怎么喝呢?不是每一天都喝,是月经前十天开始服(用),服到月经来。我说你连用三个月经周期,她第二个周期月经量就正常了。

　　所以根据这个病机,我们可以把这个方子推衍到许多领域,你比如这条文里边它记载有像四肢拘急、难于屈伸这种,像不安腿综合征,那如果是属于阳气虚的,桂枝加附子汤也是很好的一个方子。我也经常把这个方子用于什么呢? 一受凉他的小腿就抽筋,平时这样的病人,往往腿比较凉。还有一个算是老大爷,七十多岁,不安腿,西医就给他诊断就是不安腿综合征,这腿往哪伸都不舒服,下边凉,半夜暖不过来这个脚,他穿着袜子睡觉,后来我给他用桂枝加附子汤合的芍药甘草汤。那你说这里边为什么加养阴的了呢? 因为他并没有明显的这种汗液渗漏,就是津液大量丢失的情况这种没有,那我们就可以加上养阴的药物。其实桂枝加附子汤里边它就有芍药甘草汤,之所以说合上芍药甘草汤是加重芍药和甘草的用量,所以芍药我给他用30g。有时候这个不安腿相当难治,还有一些就是把它归到抑郁症里边去了,因为有一种抑郁症有一型是躯体不适。我看有一些病人来了以后,这西医给他开的是什么呢? 抗抑郁的药物。所以像这些我们就可以把这个方子灵活地运用到许多疾病中,这主要是抓主症跟抓病机相结合起来。这是第三个兼证桂枝加附子汤证。

　　(4)桂枝去芍药汤证

　　(5)桂枝去芍药加附子汤证

　　第四个,桂枝去芍药汤证,还有第五个,桂枝去芍药加附子汤证,这两条实际上是一个发病过程的两个阶段,我们给它放在一块儿讲。

　　太陽病,下之後,脈促胸滿者,桂枝去芍藥湯主之。(21)

　　若微寒者,桂枝去芍藥加附子汤主之。(22)

　　桂枝去芍藥湯方

　　桂枝三兩(去皮)　甘草二兩(炙)　生薑三兩(切)　大棗十二枚(擘)

　　上四味,以水七升,煮取三升,去滓,温服一升。本云:桂枝湯今去芍藥。將息如前法。

　　桂枝去芍藥加附子汤方

　　桂枝三兩(去皮)　甘草二兩(炙)　生薑三兩(切)　大棗十二枚(擘)　附子一枚(炮,去皮,破八片)

　　上五味,以水七升,煮取三升,去滓,温服一升。本云:桂枝湯今去芍藥加附子。將息如前法。

　　第21条有一个字,"满",是张仲景家乡的方言,闷胀的意思。胸满,就是胸闷,胸部憋闷感。所谓"太阳病,下之后",一看就是一个误治呀。那你说《伤寒论》怎么记载这么多误治,误治的几率这么高,别说《伤寒论》那时候,说说我们现在,其实我们每天哪个大夫都是这样,逃不掉,大夫每天都在制造误治,也就是说大夫不是说对每一个病人都百分之百地认证那么准,认证不准采用了这个方子治疗,就是误治呀,包括我本人也是这样。再高明的大夫你都有认证不准、效果不好的时候,都有自己的盲点。所以我们要什么呢?要尽最大能力去学习别人的优点来弥补我们的缺点。我们不求说每个病人都能治好,(因为)达不到嘛,但是我们力求让我们的疗效逐步提高,让大多数人都有效果。你看我举这些医案,当然这些都是验案,那我的误案也有不少呀,治不好的病也一大堆呀,当然这个有这样和那样的一些因素,我觉得最主要的因素就是没有把它认准证,那这样的情况下实际上就是一个误治呀,你看《伤寒论》记载的也是这样。一个太阳病误用下法导致了什么呢?"脉促、胸满",本来是一个太阳表证,误用下法出现胸闷为主要表现的症状了。"脉促"就是脉来急促的意思。说误用泻下药以后,脉来怎么急促了,这说明正气跟邪气正在斗争,因为误用下法以后邪气就会随之入里呀,那我们体内的正气就会极力去抗,所以在这种正邪斗争比较激烈的情况下,脉来急促。所以这个脉促从另一方面来讲代表了我们体内的正气尚可以与邪气搏斗,如果脉沉细,那就说明邪气可能完全进去了,正气没有抵抗呀,所以它如入无人之境,所以"脉促"从某个程度上讲还是个好事。

胸满,这是桂枝去芍药汤证的主症,就是胸部憋闷,总感到这里边(胸部)好像有个东西,有些人伴有长出气,就这样深吸一口气,他觉得舒服一些,那这是一个什么样的症候呢?就是为什么会导致这个胸闷呢?当然这里边说的是太阳病误治以后导致的胸闷,那也可以由一个太阳病也就是一个感冒不经过误治,它后来也会发展成胸闷呐,我们要这样去理解。也就是这个胸闷的病机是什么?我们还只能是以药测证,那第21条说这个方证应该用桂枝去芍药汤治,就是桂枝汤把芍药去了,去芍药就是说这个芍药在这里边治这个胸闷是碍事的,对不对?我们可以这样去想。那芍药是一个什么样的药物呢?酸味,阴柔酸敛的一个药物,它可以敛邪。用芍药不利于什么呢?不利于阳气的振奋,它有碍阳气呀,所以我们就判断这个胸闷可能就是一个胸阳不振引起来的。太阳病经过误治以后邪气内陷,干扰了胸部使胸中的阳气不振了,就出现了胸闷了,甚至严重的情况下会导致胸阳的不足,后边就加附子了。那就说明由胸阳不振发展成了胸中阳气的不足了。

所以第22条紧接着21条就讲"若微寒者,桂枝去芍药加附子汤主之。"什么叫"微寒"呢?说这个寒还没有21条的寒重,不是这意思。这个"微寒"应该摘开来讲,是"脉微、恶寒"的意思,这个"微"是指微脉呀,脉象微只是指脉的动能少了,就是跳得劲儿很小。什么时候出现微脉呢?少阴阳虚的时候,少阴是心肾呐,心肾阳气不足的时候,脉搏搏动无力就会出现微(脉),所以微脉的出现代表心肾的阳气不足了,尤其是心阳不足,心阳是胸中阳气的一部分,是胸中阳气的主力军(可以说是),那心阳不足不但会胸闷,而且脉象比较微弱,同时又恶寒怕冷,所以叫"微寒者"。张仲景说这时候已经不是一般的胸阳不振的问题了,是不足了,在上个方子里边要加上附子了。加上附子在这里就是温心肾阳气的呀,尤其是温心阳。

　　那这两个方证讲的是什么呢？讲的是以胸闷为主的一个方证。当然了，它这里是以太阳病为例来说明，就是这个胸闷是由表证发展而来的，但是实际我们在临床运用上这个方子用的广了。什么样的一些病会出现胸闷呢？比如说我们说心脏病，心脏病的初期就很容易出现胸闷，那如果我们把这条解读为是心脏病也未尝不可，即使原来是一个感冒病后来发展成了一个心脏病也是很常见的。心脏病我们说是少阴病，感冒是太阳病，太阳跟少阴相表里，本来这个感冒就容易引起心脏病，所以实际上这两个方证也可以把它理解为是由于太阳表证，是由于感冒引起来的心脏病，只不过这个心脏病是在初期。那当然这里边可以出现胸闷了，同时这个脉促我们也可以理解为什么呢？是间歇脉的一种，那么中医讲间歇脉有三种，一种是结脉，一种是代脉，一种是促脉。间歇脉有（的是）有规律的间歇，有的是没有规律的间歇，像中医讲的这个代脉是指有规律的间歇，出现二联律或者三联律这样的情况，表现出来的脉象是代脉。但是结脉和促脉是没有规律的歇止，但是这两个脉象又有区别呀，结脉是迟中一止，促脉是数中一止，就是突然跳一直很快的，停了一下这叫促，所以这个脉促也可以理解为是心脏病的脉象，未尝不可。那也就是说桂枝去芍药汤和桂枝去芍药加附子汤可以治疗心脏病，尤其是以胸闷的时候。所以这两个方证它的病机，第 21 条主要是胸阳不振，第 22 条就是胸阳不足了，主要是表现为心阳不足。胸阳不振也好、胸阳不足也好，就会导致表邪内陷于胸，因为它没有说这里边表证解除了，可能还会有表证，所以才用桂枝汤来进行加减。同时这揭示了一个规律，什么规律呢？就是太阳表邪如果往里传的话首先是到胸部，所以后世注家总结了一句话叫"外邪入里必先胸"，就是外邪由表入里的话大多数先走到胸部而出现胸部的症状。如果在这个阶段没有及时地进行治疗，可能邪气就会继续往下走到中焦到阳明甚至到下焦去。《伤寒论》里边讲到这个传变的方式很多的，像后世吴鞠通这些人都比较聪明，他把《伤寒论》学得很透，他看张仲景讲的有这种发病形式，后来就总结为三焦辨证了。所以你看这两个方证就是外邪入里到胸部的一种表现，而表现胸阳不振或者是胸阳不足。所以它主要的症状表现一个是胸闷，再一个可能还会有汗出和恶风寒，因为它是桂枝汤加减的。从脉象上来讲，脉促或者是出现脉微，脉促的时候有可能是胸阳不振，正邪交争，脉微的时候已经是胸阳不足了。所以这两条给了两个脉象，从脉促到脉微是阳气发展变化的一个过程，由阳气被邪气干扰不振到阳气真正的虚。所以治法就要温振胸阳了，当然有表邪还要兼以解表，祛邪解表。因为有胸闷这样一个症状，芍药它酸敛阴柔不适于治疗胸闷，所以就把它去了。所以在这里去芍药是恐芍药有碍胸阳的伸展，那加附子呢？是意在振奋胸阳了，我们说附子十二经哪一经都通，当然振奋胸阳也不在话下呀。

病机:胸阳不振或不足,表邪内陷于胸

病症:胸满＋汗出、恶风寒,脉促甚则微

治法:温振胸阳,祛邪于表

方药:桂枝去芍药汤或加附子

　　去芍药——恐有碍胸阳

　　加附子——意振奋胸阳

　　讲到这里,可以看出张仲景那个时代使用药物的一些特点,就是胸闷的时候不用芍药,脐周跳动的时候不用白术,后面我们会涉及相关的一些方证,我们到时候再说。当然这也可能是一个古人用药的一些经验问题。但是这个我们说也不是绝对的,有一些胸闷,比如说肝气郁结引起来的我们要用四逆散,或者我们要用后世的逍遥散,里边就是柴(胡)芍(药)相配,你把芍药拿下去还不行呢,把芍药拿下去这个肝气就顺不过来了,必须是在养肝血的基础上疏通肝气,所以这是一个相对的。但是果然属于心阳不足的,我们说芍药还是尽量不用。

　　这两个方子的煎服方法都没有什么特别之处,自己看一下教材就行了。

　　那么桂枝去芍药汤、桂枝去芍药加附子汤主要是用于胸阳不振或胸阳不足的疾病。由第 21 条到第 22 条的病情发展来看,就是由一般的胸中阳气不振发展成了少阴心肾的阳虚了,许多心脏病的发展过程就是这样子。甚至到最后这心脏病就发展成一个什么样的状态呢? 四肢厥冷,严重的心肾阳虚,甚至出现心肾阳衰的现象,手脚凉,血液循环不好,心脏输出无力所表现出来的。那当然桂枝去芍药汤、桂枝加附子汤这个时候可能就不太适用了,我们也可以把它与四逆汤合在一起使用,所以桂枝去芍药汤证和桂枝去芍药加附子汤证也可以看成是四逆汤证的一种前驱期、初期,发展下去那可能就是一个心肾阳气大衰的四逆汤证了。所以桂枝去芍药汤和桂枝去芍药加附子汤不仅用于表邪内陷的胸闷,当然感冒以后有胸闷,那就是说表邪影响到胸阳不振了,我们可以使这个方子,但是临床我们最多的用于什么呢? 是胸阳不振,包括心脏病,心脏病的像胸闷、气短或者是恶寒怕冷,手脚凉等等,可以考虑使用这个方子。那当然话说过来,胸闷可以见于一些心脏病的发展过程中,但是并不是说所有的胸闷都是心脏病引起的,也不能这样讲。中医治疗不是看你是什么病,而是看你是什么证,是心脏病也好,不是心脏病也好,只要是通过分析是胸阳不振或者是胸阳不足,就可以用这两个方子,所以中医治病我们重点是辨证的呀。

　　有一个男性病人,我记得是河北廊坊的,三十多岁。一直胸闷气短呐,以深呼吸为快。他来到这里(看病),就是不停地这样子长出气,他说他的病有一些年头了,也做过心电图检查,有一些轻微的 T 波改变,大夫说观察观察看看。但是同时他还有一症状,就是大便特别的黏滞不爽,总是感到有便意,一蹲 20～30

分钟。舌苔白腻，脉虚滑。有胸闷，这个可能有胸阳不振。但是当时我判断由于他大便的黏滞，凡是大便黏滞的一定有脾湿，脾虚生湿加上气机不利就会造成这样一种现象。大便黏滞不爽有的是挂在这个马桶上，所以我判断这是一个湿邪内阻所导致的胸阳不振，就是湿邪郁于胸部了。咱们内科学上有一个"湿阻证"，就会出现这种情况啊。还有一些湿温也会有这种情况，湿邪痹阻胸阳导致的胸阳不振，同时，脾虚湿盛，大肠气机不畅。所以开始我给他的什么药呢？栝楼薤白半夏汤，我们知道这个方子也是治疗胸闷的，是属于痰湿痹阻胸阳的病机。同时合上枳术丸，这两个方子都是《金匮要略》里边的。枳术丸就是枳实和白术，而且这个白术一般都是用30g，有时候用到60g，同时加上像焦槟榔、像茯苓还有生薏仁、杏仁这些化湿健脾的药物。服了四周，将近三十剂药物，这个病人大便基本正常了，蹲厕有时候十来分钟，几分钟就可以了，大便黏滞的现象明显减轻，也不那么下坠了。但是仍然胸闷、气短，舌苔原来是白腻，现在变成薄白了。所以紧接着我给他就改用桂枝去芍药汤汤，加上薤白、生薏仁、杏仁、黄芪，黄芪的使用是取自于张锡纯先生的"升陷汤"。升陷汤治大气下陷，它的主症就是胸闷不连续，只想深呼吸，就是这个气它上不来，张锡纯说这种情况用黄芪比较好，所以他创立一个升陷汤，以黄芪为主的，后面我们要涉及这个方子，咱们还要再说。就用桂枝去芍药汤加上这些化湿往上提气的一些药物，又喝了两个月，这个胸闷、气短才能基本上给他平定，但还有一点不能尽去。但是他说已经不那么明显了，舒服多了，因为这个病人原来他尤其一到阴天的时候，他说就受不了，觉得特别的(胸中)压得慌，一阴天这个胸闷就会加重。所以这个从中医辨证来讲往往是阴邪痹阻胸阳所引起来的，那么桂枝去芍药汤和桂枝去芍药加附子汤就是一个非常好的适用这方面病情的方子。所以这两个方证我们就要联系起来去记，一个是胸阳不振，一个是胸阳不足了，那刚才就说的这个病人，如果说他有明显的恶寒的话，胸阳不足就可以再加上附子来进行使用。这就是这两个加减证的一些情况。

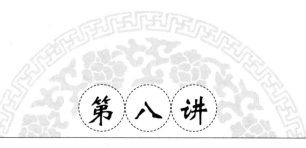

第八讲

桂枝汤证兼证、太阳伤寒麻黄汤证

（6）桂枝加芍药生姜各一两人参三两新加汤证：这一节我们还要先看桂枝汤证兼证，还有一个桂枝新加汤证。我们看第62条：

發汗後，身疼痛，脈沉遲者，桂枝加芍藥生薑各一兩人參三兩新加湯主之。（62）

这个方子的名称比较长，我们把它简称为"桂枝新加汤"，也有人就叫三个字："新加汤"，指的也是这个。正是用了"新加"两个字，所以有人就说这是张仲景自己加减的方子，就是在桂枝汤的基础上他进行加减了。那我们看这个是什么兼证？发汗后，身疼痛，脉沉迟者，用这个桂枝新加汤来主之。这里面给的主症特别明显，就是身痛，那我们就要分析这个身痛出现的原因了。所谓"发汗后，身疼痛"，就是说这个身痛是出现在发汗以后，意思是在运用发汗药以前，可能这个病人还没有身疼痛呢，或者即使有，不是很重。那由此我们就（可以推断）这个身痛和汗出有关，所以你得体会这个身痛它的病机是什么呢？我们说出汗，出汗伤人的什么呀？出汗是什么外漏了？（学生：营阴）营阴外漏。由此这个身痛我们基本上就可以给它定位在营阴不足的这样一个病机上。

那再来看其他（症状），这里给了一个脉象，"脉沉迟者"，沉是主里，说明这个证候可以没有表证，对吧？而迟脉，我们现在《诊断学》上一般都把它定位为阳气不足，但《伤寒论》里的迟脉，不仅主阳虚，而且还主营阴亏虚。你可以想象，迟就是脉搏跳得慢，为什么慢呀？可能会有两种情况，一种是鼓动无力了，这种我们可以把它定位在是阳气不足；但是还有一种情况，是血管里面的血少了，也会慢，就像冬天这个河水一样，你看冬天的河水它就没有夏天的河水流动速度快，为什么？它水少，水多了就流动快！所以迟脉也主营阴不足。在这里它和发汗后的身痛并见，显然是营阴不足造成的，是吧？所以这个我们就看出来，这是营阴虚所导致的身痛。那由此我们把这个病机定位在：营气不足，筋脉失养了。

其实这一条我们也可以把它看成，你看这是桂枝汤证里面哪一个症候群症状的扩大？第一个？第二个？第三个？（学生：第二个）第二个什么呀？太阳经脉不利？对，也可以这样理解。但是，这是第一（症候群）和第二（症候群）的结合，这里面你看看什么，突出营阴不足，所以与第一组症候群也是有关的呀，也就是说它这个有可能会伴有出汗很多，汗出比较多，越出汗身体越痛，是吧？那我们还可以将这个方证与桂枝加附子汤证对着记。你看，都是营卫的不足，但是桂枝加附子汤证是卫气亏虚明显，不能保护营阴，所以出现漏汗；而这个（证）是什么呢？是营阴亏虚为主，出现了身痛。同样都是营卫不和，营卫不足，一个是卫气虚为主，一个是营气虚为主。所以那个用桂枝加附子汤，这个用桂枝新加汤了。

主症是身疼痛，同时有脉沉迟、出汗的现象，也就是汗出身痛。汗出身痛当然还是要使用桂枝汤养营益气，同时要缓急止痛。咱们看桂枝新加汤这个组成：

桂枝加芍藥生薑各一兩人參三兩新加湯方

桂枝三兩（去皮）　芍藥四兩　甘草二兩（炙）　人參三兩　大棗十二枚（擘）　生薑四兩

上六味，以水一斗二升，煮取三升，去滓，温服一升。本云：桂枝汤，今加芍藥、生薑、人參。

方中仍用桂枝汤，目的仍然是调和营卫。再看加上的这三个药物，芍药、生姜是桂枝汤里原有的，等于是加重其量，对吧？同时又加了一个人参。那我们看加重芍药的用量是干什么？芍药在桂枝汤里面用三两，在这里是四两，干什么呀？你看，一个是养营血，芍药补营的呀，现在营阴不足为主，那就要给重点补营阴啊，加重芍药用量，就等于增加养营的作用；同时芍药还有缓急止痛的作用，所以如果你碰到营阴不足的身痛的话，芍药的量一定要加重使用。

人参这个药物我们学过，什么补药？大家伙儿最喜欢的这是，（学生：补气）补气的？补气的药是吧？只理解对一半，人参补气的同时不伤阴，它是气阴双补的药物，这也是为什么大家都喜欢它的原因。当然用人参，我们国内的人参比较好，主产于东北，相对于其他（补气药），像这个黄芪呀、像党参这种，人参的养营作用特别好，所以实际上用人参在这里是气阴双补。为什么要气阴双补？营阴虚了要补阴，但他没有开沙参、麦冬这些药物，而是加了人参来补气以生津，实际上就是调动体内（人体内）的生化动力呀，这个我们在治疗虚证的时候一定要注意，不要一味地去补他缺的东西，要想办法让他自己体内能够产生出来。比如说贫血，咱们叫血虚，血虚中医要开什么药？当然一个是开补血的，就是四物汤嘛，对吧？除此以外，还要开什么药呢？我们有一个补血的名方，李东垣的吧，叫当归补血汤，看看当归补血汤的配伍就知道了，这个方子名为补血，但其主药用的恰恰不是（补血的）当归，而是（补气的）黄芪。而且两药的比例还有讲究，什么比例呀两个药？（学生答：五比一）五比一呀！就是黄芪的用量要大于当归的四倍吧，黄芪用五份，当归用一份，对吧？什么道理呀？黄芪是补气的呀，为什么血虚要大量的补气呢？干什么呀？就是补气来达到生血(的目的)，实际就是调动病人体内自然的这种生化的动力呀！拿咱们现在说，比如说某个地方受灾了，天灾，全国人民都去援助它，但是这种方法是什么呀，治标不治本呐，你援助些东西如果用完了，怎么办？你还得援助！你不能每年都得要去援助。所以重要的是什么呢？重要的是让灾区"恢复生产，重建家园"，这才是最重要的，这就相当于我们治血虚要用补气药是一个道理。同时你可以想到，血虚除了气以外，还有一个转化的渠道，就是精血化生。比如说我们讲到肝肾同源的时候，讲到精血同源的时候往往讲这个问题，那就告诉你，精血之间可以互相化生，所以说在治疗血虚证的时候，除了加补气的药物，除了直接补血，还要加什么呀？还要去补肾精！所以一个血虚的病人来了以后我们开方子里面有三大块：直接补血的，还有补气的，补精的。后面两项是间接补血，正是因为这种间接的补，才是治本之途。

　　在这里是一样的，你看看，它用人参，对吧？同样的道理呀，营阴不足也好，血液不足(也好)，都是体内的阴不足，阴不足补阳气，取"阳能生阴"之意，这是一个重要的法则呀！《黄帝内经》讲到阴阳互生的时候它举了一个特别通俗易懂的例子，以云雨之间的关系来讲："天气下为雨，地气上为云"，最后讲是"雨出地气，云出天气"，咱们都学过这一段，什么道理呀？比如说我要想让天多下雨，这是阴吧，但雨从哪里来的？云彩上下来的，云彩从哪里来的？地气上升所导致的，那地气怎么上升？通过什么动力？当然是阳光，阳气！所以阳气蒸发才能够雨多呀。你看越到夏天，天热的时候雨水越多。这个例子告诉你什么呢？就是在治阴血虚的时候要怎么呀？一定要加补阳气的药物，否则的话它不蒸发，你雨水反而少，补的都是死阴，对吧？活不起来了呀。有一个再生障碍性贫血的病人，(这个病)很难治的，骨髓的问题，全血减少，28岁小伙子，怎么补血细胞都补不上去。补血的，西医也采取了一大堆(药物)，全部是往上升白(细胞)的，叫"升白能"的什么玩意儿一系列这些药物，补不上去。我也给他补过一段阴血，补不上去。后来发现他总四肢凉，最后决定用四逆汤治疗。四逆汤知道吧？附子、干姜，还有什么呀？(学生：甘草)这个得记熟啊，我一说四逆汤知道吗？大家都点头，再问什么药啊？都没反应了，两眼直视我，肝风内动的前兆似的(学生大笑)，这个方子咱得会！用四逆汤，当时我给他用的是"熟四逆"，就是不用生附子，用炮附子。后来全血生得特别快，血色素很快接近正常了。这就说明人呐，他的生化之机将废，这时候重要的是补他的这个生化之机，让他动起来，他的阴血自然会产生的，等等等等这些例子是比比皆是。再比如对现在的一些癌症疼痛的治疗，癌症后期大多会出现疼痛，往往也是气阴不足的表现，用人参就非常有效。所以对于一些癌症晚期的这种疼痛不是——咱们中医治疗不是一味地去止痛，要辨证，用人参益气养阴使筋脉得到濡养，疼痛就会缓解。所以我看过一些资料报道，有人就是把这桂枝新加汤用于癌症晚期的疼痛，其作用机理就是这样子。另外人参又有强心的作用,心脏的增强剂。咱们时间关系,我们现在不再完全展开讲了。这就是加人参的道理。

　　还有一个药物,里面的生姜它也加重量了,为什么呀? 你说这营阴不足,生姜在这里,按照桂枝汤我们解释它是帮助桂枝解表的对吧? 那这里面干什么? 你不是越发汗身体越痛吗? 本身这个身疼痛就是发汗后,是吧? 大家想想看什么道理呀这是? 你要不看咱们书上解释,你自己想,你能想到什么? 生姜是发散的药对吧? 发散,就是这时候它为什么要加重一个往外走的药? 什么道理呀? 你看我用这个图,(黑板上画出一个人体轮廓图)我发现这个图别看简单,它能说明问题。那我们讲过来讲过去,这个 62 条它的主症是身痛,这是肯定的。就是以后我们要碰到一个身体疼痛为主的病人,可能首先我们想到,有桂枝新加汤这一个证的。当然,身痛不一定都是这个病机,起码我们可以考虑到,就是在脑海里面想过了这个方子。那身痛不管怎么说,这个症状它是位于表的症状。大家注意我写这几个字,是"位于表"的症状,但是它不是"表证",我们所谓的"表证"就是太阳病,对吧? 那这个病它不是太阳病,但是这个身痛是在人体的体表,跟内脏的病相对而言它是属于表对吧? 现在用桂枝,又加重芍药,再加上人参,芍药和人参你看这两个药物都是(具有)什么共同的弊病呢,要么酸敛,要么就是壅滞,人参很壅滞对吧? 芍药很酸敛,那么想这个药吃进去了,它能不能迅速地发挥作用呢? 不一定! 再加上如果(碰到)这个人消化能力弱的时候那就更不好了,往往这种病你看,就出现在老年人身上:营阴不足,身疼痛。但是老年人他是什么? 他的脾胃往往虚。所以说,为了加快这些壅滞的药、补益的药迅速地走表,这里面就加了生姜了,同时生姜又有和胃助消化的作用,能促进药物特别是补药的迅速吸收。所以生姜实际上是使这些补益药物迅速地走表同时又和胃而用的,我把它叫做中医的增效剂。你看西医有一些药它有增效剂,像增效磺胺。中医也有增效剂,生姜一加往外表散,使这些药物能够迅速地跑到表去,止这个疼去。所以你看古人也是绞尽脑汁来考虑,可能他在开始的时候,只用了人参、芍药,但他发现这个疗效比较慢,甚至可能病人吃完以后胃里面觉得"瓷实",像吃了一个大煎饼似的,很瓷实,消化不动。加上生姜以后,既和胃又走表,它的疗效就会提高。所以我们在治位于表的症状的时候,咱们要学古人这种经验,加上走表的药物,所以这一条对于我们的启发是很大的。

　　《金匮要略》里面,还有一个方子跟它异曲同工,叫黄芪桂枝五物汤,也是重用生姜。黄芪桂枝五物汤是治什么的? 如风痹状的身体麻木不仁,你看,麻木不仁呀,身体不仁也好、疼痛也好,都是什么呀? 位于表的一些症状。所以在用黄芪、桂枝这些药物的同时,加重生姜的用量(这个方子中黄芪、桂枝、芍药等都是三两,唯独生姜用了六两),使黄芪这些壅滞的药物,迅速达表。再说身体不仁,张仲景在《伤寒杂病论》里面为什么用黄芪、芍药这些药物去治(身体不仁)呢?

补卫气的呀,补卫阳的呀,补营阴的呀,因为这是《内经》的理论,《内经》讲"营气虚则不仁,卫气虚则不用,营卫俱虚则不仁且不用",所以要补这些呀,它里面也有芍药这些东西。所以咱们学到《金匮要略》时,你跟这个方子对等起来记,都是重用生姜。

这种观点对后世启发也很大呀!王清任,哪个朝代的?(学生:清代)他的书是什么呀?(学生:《医林改错》)对,但是《医林改错》从解剖学上它写得确实不怎么样,他本来的意思就是说,因为那时候西医已经传入咱们国家,他就发现好多从西洋过来的这些解剖图有错误,他本意是很好的,想给它改一改,将错误的地方给它改了。但是,当时的中国是封建社会,实验条件不够,很受限制,谁家的人死了以后让你去拨弄去呀?没有实验条件。但是他的这个拼搏学习的精神特别值得我们敬仰,每一次刑场杀人的时候,王清任但等着哪儿杀人,(学生笑)尤其是挨千刀万剐的那些人,他就会站到前面去看,借这样的机会来研究人体的脏器、组织的解剖,这在他书里面都有介绍。有一次他来到一个镇上,这个镇上刚闹过一次瘟疫,小孩子抵抗力差呀,死了好多孩子。当地有一个风俗习惯,孩子死了以后不能埋,埋了以后就灵魂不能转世了,特迷信,孩子死了都扔到外边,扔到外边就有野狗去吃。所以他走到这个镇上,一看这个乱坟地上到处都是孩子(尸体),他就去研究,这是一个非常好的机会呀!但是你想那野狗吃完的那些尸体都残缺不全,所以他这种研究条件,研究出来的这种解剖图画出来比人家还错,有人说"《医林改错》,越改越错"。但是王清任先生最大的贡献,在中医的历史发展中有不可磨灭的一笔,就是活血化瘀的学说。他发明了五个活血化瘀汤,咱们都学过没有?血府逐瘀汤是他的一个代表。根据瘀血所在的部位不同,用不同的方子去活血化瘀:瘀在血府的,就是胸膈心肺这些(位置),用血府逐瘀汤;瘀在横膈以下的,用膈下逐瘀汤;小肚子有瘀血,用少腹逐瘀汤,是吧;瘀血在头,用通窍活血汤;瘀血在体表,出现身痛的,他用什么方呀?没学过这个?哦,你们可能叫三级方子是吧?(学生:附方)附方?附方也得背,叫身痛逐瘀汤!这个方子用于瘀血所导致的身痛,包括风湿性的这些病特别的好,我也很喜欢使用这个方子。但这个方子它有一个特点,里面它用羌活和秦艽这些药物,尤其是像羌活,干嘛呢?走表!活血化瘀的药本身它不像人参这么壅滞,但即使如此,他仍然要加这种走表的药。所以对咱们来讲,这应该是我们要好好学习的一点。你别看他用一个生姜,这里面它的内涵很深的呀!读《伤寒论》到这里,你要联想到好多知识才行,所以凡是位于表的症状,咱们加走表的药物。那现在位于表的症状我们除了讲身痛,还有什么?麻木不仁,还有什么?多了对不对?最最典型的是什么呀?皮肤病对不对?皮肤病那当然是在表了,但是你能说皮肤病是表证吗?不可以!只能说它是位于表的证对吧?所以像我们现在治疗皮肤病,荨麻疹也好,还是湿疹什么的也好,都要加走表的药,这样的话,它的药物的作用速度就会很快。所以这是我们要注意的一个问题。

学习方剂，无论是经方，还是时方，最好的一个学习方法就是拆方，学习一定要把这个方子给它拆了，拆了以后，你就看它每一组药是干什么的，这样就能学到古人的组方思路。比如我们看从这个桂枝新加汤方子里面学到了什么思路呢？位于表的症状一定要加走表的药！对吧，这就是它的一个特点。

所以，这个方证我们就这样去掌握。可以总结为：

```
病机：营气不足，筋脉失养
病症：身疼痛 + 脉沉迟，汗出
治法：养营益气，缓急止痛
方药：桂枝新加汤
      桂枝汤——调和营卫
      重芍药——养营缓急
      重生姜——引药达表
      加人参——益气养营
```

再看这个方子的煎服法，"上六味，以水一斗两升，煮取三升，去滓，温服一升。"这个需要指出来的就是什么呢？我们看仍然是这几味药物，基本上是桂枝汤为主组成的。但是我们看它加多少水呢？一斗两升。一斗等于十升，等于是加十二升水，但是还是煮到三升，前面像桂枝汤这些都是加七升，即使先煮麻黄，有这个麻黄、葛根的话就最多再多加两升，那也没有这个方子加水的量多呀。加十二升水但是还是煮到三升，说明它煮药的时间长了，那这说明什么呢？说明像有人参这样的药物要煮的时间长一点。别的，从喝药的量还是这样子，（煮取）三升每次（服）一升，一天三服。后边讲："本云，桂枝汤，今加芍药，生姜，人参。"这是对桂枝新加汤组成的一个解释，也就是说这个方子主要是桂枝汤加上这三味药物组成的。

的确，桂枝新加汤在临床上用于身疼痛的比较多，但是要知道，身痛的原因非常的多，外感的，内伤的，痰饮的，瘀血的等等，非常的多呀，不是所有的身痛我们都是用桂枝新加汤的。那这个方子我们用于什么样的身痛呢？我们一定要扣住它的病机，是营血不足的身痛或者气阴两伤的身痛。有可能营血不足或者气阴两伤的基础上，又有感受寒邪了，那这个方子也适应。那这样一种病机的身痛什么场合或者什么人能够见到呢？多见于一个是老年人，老年人本身气阴不足，有时候会浑身疼痛，可能他还说不清是到底哪一个地方痛，今天胳膊痛，明天就跑到腿上去了。总而言之，全身疼痛不舒服，有相当一部分是营阴不足引起来的，伴有皮肤干燥。还有些人，比如孕妇，在怀孕的时候身疼痛，往往也是营血不足。另外就是产妇，产后出现身痛，往往也是桂枝新加汤证，所以产后身痛（的人)是很多的。护理不当,有时候又加上感受风寒就会导致身痛,这时候如果用很强的活血化瘀止痛的药物,对产妇来说是不适宜的,而此时桂枝新加汤往往是我们首选的一个方子。当然,还有一些身疼痛会出现在慢性虚弱性疾病的过程中,像糖尿病、肺结核、冠心病等也会有身痛,这时候往往也是用桂枝新加汤去治疗。那从我的临床上来看,这个方子用于产后身痛比较多,有一些(产妇)可能当时并没有发病,而且她还不知道怎么得的,只是记得就是在生完孩子以后不慎感受风寒了,尤其夏天,天热呀,生完孩子有时候不注意关窗户,风一吹受凉了,当时可能也没有发病,过一段时间,甚至过几年,几十年以后才发病,像这种状态的身痛都是在营血不足的基础上受风寒引起来的,这个方子是最适合的了。产后百节空虚呀,有一点小风,很快就可以入里进得很深,这个方面我碰到的病人比较多。当然有的是全身的关节疼痛,连小关节都痛,有的是表现某一个局部,像头痛,像背痛,或者是感到全身的一种酸楚不适的这样一种感觉,她说她原来可能是生孩子的时候受凉了,或者来了以后就是产妇,这种情况下我们都用这个方子来进行治疗。

学习桂枝新加汤证,举一反三地思考,营阴不足的情况下只有身痛吗?也不一定对吧?也可能身体麻,也可能身体痒,是不是?营阴不足了也可能皮肤干燥,尤其是老年人,所以这个方子用于老年性的身痛、身痒特别的好。大家看有一些老年人,确实如此,走路时后面都背着一个痒痒挠,是吧?时不时要挠一挠。咱们回家去,你看看爷爷奶奶有没有这种情况,因为他们有好些自然衰老营阴不足的情况,皮肤干,有时候痒,有时候身痛,我们就可以开这个桂枝新加汤给他吃。当然也有一些产妇或者孕妇或者是糖尿病这样的慢性消耗性疾病患者,也很容易皮肤痒。那么这样一类患者群,其身体瘙痒所表现的病机往往是营阴不足,桂枝新加汤都是比较好用的。如果是瘙痒不止,我们可以加上一些祛风凉血的药物,比如地肤子、白鲜皮、苦参、乌蛇、白蒺藜、蝉衣等。

有一个病人都六十多岁了,是个女病人,经常到我这里来看病,糖尿病,开始来的时候就是皮肤瘙痒为主,其实开始她不知道自己有糖尿病,就是皮肤痒,痒得晚上难以忍受,所以一到医院检查,大夫说你是不是糖尿病啊?结果一查果然是糖尿病。她来的时候血糖空腹是 9mmol/L,全身瘙痒不已,尤其是夜里面痒得更厉害,难以入眠。下肢的皮肤因为瘙痒有抓破的痕迹,如果抓破了因为糖尿病的原因,还往往不好收口,所以这个病人的破口处好长时间收不住口,弄得全身是伤痕斑斑。我当时给她开了桂枝新加汤,她的舌淡,脉细,所以这个是比较典型了,营阴不足导致的皮肤瘙痒。当时问她疼不疼,她说抓破了疼,抓狠了疼。所以她的表现并不是以身疼痛为主,而是身痒,但是病机符合营阴不足,所以照样可以用桂枝新加汤来治疗。我还给她加的有地肤子、蝉衣、乌蛇、白鲜皮、玄参这些药物,喝了三周,皮肤痒基本上就没有了。但是后来她又复发过,我还是用这个方子给它加减的。

营阴不足或气阴两虚,肌肤失养,不但会疼痛、瘙痒,也可以出现麻木,前面我们提到的《金匮要略》的黄芪桂枝五物汤就是针对此而设的,与桂枝新加汤有异曲同工之妙。皮肤麻木不仁也多见于老年人、孕妇、产妇、慢性虚弱的一些人,或者是脑栓塞、脑血栓的慢性疾病,用这些益气养阴的方法治疗都有很好疗效。

曾经治疗一个中年妇女,三四十岁,麻木不仁(学生笑)。不是说这个人麻木不仁,是她的病表现为全身的皮肤麻木不仁,尤其是两个手比较重。(用)她的话(说)就像蚂蚁在身上跑一样,坐的时间长了,躺的时间长了,麻木都会加重,两手下垂时间长了也会麻木,所以有时候她说她的两个手经常要这样举着,跟猴似的(学生笑)。晚上比白天重,所以半夜有时候她常常被麻醒。开始怀疑她是不是得脑血栓了,但是查她的血脂,做脑部的这个核磁(检查),均没有异常。另外这个病人又什么呢? 经常乏力,她说提不起来精神,气短,晚上出汗,时不时还有一些咳嗽,有些痰,但是不太多。她的月经周期还比较准,但是月经量比较少,颜色比较发淡,而且白带比较多。舌淡苔白,脉来一个是比较慢,另外它有涩的这样一种感觉。那这个就是营血不足兼有气虚呀,实际上就是气营两虚的一个典型的表现。当然要益气养营了,所以给她用黄芪桂枝五物汤来进行治疗。生黄芪我给她开始用到 45g,后来用到 60g,桂枝、白芍都是常用量,用到 10g,生姜在这里面加重了是用到 18g,现在生姜都不是开多少多少片了,得用量来表达,一克实际上就相当于一片儿,有时候药房不备生姜,你可以告诉病人自备,用多少多少片,一克就相当于一片,一片儿就像一块钱硬币样大小。这个病人我给她用 18g,以加重生姜的用量走表,就相当于 18 片生姜,大枣用到 4 枚。此外我加上了像当归,地龙,丹参,鸡血藤,合这些药物什么作用呢? 一个是补血,一个有活血的作用。地龙,通经活络的。服了两周,她的麻木就没有了。因为这个病人她的麻木困扰她很长时间了,后来我给她用黄芪桂枝五物汤的原方,黄芪减为 30g,又巩固了一阵子。所以这些都是,像桂枝新加汤和黄芪桂枝五物汤我们要这样联系起来去学习比较好,就能灵活运用。营阴不足,身痛也好,身痒也好,身体麻木不仁也好,都可以用这些方子来进行加减运用。但从临床上来看,桂枝新加汤还是止痛的作用比较好,黄芪桂枝五物汤治麻木的作用比较好,稍有不同。

有关桂枝汤系列方证,就讲到这儿,都是要掌握的重点。到此,整个太阳病的第一大板块咱们就学完了。太阳病第一大板块是什么呀? 咱们再小结一下,叫太阳中风证。里面的分证咱们怎么掌握啊? 现在假如说你要闭上眼睛,你脑子里面能跳出来多少个太阳中风证的方证啊? 首先我们要怎么分呢? 三大块:第一是本证;第二,禁忌证;第三是加减证,这三大块。本证里面又有三组证候,你把它记住喽! 那禁忌证里面我们也谈了。至于加减证,都是本证中的某一个症候群的扩大化,这样不就很好记了嘛?

下面我们讲太阳病第二大块,太阳伤寒证。

(二)太阳伤寒证

教材上的标题是伤寒表实证,我觉得还是按张仲景的原意,叫太阳伤寒证比较好,表实和表虚是后人加给它的,容易引起混淆。比如说桂枝汤证,我先问大家,桂枝汤证是虚证还是实证?(学生:虚证……实证……)你看,说不清楚了吧?实证?实证为什么叫表虚?所以相对而言的,出汗为虚,不出汗为实,所以实际上这个命名是不科学的,就是不能真正表达《伤寒论》的原意,我们还是叫它"太阳中风证"和"太阳伤寒证"。

太阳伤寒证也是三个小板块,第一个小板块是它的本证,第二是禁忌证,第三是兼证。

1. 麻黄汤本证　太阳伤寒本证就是麻黄汤证,看第 35 条,这一条当然要求背得特别熟。

太陽病,頭痛,發熱,身疼,腰痛,骨節疼痛,惡風,無汗而喘者,麻黃湯主之。(35)

麻黃湯方

麻黃三兩(去節)　桂枝二兩(去皮)　甘草一兩(炙)　杏仁七十個(去皮尖)

上四味,以水九升,先煮麻黃,減二升,內諸藥,煮取二升半,去滓,溫服八合。覆取微似汗,不須啜粥,余如桂枝法將息。

我们先顺一下原文。太阳病,是说现在讲的这个病属于太阳病,当然太阳病你不知道它是麻黄汤证还是桂枝汤证,经过分析原文中给的这一串症状以后,我们就知道该用什么方了。这里面我们看给的症状很多,是什么样的一个太阳病呢?头痛,发热,身疼,腰痛,骨节疼痛,恶风,无汗而喘的太阳病,典型的一个太阳伤寒证呀,所以用麻黄汤治疗。这一条文一共给了八个症状,所以后世一些诸家把这叫做"伤寒八证"或者叫做"麻黄八证"。

第一个(症状),头痛,这个我们前面讲了,因为太阳经走于头,所以这个属于太阳经受邪,邪气阻滞经脉,气血不利导致的。那除了头痛为什么还有身痛,腰痛,还骨节疼痛啊?这些都是邪气侵犯太阳经所导致的,只不过它的面积扩大了,就是不仅仅只是影响到太阳经的循行部位,像头疼、腰疼,而且导致了全身的疼痛。那就说明麻黄汤证所感受的寒邪比较重,我们说只要提到痛,我们在临床上首先就想到寒邪的致病特点,寒邪是凝滞收引,所以它的一个主要症状会出现身体的疼痛。(如果)我们见到身痛,或者见到身体的某一个部位疼痛,我们就要看看这个人是不是有寒,所以这是跟它的致病特点有关。《黄帝内经》专门有一篇讲疼痛的叫《举痛论》,我们都学过。《举痛论》就是举例说明疼痛的一些性质,包括它致病的邪气,举了十四种疼痛,其中有十三种属于寒,只有一种属于热,这说明人体的疼痛这个症状,或者这是个病症,大多是由寒邪引起来的,那我们看麻黄汤证里面不仅出现头痛,而且还有身痛,腰痛,骨节疼痛,一口气说了四个疼痛。"身痛"的症状有人认为是肌肉痛,全身的肌肉疼痛,后面是骨节疼痛,就是(本证)不光是肌肉疼,而且骨节也疼,就是浑身都是痛。这就说明太阳伤寒证是以身痛为主要见症的,也说明本证主要是感受寒邪所导致的,是由寒邪凝滞收引,使营卫闭塞所致。

但这里面,还有一个小问题,就是本条所说的"身痛",我们要怎样去理解它? 按说身痛应当包括身体所有的疼痛了,当然也可能把头除外,"身"不包括头,但所说的"腰痛"、"骨节疼痛"也是身痛的范围呀。所以,我认为"身"这个字,有可能是"背",你看这两个字形比较接近,如果是东汉那时候的隶书,写这两字就更像了,是吧? 假如说现在我们把这个"身痛"看作"背痛",你看有个什么规律呀? 头痛,背痛,腰痛,对吧? 这是什么呀? 哎,正好是太阳经所过之处,是不是? 也就是说太阳伤寒证不仅是头项痛了,是整个太阳经所过之处都疼痛,甚至全身的骨节疼痛。这个理解仅供你们参考。不管怎么说,麻黄汤证这个身痛,全身的疼痛是它的一个特点。

另外讲到发热,太阳病凡是发热,就是正邪交争的结果。

再往下看,我们看恶风,这里提出来一个恶风的问题,所以从这里我们看,恶风和恶寒不要太较真(理解),它俩就是程度的不同。恶风我们一般理解为有风则恶,无风可能症状就比较不明显了;但是恶寒呢? 有没有风,都怕冷。二者只是程度不同而已,都是感受了风寒之邪引起来的,所以你看麻黄汤证,也叫"恶风",所以"恶风"这个词不是桂枝汤证所独有的。

最后,"无汗而喘",这里明确提出太阳伤寒证是无汗。我们说太阳伤寒和太阳中风区别点就是汗出的有无,桂枝汤证是有汗,麻黄汤证是无汗,所以这一条就明确说出来是没有汗。但是无汗我们怎么去理解呢? 也不要理解为一点点汗都不出,那我们说一点汗不出,这病人这个汗腺的功能全部破坏了,也不是这样子。它是一个相对的概念,就是桂枝汤证这类病人容易出汗,而麻黄汤证这类病人不太容易出汗,那当然剧烈活动,活动时间长了,或者天热了他也会出,只不过没有那些人容易出汗而已,这是相对的一个概念。

这一个症状我们看,它有这么一个规律:一个是不出汗,另一个是喘,而且这两个症用一个"而"字连在一块儿。不出汗是由于寒邪凝闭腠理了对吧,腠理郁闭;那喘呢? (学生:肺气郁闭)肺气郁闭了对吧? 所以你看,外感表证都可以影响到肺,我们说手太阴肺的症状就出现在太阳表证里面了,这是因为肺主皮毛的缘故对吧? 但在这里还想让大家注意一个问题就是什么呢? 如果你用标点符号句读的话你可能把麻黄汤证所有症状都可以读开,但是无汗后面你不能再读开的,因它加一个"而",这是一个什么词呢,叫因果连词。什么叫因果连词? 前因后果,就是后面这个喘跟不出汗有关系。大家想想看,这是一个什么样的一个功能? 咱们还是这样画,(黑板上画一个人体轮廓图)你看这腠理都郁闭了,无汗,这是出现喘了,这牵涉到肺的什么功能?(学生:宣降)宣降,具体而言? 呼吸的功能对不对? 咳嗽气喘,这些是肺主呼吸(功能失常),肺主呼吸之气是怎么样? 肺主气包括什么呀? 主呼吸之气,主一身之气,肺主呼吸中西医认识是相同的,西医也认为肺是一个呼吸器官,但不同的是什么呢? 中医认为肺主呼吸的这个内涵更深! 中医认为肺主呼吸不光是肺脏本身呼吸,这只是肺主呼吸的一个方面。肺主呼吸还包括什么呀? 皮毛! 包括皮毛的呼吸作用,大家千万不要忘了。为什么肺主皮毛,就是说明肺与皮毛在功能上肯定有所联合之处,同主呼吸的情况下它俩的功能关系就比较亲近呀。有时候一些动物,特别是一些低等生物,它的皮毛的呼吸作用反而有时候比肺的呼吸作用还要大。比如说青蛙,青蛙一到冬天怎么呀? 钻地下了,冬眠了。青蛙既有肺又有光滑的皮肤对吧? 那它到地下以后肺的呼吸就没了,是不是? 它靠什么呀? 靠皮肤呼吸。有人做了一个实验,很简单,但是我觉得很说明问题。他把青蛙分成两组,一组把青蛙的肺摘除了,保持它皮肤的湿润;而另一组是保留它的肺,但是把它的皮肤弄得很干燥。实验内容就是看这两组青蛙谁活的时间长。实验很简单但是能说明问题,结果他们发现什么呢? 就是皮肤干燥、有肺的那一组的青蛙死的多,死的时间早;而皮肤湿润、没有肺的这个反而存活很长时间。这就说明在青蛙这样一些低等生物里面,皮肤呼吸的作用比肺呼吸还重要,所以它们一定要保持它们皮肤的湿润性。再往高级点的动物,像狗,狗是没有汗腺的,大家要注意。你说以后我用麻黄汤做实验,实验动物用狗,你白做,你把麻黄汤整汽车地吃,都发不出它的汗来,(学生笑)它没汗腺呀! 正是因为没有汗腺,所以狗在奔跑或者在炎热的夏天怎么表现呀?(学生:伸舌头)就长长地伸出舌头,加重肺的呼吸来弥补它没有汗腺的一个结果。这从另外一个角度证明什么呢,皮肤呼吸重要。那如果人跟狗一样,你看看你平常生活多困难啊,是不是,你一动就喘,对吧? 所以喘的人,他们的皮肤往往不好。这就告诉我们,如果治肺呼吸、治喘怎么呀? 除了治肺以外,要注意治皮肤! 滋润皮肤的药物,我们都知道这个药物治喘也比较好:阿胶。为什么它好? 它是驴皮煎煮熬制而成,以皮补皮。所以要加强皮肤的功能,这样的话,可以进一步加强肺的功能,呼吸功能。

　　而现在这个寒邪凝滞肌表、皮腠,这个腠理都郁闭了,没有汗,皮肤的呼吸就会受到严重的干扰,于是乎,肺就出现喘了,所以它叫"无汗而喘"。那治这种喘、无汗怎么办? 所以这就告诉你思路,在临床上我们找病机就是这样找,对吧? 什么原因导致的喘? 那这个喘既然是表皮郁闭,无汗而喘,所以你要把这个喘给平下去,怎么办呢? 必须打开肌腠之门,使肺主皮毛的功能正常,肺主呼吸的功能正常,喘就好了。所以用麻黄汤,要发散呀,对吧?

那从这里我们看,本条所给的症状共有八个,这叫做"伤寒八证"。如果把它写全了,还有一个脉象,就是脉浮紧,那就更对了,麻黄汤证的典型表现。从这些症状中我们可以总结出病机,疼也好,发热、无汗、喘也好,这是一个什么样的状态呢? 给我们的这个印象好像是凝滞收引的状态对吧? 什么邪气凝滞收引?(学生答:寒邪)寒邪凝滞,收引的谁呀? 营气、卫气、肺气,是不是? 那我们病机就好找了,咱们可以把它总结为什么呢? 我用这 12 个字,大家看:风寒外束,卫闭营凝,肺气不宣。你也可以扩展为 16 个字:风寒外束,卫气郁闭,营气凝滞,肺气不宣,也行。反正这个就是一个闭阻的营卫不和的状态,而且涉及肺,比桂枝汤涉及肺的症状要重,为什么呢? 出不来汗,所以是肺的呼吸功能严重失常。

那我们可以把这八个症归纳为三组:第一组是营卫凝闭状态的一组症状,营卫凝闭了,那会出现什么呢? 出现无汗发热恶寒,这是一组症状,这组症状代表了营卫凝闭的这样一个病机,实际上也可以称为营卫不和,只不过它的营卫不和跟中风证正好相反,是吧? 那个是出汗,是个开泄、开放的营卫不和的状态,而这个是个郁闭的营卫不和状态。第二组症状就是疼痛,这里面好多疼痛,我们把它叫做身体诸痛,这组症状代表了寒邪凝滞于太阳经的一组症状。所以它是太阳经气不利的一种状态。当然这一种状态要比桂枝汤证太阳经气不利要重的多。因为它是一个凝闭的状态。第三组症状仍然是肺气不宣的症状,只不过这个肺气不宣比桂枝汤证还要重,所以它出现喘了,喘的症候,而桂枝汤证只是鼻鸣。所以麻黄汤证这个本证仍然是这三个证侯群。那同样的道理,任何一个证侯群它的症状扩大了就变成后边的兼证了。麻黄汤证后边有几个兼证,像葛根汤证,大青龙汤证,小青龙汤证。比如说营卫凝闭的状态扩大了,汗一点儿出不来,内热散不出来,慢慢这个内热就会增加,既有外寒又有内热,这就形成大青龙汤证了;如果是疼痛的症状增加,整个背部也疼痛,这就形成了葛根汤证了;那同样的道理如果是肺气失于宣降,就是肺气郁闭的症状加重,不仅仅是寒,而且可能他会(出现)痰饮了,喘就更重了,这就形成了小青龙汤证。所以麻黄汤证后边的三个兼证也分别是麻黄汤证本证里面的三个证侯群扩大化的结果,这样我们就比较容易记了。

所以这个麻黄汤证,既然是营卫凝闭,风寒外束,我们首先治疗这一串症状,你从后面往前推,导致这些症状就是什么呀? 是属于营气卫气都闭塞了,太阳经也不通了对吧,肺气也郁闭了,那都是什么原因导致的呢? 寒! 所以都是寒邪惹的祸。所以首先要把它去掉,你外来的我就让你走,所以采用发汗的方法。由于它出现了营卫凝闭的一种状态,寒邪的这种收引的特性,所以我们在发汗(的时候)要用峻汗的药物,麻黄汤就最好。麻黄汤在这里发汗解表,同时又宣肺平喘。

根据以上所述,麻黄汤证可总结为:

> 病机:风寒外束,卫闭营凝,肺气不宣
>
> 病症:发热恶寒 + 身痛诸症 + 无汗而喘
>
> 治法:发汗解表,宣肺平喘
>
> 方药:麻黄汤

咱们看麻黄汤,四味药物,你们学方剂对这个方子都特别熟了,我不一一地讲了,以免重复,只是给大家画一个示意图,来看看麻黄汤的组方思路,由此可看到经方组方的严谨性。

麻黄汤组成示意图:

$$麻黄 \left\{ \begin{array}{l} 发汗 + 桂枝 \\ 平喘 + 杏仁 \end{array} \right\} 甘草——调和诸药$$

为什么这个方子叫麻黄汤,不叫杏仁汤,也不叫桂枝汤?对吧?用麻黄去命名方剂,肯定是有他的道理,对吧?麻黄在这里干什么呀?我们学的麻黄(这味)中药什么作用?(学生:发汗解表,宣肺平喘)发汗。性味?辛温。归什么经?(学生:肺、膀胱)肺、膀胱,哎对了,是不是?它既可以发汗解表,还可以宣肺平喘。麻黄既有发汗的作用,又有平喘的作用,和治法正好扣在一起,所以根据本证的病机与治法,整个一个麻黄就可以完成。桂枝呢?没有平喘作用。杏仁呢?发汗不足。甘草更不用提了对吧?你看后面这些药物都完不成这个重任,只有麻黄,所以这个方子叫麻黄汤。

那麻黄在这里,一个是发汗,一个是平喘,后面找俩助手,发汗让谁帮助呢?(学生:桂枝)你看,让桂枝帮助对吧?让桂枝帮助麻黄发汗。那发汗找助手,平喘这边也得找助手,(学生:杏仁)对,明显是杏仁吧。甘草呢?(学生:调和诸药)调和作用。这就像一个公司,麻黄是总经理,负责全盘工作,是吧?桂枝、杏仁呢?(就像)俩副总经理,各管一摊。甘草呢?(相当于)秘书对吧,协调,管协调全盘的工作。你说麻黄汤内你把谁拿走(去掉)吧?假如说一个感受风寒的喘,有风寒外感这些的喘,麻黄汤一味药物都不可以去,你去了就不平衡了是不是?所以这就是经方组方的严谨性,药仅四味,但是你看看面面俱到,特别的严谨,让你一味药也去不掉,而要加进去一味也很难,除非你有别的情况了(例如有兼夹证的时候)。所以这就是我们要学的古人组方的这种经验,这种理念,这种思路。这就是麻黄汤的组成示意。

另外,我们再看药量比例,麻黄是三两,桂枝二两,甘草一两,大家注意这个比例。当麻黄汤用于发汗解表的时候,麻黄的用量是大于桂枝和甘草的,是3∶2∶1的比例。如果你不这样做,比如说这个病人是严重的风寒感冒,太阳伤寒证,你把甘草的量开很大,麻黄的量很少,这汗还能发出来吗?发不出来了,对吧?你这秘书的工作超过总经理了,工作就完成不好。别说甘草超过麻黄的量,就是两个药量对等都不可以,是不是?所以这个比例咱们得注意。还有杏仁70枚,杏仁我们前面已经说了,100个杏仁相当于40g,七十个就大约28g,当然我们现在使用的是杏仁的常用量,10g左右。根据麻黄汤的用药比例,我们现在开麻黄汤,麻黄可以用10g,桂枝可以用6g,甘草可以用3g,杏仁可以用10g,就这样子,所以这是它的一个组成比例。

另外我们看它的煎服方法,"上四味,以水九升,先煮麻黄减两升",这四味药物加九升水,桂枝汤五味药物加七升水,这里加的反而多两升,是因为麻黄要先煮,因先煮而减少两升水。《伤寒论》里所有带麻黄的方子,麻黄都要求先煮,主要是因为:麻黄这个药物温燥,服后容易使人烦躁;再一个是它的发散作用比较强,过量易出大汗。所以如果是不去除一下它的副作用的话,可能这个病人喝完以后睡不着觉或出汗太多。当然每个人对麻黄的敏感度不同,因人而异;还有我们国家南方、北方不一样,麻黄用量也要因地制宜。在东北地区,你要用麻黄解表发汗的话,可能都用到10g以上,经常用15g,甚至更多;而在南方,有可能麻黄就不用了,即使用,量较少。即使在同一个地区,每个人对麻黄的敏感度也不一样。我治过一个(病人),用的不是麻黄汤,是治荨麻疹的,用麻黄连翘赤小豆汤,(阳明病篇的方子)麻黄我给他开了3g,这个病人就一夜未眠。这就说明他对麻黄特别的敏感,所以如果遇到这种情况,可用其他药进行替换。现在临床上用麻黄都不先煮了,又加上有好多病人使用煎药机煮药,顺便说一下,这煎药机尽量告诉病人不要使,还要自己煮药,中药有先煎、后下的,(煎药机)它不能完成。所以煮出来的药汤又少又淡,倒是透明度比较好了(学生笑),当然疗效它就相应要差许多。总之,麻黄先煮就是要避免它的发散之性太过,避免它的温燥之性太强。

先煮麻黄,水由九升煮到七升后,再加其他药,所以叫"减两升"。最后取多少?"煮取两升半,去滓,温服八合",就是在煮到两升半的时候,去掉药渣,然后仍然是做三次服,一次服八合。这里的"合",在表示单位时,读 ge,不读 he,汉代一升等于十合,所以一合相当于 20ml。大家还要注意一个数:桂枝汤是煮取多少?三升,温服一升;而麻黄汤我们看是多少?(一次服)八合,是 0.8 升。为什么不让喝一升?发汗作用太强,所以药量一次服用比桂枝汤少,这是为了避免发汗太过。

后面我们看,"覆取",仍然要求覆取,但是用时也是要求"微似汗"。后面讲了"不须啜粥",麻黄汤发汗作用强,又加上它有桂枝帮助,杏仁也有往外散的作用,所以它的发汗作用比较强,不需要再喝粥了,如果喝粥那就太过了。"余如桂枝法将息",就是其他(注意事项)还与桂枝汤后面的要求一样,包括忌口这些(内容)。这就是麻黄汤证。

那学完这个方证，我们要和桂枝汤证进行鉴别，实际上我们在学太阳病提纲证的时候已经区别了。麻黄汤证、桂枝汤证鉴别的要点就是出汗之有无，桂枝汤证的核心就是汗出，然后是恶风、脉缓、脉浮缓，而麻黄汤证的核心就是不出汗、恶寒、脉浮紧，这是它们的主要的区别点。另外疼痛的程度上，好多桂枝汤证它没有疼痛，因为它的邪气是开放性的，风性外泄，经脉郁滞得比较轻；而麻黄汤证主要是感受寒邪为主，经脉郁滞比较重，所以说疼痛表现得比较明显。

说到疼痛，我们看麻黄汤证也有身痛，麻黄汤证的疼痛不仅仅是条文上讲的骨节疼痛，也包括肌肉的疼痛，就是全身肌肉痛或者是某一个局部，下肢肌肉疼痛，或者是上肢的肌肉疼痛，寒邪引起来的，我们也可以用这个方子来进行治疗。所以，鉴别就来了，刚才我们也学到一个治疗身痛的方子，桂枝新加汤证，二者都有身体疼痛，怎么区别呢？我们说桂枝新加汤证是营阴不足，所以它有出汗，越出汗疼痛越重；而麻黄汤证这个身痛是寒邪凝滞经络了，如果能让他出汗，这个疼痛就会减轻。所以那个是一个虚，这是一个实，这个疼痛会伴有一系列的太阳伤寒证的表现，像发热、恶寒、无汗，其实我们一问病人就知道，他这两天感冒了浑身疼痛。

第三个需要鉴别什么呢？因为这个主症里面出现喘了，那在桂枝汤证系列里面我们也学过一个主症是喘的方子，叫桂枝加厚朴杏子汤。同样是喘，当然那个是在营卫不和的基础上出现的，它有出汗，汗出而喘。而这个喘是无汗而喘。所以实际上鉴别这个喘，就是麻黄汤证和厚朴杏子汤证的区别点仍然是麻黄汤和桂枝汤证的区别。就是一个出汗，一个是无汗，所以我们把桂枝加厚朴杏子汤证这个喘，汗出而喘叫做"表虚作喘"，而麻黄汤证的喘叫"表实作喘"，一字之差。我们下去再体会一下，这就是我们中医辨证的一个特色呀。

关于麻黄汤的运用，有人说了，麻黄汤只能治太阳伤寒证。但是现在这个太阳伤寒证，从我们中医的门诊上看，有时候好长时间还见不到一个，为什么呢？我前面给大家说过，有许多人治感冒分四部曲（家里找药、药店拿药、西药吊瓶、中药治疗），等到我们中医治的时候早都已经不是太阳伤寒证了，变成了其他，像舌苔很厚，它变成了湿热、湿温，对吧？应该换成祛湿的一些治法了。如果说这个感冒初得的这个患者，就是一感冒就到中医门诊来看的话，百分之九十多都是风寒证。

再者，现在的外感证也确实有一部分是风热引起的，属于《伤寒论》的太阳温病证，那当然不能用麻黄汤、桂枝汤了。现在由于地球的变暖，感受热邪的机会比过去多了。另外，再看现在一些人的饮食和生活习惯，吃一些辛辣的，过食辛辣、肥甘厚腻，人哪能需要这么多能量呢？能量用不完，它就会生热，生积滞，就是在体内会形成垃圾，能量过剩了嘛，所以造成人的体质越来越热，即使感受点风寒很快化热了。另外，有些人生活习惯像熬夜，容易上火呀，这也是造成我们可能还来不及使用麻、桂的时候,它的病机已经变了。还有一个原因,就是有好多人认为外感病没有寒,所以即使他碰到风寒感冒,也是大量使用寒凉的药物,什么银花呀,连翘呀,甚至用大青叶,板蓝根这些药物,认为这些药物能够杀毒,能够抗病毒,其实我们中医看病,不是说看病人是细菌感染还是病毒感染,而是看病人的证,感冒有风寒有风热,我们要辨这个呀。病毒性感冒风寒的也很多呀,不是说这个病毒一感染就是热。如果是风寒用凉药,就把皮表凝滞了,寒邪本身就容易凝,再用凉药,好了,使这个风寒郁闭于表久久不除,就会导致什么呢? 你看有好多人感冒了,症状尽管减轻了,但是遗留下来久咳不止,或者是低烧不退,或者是咽喉不利等等。那造成这些问题了,就是我们大夫自身的一些原因。

再者,麻黄汤也不只是治太阳伤寒的,是治感冒的,是解表的,实际上许多内伤杂病中我们都可以用麻黄汤去治疗。但我们要掌握住它什么特点呢? 一个是它的基本病机有营卫凝闭,这个营卫凝闭不一定就是感冒以后才能导致,内伤因素也可以导致营卫凝闭,那我们也可以用麻黄汤。还有一种就是什么? 它的基本病机是肺气郁闭,当然肺气郁闭可以由外感风寒引起来,也可以由内伤的因素导致,也可以使用麻黄汤呀,所以这是我必须强调的一点。

我给大家举几个例子,一个是麻黄汤治疗失音的一个病案,就是说不出来话了,其实这个仍然是一个太阳伤寒证导致的。这是一个二十多岁的小女孩儿,冬天外出受寒了,我们看现在这些年轻的孩子,尤其小女孩儿穿着有时候让我们十分不理解,很薄,即使下雪的天气,有时候她穿得非常薄,可能是因为美观的原因吧。这个孩子 22 岁,她说即使冬天都没有穿过棉袄,就是外边一个小风衣样的一个东西。她说,这个暴露(在)外边也不多呀,出门就有车,然后到每个地方都有暖气,所以她从来不穿棉袄。有一次出去暴露(在)外边儿时间长了,感冒了,回来以后当天晚上就恶寒发热,咳嗽,最要命的是声音嘶哑,一点儿声音都发不出了,所以她来的时候,第二天来的时候还是说不出来话,拿笔在纸上给我写她的症状,写她为什么得的这个病。另外她有明显的背痛,不出汗。所以这就是一个太阳伤寒证,你看发热有,恶寒有,无汗也有,只不过就是多了一个失音。说声音怎么出不来了呢? 很简单,这就是风寒郁闭于肺引起来的,喉主发声,但是喉通于肺呀。《黄帝内经》的《太阴阳明论》里面就讲,咽主地气,通于胃,喉主天气,通于肺。所以肺气郁闭咽喉就会发不出来声呀,这个我们中医叫什么? 叫金实不鸣。金就是钟,钟里面全塞实了,就敲不响了。这就是肺里面有实邪,就是有风寒邪气干扰,把肺里面这个风寒之邪给它发散掉,她的声音自然就出来了,所以这是个典型的麻黄汤证。我就给她用麻黄汤加上一个木蝴蝶,这个木蝴蝶是治声音嘶哑比较好,两剂就好了,非常快,发烧也退了,她当时发烧到37.9℃。

另外我们说这个麻黄汤由于它的发散作用比较强,所以由于外在的邪气郁滞所导致的发烧,麻黄汤也比较好,但是前提必须是寒,有可能它会夹有一些湿邪,夹有风邪,以寒为主要表现的,这种发热麻黄汤是很好用的。有一个65岁的男性患者,这是一个外地的病人,为什么跑北京来治来了? 发烧3个月不退。开始的时候是感冒风寒引起来的,恶寒又发热,体温曾经到过39.5℃,那就是一个感受风寒啊,我觉得那时候要用麻黄汤就更快,但是我在总论里面说过,有相当一部分病人治感冒首先不采用中药,不找中医呀,输液(治疗)。这个病人也是首先输液,打了1周吊针,体温掉到38℃,再打(吊针)体温死活不往下去了。一共在这个(医院)住院住了3周,体温曾经降到过37.5℃,但是很快又升到38℃以上,不降了。各种相关检查做了个够,他说花费一万多,这个病例有几年了,按照那个时候检查治疗的标准和现在比不止一万多块钱。这个病人(因)经济原因要求出院,不行我得出去。所以像这种情况下找中医来看。另外在这之前他还到几家像中西医结合的这些(医院治疗过),连吃西药带吃中药,但是体温一直没有降到正常过,所以到我这里以后,已经发烧3个月了。当时给他量的温度是37.8℃,还是不出汗,膝关节和背部疼痛,尤其是他强调的是什么呢? 他说他的头很沉,像绑了一个东西一样,这个咱们叫头重如裹呀。那这个症状的出现不仅仅是感受风寒的问题了,有什么邪气呢? 湿邪,湿邪黏腻凝滞,所以往往头重如裹,头不清爽。同时这个病人吃饭也不行,这几个月一直是胃口很差,纳呆,当然了一个是烧,另外他又湿气困阻。一看他的舌苔果然是白腻的,又白又腻。所以这个就是一个什么呢? 是寒邪中夹有湿邪。那为什么前面也有大夫给他用一些发散的药物发散不出去呢? 我看他拿的一些病历上的一些方子中没有化湿的,当无形的邪气和有形的邪气纠结在一起的时候,一定要着重祛这个有形的邪气。你像这个病人,既有寒又有湿,如果你不把他的湿化开,这个寒就发散不掉,因为寒湿纠结在一起了。湿热也是这样,如果湿热纠结的话,不化湿、利湿,这个热就出不来。那这个湿气从哪里来的呢? 当然有可能感受外邪的时候,就有湿邪。但是我想这个,从我的临床体会来讲,凡是输液到3天以上,甚至1周以上,病人的湿气都比较明显,舌苔你看吧,准是厚的,又白又腻的大白舌头,我形容为像雪糕一样的舌苔。什么原因呢? 打这个吊瓶本身它就是湿邪呀,一瓶500ml湿邪(学生笑),本身是一个寒,再用这些东西就把它凝滞了。我们说中医来讲,寒应该往外发散,《内经》叫"体若燔碳,汗出而散"。但现在给他一些凉的东西,一些阴性的东西,它把这个寒就凝滞住了,同时湿邪也形成了,导致寒湿闭于表,寒恋于湿中,更不易外散了。所以这时候我给他用什么? 他还有麻黄汤证的特点,但是又有湿邪,所以我给他使用麻黄加术汤,麻黄加术汤就是麻黄汤加白术,这是《金匮要略》的方子。《金匮要略》里面用麻黄加术汤是治疗"湿家身烦疼的",由于它是一个外邪引起来的,所以我把白术改成苍术,变通一下,苍术和白术的区别，一个是主发散，一个是主健脾燥湿。苍术就是往外主发散的，祛外湿比较好。同时他舌苔白腻又吃饭不好，胃中有湿邪呀，就给他合的平胃散，平胃散的主药就是苍术、厚朴和陈皮，所以我给他加了厚朴和陈皮，等于是麻黄汤合上平胃散了。只用了3剂，体温就降到正常了，而且病人胃口大开。他说："这几个月可把我憋闷坏了，从来没有像我这两天胃口这么好。"我说："你还要注意，开始的时候不要吃太多，因为你毕竟属于刚刚痊愈，脾胃的功能还比较弱，即使有很强的饥饿感，也要少吃一点，别吃太饱。"后来我又用三仁汤给他调理了1周，体温没有再升高。

　　另外我们说麻黄汤也是治喘的一个比较好的方子，但这个喘有一个前提，是风寒郁闭于肺气引起来的一个喘。像慢性支气管炎的这些病人，一到冬天，喘就会被风寒诱发，天气一凉，他的喘就发作了，如果说他是无汗的喘，就可以用麻黄汤了。有白黏痰的话可以合三子养亲汤，就是苏子，白芥子和莱菔子，这两个方子合在一起治疗寒痰的喘，效果比较肯定。麻黄是治喘的一个非常好的药，我的老师刘渡舟先生称"麻黄为治喘之圣药"，无论寒热，只要配伍得当，都可以使用麻黄来平喘。比如像热喘，肺热导致的喘我们照样用麻黄呀，但是要配伍石膏，我们后边还要讲麻杏甘石汤，是治热喘的非常好的一个方子。寒喘可以配干姜，像小青龙汤，就是麻黄和干姜相配来治疗寒饮作喘。还有一些喘是湿邪引起来的，也以用麻黄配杏仁。其实即使虚喘，肾不纳气的喘，我们可以改用炙麻黄加上一些补肾气的药物，我在临床上经常这样用。像有一些哮喘的病人时间很长了，这些病人往往表现是什么呢？动辄气喘，上楼根本别提，走平路都不行，一动就喘，还不能平躺，这往往是肾不纳气的表现。这个我喜欢使用什么呢？用定喘汤，定喘汤里也有麻黄，配上大量的山萸肉使用，也很好。所以我们说麻黄是平喘非常好的一个药，但毕竟它的发散和温燥之性比较强，所以要配伍得当。

　　另外，麻黄汤能治疗身体疼痛。这个身体疼痛既有关节疼痛，也有肌肉疼痛，所以你看每个人身痛都不一样，大家一定要问清楚。如果是关节的疼痛，我们在使用麻黄汤的时候，一定要加上一些搜络透邪的药物，像虫类药，因为这个疼痛的部位比较深，所以要用这些药领着过去。如果是肌肉疼痛，这种疼痛比较表浅，麻黄汤的作用就更明显，所以对肌肉疼痛来讲，麻黄汤的作用要比治骨节疼痛作用更快。有一个女士，腿总疼，有几个月了，怀疑是风湿，检查没有。经常吃止疼药，也可以止痛，但解决不了问题。她的这个疼痛表现就是下肢的肌肉疼痛，问她什么原因呢？有一次夜里坐火车，买不着卧铺，坐票，到座位上就趴那睡着了，起来以后，就觉得腿很疼，哎呀，肌肉又酸沉又疼痛这样一种感觉。但是这个病人的舌苔是舌红苔黄，所以这就是一个什么？不是单纯的寒了，从她的发病方式上来讲应该是个麻黄汤证，受寒了嘛，但是又舌红苔黄，这是又有湿热的存在，一按小腿还酸沉，尤其是下焦的这种症状出现疼痛，那是湿热下注导致的。

既有感受寒邪又有湿热下注，所以我给她用麻黄汤合上四妙散，四妙散有苍术、黄柏、生薏仁和牛膝，治疗下焦的湿热，尤其是治下焦的湿热腿痛比较好，两个方子合在一起，只服 1 周，就完全解除了。当然有一些关节疼痛，包括现在一些风湿病，还有骨关节炎的这样一些病症，疼痛，有一些也是麻黄汤的适应证，但是必须加上一些搜风通络的一些药物。

还有，肺还有一个什么作用？重要的一个作用是什么呀？通调水道！别忘了！《素问·经脉别论》说："饮入于胃，游溢精气，上输于脾，脾气散精，上归于肺，通调水道，下输膀胱，水精四布，五经并行，合于四时五脏阴阳，揆度以为常也。"《内经》这词儿写得太美了，你可以尽情摇头晃脑地背（学生笑），像这样"通调水道，下输膀胱"，《内经》里面好多是四个字一句的，这跟古人读书、背书有关系呀，他一般写完这个文章以后，要自己念一遍，摇头晃脑地念："通调水道，下输膀胱"，你看，四个字正好（脑袋转）一圈儿。你要是一句不够（四个字），"通调水道，到膀胱"，（脑袋）转不过来了！那肺通调水道到哪里，到膀胱对吧？现在假如说肺气郁闭了，郁着了，大家想想看会出现什么症状呢？（学生：小便不利）哎你看看，大家很聪明对不对？出现小便不利，对吧？因为膀胱里面没有水了对吧？所以这时候的小便不利你如果辨不清楚的话，你可劲儿地使用利尿药，没用，整筐地吃都没用，小便利不出来。你看好多时候甚至吃西药"双氢克尿噻"利尿，反而越利越少，越利小便越不出来。为什么？不辨原因呐！如果是肺气郁闭你要用这个，那不行的，那怎么办？哎，开宣肺气，恢复肺的通调水道的作用，这叫什么呀？（学生：提壶揭盖）哎你看，学得多好！什么叫提壶揭盖？你看假如这是壶（拿起自己的茶杯比划），当然这比喻不是太合适是吧？我这杯子里面是茶而不是那个（尿），（学生笑）这主要是打个比方，假如这是个膀胱对吧？这个（杯）壶就是膀胱，那肺是什么呀？肺就是它的盖子！如果我把这盖儿拧得很紧，可能即使有壶嘴，也不一定能倒出来这个水，是不是？如果要把里面的水顺利地倒出来怎么（办）呀？把盖子打开，一倒，肯定通利。有好多这个紫砂壶你看看，紫砂壶那上边一个小孔，你怕水倒出的时候，可以按住这小孔，里面的水就出不来了。所以提壶揭盖就是这样子，打开盖子，让水更通畅地倒出！就是扎吊针还要有个空针头呢，实际上就是空气对流了对吧？

现在临床上有许多是肺气郁闭导致的小便不利，你要把这个小便利出来，就要从上边开，是吧？叫"开上闸，通支流"，提壶揭盖法呀！它用于什么病呢？好多水肿病、小便不利，你可以用麻黄汤去治呀，尤其是感受风寒所导致的。你看有好多这个急性肾炎，就是由一场外感引起，上午还好好的，下午感冒了，好嘛，第二天水肿，到医院一化验小便，蛋白四个加号，急性肾炎。说一个太阳病（感冒）怎么导致急性肾炎呢？这就是我说的太阳和少阴相表里呀！肾不是少阴嘛，是吧？太阳少阴相表里，它俩有亲戚（关系），所以太阳的邪气就容易直接到达少阴去,引起肾炎,引起心脏病。

咱们北京郊区有一个农民朋友,他一家子都在我这儿看病。家里面最健康的是这位女主人,他的老公是痛风,还有她的姑娘也有病,还有她拉过来一些亲戚,糖尿病什么的。有一次她跟我说:"呀,你看我们家就我全活儿,好家伙,忙死了,伺候完这个伺候那个,光熬药了,给这个熬完给那个熬,就我一个健康人呗,我也很累啊。"好,这个话说完不到半个月,她也出事了。有一年的十月份,十月份咱们北京就比较冷了,北京的天气转得很快,秋天短。她下田劳动,穿得比较薄一点,感冒了。她开始也是先扛着,就我说的那个,先在家里面找药,包括喝姜汤什么的,抵抗了四五天。有一天夜里,突然觉得全身很胀,很肿,小便也尿不出来了,一照镜子自己吓一跳,自个儿不认识自个儿了,头面肿得很大,身上也肿,小便跟浓茶似的。第二天早上,(因为)我没有门诊,就跑到我办公室门口,因为比较熟了,都是朋友。哎呀我就一看她,穿个大棉袄,一看肯定是恶寒呐,但恶寒同时还发烧,眼睛也肿了,都睁不开了。小便也尿不出来。我说:"你现在赶紧上医院,得化验检查看看,得住院治疗。"她说:"不,我吃中药,我就是住院你也得给我开中药吃。"她就到医院去查,查这个小便,一查蛋白四个加号,急性肾炎啊。怎么得的呢? 感受风寒! 像这种病症,我们中医叫什么呀? 哎,叫"风水"。大家注意,这里不是说看相算卦的那个"风水",不是看宅基地那个"风水"。"风"代表是外邪,"水"就是水肿,就是感受外邪导致的水肿。这种水肿中医不是治肾,而是治肺,因为肺跟外界相通,所以说,它的这个水肿、小便不利,是由于肺不能通调水道,下输膀胱了,所以重点在这里,治疗要开宣肺气。开宣肺气的第一方就是麻黄汤,当然我给她用麻黄汤加了一些其他药,像浮萍、车前子、苏叶等等这些药物,这些药既有疏风散邪的作用,又有利水通小便的作用,急性肾炎常用。对于急性肾炎,实际上咱们中药治得也很快的,主要让病人出汗,《内经》所说的"开鬼门"嘛,得给邪气找出路,对吧? 这个患者喝一剂她就出汗了,麻黄给她用的是10g,生麻黄。她一出汗了水肿自然就减,这个《内经》叫"开鬼门"(学生:洁净府),对,还要洁净府,我还给她合上五苓散,五苓散就是"洁净府"的呀。用"开鬼门,洁净府"的方法,一周之内这水肿就全部消了,化验蛋白好得也很快。当然后来我又给她调了一个多月,我说你还不要万事大吉,还要调理,因为毕竟受到一次损伤,你还要把肾气补起来,这样才行的。

但是话说回来了,肺通调水道失常就一定是小便不利吗? 或者肺通调水道失常,还有没有另外一些状态呢? 你说小便尿不出来、小便不利我考虑到用麻黄汤了,那这个肺不能通调水道的情况下,比如说可以不可以有小便失禁,或者是甚至遗尿的问题呢? 当然会有了,肺通调水道功能异常,也会导致小便频数,甚至是不禁。这就像一个坏了的水龙头,可能有两种坏法:一种是一点水出不来了,拧都拧不动,还有一种是什么呢? 水龙头也是拧不动,但是滴滴答答漏水,就相当于小便失禁一样，这些都会由肺气郁闭引起！所以，中医在临床看，你比如说，第一个病人小便不利，第二个病人小便频数或者是遗尿，那么这两个病人有可能他们都是肺不能通调水道引起来的。如果说这种肺不能通调水道是由肺气郁闭引起来，麻黄汤是非常好的一个方子。

我再给大家举一个病例，是一个女性患者，是我第一次使用麻黄汤，为什么我对麻黄汤情有独钟？也跟这个病人有关系。35 岁的一个女性病人，小便频、尿不尽，甚至有时候尿炕。所以她有时候就诊啊，羞于启齿，但（她）拿过来的这些方子，一看全是补肾固涩的，当然了我们中医治疗遗尿，常规的思路首先还是看有没有肾虚，因为相当一大部分患者还是肾虚引起来的，我们要通过补肾固涩来达到这种目的。但是这个病人拿来病历我一看，也是用的这些药物，作用不明显，那就说明她的这个小便的频数或者是遗尿不是肾虚引起来的。如果我们碰到这种病人，治了一圈了，到你这了以后，一定要仔细地询问，你要花点儿时间去了解他的病情，否则的话你再开补肾固涩（的药物），你还是前边这些大夫的下场。经过仔细询问，她说她这个已经大概 15 年了，她当时来的时候 35 岁，曾在 20 岁的时候一次重感冒，发烧，后来经过治疗半个月，这个感冒好不容易好了，但却遗漏下来这样一个问题，随后就出现尿频、尿急，后来逐渐发展为是遗尿。到好多医院检查，有诊断为慢性尿路感染的，有诊断为膀胱炎的，中医当然给她诊断肾虚的比较多，但是中、西药吃过很多，特别是补肾固涩的这种中药，尿频、遗尿的现象没有得到根本解决。来的时候症状是什么呢？是白天尿意频，到厕所稍微迟一点就尿裤子，夜晚常常有遗尿的情况，而且这个病人说早上起来有时候她会咳嗽一阵，怕冷，所以咳嗽剧烈的时候和大笑的时候尿液就会自出。她说：“我都不敢听笑话，不敢听水管子叫，别人一说笑话，我一笑，也会尿裤子，我一听水管子叫我也想小便。”有时候早上起来眼泡有点肿，脉象寸比较浮，就是寸部出现浮脉。所以综观这个病人，我们看一下，补肾固涩的这条道儿堵死了，因为前边用的药可以看出来，所以我们一定要看病人的病历，如果他说已经找过大夫看了，最好看他开的方子是什么，我们作为参考啊。那综观这个病历，我分析一下，可能是肺气不宣引起来的，因为她是一个感冒后引起来的，所以，实际上我们也可以把这一类病叫感冒后遗症，跟肺的关系比较密切。就是由感冒导致的水液代谢失调，我们首先考虑到肺，肺气失于宣降了，所以，同样可以采用提壶揭盖的方法（治疗）。另外这个病人你看，寸脉浮，早上起来还咳嗽，肺的症状呀。所以，我给她用麻黄汤原方，提壶揭盖。喝一周，她感觉全身微微地出汗，然后眼睑浮肿也就消失了，小便随之正常，而且好得非常彻底这个（病人）。因为第一次使用麻黄汤，所以我现在（感觉）这个麻黄汤很好用。另外，为什么我当时给她使用这个方子，一个是辨证，另外，我那时候就写了一本书叫《伤寒名医验案精选》，那时候正在搜集资料，就是每一个方子后边有若干个名家运用的一些经验,我看到有好多人用麻黄汤治遗尿。但是,这有一个前提,并不是所有的遗尿上去就用麻黄汤,如果果然是肾虚,那你一用就坏,还是要补肾的。就是他是属于肺气郁闭,所以肺不能通调水道导致的这种小便的异常,我们就可以用麻黄汤,所以,这就是麻黄汤的一些扩大运用。

　　所以咱们学完麻黄汤,不仅仅认为它是一个治风寒表实的方子,这太狭隘了,而是(要明白)它能更广泛地用于内伤杂病的临床上去,关键在于掌握它的基本病机,比如说肺气郁闭这个病机上。

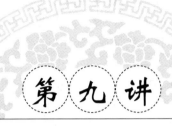

第九讲

汗法禁例、葛根汤证、大青龙汤证

上节讲了麻黄汤证,第35条是它的本证,一定要掌握住。此外,有关麻黄汤证还有几条原文,我们作一了解。

太陽病,十日已去,脈浮細而嗜臥者,外已解也。設胸滿脅痛者,與小柴胡湯。脈但浮者,與麻黄湯。(37)

这一条是讲太阳伤寒的几种转归变化。这里的"太阳病",从后文"脉但浮者,与麻黄汤"来看,应该指的是太阳伤寒证。太阳伤寒证,已经过了七日,达十日以上,可能有三种转归:第一种转归是脉由浮紧变为浮细,这里所说的"细",是与紧相对而言的,可以理解为脉象虽浮,但没那么紧急有力了。这是邪气退的表现,只是表现为乏力嗜卧,而寒热疼痛的症状已经解除,说明表邪已解,正气渐复,病情向愈,这也是大多数太阳伤寒证的结局。

第二种转归是出现了胸满胁痛的症状,这是少阳病的表现,说明邪气由太阳转入少阳经了,如果是这样的话,当然应该用小柴胡汤治疗。

第三种转归是太阳伤寒证既没有痊愈,也没有转经,而是还在太阳经中,"脉但浮"者,不仅是说脉象仍然表现为浮脉,而且暗示发热恶寒、头身疼痛的症状还在。既然太阳伤寒脉证仍在,虽然属病程日久,但伤寒未解,仍可以使用麻黄汤发汗。但应注意的是,尽管是伤寒未解,但毕竟病十日以上,时间较长了,可以用麻黄汤发汗,但应斟酌考虑,谨慎使用,所以条文不说"麻黄汤主之",而说"与麻黄汤",以示区分。

从本条所述太阳伤寒证的几个转归途径来看,虽然外感病日久,但病邪却不一定发生传变。其中有向愈的,有表邪仍不解的,大家记住,只要是表证不解,就应该再用解表的方法治疗,唯一的依据就是凭脉辨证,不要拘泥于病程的长短,中医的这个辨治特色,在这一条中又得到了很好的体现。

太陽病,脈浮緊,無汗,發熱,身疼痛,八九日不解,表證仍在,此當發其汗。服藥已微除,其人發煩目瞑,劇者必衄,衄乃解。所以然者,陽氣重故也。麻黄湯主之。(46)

太陽病,脈浮緊,發熱,身無汗,自衄者,愈。(47)

傷寒,脈浮緊,不發汗,因致衄者,麻黄湯主之。(55)

这三条讲到了同一个问题,就是在太阳伤寒证的发病过程、治疗过程中,会出现鼻衄的现象。

第46条讲了太阳伤寒,迁延日久,服麻黄汤后可能发生鼻衄而解的情况。太阳病,见到脉浮紧、无汗、发热、身疼痛,为典型的太阳伤寒证,如果是迁延到八九天以上仍然不解除,当然还可以用麻黄汤发汗,所以"麻黄汤主之"应接到"此当发其汗"之后,这种文法属于倒装文法,在《伤寒论》中很常用,大家要注意。之所以要用倒装,是为了强调一些内容,这一条中主要是为了强调服用麻黄汤后的一些表现。若服完麻黄汤后,症状稍有解除,仍然无汗,并且病人有烦躁、畏光,这是因为表闭太严重,汗发不出来,阳热郁遏于内所致,所以说"阳气重故也"。其实,出现伤寒表实证,又见烦躁,应该属于大青龙汤证范围,麻黄汤发汗力量不够,所以症状得不到完全解除,即使稍微出点汗,也只能解除一部分卫分之邪,营分之邪却不能尽去。尽管如此,服药后正气得到药力的相助,机体阳气亢奋,有可能出现战汗而解和鼻衄作解两种情况,都是见于邪气盛时而体质又壮盛的人。关于战汗而解的现象,我们在以后的条文中会讲到。本条所讲的是鼻衄现象,鼻衄作解,是因邪气不得从皮毛卫分汗出而解,而自循其道,内逼营分,迫血妄行,从清道鼻窍而出,得鼻衄而解,这种情况又称作"红汗"。血汗同源,邪不从汗解,即可以从衄而解。在衄解之前,因为阳气鼓动欲驱邪外出,正邪交争,所以患者常可出现身体烦热、两目畏光而不欲睁眼,或者头晕的先兆症候。而一经衄血,如果出血通畅的话,就使营分的邪气随之而去,病可痊愈。当然,在太阳伤寒的发病过程或治疗过程中出现衄血,还可能会有一种情况,那就是热入营血,这种表现往往是衄血量多,衄后身热不退,或者身热夜甚,心烦不寐,舌质红绛,脉细数,这种情况切不可再使用麻黄汤辛温发汗,而当改用清热凉血的方法,选用清营汤,或者犀角地黄汤治疗。

第47条讲的是太阳伤寒证可自衄作解。"太阳病,脉浮紧,发热,身无汗",为太阳病伤寒证,同样的原因,由于表寒外束,玄府腠理的郁闭,邪不得从皮毛汗解,而内入营血,从衄而解,这是机体自然抗病能力的表现。

第55条讲太阳伤寒没有发汗而衄,仍须麻黄汤发汗而解。"伤寒脉浮紧",这是以脉代证,属于省文的笔法。太阳伤寒,本应该发汗而解,如果是当汗不汗,导致表邪闭郁,邪无出路,迫走营血而见鼻衄。体质壮实之人,此时可以通过鼻衄作解。如果是衄后表邪仍然不解,是自身正气没有鼓邪外出,这与汗出不彻底的机理是相同的,所以可以用麻黄汤发汗以乘胜追击。但此时衄后再汗使用麻黄汤要注意,一是衄血量不多,二是无内热烦躁的表邪,三是没有热入营血。否则,如果辨证不准确的话,是会引起严重后果的。

可以看出，以上三条均是太阳伤寒证的衄血现象，但病情、转归各不相同，大家课后一定要仔细揣摩。同时，说明在外感证中邪气可以通过出血而解除，这就启发我们有些外感证可用放血的疗法辅助治疗，尤其是病人不能够通过衄血而自愈的，均可以考虑针刺放血的方法。针刺放血祛邪的方法以前多流传于民间，现在临床上也越来越多地在使用，特别是治疗各种热病的时候，如对外感高热的患者，可用三棱针在曲池、少商、太阳穴等处放血，每每能取得较快疗效。

2. 汗法禁例　以上是适宜麻黄汤治疗的条文，下面我们看汗法的禁例，也就是麻黄汤的禁例。那可能有同学说，这些条文，后面并没有说不可使用麻黄汤，但是我们看（每条）后面一般它都有说什么呢？（学生：不可发汗）对，不可发汗，这个"发汗"就代表了麻黄汤。我们先看第83条：

咽喉乾燥者，不可發汗。（83）

大家看这一条讲的是什么？为什么咽喉干燥的不可用麻黄汤这样的药方发汗？嗯？这是什么呀？（学生：阴虚）阴虚？有阴虚，可以，还可能是什么情况呢？（学生：津液不足）阴虚、津液不足不是一个概念嘛，是吧？（学生：风热）哎，对了，就一个外感病来讲，你看一些感冒以后咽喉会干燥，会疼痛，那么这一种外感病我们一般认为是什么呢？从中医辨证来讲，风热外感。咱们前面讲的太阳病有三类，除了中风、伤寒以外，还有一个（太阳）温病。这个温病就是我们第六条讲的，大家背一下这一条："太阳病，发热而渴，不恶寒者，为温病。"当然我们里面还赋予它一些必要的内容，比如说咽喉干燥、疼痛这些。那一个风热外感，或者说它伴有一些津液不足的这样一种病，不要使用麻黄汤这样的辛温发汗的药物，所以这一条主要是提示我们这个。当然了，什么都不是绝对的，这些都是一般规律，相对的，在风寒外感中极个别的也可以见到咽喉干燥，由于寒邪凝滞收引，使津液不得布化，会出现这种（咽喉干燥），包括少阴病里也讲到由于寒所导致的咽喉疼痛和干燥，当然这些都不是常态了。所以一般情况下我们说，咽喉干燥，即使外感病，也要慎用麻黄汤这样的辛温发汗药物。再往下看84条：

淋家不可發汗，發汗必便血。（84）

首先看什么是淋家？就是久患淋证的人。什么是淋证？这咱们诊断学过吧？（后世）中医把淋证分为多少型？一般情况下你比如说：尿频、尿急、尿痛，这个我们最常见的，西医认为是泌尿系感染了，有急性的、有慢性的，咱们中医叫淋证，后世把淋证分得更细了，都是什么淋？（学生：尿淋）尿淋？没有这个术语，所有的淋证都是尿淋。是热淋，对吧？尿石头了叫什么呀？（学生：石淋）尿砂子，（学生：砂淋）砂淋？你看这，砂淋，身体里面还有石头有砂子，拿赵本山小品的话说，再弄点水泥就盖一栋房子了，是吧（学生笑）？如果尿血的，（学生：血淋）尿了这个很稠的一种呢？（学生：膏淋）对，大家掌握得很好！但是不管什么淋证,有一个共性,什么呀?哎,我这样问,如果小便也不疼,比如说尿得很浑浊,这个叫膏淋吗?这个不叫,这叫白浊。所以淋证必然有疼痛,小便的疼痛。那么一般说像石淋也好,砂淋也好,血淋也好,这些淋证等等,他们往往都是什么引起来的呢?湿热下注或者是有肾阴不足的现象。那湿热也好,阴虚也好,都是不可以用麻黄汤这种辛温峻烈的方剂来治疗的。所以即使他有外感,也就是这种病症的人,即使感受了风寒,也要慎用麻黄汤。别说麻黄汤了,咱们桂枝汤也学过这一条,其实那个酒客跟这个是一样的道理,对不对?湿热内盛的人感了风寒之邪我们要慎重去处理的,起码你不能单用麻黄、桂枝这样的辛甘温之剂去发汗!那如果误用了,就有可能导致便血。便血就是湿热下注,损伤脉络,或者是阴虚灼伤脉络等等,都会出现这种情况,这等于是火上浇油了,对吧?

再看85条:

瘡家,雖身疼痛,不可發汗,汗出則痓。(85)

"痓"这个字,读 zhi,它实际上是这个"痉"字,应该是传抄《伤寒论》时搞错的,因为《金匮玉函经》、《脉经》里都作"痉"。"痉"什么意思?什么样的症状?"痉"就是痉挛,一般表现有经脉拘急,牙关紧闭,严重的就怎么呀?角弓反张甚至,是不是?轻的就项背拘急,这就是痉证。"疮家",是久患疮疡的人。久患疮疡的人为什么不能用麻黄这种发汗的峻药?条文讲"虽身疼痛",疮家出现身痛了,麻黄汤就是治身痛的一个好方子啊(麻黄汤证里面身痛是一个主症),但是你要看是什么样的身痛。久患疮疡的人身痛,就要慎用麻黄汤了,为什么呢?因为久患疮疡的人一般什么样的一个体质呀?你看这个疮,一般情况下它的病理过程、周期比较短,尤其是长在外面的疮很快就好了。但是也有一部分疮久久不愈,一直长长长,会不了脓,好不容易脓成了,又溃不了口,好不容易溃口了又长不住、收不住口,这是什么呀?气血不足,所以气血不足的人长疮不容易好。比如说现在的一些慢性疾病像糖尿病,糖尿病如果说长个疮很难收口,为什么?因为他们的气血不足,所以说,不能够很快地使这个疮疡痊愈。所以实际上这个"疮家"就代表气血不足的人,尽管有疼痛,但这种疼痛可能是气血虚、经脉失养引起来的,即使感受风寒,也不可用麻黄汤这样的峻药去发汗,否则的话我们看,气血本来就不足,再用麻黄汤发汗,气血更虚,经脉更加失养,就会出现痉证这样的病症。

我们看86条:

衄家,不可發汗,汗出必額上陷脈急緊,直視不能眴,不得眠。(86)

"衄"音女(nv),是吧?但是咱们中医都读 niu 了,将错就错了,很多中药名也是这,如白术的"术",不读 shu,而读 zhu,对吧?衄,是身体出血的病症,哪里出血?(学生:鼻子出血)嗯,鼻衄,鼻子出血叫鼻衄;牙出血呢?齿衄;皮下出血呢？（学生：紫癜）紫癜，又说西医的名词去了！那叫肌衄对吧？肌衄！便血呢？叫便衄？不对，那叫便血了，所以我们说这是衄。而衄家，大家注意，一般情况你像鼻子出一点血，可能代表什么，代表可能有点热了。但如果是鼻子经常出血，而且一次出血量很大，这才叫"衄家"，属于慢性的失血这类。往往这种病人，肯定有什么（病理）情况？（学生：血虚）血虚！是不是血虚？所以这种人，不可用麻黄汤这样的药发汗。"汗出必额上陷脉急紧，直视不能眴，不得眠"，如果说误用了以后，额上陷脉急紧，额头两边这个凹穴，实际上就是太阳穴这个位置，有个动脉，这叫陷脉，就这个地方紧，甚至会引起头痛，头晕。还有直视不能眴，直视就是眼睛不能够转，眴就是眼球转动，眼球转不了了，直视，大家说这个症状是什么？什么情况？就是说这个直视再发展有可能是什么病？什么？发呆啦？是这样，直视发呆啦？对吧？这是中风的前兆，大家要注意！在第6条太阳温病误汗以后形成了风温，里面也有"直视失溲"，所以这个"直视"代表肝风要内动了！钱乙，知道吗这个人？哪个朝代的呀？（学生：宋朝）宋朝的儿科专家，他写的书叫《小儿药证直诀》。钱乙治了一个病，是个病人叫他了，一个皇亲国戚，叫他看病呢，到那一看他说："唉，你这没什么病，这个病不需要喝药"。说着要走，可一转身他看见一个小孩，说：这个孩子倒有病，今天这一趟没白来，看你没病，这孩子有病。这家人就说："这孩子有什么病？孩子没有什么呀，吃饭、睡觉、玩都很正常！"钱乙说："这个孩子真有病。"他说，两三天之内会发作。家人不信，钱乙就走了，之后这家人说："你看现在的大夫这医德都不好，我本来有病，他可能治不了，所以他说没病。这孩子没病，他要说是有病，所以是拿不病的人做有病的医以索要财物呢。"过了两天，孩子确实没事，家人说道："你看看，大夫就是这样子，连钱乙这样的高手都变成这样的人了。"但是到第三天头上，这孩子突然发作倒地，口吐涎沫，四肢抽搐，两个眼睛上翻。这家人说："钱乙说得太对了，没超过三天啊（有病了），赶紧请钱乙吧。"这家人就问呀，说："钱先生，你怎么知道这孩子将要有病呢？"钱乙说："我一转身要走的时候，这个孩子两眼直直地望着我，这个对中医来讲叫'直视'，是肝风内动的前兆，所以我料定这孩子很快就要肝风内动了，就是这样子。"

　　大家注意了，咱们以后做病房大夫要注意，如果你发现这个病人，查房的时候两个眼睛一直这样勾着你，注意，看有没有这种肝血不足，肝阳上亢，肝风内动，量量他的血压什么的，尤其是脑血管疾病，要特别注意这样的一些情况。这些呀好多就是望诊呐，是吧？所以这个直视不得（眴），就是要肝风内动啦，很可能是误用发汗药物造成的。什么道理呢？你看，你往下推，肝风内动，什么引起来的？我们讲肝风内动有几个证型？诊断上学过的，热极生风，血虚生风，阴虚生风，阴虚跟血虚差不多吧，还有那个肝阳上亢化风，所以肝风内动代表肝阳上亢的这样一个（情况），这一型临床比较多。肝阳上亢，那为什么要肝阳上亢？

热了,是由于肝阴血的不足,对吧? 肝脏的阴血不足是基于什么呀? 往前再推的话就是肾阴亏虚呀! 所以你看咱们中医治疗肝风内动,当然要平肝熄风,但除了熄风以外,往往要加补肝肾的药物,尤其是补肾阴的药物,对吧? 就是这个意思。那血虚了,肝阳上亢化风,就会出现这种情况,所以这是很严重的一个问题,也就是疮家、久患疮疡的人误用麻黄汤发汗,就有可能导致这个病人出现中风,(尤其是高血压的这些人)不得眠,睡不着觉,这些都是肝阳上亢的一种表现,所以第86条讲的就是:血虚的人要慎用发汗的药物。

　　临床上什么样的外感病都有,假如说现在这个病人血虚,比如她月经量过多,或者是她产后,刚生完孩子,感冒了,怎么办? 属于血虚外感,当然不能直接用发汗的药物去发汗,否则就有可能出现上述情况。但是你又不能说不治,病人找你来了,你得给人家开方子啊! 那这时该怎么办,要立什么治则? 养血(学生:解表)哎! 养血的同时兼解表,实际上就是扶正解表这一类。我们在《方剂学》里都学过扶正解表的方剂,是不是? 气、血、阴、阳虚的都有,是吧? 你像血虚外感的,用什么?(学生:加减葳蕤汤)阴虚的,(学生:葱白七味饮)葱白七味饮是治血虚外感吧,加减葳蕤是(治)阴虚外感;阳虚的呢?(学生:再造散)哎,再造散。还有气虚的(学生:人参败毒散),对,你看这不有这么多方剂可以选择吗? 所以实际上这些条文告诉我们什么呢? 在气、血、阴、阳虚的情况下,如果有外感了,我们要扶正解表。

　　再看87条:

亡血家不可發汗,發汗則寒慄而振。(87)

　　"亡血家",与前面所说的"衄家"差不多,可能比"衄家"更重,包括崩漏、月经量多这些。经常失血的病人,血虚,不可以发汗。这里预测,如果误用发汗了,会出现"寒栗而振"。寒栗就是颤抖,全身颤抖,冷得颤抖,这是阳气虚。为什么一个血虚的人,误用发汗药了,会出现阳气虚呢? 你看,一般我们说发汗会出现阴虚,对吧? 出汗多阴虚,而阴虚时间长就会伤阳气,如前面我们学的桂枝加附子汤,主症是"漏汗",长期漏汗不但伤阴,而且伤阳,所以会出现阴阳两虚的结局。这里出现的"寒栗而振",正是阳虚的一种情况。

汗家,重發汗,必恍惚心亂,小便已陰疼,與禹餘糧丸。(88)

　　"汗家",就是一个经常出汗的人,如果你再重发汗,再给他麻黄汤发汗,当然就太过了,会造成什么呢? "必恍惚心乱","恍惚"就是心中空虚,无物所主,包括心悸、怔忡、心慌这些症状,所以说"心乱"。"小便已阴疼",就是小便完了,会出现尿道的疼痛,这种情况属于虚证为多。便前阴疼多属实,便后阴疼多属虚。"与禹余粮丸",禹余粮丸,有方无药,方药组成遗失,我们说《伤寒论》记载正方是113个,但因为这个方子是有名无药,所以实际上是112个(方子)。从本方用禹余粮命名看,应该是一个收涩为主的方子,用于虚脱证。经常出汗的人，再去发汗，不但会造成阴虚，而且会造成阳虚，此时如果邪气尽退，正气大虚，可采用收涩之法顾护正气。

病人有寒，復發汗，胃中冷，必吐蚘。（89）

"蚘"，是"蛔"的异体字。这里讲的是一个什么样的病人不能发汗呢？是有寒的病人，哪里有寒呢？（学生：胃）为什么说胃寒？怎么判断胃中有寒？原文中有"胃中冷"，对吧？但是这里所说的"胃"，包括肠，胃寒是指肠胃虚寒，中焦虚寒，也就是说中焦虚寒的人，慎用麻黄汤这样的药方发汗。"复发汗，胃中冷，必吐蛔"，"吐蛔"就是呕吐蛔虫，当然了这个前提，必须是蛔虫病的人，没有蛔虫病他吐不出来蛔。蛔虫这个寄生虫，它的一个特点是避寒就温，它喜欢暖和的地方，如果是中焦虚寒了，或者肠胃里面，或者肠子里面有寒了，它就会另找温暖的地方，可能它往上钻，有时候会钻到胆管里，或钻到胃里。如果走到胃里，因胃酸的原因，它会觉得很难受，好家伙，还不如肠道里面呢（学生笑），在肠道里就是冷点，到胃里可好，特酸，它受不了，因蛔虫最怕酸，所以它就挣扎，一挣扎病人就想吐，有一些（患者）吐出来的蛔虫还是活的呢。现在吐蛔虫这种病很少见了，原来是非常的多，在厥阴病里我们还要讲蛔厥，还会讲这个问题。这里用吐蛔的现象，来暗示病人中焦有寒。这一条告诉我们什么呢？就是中焦有寒的人，即使有外感，也要慎用像麻黄汤这样的发汗药物，临证遇到这样的情况，我们可以采用温中解表的治法。

以上这些条文说明了什么？大家用一句话能不能给它总结呀？什么"咽喉干燥"，还有这么多"家"，淋家，疮家，衄家，汗家，亡血家（学生：中焦虚寒），对，还有中焦虚寒，这些代表的是什么样的外感群体呢？是气血阴阳不足的人。所以我们用一句话就可以概括：凡是气、血、阴、阳不足的人患外感病，皆不可直发其汗。应该怎么治呢？宜扶正以解表：比如阴虚的就滋阴解表，阳虚的温阳解表，气虚的益气解表，血虚的养血解表等，所以这些条文的中心意思就是讲的这个。那我们看，麻黄汤这样的发汗剂不能用于什么样的人呢？虚人，也就是说麻黄汤治的是实证，身体不好的人感冒，这个麻黄汤我们可以不考虑，我们考虑其他的，是吧？这就是这几条讲的内容。

再看第50条原文：

脈浮緊者，法當身疼痛，宜以汗解之。假令尺中遲者，不可發汗。何以知然？以榮氣不足，血少故也。（50）

"脉浮紧者，法当身疼痛，宜以汗解之。""脉浮紧"的脉象出现，往往有身疼痛症状，身痛、脉浮紧，多是太阳伤寒证，可采取发汗的方法治疗，用什么汤发汗？（学生：麻黄汤）哎，这个很明显对吧？这往往是太阳伤寒证。但如果说这个身疼痛，"假令尺中迟者"，尺部脉出现迟脉，尺中迟，则又"不可发汗"。为什么呢？《伤寒论》说"以荣气不足，血少故也"，也就是说这是营血不足的缘故。前面我们也学过一条,也是有身痛,有脉迟,也是由营血不足所引起来的,对吧?迟脉,是营血因虚而流动迟缓之象,所以它代表的是营血不足。那这种情况下的身疼痛就不可以使用麻黄汤去发汗治疗了,否则就会更伤营血,从而会使身痛加重。

但张仲景在这里并没有说用什么方子治疗,大家能不能给它填补一下,像这种身疼痛,我们可以开一个什么方子比较好?(学生:桂枝加芍药生姜各一两人参三两新加汤)对了,就是这个方,简称"桂枝新加汤"。所以由此我们看,应该有一个关于身痛一证的鉴别。在《伤寒论》里我们已经学两个治身痛的方子了,主证就是身痛,一个是什么方证呢?桂枝新加汤证,对吧,还有一个麻黄汤证,那它们有什么区别呀?从病机上讲,桂枝新加汤证的身痛病机是什么呀?(学生:虚证)虚证,什么虚呀?我让大家记的那个,基本病机一定要记住,是什么呀?咱们可以记一个"营血亏虚"对吧,那么营血亏虚怎么会导致身痛呢?(学生:经脉失养)对,营血亏虚,经脉失养,就会身痛;而麻黄汤证呢?麻黄汤证的身痛是什么原因呀?风寒。风寒外束,太阳经气不利。所以这两个身痛证一个是实证,一个是虚证,对吧?那怎么判断出来?都是身痛,我们怎么知道这是营血虚,那是风寒外束太阳经呢?这当然可以看他们的发病过程,更重要在这两条里给我们讲出了脉象的问题,50条、62条出现脉迟,而麻黄汤证的典型脉象是脉浮紧,尤其是紧脉的出现,代表了寒邪凝滞的特点。当然了,我们还可以观察其他症状特点来进行辨别,比如说桂枝新加汤证的身痛,往往有一个发病过程,可能出现在慢性疾病过程中。或者是这个病人原来用过发汗法了,越发汗身痛越明显,越重,这种情况往往是营血不足导致的;而麻黄汤证身痛有明显的一个外感过程,最近几天才得的,对吧?所以这两种身痛在临床上是不难区别的。后面我们还要讲其他身痛证,在《伤寒论》里有七个方子可以治疗身痛,到最后咱们再鉴别。

好,这是发汗的禁例(问题),这是太阳伤寒证第二个大板块内容。

3. 麻黄汤证兼证　第三个板块内容,是太阳伤寒证的兼证。在学习这些兼证之前,咱们首先再回忆一下麻黄汤证的三组症候:营卫凝闭的症候,太阳经脉不利的症候、肺气郁闭的症候,实际上后面所要学的这些兼证就是它某一组症候的扩大。

(1)葛根汤证:我们先看第一个兼证,第31条葛根汤证。

太陽病,項背強几几,無汗惡風,葛根湯主之。(31)

葛根湯方

葛根四兩　麻黃三兩(去節)　桂枝二兩(去皮)　生薑三兩(切)　甘草二兩(炙)　芍藥二兩　大棗十二枚(擘)

上七味,以水一斗,先煮麻黃、葛根,減二升,去白沫,内諸藥,煮取三升,去滓,温服一升。覆取微似汗,餘如桂枝法將息及禁忌。諸湯皆仿此。

　　我们一看这个 31 条,就自然想到我们前面学过的 14 条,桂枝加葛根汤证。大家看这一条在行文上与桂枝加葛根汤证很相像,只是什么地方不同啊?那一条是"反汗出恶风",这条是"无汗恶风",实际上也就是有汗和无汗的一个区别,对吧? 同样都是项背强几几,所以我们认定这一条它是属于麻黄汤证症候群里面太阳经气不利一组症候的加重。风寒外束,如果是邪气明显地表现为堵塞了太阳经脉而使气血不利,出现了整个项背的强急疼痛,而且又不爱出汗的,就用葛根汤来治疗。本证的病机也和桂枝加葛根汤证有相似之处,即同是风寒外束,太阳经输不利,主证仍然是项背强几几。但是不同的是:本证无汗恶风,这是风寒凝滞营卫的表现。治法:祛邪解表,升津舒经。方药用葛根汤。

　　大家看葛根汤的组成,在葛根汤里有个桂枝汤,本方等于桂枝加葛根汤再加麻黄。那由此我们看,前面那个桂枝加葛根汤确实不应该有麻黄,否则就和这个葛根汤组成一模一样了,那是肯定不对的,一个无汗,一个有汗,药物不可能完全一样,所以桂枝加葛根汤是不能有麻黄的。没有麻黄我们叫桂枝加葛根汤,有麻黄就叫葛根汤。这里用桂枝汤祛风解肌,调和营卫;麻黄助桂枝汤解表;葛根起的作用很大,解表的作用,升津液的作用,舒筋脉的作用,我们在前面都讲过了,一物三用,所以葛根在这里选得恰到好处,而且用量最大。

　　那现在有这么一个问题:太阳中风证兼项背强几几,用桂枝汤加葛根,桂枝汤治太阳中风证,葛根治项背强几几,对吧? 而现在这个证实际上是什么证? 是太阳伤寒的基础上加上项背强几几,如果按这个道理来推的话,按照惯性思维,本证应该用麻黄汤加葛根,用麻黄汤治太阳伤寒证,加葛根治项背强几几。但是这个并不是用麻黄汤,而是它拐了一个弯,用桂枝汤加葛根,再加上麻黄,为什么? 大家考虑考虑这个问题。现在假如说我们用麻黄汤加葛根,你看会出现一个什么排列情况,就是麻黄、桂枝、杏仁、甘草、葛根,麻黄汤的发散作用比较强,对吧? 葛根的发散作用呢? 也比较强,强强联合,会造成什么后果呢? 本来这个项背强几几,无论是太阳中风也好,太阳伤寒也好,出汗的也好,不出汗的也好,它都有津液相对不足的一种状态,筋脉拘急了嘛,对吧? 只不过是风寒郁闭得重还是风寒郁闭得轻的问题。如果本证用麻黄汤加上葛根,发散作用过强,反而不利于项背强几几的痊愈呀! 但是不用麻黄行不行? 我们采取第二个方案,就是说,不使用麻黄,就用桂枝汤加葛根呢? 又解决不了问题呀,因为这是个无汗恶风。所以既不能用麻黄汤加葛根发汗太过,而用桂枝汤加葛根又祛邪不足,在这种情况下我们的老祖宗就特别聪明,取一个中庸之道,用桂枝汤加葛根再加上麻黄,既可以祛除邪气,又可以保存阴津,不至于发散太过。这种折中的用药思路,是中医的特色,也是我们要学习的关键点,这就是葛根汤的组方意义所在。本证可总结为：

```
病机:风寒外束,太阳经输不利
病症:项背强几几 + 无汗恶风
治法:祛邪解表,升津舒经
方药:葛根汤
    桂枝汤——祛风解肌,调和营卫
    麻黄——助桂枝解表之力
    葛根——①解表邪;②升津液;③舒筋脉
```

再看后面的煎服方法,凡是有麻黄、葛根的,在《伤寒论》那个时候都要求先煮。先煮麻黄、葛根,是为了去其温燥之性,使它的发散不要太过。后面又讲:"覆取微似汗,余如桂枝法将息及禁忌",服药后仍需要覆被而卧,但这里并未要求啜粥,因为葛根汤的祛邪作用足够强,不再需要喝粥来帮助发汗。"余如桂枝法将息及禁忌",就是其他的注意事项仍和桂枝汤后面所说的一样,包括忌口。

现在我们看这个葛根汤证和前面桂枝加葛根汤证,区别在哪里呢?(学生:有没有汗)对,有汗、无汗的不同。但是实际上我们想想看,从项背强几几的程度上讲,哪个比较重?(学生:葛根汤证)哎,很显然,葛根汤证的项背强紧比较重,因风寒凝滞的较重的缘故,临床上也符合这个规律。一般情况下,项背强几几比较重的人不爱出汗。所以学习葛根汤证要抓住两点:第一有项背强几几,第二就是不爱出汗。临床上遇到这样特点的病人,我们就可以使用葛根汤。

当然这个"项背强几几"一症,我们可以把它扩大化理解,不一定正好是背部,正好是项部,它有时候可以是肩部,也可以是面部,比如有些人口噤不开,如果是风寒侵袭无汗的,也可以使用葛根汤,临床运用不要太死板。我昨天下午门诊就有一个病人,面部发紧,口歪眼斜,他来看第二次了,用葛根汤有所缓解,中间有两三天的缓解,这些也属于"项背强几几"的范围。

我曾使用葛根汤治过一个下颌炎的病人,一个 28 岁的北京小伙子,西医给他诊断的是下颌炎,就是下颌这个关节,有炎症,嘴张不开。这个病人是怎么回事呢?是感冒以后所得,感冒后发热恶寒,他说:我身体好,不爱有病。感冒以后发烧很高,好不容易把这感冒治好了,遗留下这样一个问题,嘴张不开。因为他这炎症,硬张(嘴)就疼。这个人呢,一米八几,吃饭吃得很多,而且北方人爱吃馒头,不爱吃米饭,吃馒头时麻烦了,张不开嘴,经常把馒头掰碎,用手一点一点往嘴里送。张不开嘴,所以西医要给他手术。医生说手术吧,他问手术以后还复发吗?那不好说。再问手术能不能解决问题?也不好说,他就不敢做了。医生说不做只能是这样子,吃点消炎药、止痛药什么的,解决不了问题。"不行就去找中医吧",医生对他说,所以他就找中医来了。你看张不开嘴,从中医来讲,属于筋脉拘急的一种情况，又加上他有这个感冒发病过程，感受风寒之邪，实际上这个风寒之邪没有被完全祛除，还在经脉里面，所以他就会出现这个收引的症状，张不开嘴，仔细看看没有什么热象。再问这个病人爱不爱出汗，回答是特别的不爱出汗。有时候我们问病人，你出汗吗？病人想半天，说，哎，大夫，我出汗，我热的时候就出汗（学生笑），这是属于正常的状态，大家不要认为是汗出的症状。属于爱出汗的人，就是经常不该出汗的时候，比如说你稍微一动，或者不动他也出，天气不热甚至是冬天也出汗，就属于汗出异常了。不爱出汗的人，有时候活动量很大，出汗也很少，这种就是腠理致密之人，是使用葛根汤的体质。这个病人我给他用葛根汤合上牵正散，牵正散知道吗？（学生：白附子）白附子，全蝎，僵蚕，对了，本来治口眼歪斜的对吧，实际上它解痉的作用很好，像这种筋脉拘急的病症，我们同样可以用牵正散来进行治疗。葛根这个药物的解痉作用也特别好，所以葛根汤不只用于项背强几几，脸部发紧，或者是眼皮跳动，我们都可以用葛根汤。还有一些病人神经紧张，身体的某一个部位跳动不安，比如脸部的肌肉跳、眼皮跳等，如果他不爱出汗，或者是有风寒之邪的，我们都可以用葛根汤去治疗的。这个病人前后服药三周，下颌炎症基本消除，吃饭正常。葛根的解痉作用比较好，可以用量大一点，经常用到30g，可见明显疗效。

学习《伤寒论》方证，要抓住病机举一反三，这样就会把经方用得非常广泛和得心应手，我再举个例子可能大家就会明白这一点。我在国外有一个学生，瑞士的一个学生，是一个50多岁的女士，我去瑞士讲学认识的，她治一个病很能说明问题。当地的这些学生都是西医，但是对中医有着浓厚的兴趣，最后决定学中医。他们把中医叫做自然疗法，天然的，意思就是用自然界的天然的药物去治疗疾病，所以他们不用化学的药品，嫌它有副作用。给外国人讲课跟咱们不一样，咱们上课你看要深究什么道理什么理论，但给外国人讲这么多理论他听不懂，他们需要的是什么呢，你告诉他这个方子怎么使用就行了。我有一次在讲葛根汤的时候，我跟他们说，说用这个方子，有两条件就够了：第一，有项背强几几，（当然是用这个用通俗的话讲出来），就是背部发紧疼痛，是吧，这是一个；第二，这个人不爱出汗。符合这两个条件，你就可以选葛根汤来进行治疗。外国学员就记住了，他们就开始按图索骥了。刚才说的这个五十多岁的女士，在她的门诊上，有二十多年的一个皮癣的病人，屡次治不好，在她这儿治疗也很长时间了，用她的话说，她说我呀，我真想让这个病人走，可这病人跟膏药似的就粘住我了（学生笑）。哎，有时候真是这样，说在临床上这些病人很多的，搞得大夫怕病人，有个病人就告诉我说："大夫，我在他那治四个多月，后来再去，大夫不见了！跑了。"我说："你别再把我弄跑喽。"（学生笑）临床上有一些病非常的棘手，大夫穷尽其法治疗，效果不显，就不想治了，但病人又投医无门，要大夫你非得给我治，临床上确实有这样的情况，她讲这个病人就是这样子。有一次这个病人又来她诊所了,这一次病人讲:"大夫,最近一段时间我这个背总是疼,又紧又疼,我总想着要活动活动,我要按按好一点。"哎,那时候她刚学完葛根汤,就这寸劲儿。她一想,好! 陈老师讲葛根汤就是治这个的呀! 她就问:"你爱出汗吗?"这个病人说:"我最不爱出汗了,我踢完一场足球(西方人爱足球,他们都玩这个)都不怎么出汗。"你看别人大汗淋漓,他不行。呀,她说这不就是葛根汤吗? 是吧,背痛,又不爱出汗,好,她就给开葛根汤原方,她又不会加减,原方,按照那个比例,我跟他们讲过,用量不一定要用东汉那个时候的量,但是,药物的比例可以与《伤寒论》的一致,葛根的用量要大一点。她用完以后,这个病人再来的时候,奇迹出现了,什么奇迹呢? 不光是背痛缓解了,皮癣明显地往下落,哎呦,她说这个,你看我专治你的皮癣这么多次都治不好,这怎么开个葛根汤,皮癣下去了? 所以这个学员就过来问我呀,她说:陈老师,(当然通过翻译她讲德语,我听不懂这玩意儿)你给我们讲《伤寒论》有遗漏。哎,我说这个何以言之啊,对吧? 她说这葛根汤,不但治背痛、不爱出汗,还可以治皮癣,你为什么不给我们讲? 她说:"你现在给我解释,为什么葛根汤可以治皮癣?"好家伙,声讨我似的好像。我说:"张仲景(在每个方子中)不可能把所有的病症都写给你,一个方子它可以治好多种症状,他不可能都给你写上。加上那个时代,虽刚有纸,但那时候的纸写字还不是很常用的,字都写到绸子上,写在竹板上,所以写个字不容易。你想想,一个方子它治这么多病症,他能够都写完吗? 他把主要的、能抓住重点的给你写出来,你可以举一反三啊。"我说这个皮癣病你为什么用葛根汤治好了? 葛根汤干什么的呀? 通太阳经的呀! 祛太阳经的邪气对不对呀? 太阳经是干什么的呀? 是人体的篱笆门,是主表的对吧? 整个皮表都是由太阳经来主,那也就是说,这个皮表的病,这些癣也好,什么也好,只要是皮肤的病,都有可能是太阳经的功能失常。邪气走到太阳经了,这个皮癣也可以是这样子,所以我们有时候把皮肤病叫做太阳病也不为过,从经脉来讲这个有它的分布。我说你现在用葛根汤把太阳经的邪气给去掉了,把太阳经给它打通了,它的皮癣就相应地会好。哎呦! 她一听中国医学就是这样子。我说是呀,就是这样子! 是不是? 她豁然开窍了,呀! 她说:"是,这个《伤寒论》太厉害了!"他们就背《伤寒论》,你看她用什么,她用德语背着不顺口,就用中文背,就学中文! 所以大家要到国外看看中医热,有时候让我们汗颜! 所以你看这个,它就是这样子,葛根达表了,它就可以把皮表的一些病治好,我在上一节讲桂枝新加汤重用生姜的问题时就讲到这个道理,治皮表的病一定要加或选择走表的药物或方剂,就是这样。

　　这是第一个兼证,可以看作麻黄汤证中第二组症候群太阳经脉不利的症候扩大化。

　　(2)大青龙汤证:第二个兼证是大青龙汤证。

太陽中風,脈浮緊,發熱惡寒,身疼痛,不汗出而煩躁者,大青龍湯主之;若脈

微弱,汗出惡風者,不可服之,服之則厥逆,筋惕肉瞤,此為逆也。(38)

大青龍湯方

麻黃六兩(去節) 桂枝二兩(去皮) 甘草二兩(炙) 杏仁四十枚(去皮尖) 生薑三兩(切) 大棗十枚(擘) 石膏如雞子大(碎)

上七味,以水九升,先煮麻黃,減二升,去上沫,内諸藥,煮取三升,去滓,溫服一升,取微似汗。汗出多者,溫粉粉之。一服汗者,停後服。若復服,汗多亡陽遂虛,惡風,煩躁,不得眠也。

瞤,读 shun(旧读 chun),肌肉跳动的意思。这一条分成两段来理解,前半段到"大青龙汤主之"止,讲的是大青龙汤证特点;后半段讲的是大青龙汤禁忌。

我们先看前半段:"太阳中风,脉浮紧,发热恶寒,身疼痛,不汗出","不汗出"就是无汗,对吧?大家看这是一个什么证?很明显,是典型的太阳伤寒证。但这里有一句话似乎不好理解,哪一句呀?大家看,后面讲的是"脉浮紧,发热恶寒,身疼痛,不汗出",但前面又说"太阳中风",从以前我们学过的太阳病内容看,显然这是错误的,这是太阳伤寒证,而不是太阳中风证。但张仲景确实在这里讲了"太阳中风",怎么去理解这句话呢?实际上,这里所讲的"太阳中风",并不是第 12 条桂枝汤证里那个"太阳中风,阳浮而阴弱"的太阳中风证,"中风"在这里不是一个词儿,要把它们分开理解。"中"就是感受的意思;"风"是指外邪。所以"中风"这两个字,有时候它是一个词儿,是指太阳中风证,比如第 12 条桂枝汤证。而有时它是表示发病原因和过程的,需要把两字拆开来理解,即感受外邪的意思。38 条所说的"中风"就是讲的这个意思,说的就是太阳经感受外邪,或者外邪中于太阳经,这是一个太阳病。是什么样的太阳病呢?"脉浮紧,发热恶寒,身痛无汗"的太阳病,也就是一个太阳伤寒证。但是大家看,是不是典型的太阳伤寒证呢?不是,多了一个什么呢?,烦躁,而且我们看这个烦躁用一个"而"与"不汗出"连接在一起,又遇到一个这样的字,是因果连词,我们在麻黄汤里面学过"无汗而喘",那里所说的喘与无汗有关系;这个是"不汗出而烦躁",同样是讲,烦躁与无汗的关联性。

"不汗出而烦躁",是大青龙汤证的一个辨证眼目,也就是说烦躁跟不出汗有关系,为什么呢?(咱们还用人体轮廓图来说明)我们看前面一大串症状是太阳伤寒证,太阳伤寒证主要的症状全到位了,对吧?所不同的是后面加了一个烦躁的症候,而且这个烦躁是由于出不来汗引起的。那我们可以想一想,出不去汗为什么会导致烦躁呢?汗出不去,就会使什么郁了呀?阳气郁,所以说这里的烦躁是阳气郁滞所造成的。正是由于出不去汗阳气郁滞于内,所以导致烦躁,这个烦是由于太阳伤寒证并发的,引起来的。但是麻黄汤证到这个地步了吗?没有。麻黄汤证尽管也有无汗的症状,但是它没有出现烦躁,那大家想想看,这里所讲的太阳伤寒证和麻黄汤证哪个严重?肯定是大青龙汤证的这个比较重是吧?重到什么程度?以至于阳气很难散出去,内热散不出去,出现了内在的烦躁。但是它的病变的主要方面在哪里呀？是烦躁为主？还是前面这个（太阳伤寒证）为主？肯定还是太阳伤寒证为主啊！所以大青龙汤证病变的中心仍然是太阳伤寒，只不过这个太阳伤寒比麻黄汤证的症状还要重，以至于出现了阳郁内热烦躁这样一种情况。所以像这种情况下我们怎么办（治疗）呢？用大剂量的清热药物治这个烦躁行吗？清热止烦，可能不行，原因就是此烦躁是由风寒郁闭阳气所成，治疗时必须辨清烦躁的原因。烦躁由不出汗引起，不出汗是太阳伤寒证所为，所以治疗的重点还是要发汗，发散风寒。况且这个发汗的药物可能比麻黄汤还要峻猛些，才可以祛除掉郁闭的风寒，阳气得以伸展，烦躁就自除了。现在我们学完这一段，总结一下它的病机，是什么？首先还有太阳伤寒的病机，是吧，加个什么呀？加个内热就行了，这个内热表现为郁热。所以本证的病机就是：外有风寒，内有郁热。需要注意的是，外面的这个风寒也好，里面的这个郁热也好，都是实证，表里都是实证，所以我们把它叫做表里俱实。

表里俱实是大青龙证的病机特点，如果说有一方虚，或者两头都虚，那你决然不可以使用大青龙汤。所以条文后面就讲了，"若脉微弱，汗出恶风者，不可服之"，"脉微弱"代表什么？脉象又微又弱代表里面不足对吧？汗出恶风呢？是外面不足。所以像这种情况下不可以使用大青龙汤，一定要记住。你看，张仲景就把它写到正文里面去了，（禁忌的问题）一般情况下是在方后注里注明，但是这个写到正文里面去了，可见掌握它的一个重要性。如果说误服了，就会导致什么呀？一个是厥逆，厥逆就是四肢厥冷的重症，我们讲四肢厥冷和四肢厥逆有一个判断标准，一般手脚凉的叫四肢厥冷，什么叫四肢厥逆？手冷过肘了，足冷过膝了，实际上就是整个四肢都凉，中医对此称之为什么呢？（学生：亡阳）哎，叫亡阳证。阳气衰亡了，为什么呀？因为本来就虚，你再用大青龙这样峻汗的药物，就造成了发虚人之汗的情况，就会出现亡阳证。还有，有的也会出现筋惕肉**瞤**，就是肌肉跳动，这是亡阴的一种现象，阴津不足，筋脉失养出现的一种情况。所以说虚人误服大青龙汤，既可以导致亡阳，也可以导致亡阴，当然了也会出现阴阳两虚的这样一种症状，所以运用大青龙汤必须是表里皆实。

大青龙证是表里皆实，其主要矛盾仍然是太阳伤寒表证，太阳伤寒表实证，实际上就是伤寒表实的重症。病人特别的不爱出汗，同时加内热烦躁。所以治疗就要外散风寒，内清郁热，这个是表里同治，但是治疗的重点仍然是放在外散风寒上。我们看这个大青龙汤，这个方子里面有个麻黄汤，但是我们看是不是麻黄汤的原方？（学生：不是）是麻黄汤倍用麻黄，大家注意，麻黄汤里的麻黄是三两，这里变成了六两，所以它的发散作用是相当的强，加了一倍麻黄，对吧？干什么呢？让它解决外面这个伤寒呐，因为这是伤寒重症，所以倍用麻黄来解决。但里面毕竟出现内热了，所以这里面加的有？（学生：石膏）石膏，我们看，大青龙的组方意图就是这样子，麻黄汤倍麻黄加石膏，这是大青龙汤的主要药物组成。

石膏在这里清内热,但是《伤寒论》里的寒凉药很多,清内热的药很多,这里选用了石膏。假如说我们换成黄连行不行?黄连也可以清热除烦,黄连清心热、清胃热,治内热烦躁也特别好,把石膏换成它行吗?我在这里讲的意思就是,咱们以后不管看什么书,看《伤寒论》也好,看其他书也好,把方子里的药物分析一下,拆分一下,再用替代思考法考虑考虑。比如大青龙汤里为什么偏用石膏清内热,而不用黄连、黄芩呢?它们都是寒凉药,有什么区别呀?(学生:透热)哎,都是治热的寒凉药,石膏是什么寒药,(学生:辛寒)辛寒对吧?黄连呢?(学生:苦寒)苦寒,哎,一辛一苦就不一样了,苦寒是直折呀,我们讲苦寒直折内热对吧。而辛寒呢?辛味药能行能散,可以往外透邪、往外散邪,所以选石膏不光是清这个热,而且主要拿掉这个郁,病人现在不是出不来汗吗?我选的清热药也有帮助发汗的这样一个作用,所以石膏是往外透热的,在这里运用是特别恰当。如果用黄连了,或者黄芩这些药物,它往里走,不利于麻黄这些药物进行发散,不利于郁热的解除。你看同样是寒凉药,在选择使用的时候也要注意分类使用。

但是(大青龙汤证的)这个内热并不大呀,而且这个内热是太阳伤寒引起来的,所以主要是发汗,倍用麻黄。那么这个石膏你看他用多少,大家注意这个,大青龙汤里面石膏的用量我们要记:如鸡子大一块,鸡子就是鸡蛋,不像咱们现在的鸡蛋,张仲景那时候鸡蛋比较小,柴鸡蛋,我们现在的鸡蛋都是激素喂起来的,鸡蛋大了,跟鹅蛋似的有时候(学生笑)。那时的鸡蛋跟小乒乓球似的,这么大一小块石膏就行了,大约相当于二三两的重量,清清内热,再帮助发散一下,至于临床,要根据实际病情使用,可以开到15~45g。石膏后面写了一个"碎"字,这是炮制石膏的方法,即把石膏研碎。

按理说,大青龙汤开这些药物就行了,已经面面俱到了,用麻黄汤倍麻黄解除严重的伤寒,轻用石膏去除内热,符合外散风寒,内清郁热的治则对吧,这不就完全解决问题了嘛。但是后面它还加了生姜和大枣,生姜三两,大枣十枚,干什么呢在这里?生姜、大枣,调和一下脾胃是吧?为什么呀?你看这里面,麻黄汤是倍用麻黄,发汗作用比较强,生姜、大枣可以防止它发汗太过,又可以滋汗源,加上石膏又寒凉伤胃,也可以用生姜、大枣来调和一下。而且我告诉大家:大青龙汤里面这个生姜、大枣不可去。我给大家说一个例子,这个例子特别的好,非常有启发意义。这是一个误案。

这个医案是公开发表在《中医杂志》1981年第8期的,我的这本《伤寒名医验案精选》书里也进行了转录,我觉得对我们的临床启发很大,我们在读医案(的时候)大家注意,不要只找验案,还要找误案,读一个误案顶十个验案。验案告诉你的是经验,误案告诉你的是教训,教训和经验同等重要,而且在特殊情况下它比经验更重要,就是告诉你一个道理,我犯了这个错误你不要再犯了。

我给大家简要地介绍一下这个医案:话说1929年春,有个宋道援先生,是当时在上海的中医药学校学习,他的老师可厉害了,其中一个叫陆渊雷,一个叫章次公,都是民国时期的名医,读医学史能够看到他们的生平事迹和学术经验,有《章次公医案》,我们学校的图书馆可以借。1929年放春假,宋先生"随族人同舟由沪至屏风山",屏风山据是说在福建,宋先生走水路由上海到福建去。途中靠岸,碰到一个病人,"有雷某之子,年二十岁",这个患者二十岁,"患病甚重"。患者的父亲告诉宋先生:"初因劳作往返,抵家热甚,遂用井水淋浴,拂晓即发寒热"。就是说我这个儿子,是跑生意的,有一次回来特别的热,它就赶紧用凉水洗浴,出了好多汗,用井水去洗浴,激着了,当时就发寒热。"年事方壮,不以为意,三天犹不退,虽经治疗,仍日甚一日",开始想着,哎,自己年轻,扛扛就过去了,是吧? 年轻人感冒有时候就不吃药,没想到三天热还不退,而且日甚一日,越来越重了。正说着呢,"是时,其妻携夫出",就是患者的妻子,想把丈夫搀出来,大夫来了嘛,要看大夫,从里屋卧室搀到客厅。"为之易衣",就是妻子先给丈夫换衣服,但病人云:"冷甚,坚拒去被"。如果医生听到这些话,就大致可以判断这个病人恶寒。你看,这就是闻诊对吧? 听声音。但是病人又有什么表现呢?"语声高亢,欲饮冷茶",说话的声音很高亢,又想喝凉茶,这说明什么呢? (学生:内热)对,所以听病人的交谈,就可以判断他的病情,是吧? 此时宋先生又见这患者出来了,"患者虽委顿",委顿就是精神稍微有点不好,"但面色缘缘正赤,目光炯炯有神",脸色发红,眼睛有神。忽然看到病人口角上有血迹,宋问:"衄乎"? 你出过血吗? 其妻答:"齿鼻均有血,前天才开始,量并不多。"这牵涉到我们学过的太阳伤寒证衄血的问题,《伤寒论》的第46条、47条、55条都讲到了这个问题,联系这些条文看一下。在外感病的过程中,可能会出现鼻衄、齿衄的现象,这是为什么呢? 用一句话就可概括:这是邪气找出路的一种方式。太阳伤寒证最容易出现这个了,因为太阳伤寒肌腠郁闭,邪气外出不得,它就自找出路,从血分而走,所以这种鼻子出血有时候一出症状就会减轻,甚至好了,中医把这个叫"红汗"。这个病人就有这种情况,它往往出现在太阳伤寒证里面。这时宋先生想看一下病人的舌苔,就示意病人张口,可一张嘴就闻到"腥热之气喷人",嘴巴很臭,这说明病人还有内热。所以经过综合判断,这是一个外寒内热的病证。你看病人他渴,又喜饮凉茶呀,说明内热还比较重。宋先生说这个病,我能给你治,心里还很高兴:碰到一个典型的大青龙汤证了。就开了一个方子,大家听听这个:麻黄六钱,桂枝两钱,生石膏八钱,杏仁五钱,甘草两钱,一共是这五味药物。实际上他等于开的是什么呢? 丢了什么了呀? (学生:生姜、大枣)你看我把它写出来:麻、杏、桂、草、石膏对吧,这五味药物,生姜、大枣不要了。写完这个方子以后,他感到病情虽延一周,但患者正年壮,"病机与方药无间",就是说我开的这个方子与病机对得可好了,无间呐,没有缝。"起效可必",肯定会有效。乃嘱其父曰:"服后能得汗,则热亦可随之而退"。说我开这个方子一喝就会出汗，一出汗这烧就退了。"此时舟人催行"，就是开船的说，走吧，宋先生，都等你呢。所以匆匆告别，就走了。"不日，束装反沪，亦未问及后果"，过了几天他就回上海了，也未再去问病人服药后的情况。回到学校以后，宋先生"将所录脉案就教于陆师渊雷"。咱们往往也是这样，比如说咱们假期看了一个病人，觉得开一个非常好的方子，见到一个很典型的病，回来以后会怎么呀？会跟老师说说是吧？或者是跟同学谈一谈。宋先生首先找陆渊雷老师，"岂料陆师阅后谓：病因大青龙汤证，但所用者究系何方？"你讲的这个病案很像大青龙汤证这个案子，但你开的这个方子是个什么方？"从药量比例或可曰仿之大青龙"，从你这个药量比例上来讲，你仿人家张仲景的大青龙汤，对吧？你看人家用六两，你用六钱，人家桂枝二两，你用二钱，"但所列药物则非"，你用的不是真正的大青龙汤，大青龙汤七味药物，你开了五味。那我把你这个叫做什么，"或可称之为麻杏甘石加桂枝"，你看，麻杏甘石加桂枝汤对吧？也可以叫做什么呢？"亦可称之为麻黄汤加石膏"，对吧？"成非驴非马汤也"（学生笑），也不是驴也不是马，你这开的是什么呀？哪是大青龙啊？假如说是你，老师要跟你这样一说，你服不服？（学生：不服）不服，是不是？他也不服，你看见没有，宋先生就说了，说："姜枣在本方非属必要，故舍而不用"。他说这生姜、大枣有什么用？外寒我给他用麻黄汤倍麻黄散出去，里热用石膏一清就完了，对吧？故舍而不用。"师对此语大不为然"，陆渊雷老师很生气，说你怎么能这样说呢？"仲景方不特药量之比严谨之至，即一药之取舍效若天渊，《伤寒论》中此类例证不胜枚举"。你别说去掉两味药了，有时候药量一变都效若天渊了，你还敢去两味药物？意思你这胆够肥的，是吧（学生笑）？七味药物就去了两味。宋先生"当时虽唯唯，然内心实不折服"。心想陆老师太那个什么了，死板了，对吧？然后宋又"咨之于章师次公"，又去找章老师，想听听章老师怎么说。到章老师那以后，就把这个来龙去脉给他一说。"章先生云：陆君之言诚然！"说人家陆老师讲得对呀！其他我不说了，"余所欲知"，我现在想要知道的是什么呢？"乃药后以何方济？"就是你给他开一个不要生姜、大枣的大青龙汤，发汗这么强，你后面跟着什么补救的方子没有？"济"就是补救。"对曰：'未也'"，没有。"章师曰：'对如此重病，投如此峻剂，而不预谋善后，安危难卜，非万全策呀！'"说你这个胆确实太大了，你开大青龙汤也就罢了，但后面一定要有补救的方子，万一他出汗太过，怎么办呢？好，两个老师都这样说，这时候他害怕了。要不为什么说学完方剂以后，就总感到天下无病不治，可等你到门诊以后，到临床以后，你就觉得天下无病可治了，有时候甚至让你束手无策，走投无路。要不有一句话就是：初生牛犊不怕虎，对吧？总想试试我学的这个方子怎么样，没有这种害怕的这样一种意识。就像开车一样，路上开快车的一般都是新手，俗称"二把刀"，刚学会开车什么都不怕，真正的老司机就特别稳，因为他知道开快车出现后果的厉害，是不是？看病也是这个道理。两个老师都这样说,宋先生真是有点害怕了,"陡闻赐教,顿觉冷水灌顶,虽欲急知其后果而不能"。两个老师都给他泼了冷水了,所以觉得冷水灌顶,现在就想知道这个病人后果,现在病人怎么样了。因为那时候没手机,只能等吧。

"暑假再返",暑假了,再回去看看。路过雷家,还是他父亲,迎出来,宋先生问我给你儿子开的那个方子服了怎么样啊?父亲回答说:"服药一煎,不久即出汗很多"。说你开这个方,发汗作用就是好,服一煎,病人就出汗很多,怕冷、口渴的症状就好了一大半。深夜又服第二煎,但汗不如白天多了,不过热还没有退尽,就是这一剂喝完后热还有点,但是已经退得差不多了。"家人以药虽贱却验,又赎一剂",家里人认为,哎,这个方子又便宜又好使,又买了一剂。"服后,汗较昨天更多,且一直不止,热虽退清,但怕冷更甚",就是退热退大发了,一点热没有了。"继而四肢厥冷,浑身如冰,四肢抽筋,以此神志昏迷,话也不能说,如此一昼夜,延至深夜而亡!"喝两剂不带生姜、大枣的大青龙汤以后,导致了严重的后果。大夫闻听此言,能用什么语言安慰病人家属呢,他这样写道:"含泪唏嘘,惨不忍闻,余虽心为之碎,实无言可慰!"此时什么样的语言都显得苍白无力,难以安慰做大夫的一颗愧疚的心,是不是?

所以我们读这个医案,就是让大家知道,大青龙汤:第一,我们要用它的时候要辨准证,有表寒,有内热,而且是表里皆实,以表寒为重;第二,不能把生姜、大枣这些扶正的药物去掉;第三,不要一开就说我给你开七剂,这不行,要一剂一剂地开,并要随时观察病人。

你看张仲景怎么说,大家看方后注:"上七味,以水九升,先煮麻黄减两升,去上沫,内诸药,煮取三升,去滓,温服一升,取微似汗"。这里麻黄当然要先煮,在这个方子要记住比例,麻黄的量比较大,石膏的量比较小,麻黄六两,石膏是鸡子大,并要求取微汗。但毕竟麻黄的量很大呀,它会出现有一些发汗过多的情况,我们看张仲景怎么处理的:假如说汗出多者,"温粉粉之",万一出汗过多,我准备的有药,这个药叫"温粉",这个方子失传了,关于温粉的成分,有好多不同的组合,有人认为有牡蛎、黄芪、粳米等等这些,我们可以参考,就是止汗的。"温粉粉之",就是说如果出汗过多,就用止汗药先给他止一下。"一服汗者,停后服",喝一服出汗了,就停服后面的药;"若复服汗多,亡阳遂虚",如果再喝,有可能就会导致"汗多,亡阳遂虚,恶风烦躁,不得眠"也。刚才这个医案,很能说明这个问题,这不光是亡阳证,恶风烦躁,不得眠的问题了,一命呜呼了。所以说,大青龙汤证咱们用的时候,关键是这个生麻黄的问题,我们在使用的时候要注意,像这种峻汗的药物咱们一定首先要有安全的意识。但是果然碰到这一种,我们用的时候要从小量开始,逐渐往上加。

总之,学完大青龙汤证我们要抓住什么呢?表里俱实,表寒内热的病机。再就是一个辨证的眼目:不汗出而烦躁。这是使用大青龙汤的关键。

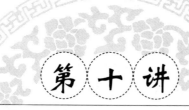

大青龙汤证、小青龙汤证

上节讲的大青龙汤证病机是什么？（学生：外寒内热）嗯，辨证要点是什么？（学生：不汗出而烦躁）嗯，一定记住，使用大青龙汤一定是表里皆实，不可用于虚证。下面我们对上节讲的内容概要总结一下：

```
病机：外有风寒，内有郁热（表里俱实）
病症：伤寒表实重症（不汗出）＋烦躁
治法：外散风寒，内清郁热
方药：大青龙汤
        麻黄汤倍麻黄＋石膏
        生姜＋大枣（不可缺）
```

实际我们看，这个大青龙汤证是麻黄汤证的哪一组症候扩大了呢？是第一组症候的扩大，就是营卫凝闭得更加严重了是吧？严重到阳热散不出来，出现烦躁，所以它的营卫凝闭状态比麻黄汤证还要重。那我们看，由麻黄汤证到大青龙汤证，等于是一个病程的两个阶段对吧？开始风寒郁闭肌腠，导致了太阳伤寒证，我们用麻黄汤。如果这个阶段没有及时处理，有可能这个表邪郁闭越来越严重，那就会造成什么呢？逐渐会产生内热烦躁，这就变成了大青龙汤证了。外感疾病的病程阶段不同，治疗上就要采用相应的方子，所谓辨证论治，也就是如此。

下面我给大家举一些例子，当然这个大青龙汤在临床使用它不像其他一些方子那么普遍，后面我们要讲的一个小青龙汤在临床使用中是非常常见的。我们一个张锡纯的医案，来体会大青龙汤的一个使用情况。他的书《医学衷中参西录》我们一定要看，张锡纯所列的方子在临床都比较好用，而且他对伤寒的理论、方药的理解，有独到之处，比如说他使用麻黄汤的时候，有时候怕麻黄的发汗作用太强，也可能他在临床确实碰到这些病人了，使用麻黄（的量）稍微大一点，病人出汗不止，所以他就发明了一个方子叫麻黄加知母汤，就是麻黄汤里加上知母。我在临床上经常这样使用,特别是对一些对麻黄比较敏感的病人使用,既安全又有效。张锡纯在《医学衷中参西录》介绍了这样一个医案:一个冬日伤寒烦躁证,就是冬天感受风寒了,但是感受风寒以后除了出现太阳伤寒证的一些特点以外,这个病人突出的表现是什么呢?胸中异常烦躁。那外面是太阳伤寒证,里面是烦躁,符合大青龙汤的不汗出而烦躁的特点。但是前面的一些医生也治了,一看是冬日感寒,通通使用的都是麻黄汤。他由此感叹道:"医者不识大青龙证,竟投以麻黄汤。"服后却分毫无汗。不出汗可能是麻黄的量用得不够,因为从表郁的程度上看,大青龙汤的这个表郁的程度要重,所以麻黄用不到量发不出来汗,烦躁会不减反增。再一个麻黄汤纯属温热,没有石膏的相助,内热又散不出,所以烦躁会更甚。果不其然,前面这些大夫给这个病人麻黄汤以后呢,不但出不来汗而且"胸中烦躁益甚,自觉屋隘莫能容",就是病人感到烦躁更严重了,以至于感觉到屋子里面的空间很狭小。脉象是洪滑而浮,浮还是有外邪呀,那么洪滑是有内热的表现。所以张锡纯就给病人开了大青龙汤加上天花粉,天花粉就是瓜蒌根呐,一方面可以生津止渴,祛除内热,一方面可以宽胸理气,因为这个病人有异常的胸闷烦躁,遗憾的是医案中没有介绍麻黄和石膏的用量,只记载了使用大青龙汤加天花粉这样一个方子。病人"服后五分钟,周身汗出如洗,病若失",一剂就解决问题了。所以我们从这些名家使用大青龙汤来看,一定要抓住两点,一个是不出汗,一个是烦躁的问题。所以实际上像这种,就像我们桑拿天里的那个感觉上,我们都遇到过桑拿天,特别的难受,忽然来一阵风,下一阵暴雨就感到身上凉爽,这个大青龙汤古人认为就起到这样一种作用,当这个郁热或者是营卫郁滞的时候,用大青龙汤一发散,就如龙腾雨降一样,郁热顿除,身觉凉爽啊,所以它叫大青龙汤。

　　我用大青龙汤治疗过鱼鳞病,鱼鳞病,顾名思义身上长的就跟鱼鳞似的,汗腺都被破坏了,不出汗。这是一个男孩子,实际上他有遗传,他妈妈有,但他妈妈没他厉害。就诊时撩开裤子一看,下边腿上长的都一片一片的,跟鱼鳞差不多,所以不出汗,一到夏天受不了。夏天我们全靠出汗来散热,一到夏天他就出不来汗,热得不得了。这孩子夏天吃饭很是受罪,家里给他垒个水池子,他坐到水里去吃饭,要不他受不了。这一种情况,也属于"不汗出而烦躁",对吧?当然治疗的时候是秋天,大青龙汤治疗这个病,有小效,皮肤变软了,不掉白皮了,因为原来他长的那个鳞,一抠就下来,大的就跟那个手指甲盖似的,看着很恶心。他平常他也自动掉白皮,拿着裤子一抖往下掉白皮。治疗一个多月后,麻黄给开到20g,孩子的背部,胳膊能出些汗,腿稍有湿润的情况,缓解了点儿吧。

　　最近山东一个女孩,也是不出汗,烦躁不安,用大青龙汤,有疗效,假期在这治疗一个月,因为开学了,带药回家,现在还没有回信效果进一步如何。门诊病人就是这样,不像住院病人,有时难以全面观察一种疾病的治疗始末。有一些人是好了以后,一年以后或者几个月以后,他(她)又带其他人来治疗,才知道他(她)原来好了,这样的情况很多。所以门诊条件所限,有一些病人不能完整观察。

可大青龙汤还有另外一个适应证,我们看第39条:

伤寒脉浮缓,身不疼但重,乍有輕時,無少陰證者,大青龍湯發之。(39)

大青龙汤证这两条,如果你只看文字的话它有一些问题。比如说,前一条讲"太阳中风",而后面讲的却是脉浮紧这些伤寒证;这一条又讲伤寒,却来一个"脉浮缓",好像整个就乱了。但实际上我们说你要分开理解,这里的"缓",是与"紧"相对而言,就是这个缓脉是和紧脉相对的,并不是讲的太阳中风的那个缓脉,这是相对于紧而言缓,是湿郁的一种表现。湿邪郁滞,实际上有濡脉的这样一个特点,濡脉是浮细而软,所以有时候跟缓有类似的一些表现,那么这个证就是湿郁。脉浮而缓就是讲的湿郁肌表,腠理闭塞。这一条是讲什么呢?是讲大青龙汤的另外一个适应证,就是讲大青龙不但可以用于风寒郁闭,腠理闭塞;也可以用于湿邪郁闭于表导致的腠理闭塞。所以在这里出现了缓脉。"身不疼但重",你看,疼一般是寒,对吧?重呢?是湿邪郁滞,所以为什么这里我们说是湿郁,主要是这个"身重"表现,湿邪致病容易导致沉重一类的病症,那么这个往往在临床上表现为什么状态呢?经常出现四肢的郁胀,早上起来为重。相当一部分病人有这种情况,从临床上来看多见于女性,早上起来两个手攥不住拳头,哎,活动一会,她这样来回活动活动这个手,气血流通以后,就会好点。有的还会伴有眼皮肿,特别是有些人,头天晚上只要一喝水,第二天准是手郁胀,或者是眼皮肿,这种现象都是湿郁之象。如果说这个病人不爱出汗的话,而且有烦躁的话,我们同样可以用大青龙汤去治疗。所以"身不疼但重"主要表现为这种状态。

这里还有一个指征:"无少阴证者"。关于这个"少阴证",讲义上有另外一番解释,它说少阴病有身重,那就是说身重不是属于少阴病的就可以用大青龙汤来进行治疗。但是我认为,理解这个问题主要得与第38条联系,实际上这里讲的"少阴证"是指的什么呢?是指38条里讲的"脉微弱汗出","脉微弱汗出"是指肾阳不足的一种表现。我们后面讲少阴病,讲四逆汤的时候,有好多就属于这种病症,恶寒汗出,脉微弱这一种病症。所以这里说"无少阴证者",意思就是没有脉微弱、汗出恶风的症状,我们就可以用大青龙汤来治这种"身不疼但重,脉浮缓"的情况,所以它是联系第38条来讲的。那实际上还是告诉我们,大青龙汤不管是治外有风寒,内有郁热,或者外有湿邪,内有郁热,它们都是表里俱实的,不能用于虚证,是这个意思,这叫"无少阴证者,用大青龙汤发之"。

那这一条实际上讲的什么呀?这个是《金匮要略》里面所说的四饮之一的"溢饮"。咱们学过四饮吧?四饮都是哪些?痰饮,悬饮,溢饮,(学生:支饮)哎,支饮,对吧?支饮。痰饮:水走肠间,沥沥有声,它是一个狭义的那种痰饮;还有一个悬饮:胸胁疼痛,悬在胸胁中这个水;支饮是指呼吸系统的疾病;溢饮就是这个,溢饮是指四肢疼痛,或者是肿胀,或者是手郁胀。它的病机是什么呢? 是外湿内热,它不是外寒内热,而是外面有湿邪郁闭,使这个汗出不来而导致的内热烦躁。肌腠郁闭,汗不得出,凝聚为水,郁于皮腠,热不得泄所造成的,这是大青龙汤的另外一个适应证。那么它的病症,脉不紧而缓,因为它不是寒,它是湿,所以说这个脉象就没有感受风寒那么紧,大家看这是相对的一个概念。所以你看,从这个脉缓和身重来讲,这是湿邪的一个特点;如果是寒邪,它是紧和疼,这是寒的特点。所以整个 39 条是跟 38 条相对而言来讲的,所以这个缓不可以理解为松弛,不是像中风(证)那个缓。临床上的症状特点仍然是"不汗出而烦躁",就是这个病人有身重,有不出汗,还有内烦,或者是四肢郁胀等等,这个就叫做溢饮证。

　　关于溢饮,《金匮要略·痰饮咳嗽病脉证并治》专门讲道:"饮水流行,归于四肢,当汗出而不汗出,身体疼重,谓之溢饮。""病溢饮者,当发其汗,大青龙汤主之,小青龙汤亦主之。"大青龙汤主要是出现不汗出而烦躁的时候,小青龙汤主要是治这个水饮停聚多的时候。所以,根据溢饮的不同阶段,分别用大、小青龙汤治疗。实际上是什么呢? 这个水呀流到四肢皮肤,按照我们正常的水液代谢它应该出汗,代谢掉一部分水,但是由于感受邪气使肌腠郁闭了,汗出不去,淤积多了就会形成皮下有水,这就叫溢饮。所以它会皮下有水,肌表有水气,严重的还会肿、会胀。那你说它严重时会不会导致疼痛? 当然也会,只不过它表现的主要是重,而不是疼而已。所以说我们就要发皮表之水,把它发散出去就行了,用大青龙汤。这一条病机基本上和那个外寒内热的(病机)比较类同。所以都使用大青龙汤。将 39 条概要如下:

缓:与紧相对而言,湿郁之象。脉浮而缓,示湿郁肌表,腠理闭塞

但重:常表现为四肢郁胀,且晨起为重,湿郁肌表之征

无少阴证:是指没有脉微弱、汗出等症

病机:外湿内热(肌腠郁闭,汗不得出,凝聚为水,郁于皮腠,热不得泄)

病症:脉不紧而缓,身不疼而重 + 不汗出而烦躁(溢饮)

　　我给大家介绍一个我治疗的属于溢饮的医案:王某,女,49 岁,属于更年期的一个年龄段。病两手郁胀两年多了,一直是按更年期这样来进行调,西药也吃过,甚至有人提出来跟她说让她吃激素。两年多来,两手郁胀,难以攥拳,甚至不敢两手下垂,否则郁胀更甚。有时候伴有早上起来眼泡和面部浮肿,心烦,容易着急,睡眠不实,而且还不容易出汗。所以实际上这样一个两手郁胀,大青龙汤证的特点已经出现了。因为她也不汗出而烦躁,容易着急,她说我点火就着。检

查小便,查过,因为怀疑她是不是肾炎哪,也正常。血液的生化也正常,看看肝功能、肾功能都正常,而且甚至妇科激素六项都查过,都正常。但是她的月经已经紊乱了,她说月经有时候两三个月来一次,有的时候一个月来两次,但是每一次来都是量少不畅。实际上这也是一个正常的情况,到了这个岁数了嘛。患者一直在服药,其中按更年期治得最长,她说治了半年,但是郁胀一点都不减。舌苔薄白,脉来弦细。那么我也治过有好多手郁胀的(病例),当然(我是)其中有一部分是使用什么? 逍遥散加上郁金和香附这些行气的,因为这一类手郁胀的病人哪,往往她是什么呢? 是更年期的一些女病人比较多,当然了如果说她这个郁胀再加上肿,有时候甚至连手一按就一个坑的话,或者是脚也是这样子,有肿的话,或者是她有这个不汗出而烦躁这样一个特点,就是有外湿内热或者外寒内热,那要考虑大青龙汤了。我开始辨为肝郁气滞,经络不通,用逍遥散加郁金跟香附,但是喝了十四剂都没有效果。后来她总说:两手郁胀早上重,按之有坑,下午轻。因为我是下午门诊,所以这个病人来诊时郁胀肿并不是很明显。是不是溢饮呢? 细问其症,我问她:你爱不爱出汗,她说我特别不爱出汗,而且烦躁胸闷,如果要能出点小汗,身上就感到很舒服,很轻松。那就说明这是一个什么呢? 或者是湿郁于表或者是寒郁于表的这样一个特点。所以我诊断,就像第39条的这个大青龙汤证,给她开了一个大青龙汤加味:麻黄6g,生石膏15g,桂枝10g,杏仁10g,甘草3g,生姜3g,大枣3g,加郁金15g,香附15g,因为她有眼睑浮肿,又加6g苏叶和15g浮萍。7剂药喝完以后,身上觉得有汗了,但是汗出不畅,稍微有一点汗,但是即使这样,她说她的手郁胀减轻了,因为她前面服药许多,自己感觉就都没有这一次减轻得多,而且最好的一点是什么呢? 她说早上起来这个眼泡和面部的浮肿大为减轻了,有很大改善,烦躁也稍微有一些减轻了。所以二诊的时候,我又把麻黄由6g加到9g,因为开始我怕她有时候喝完麻黄以后,当然一个是发汗太过了,另外怕她睡不着觉,我曾经用过两个病人出现这种现象了,给3g麻黄,他都一昼夜不睡,一夜不睡。所以说由小量逐渐加至大量,比较稳妥一点,所以第二次麻黄我就给她用9g,又喝了7剂以后,周身小汗出,手郁胀及烦躁随之大减,所以睡眠也很安稳了,原来她睡得不踏实,面部浮肿也消失了。所以这就叫做方与证相对了,那中病即止,后来我仍然给她逍遥散加减来巩固。

所以这就是一个溢饮证的这样一个特点,临床上有好多这个像手臂麻的,沉的,重的,甚至肿的或者疼痛,有的会同时都具备,既沉又重又疼又肿,攥不住拳,如果病人有不汗出而烦躁的,我们就可以考虑选用大青龙汤来进行治疗。

好,我们说太阳伤寒证有三组症候,营卫郁闭症候重了就变成大青龙汤证了;太阳经气郁闭重了就变成葛根汤证了。还有一组肺气不利的症候是吧? 比如如果喘重了,再兼有其他情况的,就是另外一个非常重要的方证叫小青龙汤证,治咳喘为主的一个方子。下面看小青龙汤证。

　　(3)小青龙汤证:小青龙汤在临床的使用几率非常高,所以是我们重点中的重点,我们先看第40条的原文:

　　傷寒表不解,心下有水氣,幹嘔,發熱而咳,或渴,或利,或噎,或小便不利、少腹滿,或喘者,小青龍湯主之。(40)

　　小青龍湯方

　　麻黃(去節)　芍藥　細辛　幹薑　甘草(炙)　桂枝(去皮)各三兩　五味子半升　半夏半升(洗)

　　上八味,以水一斗,先煮麻黃,減二升,去上沫,内諸藥,煮取三升,去滓,溫服一升。

　　在原文里给的症状比较多,当然这里面有一些"或然症",我们等一会还要说。首先我们看第一句话,"伤寒表不解,心下有水气",这一句话指出了小青龙汤证的一个病机状态,首先外在的风寒还在,没有解除,所以叫"伤寒表不解",但是又不是一个纯粹的太阳伤寒,同时伴有心下有水气。"水气",这两个字的意思,就是水饮。什么位置的水饮呢? 心下,大家注意,咱们还是用图,(黑板上画一个人体轮廓简图)心下,顾名思义,就是在心脏下面的位置,我们把它叫做"胃脘","心下有水气",就是胃脘有水饮。所以咱们在读古代医籍的时候要注意,古人有时候描述,你比如说心痛,往往讲的是胃脘疼痛,就是心下痛,所以《病因赋》里面就说过一句话,叫"九种心疼,痛在胃脘。七般疝气,病在厥阴"。心痛分九类,是指的胃脘疼痛。那我们现在讲的心脏痛,比如说心绞痛,古人叫什么呢? 由于它是真正的心脏疼痛,前边加一个"真"字,内经里面就有,叫"真心痛",非常痛啊,"手足青至节,旦发夕死,夕发旦死",这是《黄帝内经》讲的,就是描述的我们现在讲的心绞痛。所以你看《伤寒论》里面讲的心下,指的是胃脘,水饮停聚在胃脘,外又有风寒之邪,这就是小青龙汤证的基本病机状态。

　　主症是什么呢?"干呕,发热而咳",干呕,是只有呕,没有吐出物,但是在临床上这要灵活理解,就是指呕吐这一类的(症状)。什么原因呢? 本来太阳伤寒证也会有呕逆,前边我们第3条学过,是吧?(太阳伤寒有"体痛呕逆")又加上本证,除了外在的风寒以外,胃脘还有水饮,所以他会出现呕的症状。同时还有发热,发热是外在的风寒引起来的,说明太阳表证未有解除。

　　第三个症状是什么呢? 咳嗽,上焦肺的症状,这是什么原因呢? 而且小青龙汤现在大部分就是用于寒饮引起来的咳喘证啊,它在呼吸系统的使用比在消化系统还要普遍,也就是说,咳和喘,是小青龙汤证的主症。那这里面讲心下有水饮,怎么会引起肺脏的咳嗽呢? 所以这又牵扯出一个什么呢? 肺胃之间的一个关系,我们在前面讲了,你看太阳伤寒证也好,太阳中风证也好,都会有,除了肺的症状,还有胃的症状,太阳伤寒有呕逆,太阳中风有鼻鸣干呕,对吧,就是因为二者的关系相当的密切。一个是肺的经脉起于中焦,下络大肠以后,还循胃口,再回到肺,上膈属肺的,所以从经络上它们又构成了非常密切的联系;同时我们说二者的功能很相近,同主肃降啊,所以说二者有共同语言,对吧,我们在交往中也是,有共同语言的人,走得比较近,能说得来,对吧,所以二者在功能上配伍比较密切。那一旦中焦停水饮,就会通过经络这些渠道上犯于肺,引起肺中的咳嗽。又由于肺是娇脏,什么叫娇脏啊? 很娇气,对不对? "娇气包",肺里面是空的,所以它很娇气,古人说:"肺为娇脏,只芥不容",一点小东西到它里面,它就会咳嗽不止。所以中焦的痰饮形成以后,往往会上干于肺,引起咳喘,所以古人总结了那么一句话,叫"脾为生痰之源,肺为贮痰之器"。肺就像个痰盂,中焦的痰饮,往往就会上犯肺脏,引起咳喘。小青龙汤证就很特殊,非常典型,这是它的主症。

　　本证有外在的风寒导致的表证发热,内在有咳、有呕这些症状,所以这就是一个外寒内饮证。后边的叫什么呢? 或这个或那个的,我们叫"或然症",什么是或然症呢? 就是有些人出现,有些人没有,不是所有的人都出现。第一个,"或渴",口渴,我们要画示意图的话,画得更高,是吧,嘴中的症状啊,这个症状咱们理解起来可能稍微有点费劲。不是说胃里有水嘛,怎么口还渴啊? 当然是一部分人,一部分小青龙汤证的人有口渴,大家想这是什么原因? 体内缺水吗? 不缺水,不但不缺水,还多,那怎么还口渴啊? 而且口渴绝对和内在的水饮有关的,对吧? 这就是水饮不化啊,水饮不布散(所导致的)。小青龙汤证从总体上来讲,体内并不缺水,而是水的分布不均匀,是不是分布不均匀啊? 有的多,有的少。你比如说咱们中国的版图很大,每年夏天有涝的地方,有旱的地方,但是往年整体的水差不多啊,这个地方涝,那个地方旱,这说明水分布不均匀。体内也会这样子啊,所以这就是水分布不均匀了,有些后世注家把它叫做"津凝不布"或"津凝不滋"等等,意思是水都聚住了,没有均匀地布散到全身,所以说尽管体内有停水,但是还口干。那如果说自然界有这种现象,一个地方涝,一个地方旱,气象学上称做"厄尔尼诺现象"。我告诉大家,小青龙汤证就是体内的"厄尔尼诺现象"。不光这个证有,我们以后要讲的"蓄水证",更是这样,它很明显。

　　那为什么水分布不均匀了? 考虑过没有? 水停了跟什么有关系啊? 跟气,是吧? 那我想问问大家,我们学过中基,津液的生成,运行和输布,学过吧,体内水怎么走的啊? 说喝一杯水,这杯水就在体内咕咕叫地走,那就是病了。如果说一个正常人的话,水喝到体内以后,它要进行什么呢? 咱们现在的时髦词叫代谢,这是西医讲的,对吧,中医叫什么? 水要变成什么状态才能走啊? 它要变成气态,我们把叫什么啊? 叫"气化",就是把液态化成气态,叫气化了。那把水变成气是不是需要动力啊? (学生:需要)什么动力? 肯定是阳气,对吧,阳气就是体内的火。比如一锅凉水,你要把这一锅凉水,弄出来水蒸气,就必须加火,是不是啊? 所以当体内阳气不足的时候,或者有寒邪的时候,是不是就影响水化成气了,水就化不成气了,或者在化气过程中有障碍,这样就化不了更多的气,那么这种水就不能被人体所利用了,就变成邪水了,就变成痰饮了。那邪水形成以后,它到处可以走啊,所以水饮的致病范围非常广泛,你看这里多少症状啊,这都是水饮所导致的。水停聚在中焦,上不去了,所以上边有口渴,它是体内水饮内停的结果,就是这种复杂的情况,体内既停水,又缺水。那我们明白了道理以后,属于水的分布不均匀,所以治疗这种口渴应该怎么办啊? 假如说你在临床上碰到这种寒饮内停导致的口渴,你怎么治? 一般情况下,我们说口渴,要用滋阴生津的药物,是不是啊? 那这里能用吗? 是不是越滋阴,水停越厉害啊,滋阴的都是一些腻的,寒的药物,是不是啊? 所以说要想解除这种口渴,绝对不能使用滋阴止渴的药物,用什么? 怎么才能把口渴解除啊? 温化它,对不对,你把寒饮温化以后,津液自然地均匀分布,口渴就解除了,就用小青龙汤温化。所以,来一个口渴的病人,大家要学过这些症状以后,你不要贸然地认为,这就是热,或者这就是阴虚,而去清热去,去滋阴去,一定要辨证。所以中医治疗非常灵活,一个人一个方案。这个症状说明,有一部分人会在水饮症过程中出现口渴的现象,那我们可以想象到,如果在水饮,尤其是寒饮证里面,见到口渴了,说明水饮的程度怎么样啊,比较重,以至于不能均匀地布散了,都影响津液的气化了,所以水饮内停的程度就比较重了。

我们再往下看,"或利",有的人会下利,利,就是下利,什么叫下利啊?(什么,比"富康"便宜的就是"夏利",那是汽车)(学生大笑)。下利,就是我们俗称拉肚子。现在所谓拉肚子,有泄泻,有痢疾,这是两个病,但是在古代,泄泻和痢疾,统称为"下利"。大家要注意啊,你闹肚子这就是下利。那在小青龙汤证里面,中、上二焦有水饮,怎么有下利呢? 如果出现这个症状的话,它的病位是大肠啊,什么原因啊?(学生:肺与大肠相表里),还有呢? 你看中焦停水饮,心下有水气,如果说在心下有水气的病症中出现下利,这就是说水跑到大肠了,所以它很简单,水趋大肠则下利。有一次,一个病人拿过来一个方子,是另外一个大夫看的,方子是什么呢? 病人是结肠炎,听说过这个病吗? 这个病相当难治,绝大多数结肠炎表现的是拉肚子,一天拉好多次,拉的都是水,但是大夫给他开了一个小青龙汤,另外一个大夫不解了,说这个方子根本不治拉肚子,这是治喘的,因为病人吃这个方子吃得很好啊,他叫这个大夫抄方子,大夫不抄,说不是治拉肚子的,怕吃坏了。拿到这儿让我看,说为什么那个大夫用小青龙汤,小青龙汤是治喘的。我说:这两个大夫都没有说错,小青龙汤既治喘,也治拉肚子,但是有一个前提,它治什么样的拉肚子呢? 这是什么原因引起来的? 水饮、寒饮导致的下利,小青龙汤就可以治啊,你看张仲景都记载了,他肯定是见到一类寒饮内停型的一部分人出现拉肚子了,是胃中的水饮跑到大肠了,如果你发现有这种症状的话,用小青龙汤就可以温化它。我也使用过小青龙汤治疗一例腹泻病人,获得了非常好的疗效,后面还要给大家介绍。

　　还有第三个,叫"噎",什么是噎呢,就是咽喉不利,又是出现上焦的症状了,大家看水饮致病是不是很广泛啊。水饮跑到咽喉,咽喉哽噎,吞咽不利,有些人感觉有异物感。有一些症状很像噎啊,比如说现在的慢性咽炎,如果说慢性咽炎吐之不出,咽之不下,包括《金匮要略》里说的"梅核气"这一种,如果它是水饮引起来的,照样用小青龙汤,我也使用过小青龙汤治疗慢性咽炎,你看这里面有它的这样一个症状。但是问题的关键是为什么在方证里面会出现咽喉哽噎的症状?这又牵涉到一个咽喉的问题了,那我们说小青龙汤证它的病位在哪里啊?如果用脏腑辨证概括的话,一个是胃,一个是肺,对不对啊?它不就是肺胃同病嘛。那咽喉我们看,咽是通于哪里啊?绝对得熟悉,要不熟悉看《素问·太阴阳明论》,说:"咽主地气,喉主天气。天气通于肺,地气通于胃",所以咽主吞咽食物,通于胃;喉主发声、呼吸,是通于肺的。换句话说,咽喉就是肺胃的门户,一旦气机堵塞了,哪里最容易堵啊?门这儿最容易堵。假如说咱们下课以后,一下子都往外涌的话,这门谁也出不去,是不是啊?水停以后,肺胃里面有水饮,水饮停聚容易导致气滞,肺胃有气滞,表现在它的门户的话,就会出现咽喉发紧。所以实际上小青龙汤证讲到这里,不光是介绍了水饮、寒饮这种症会出现发噎,同时也告诉我们所有咽喉发噎的病,我们是不是主要从肺胃去考虑?这就是对我们的一个启示啊!

　　再看后面的或然症,"小便不利",你看症状又跑下面来了。提到小便不利,说明它已经影响膀胱的气化了,所以会出现小便的问题啊,那这是什么原因呢?无疑,这是水饮障碍了膀胱的气化。膀胱本来是一个津液代谢的器官,所以只要是津液代谢出现的疾病,往往首先是这些器官出现问题,小便不利,小便不通畅,就会出现少腹满。"少腹",知道是什么位置吗?如果按照我们现在来划分,哪儿是指少腹?上面是胸,往下是横膈,再往下呢,胃脘,对吧。胃脘又分三部,上脘、中脘、下脘。胃脘再往下呢,腹部,脐上片儿大,所以这个部位叫大腹。再往下呢,这是肚脐,脐以下就是小腹部。现在在我们把小腹部一分为三,中间叫小腹,两边叫少腹。这是咱们中医现在对人体表面部位的划分。但是在张仲景那时候,没有这样分,没有把小腹部再一分为三。所以,少者,小也。少就是小,少腹就是小腹,是整个下面小腹部。所以大家要注意,这里所说的"少腹"不是我们现在所说的少腹的位置。"满"就是胀,这是因为膀胱的气化不利,小便不通畅,所以严重的就会导致整个小腹部胀满、拘急疼痛,都是膀胱的气化不利导致的,所以这是水饮影响到膀胱了。

　　另外,还有"或喘者",但是在第41条里面,喘就是主症了,那就是说水饮影响到肺,轻的咳嗽,重的就会喘,所以说小青龙汤主之。

　　我们看看整个方证,除了主症以外,还有些或然症,或然症有时候很重要。你像小青龙汤里面介绍这些或然症,大家看说明了一个什么问题呢?你看多少部位啊,上至咽喉、口腔、肺,中间就不说了,水饮就是从这开始的,胃消化不好,《素问·经脉别论》说"饮入于胃,游溢精气",胃的气化作用低了,游溢精气的功能就差了,就停饮了,加上外面有风寒,更会影响到胃。下面呢,包括肠啊、膀胱啊这些,都出现了相应的症状。所以我们看,水饮致病有一个什么特点呢?广泛性,为什么呢?因为水饮是变动不居,它到处走,所以说它致病比较广泛。还有这些或然症,有的人有,有的人没有,说明它发病的不稳定性和复杂性。在《伤寒论》里面,从正文记载的,带有或然症的,一共有五个方证,我们到最后还要总结。这五个方证主要关系到两点,一点是水饮引起来的,你看真武汤证也有;还有一点是气机不利引起来的,小柴胡汤证和四逆散证也有或然症。这说明一个什么问题呢?就是说疾病越不稳定,越复杂,有可能它的病机跟谁越有关系呢?对,和水饮,和气机最有关系。那好了,我们在处理一些复杂性疾病的时候,就像我前边给大家举的例子,一个人二十多种病,你无从下手的时候,我们要执简驭繁啊!你说我一个症给你开两样药,方子太大了,对吧?所以越是症状复杂,我们的方子越要开得简单,一下子抓住主要矛盾,这叫千军万马之中,取上将之首级,这才是本事呢,所以像这种,开药往往要简单。怎样去执简驭繁呢?首先要考虑考虑他有没有水饮,有没有气机郁滞?就我说的那个二十多种病的那个,我给她开的是柴胡桂枝汤,七剂以后,她说她觉得她这一生当中都没有现在这一周那么舒服的,她有这一种感觉啊。柴胡桂枝汤是一个什么方子啊?小柴胡汤是调理气机的,桂枝汤是调理阴阳的,两个"和为贵"的方子放在一起,是最调和的了,最适用于复杂的病症。

那现在我们读完这一条,你对小青龙汤方证认识多少,首先从病机上讲,其实它的第一句话,就是它的基本病机,你按原文记就行,"伤寒表不解,心下有水气"。如果翻译过来,就是"外有风寒,内有水饮",这八个字就可以了。你也可以用你自己的语言组词,你说老师这八个字太长,能再缩短点吗?当然可以,可以记做"外寒内饮"。可能还有些同学四个字都懒得记,那就"寒饮"也可以。抓住这两个字,就永远用不错小青龙汤。不管他是咳喘病,还是消化系统的病,还是其他系统的病,这两个字是至关重要的,我专门给你写出来就是这个意思。这就是它的证候特点,又寒又饮。但是寒不一定是外在的寒,也就是小青龙汤在临床具体运用过程中,没有外寒,没有表证,也可以使用,关键是它水饮是寒的,就够了。那么来一个咳喘的人,你怎么就知道他是寒饮的咳喘呢?我们怎么辨证啊?病人喘,或者咳嗽,喘得不得了,一走路就喘,还有咳嗽,那你首先问什么啊?问有没有痰,对吧?什么样的痰才是寒的啊?白的,还有清稀的。属于寒饮的咳喘,要掌握这几个辨证要点:

第一,咳喘,主症。咳喘,痰多色白。另外痰呢,它也不是那种大白黏痰,但是有一部分是,真正典型的寒饮证,痰涎非常的稀,质地清稀寒凉,像蛋清状,就像鸡蛋清那种,或者是落地为水,吐到地上以后就变成水了。有一个患者告诉我,她喘得一夜没睡,喘得不得了,吐了一夜的痰,吐到痰盂里面,第二天早上去倒痰盂的时候,发现里面是半痰盂水,说吐的是痰,怎么变成水了,这就是典型的寒饮证,落地为水。

第二,一定要看舌苔。如果是寒饮的话,舌苔是白滑的,甚至是津垂欲滴,一伸舌头,病人舌面上好多水。我都碰到过不止一个病人了,病人一伸舌头,不是正号着脉的吗,啪,这水滴到我手背上(学生笑),所以这种往往一般都有寒饮的现象,叫津垂欲滴,舌面上全是水,大家一定要仔细看。舌质胖淡嫩,有寒的这样一个特点。

还有看病人的面部,如果久患寒饮病的人,特别像呼吸系统疾病,比如哮喘,时间很长的,甚至肺心病的人,那么他的面部往往有水斑、水环、水色。什么叫水斑呢?就在脸上长色素斑,黑的,所以,色素,西医叫内分泌失调,中医在这上面更有讲究了,有肾虚的,有肝郁的,还有寒饮形成的水斑,因为水是黑色,黑在五行上是通于水,所以水饮内停的人,如果水饮时间很长,往往会在面部出现色斑,我们把它叫做水斑,当然它跟这些水饮的症状并存的;水环,往往是出现在眼的周围,就是黑眼圈,咱们叫"熊猫眼",所以有一些水饮的病人,会出现熊猫眼。当然,黑眼圈,还有一部分人是肾虚引起的,这是水环;水色,是整个面部发乌,发暗,就是整个面部没有光亮,这些也会由水饮引起。

第四个特点就是脉象,水饮会有这样一些脉象出现,像沉脉、紧脉、弦脉、滑脉,你看这些脉象都是跟什么有关系啊?它们都有一个共性,对吧,都会有水饮,有气滞。

第五,或者是有伤寒表证,或者是带有或然症,所以这些是它的一个特点。

我们小结一下小青龙汤证:

病机:外有风寒,内有水饮

病症:①咳喘,痰多色白,质地清稀寒凉,如蛋清状,或落地为水

②舌苔白滑或津垂欲滴,舌质胖淡嫩

③面部水斑、水环、水色

④脉沉、紧、弦、滑等

⑤或有伤寒表证、或然症

治法:外散风寒,内化水饮

方药:小青龙汤

麻黄、桂枝、白芍——解表邪,和营卫

干姜、半夏、细辛——温化寒饮

五味子——敛肺止咳;防温燥、发散太过

炙甘草——调和诸药,兼以止咳

　　当然，我们说小青龙汤使用不在于有没有外在的风寒，它不像大青龙汤，大青龙汤一定有风寒束表才能使用，而小青龙汤是以内在的水饮为主。当然它的治疗，因为它外寒内饮，治法要外散风寒，内化水饮。大家看小青龙汤，首先是散寒的，解表散寒的，麻黄、桂枝、细辛，散风寒。为什么选麻黄、桂枝、细辛这三味散寒啊？因为这三味还有一个共性，麻黄三个功能，发汗、平喘、还有什么啊，利水啊；桂枝可以不可以治水饮啊？当然可以了，桂枝有温阳化饮、温阳化气的作用。那细辛呢，也可以化饮。所以，尽管这三个药散寒，同时它又治水饮，尤其是细辛，化饮作用最好。

　　化痰饮的有半夏、干姜，半夏能化痰去饮，是临床用于寒痰冷饮的常选药物。干姜是治中上二焦的寒饮的，所以在小青龙汤里边是相当的重要，但是我们现在临床上用干姜、生姜和炮姜三种姜的，这个在古今的衍变中是不一样的。在张仲景时代用的干姜，就是把生姜切成片晒干，把生姜晒干了就叫干姜了。但是从李时珍的《本草纲目》以后，干姜就不是用这个了，李时珍说是"干姜以母姜造之"。生姜和干姜与采摘的季节有关，姜长到夏、秋季，是姜根的根茎生长的一个旺盛期，这个时候采收，就是我们用作蔬菜的这个生姜，一般我们把它叫做嫩姜、鲜姜或子姜，不管它是鲜品还是干品，都是生姜的性味。那生姜用于什么作用呢？解表或者是止呕。生姜有两大作用，一个就是发散风寒解表，一个就是和胃止呕，所以后世把生姜叫做止呕之圣药。那如果这个姜长到晚秋或者入冬的时候采的话，姜质老熟充实，含水量少了，那它的辛辣的味就浓厚了，姜是老的辣嘛，我们说这种姜既可以做姜种，也可做药用，做药用的时候就叫干姜，所以干姜李时珍叫做母姜，无论是鲜品还是干品，它的性味都是干姜的性味。所以，干姜，生姜是本源于一物，只是采收的季节不同而已。其中生姜是长于发散，又能温中止呕；干姜是辛热，燥烈之性比较强，所以它是长于温中回阳的，兼可以温肺化饮。小青龙汤用干姜有两个作用，一个是温肺化饮，因为干姜很燥热嘛，所以它可以把肺里边的痰饮给蒸化掉，这样咳喘就自止了；二是温中化饮，因为小青龙汤治疗的寒饮是从中焦而来，所以干姜是温中焦的首选药物，那通过温化中焦痰饮，可以根绝痰饮犯肺的一个根源。此外，临床还有一个炮姜，炮姜就是把干姜炒黑，一般是用那热沙子给它烫到表面膨胀，如果是干姜炒黑以后，炒成炭了，叫炮姜炭。它的性苦温涩，辛散作用大减，而变成温中止泻，又兼能止血了。所以，我们对干姜、生姜、炮姜，是这样总结的，生姜是走而不守，干姜是能走能守，炮姜是守而不走。

　　这里面的芍药，现在用白芍了，芍药干什么？这里不是有寒嘛，有饮嘛，那芍药是寒的，为什么还要用？芍药在里起的作用可大了，第一个，大家看这些药物，辛味的居多，（麻黄、桂枝、细辛）比较散；这些药呢，（指干姜、半夏）比较燥。辛散的、温燥的在一起，所以用芍药之寒性来对抗温燥，用芍药之收敛来对抗发散。

我们看古人组方的思路就是这样子,跟现在打排球一样,前排进攻,后排一定要防守,六个人全到前边去了,啪,对方一调球,你就死定了,你得有后排防守啊!同时芍药这个药物在《本草经》里面已经记载了,它有"利小便"的作用。所以你看芍药在这里起的作用,既可以防止麻、桂、辛的辛散,又可以防止姜、夏这些药物的温燥之性,同时它也有利小便的作用。

还有一味药物这里也需要指出来,五味子,用量是半升,相当于30g左右,当然我们现在临床根据实际情况多用10g。五味子干什么呢?是收敛的啊,就是为了防止所有这些药物,不管是散寒的也好,温化寒饮的也好,它们都是辛味药物,尤其是细辛,那一大群虎狼之药,如果没有收敛这样的药物来配伍的话,必然是耗散肺气啊。病人本来是寒饮的喘,是实喘,最后给人家治成虚喘了,更麻烦了。所以后世,包括张仲景自己就说了,小青龙汤如果用之不慎的话,容易出现面翕热如醉状,就像喝醉酒了一样,这些都是发散药太过造成的。所以这里既用芍药,又用五味子来反佐,咱们要学会这样一种组方原则。所以我们在开小青龙汤的时候,一定不要把五味子去了。病人有的到我这这儿带着原来看过的病历,我曾看到有一些大夫开的小青龙汤往往把五味子去掉,恰恰相反,病人吃完以后有时候出大汗,有的是脸红心跳,就是这个原因。所以治什么病都不要药物排队,否则的话,必定出问题,这是一定要注意的。那么还有一个炙甘草在这里是补中作用,另外有调和诸药的作用。尤其是我们要注意的是什么呢?对于肺胃的寒饮证是半夏、细辛、干姜和五味子并用,我把它叫做"姜夏辛味"四味药物。如果你是遇到呼吸系统的病又是寒饮的话,我们就可以首先把这四味药物拉上,所以它有收有散呐,既平喘又不至于耗散肺气。

另外我还想说一下细辛的问题。我们看细辛的用量,细辛在小青龙汤里面用了三两,三两细辛,按照现在的换算法,达成共识的换算法,细辛大概用到50g左右,是不是量太大了啊?咱们有一个说法,叫"细辛不过钱"。什么意思啊?就是细辛用量不能超过一钱,相当于3g左右。这句话是谁说的呢?是宋代的一个人,叫陈承。陈承有一个书叫《本草别说》,书里面记载说,"细辛若单用末,不可过半钱匕,多即气闷塞不通者死"。到明代,李时珍《本草纲目》引他的话,又说成了"不可过一钱",过一钱也好,过半钱也好,他告诉你的是什么呢?细辛不能多用。但是陈承也好,李时珍也好,人家说的原话是什么意思呢?是细辛"单用末"的时候,细辛单用末的状态下,不可过一钱,即不能过3g。所以这两点很重要:一个是单用细辛,不进行任何配伍;还有一个是,细辛用末,不用汤剂。这样的情况下,才不可以用到一钱,那人家张仲景用的是汤剂啊。细辛有没有毒?有,它的毒性成分现在搞清楚了,叫黄樟醚,但是这种成分在高温的情况下它挥发得特别快,如果把细辛煮半个小时,这种黄樟醚的毒性成分挥发的只剩1/50了,所以它的毒性有时候是忽略不计的。只要细辛入汤剂,再多煮一会的话,这种毒性就减小了。现在有好多药物属于含马兜铃酸这一类的,它伤的是肾小管,有时候用不慎了,会造成肾小管的损伤,包括马兜铃啊。还有一个,木通,就是关木通,也是这一类的。但是现在药房不管你这些,(现在看病在许多情况下变成了安全第一,疗效第二,没办法),你开细辛,即使入汤剂超过3g,也要签名,叫双签名。本来方子后边有个签名,在细辛旁边还得签一个。有一次,我在细辛前边签了个名,签了"陈明"两个字,可能我这名字签的大,药房新来的一个药工不认识,拿着找我来了,说大夫我们没这品种,我们用细辛都是用辽细辛、北细辛,你开个"陈明细辛",这是什么品种(学生大笑)? 我说就是我这个品种啊,(学生鼓掌笑)那是我签的名,我的名字。后来我就注意了,我在后边签小一点,这样签个名字,要不就引起误会了。临床上,细辛,还有附子,(附子不能超过9g,这是药典规定的),超过了同样也是双签字。甚至有一些药,发散的药,用量大了,也要签字。桂枝,前天我开了20g,我开了一个桂枝加桂汤,是《伤寒论》的一个方子,治奔豚的,就要求我签字,现在人人都很谨慎。当然可以理解,就是出了问题,所有的责任,全部是医生一人承担,跟他们没有任何关系,所以你得签字,麻黄超过9g,也是得签。因为我们以后都是大夫,大家得注意这个问题。

下面我们看小青龙后面的方后注,"上八味,以水一斗,先煮麻黄,减二升,去上沫,内诸药,煮取三升,去滓,温服一升"。因为有麻黄,所以先煮,有关这方面的道理前面我们已经说过了。但是后面加减有一些问题,我们这样子啊,加减咱们下去自己先看一下,这里面有一些问题,存疑待考,不做课堂讨论。

下面再看第41条:

傷寒,心下有水氣,咳而微喘,發熱不渴。服湯已渴者,此寒去欲解也。小青龍湯主之。(41)

这里有一个倒装句,"小青龙汤主之"应该接到"发热不渴"后,因为这里是为了强调"服汤已渴者"这句话,所以把"小青龙汤主之"这几个字挪后边去了。这里讲的实际上就是补述了第40条的一些(症状),这里就把谁作为主症了呢,我们看,喘,大家注意这个症啊。条文开始还是"伤寒心下有水气",跟第40条那一句话一样,尽管少了一个"表不解",讲的还是外有风寒,里有水气,是吧? 表不解,就会有发热。这里讲的是不渴,因为一般情况下,尤其是寒饮内停的人,往往没有口渴,只是一部分人,当寒饮凝聚比较严重的情况下,会出现口渴的现象,但是开始不渴,"服汤已渴者",服完小青龙汤出现口渴的,这是什么呢? "此寒去欲解也"。这里有个小问题,就是本来小青龙证没有口渴,但是喝完小青龙汤以后出现口渴了,为什么? 咱们讲义上讲的是因为小青龙汤是温热药,在服用的时候,它一定会有伤津的现象出现,所以就会导致口渴。但是我觉得应该把理解的重心放在后几个字,"此寒去欲解也"。我们可以把它看作什么呢? 看作一个小青龙汤起效的标志,就是小青龙汤要喝到什么时候,寒饮才能尽去? 病人微微有口干的时候,寒饮就尽去了,也就是祛除寒饮可能要稍微矫枉过点正。

原来这一句话,我也是理解为吃温热药,发散,导致的伤津现象,服完小青龙汤有些病人告诉你有口干,有这样一部分人。但是还有另外一部分人,他在服用一段过程以后,才出现口渴,而且出现口渴以后,他的症状完全缓解,甚至痊愈,这就是张仲景讲的这部分人,寒去欲解也。有一个病人五十多岁,女的,得了支气管哮喘,好多年了。像北京天气,十月份天逐渐凉了,晚上才7℃,你像我们正常人你觉得没什么,但是对一些有寒病的人,像老寒腿啊,还有一些像支气管炎这样的病人,他们就受不了了,一到十月份他就去住院,每到十月份,各个大医院,特别是呼吸科的病人,猛增,寒啊,容易引起心、肺的病啊,就像咱们第18条讲的,"喘家作",季节性疾病是很多的。这个病人也是,一到十月份就去住院,一直住到春节出来。这一年病人还没来得及住院呢,哮喘已经复发了,因为那一年比较冷。她平常连澡都不敢洗,就是一到十月份洗澡都不敢,一个月不洗澡,实在"味"得不得了了,要开两个浴霸,她说即使这样子,洗澡也感冒,往往会出现很严重的复发现象,她来的时候先打电话,说:"大夫,你得保证我到后马上就看,看完就走"。我说:"你就到最后看吧。"后来病人来了,穿得十分异样,身上裹得很严,前胸与后背鼓出两个大包,我心想:这人长得也太"惨"了,既驼背又鸡胸。病人看我一直打量她,坐下以后,就拿出来两个东西,是两个大暖水袋,前一个后一个捂着。她说:"我的前后心都很凉,我只要前后心一凉,哮喘准发","昨天晚上一夜没睡,吐了一夜的痰,到第二天早上倒痰盂了,半痰盂水"。前面我讲小青龙痰稀落地为水的症状时所说的病人就是这位,吐了一夜的痰,第二天拿出去倒全是水啊,这就是寒饮的特点。我对她:"你这是寒饮型的哮喘",病人说:"我看也是寒饮"。我心里话:那你还找我干嘛啊?你都会自己诊断了(学生笑)。病人好像看出了我的心思,说"我不会开药,找你给我开药"。病时间长了,有些病人就上网查他相关的病,找到相似的症状,你别忽视了,有些病人查的那个资料你都不知道,那个名字叫的,好家伙,外国人刚叫,没几天他就知道了,我病属于什么什么,是哪个补体出事了,哪个免疫过程出现问题了,讲得很清楚,久病成良医,就是这样啊。于是我给她开了小青龙汤,同时加了炮附子,因为太寒了。但是附子加了以后,又多签了几个字,因为附子和小青龙汤中的半夏是"相反"的配伍,必须在附子、半夏旁边都要签字以示负责。不知道从哪个朝代弄出来一个药物"十八反",其中有"半蒌贝蔹及攻乌",对吧,附子是乌头的侧枝,所以只要半夏和附子开在一个方子里,两个药物都得签字。其实"十八反"没有什么,有人考证,也没有考证出是哪个朝代由谁说的,但与临床实际不符。此时这个方子开出去很热闹,光名字就签了一大堆,附子签一个,半夏签一个,细辛还得签一个,下面还有一个总签名,要签四个名字,我说这是四保险。开始给她吃啊,每一次来我都问她,口渴不渴?头一周吃完以后,很平平,我说怎么样啊你这喘？病人说话特有艺术，说："大夫，你药比较平和"（学生笑）。我一听就是骂我呢，病人这样说就是没效，有些病人碍于面子他不直接说你这没效。我心里知道，那就是方子不行啊，但辨证没问题啊，确实是寒饮啊！不行就加重量吧。干姜开始用的都是正常量，最后一直往上加到25g。附子我记不清了，大概也用到20~30克左右，还有细辛给她用到15g。后来我每一次问她："你嘴干不干？"有一次来，她说："大夫你总问我口干不干，我前面来，都没有什么感觉，这一次行了，口有点干，但是你看我现在，也不咳嗽，也不喘了，可以一下走几公里。我现在也能洗澡了，洗澡也不需要弄这么多浴霸了。你看我今年都没去住院。"但是我告诉她还是要慎重，还需要避寒。她每年到十月份就来几次中药治疗，连续几年都没有住院。这一段又不见了，估计应该差不多了。所以从这些病案我体会到，"服汤已渴者"，在一些病人身上，确实是寒饮祛除的征象，这是值得临床注意的。

小青龙汤证是寒饮导致的咳喘，当然临床上还有一些喘，是动则喘甚，但是又怕寒，这种喘证往往是本虚标实，我们可以使用小青龙汤，但是一定要加上一些补益的药物，中医讲肾主纳气，所以往往加一些补肾的药物联合使用，像熟地、山萸肉、怀山药、芡实等。

小青龙汤治小儿百日咳也很好。百日咳表现为剧烈阵咳，一咳咳几十声连续不断，有些孩子弓腰曲背，涕泪俱下，咳的是面色青紫，把一股痰吐出以后那就缓解了，过一会儿这个咳又来了，有时候一昼夜达几十次。一般连绵数月不愈，所以叫做百日咳。如果这个孩子的百日咳表现为痰稀色白的，也可以用小青龙汤，一般我给他加百部。百部除了一个止咳的作用，它还有养肺阴的作用。此外，对小儿的一般性的咳嗽属于寒的，小青龙汤也有很好效果。但是毕竟是孩子，方中的麻黄、细辛这些药物，在用量上要掌握好，不要大量，也不要用得时间太长，中病即止，之后改用其他的一些温化痰饮的药物。

临床上，我用小青龙汤比较多的还有寒性的鼻炎。这个鼻炎现在太多了，有的是过敏性的，但是我们不是纠结于过敏不过敏，而是要辨寒热虚实，只要是寒饮型的或者寒性的鼻炎，比如一遇冷气或者是一到秋冬气温低的时候就打喷嚏，鼻炎就发作的，就可以考虑使用小青龙汤。有的患者鼻炎发作，一打喷嚏达几百个，这个在临床上每一次门诊都可以说能碰到鼻炎的这样一个患者，大部分属于寒的，当然也有一部分属于热的，属于热的小青龙汤就不适应了，属于寒的往往流清涕不止，患者不断用纸巾擦，甚至有些病人把鼻子都擦疼了，擦红，擦烂了。有时候鼻子很痒、眼睛也很痒、流泪，这些寒性的鼻炎，用小青龙汤比较好，一般合上苍耳子散使用。这苍耳子散有四味药物，苍耳子、辛夷、白芷和薄荷，治疗效果很好。

还有一些扩大运用方面的。有一次来了一个一二十岁的男青年，这个小伙子得了一个什么病呢？腹泻，就是拉肚子，已经5年多了，到医院检查诊断为是结肠炎。每天大便3~4次，但是如果是吃凉的以后就更多了，可以（拉）六七次，甚至七八次，拉的东西很黏、很稀，有时候夹有不消化一些食物。当然这个病人的治疗过程很曲折复杂，非常费力，到我这儿我给他治疗好长时间了。病人说：陈教授，我就在你这治了，我谁都不找了。我觉得咱们中医门诊有一些（病人）真是，好多铁杆病人哪（学生笑）确实这样子，因为他原来也治过有（服过）一些中药，服用效果不好，西药他说更不行，他吃了以后，胃特别难受，恶心。开始我也给他健脾止泻过，也温肾止泻过，像有参苓白术、四神丸、金匮肾气（丸）等，还有寒热并用的，给他用过半夏泻心汤、乌梅丸，均收效不大。那病人还一直在来呀，你还要给他想办法看哪，所以有一些病人就安慰大夫，说大夫你别着急，咱们慢慢来（学生笑），其实病人越这样讲，我们心里压力就越大。这个病人我后来想，这肺和大肠相表里呀，就是这个大肠病会不会是肺引起来的呢？我们前面也说了，小青龙汤的或然证中提到"或利"，就是有一部分病人会表现为拉肚子，就是寒饮犯肺的病人中会有一部分出现腹泻的，那这个病人会不会就是这部分人啊？后来他又说到他每一次受凉感冒都有咳嗽，吐稀白痰，一感冒都到肺上去，这说明这个病人肺中有寒饮这样一个潜症。后来，我说我用小青龙汤给你试一下吧。给他开小青龙汤加白术、砂仁、破故纸等温补止泻之品，服用一周，效果特别明显，特别是后三天，大便每天一到两次，而且形状也好了很多，就是基本上成形了。后来我一直用这个方子加减，前后服用两个多月，期间他的大便虽然有反复，但是基本成形，后来达到每天一次。对于一个结肠炎患者，一个5年多的腹泻，我们治到这种程度，疗效已经是比较好的了。当然后来我给他改用了苓桂术甘汤加五味子调理善后。所以实际上这种方法就是什么呢？这种腹泻下利，是由肺中的寒饮下注于大肠引起来的，采用了腑病治脏的办法取效，这也是中医整体观念思想的一个治疗特点。

　　但小青龙汤毕竟属于发散温燥的方剂，大家使用时要特别注意。有些人对麻黄、细辛这些药特别敏感，吃完以后马上就口干了，或者是出大汗，这种情况我们可以反佐，比如加上麦冬、山萸肉等。另外还有一些寒饮化热的情况，《金匮要略》里面有一个小青龙加石膏汤，可以使用。总之在临床上使用小青龙汤一定要灵活运用，据证加减。如果说寒饮去得差不多了，咳喘基本上没有了，善后怎么做呢？由于小青龙汤发散的药物比较多，再者我们看本病发病的形式，是什么呢？中焦的水饮上犯引起来的，所以往往说善后要健脾胃，化痰饮，我们可以用二陈汤，还有苓桂术甘汤，（苓桂术甘汤我们后面要重点讲）作为善后来使用。好，咱们小青龙我们就讲这么多。

　　讲到这里，太阳病第二个板块就讲完了。大家看这两个青龙汤，什么区别？大青龙，小青龙，都是表里同病，但是呢，一个是表寒兼里热，以不汗出而烦躁为主要症状;一个是表寒兼里饮,以咳喘、呕为主要症状。所以一个表寒兼里热,一个表寒兼里饮。大青龙汤是治火的,所以后世把它叫"火龙",治火的龙;小青龙汤是治寒饮的,治水的,所以有人叫它"水龙",治水的龙。火龙和水龙,这是它的一个区别。

还有,咱们讲治喘的一共几个方子了?主症是咳喘的,第一个是桂枝加厚朴杏子汤;还有,麻黄汤;还有,小青龙。怎么区别啊?桂枝加厚朴杏子汤证是什么样的喘呢?汗出恶风的喘,我们叫表虚作喘;麻黄汤证呢,表实而喘,对吧,跟它正好相对;而小青龙汤证是麻黄汤证的基础上兼有内饮,但是以内饮为主,所以它是寒饮导致的喘。那怎么区别呢?小青龙汤证刚才咱们写了个辨证要点,大家要注意这几个,行了,这就是它主要的一个鉴别。

第二个板块的核心内容主要是麻黄汤证,也是三组症候对吧?后面这三个加减症实际上是那三组症候的扩大:营卫凝闭症状扩大了就变成了大青龙汤证了,太阳经气不利的症状扩大了就变成葛根汤证了,肺气郁闭的症状扩大了就变成小青龙汤证了。

第一个板块是太阳中风证,第二个板块是太阳伤寒证,如果是按照太阳病的分类,第三个板块应该是太阳温病证。但是我们说《伤寒论》它主要是研究风寒之邪的,对感受温热之邪研究的不够,所以这里第三个板块的内容不是太阳温病证,而是表郁轻证。表郁轻证,顾名思义就是外感的症状比较轻,但是呢,又久久不解的一类外感病。

第十一讲

表郁轻证、蓄水证

(三) 表郁轻证

今天我们讲太阳病的第三部分内容,表郁轻证。这里面有三个证,我们作为了解就行了。首先是第 23 条。

1. 桂枝麻黄各半汤证

太陽病,得之八九日,如瘧狀,發熱惡寒,熱多寒少,其人不嘔,清便欲自可,一日二三度發。脈微緩者,為欲愈也;脈微而惡寒者,此陰陽俱虛,不可更發汗、更下、更吐也;面色反有熱色者,未欲解也,以其不能得小汗出,身必癢,宜桂枝麻黃各半湯。(23)

桂枝麻黃各半湯方

桂枝一兩十六銖(去皮) 芍藥 生薑(切) 甘草(炙) 麻黃(去節)各一兩 大棗四枚(擘) 杏仁二十四枚(湯浸,去皮尖及兩仁者)

上七味,以水五升,先煮麻黃一二沸,去上沫,内諸藥,煮取一升八合,去滓,溫服六合。本云:桂枝湯三合,麻黃湯三合,並為六合,頓服。將息如上法。

"太阳病,得之八九日",这一句话就告诉我们,这个外感病有一定的时间了,当然也不一定正好是八九天,只是相对来说发病的时间比较长了,因为《伤寒论》中讲"太阳病四五日"的比较多。出现什么现象呢?"如疟状"。"疟",就是疟疾,疟疾有什么特点,大家知道吧,先寒后热,然后一出汗,这一阵就发作过去了,而且它最大的一个特点是什么呢? 是发作有时,是阵发性,有时候一天发一次,两天发一次,点儿特准,说上午九点一定是九点钟,就这么准。那这里讲是不是太阳病变成了疟疾了呢,不是,我们大家要注意这个"如"字,"如疟状",就像发疟疾一样,但是它不是疟疾,这说明了一种什么情况啊? 有可能会有一种阵发性的症状出现,什么样的阵发性症状呢? 后面讲"发热恶寒,热多寒少",就是又发热,又恶寒,但是热比较多一点,以发热为主,以恶寒为次,而且这种发热恶寒是阵发性的寒热,就像疟疾一样,就是一天可能来几阵,早晨一阵寒热,过一会好了,下午又来一阵寒热,或者晚上它又来一阵寒热,就叫做"如疟状"。发热恶寒,尤其是阵发性的发热恶寒,在外感病里面是会出现的,一般情况下都是见于时间比较长的感冒,这是它的一个特点。

还有我们看后面所讲,"其人不呕,清便欲自可,一日二三度发"。其人不呕,"不呕",本来是阴性症状,就是没有症状,但是为什么又拿出来说呢?跟咱们学的第4条传变是一样,"颇欲吐",我们学过是吧,我们说"颇欲吐"就说明要传少阳了。所以呕吐是代表什么呢?在这里就是代表的少阳病,用"呕"来代表少阳病,因为少阳病有"喜呕"这样一个症状。"不呕",就是说病尽管有阵发性的寒热,与少阳病的寒热往来相似,但张仲景告诉你,没有传到少阳,所以用"其人不呕"来否定这是少阳病。"清便欲自可",清便,什么叫"清"呢?《说文解字》说:"厕也",厕所,那引申为动词就是什么呢?你到厕所干什么啊?那就是拉、排,拉大便、小便,排大便、小便,不就是这意思嘛,这里它活用作动词来讲的,所以"清便",就是排便的意思。《伤寒论》里还有一个词叫"下利清谷",这是什么意思啊?就是病人拉肚子排出来的有不消化的东西。所以"清",一定要翻译成"排",或者是"拉",拉出来的是"完谷",就是没有消化掉的食物。下利清谷,咱们有一年的期末考试还考过这个词呢,有一个韩国的同学解释得叫我很乐,下利清谷,他后面解释说:大便中有可以吃的的东西(学生笑)。我也给他分了,但是旁边注一句:即便如此,亦不宜食也(学生笑)。就是说意思他理解了,就是拉出来的东西还是原样的这种,只是语言表达不对,所以让他得分。你看有一些人就是这样,北京的许多地铁门口有卖那个老玉米的,买个玉米吃完以后,回家就拉,拉出来还是原形,这种往往就是脾胃的消化功能比较弱了。"清便欲自可"的"欲",是"续"的意思,因为在《伤寒论》后八篇里还有"清便续自可"的语言,"清便欲自可",就是大小便持续正常,实际上我们讲就是大小便正常,这也是阴性症状,也就是不是症状的症状,那为什么还要写出来呢?(学生:鉴别)对,是为了症候鉴别。鉴别什么呢,就是说明疾病没有到阳明病的范围,因为阳明病典型表现是大便秘结,小便不利,所以"清便欲自可"就是为了说明不是阳明病。"其人不呕",排除了少阳病;"清便欲自可",排除了阳明病。所以有好多阴性"症状"特别重要啊,将来以后你们要做病房大夫,因为我是蹲过病房的,那个要求很严的,每个病人入院后要写大病例,24小时之内就得写出来,写的时候那叫个繁琐,从头写到脚写个遍。比如说病人两眼等大等圆,鼻孔无外翻,淋巴结不肿大,甲状腺不肿大,等等,要写好多阴性症状。要说不肿大你写它干嘛?排除,排除一些疾病,是为了临床鉴别,所以必须得写,病例书写要求这样子。所以有好多病,他一看你没有相关的症状,那就不考虑某个病了,一千八百年前的《伤寒论》就已经这样做了。

"其人不呕",说明病未到少阳;"清便欲自可",说明病未到阳明。实际上就是告诉你这个外感病尽管时间很长了,也出现阵发性的寒热了,但是它还在太阳,而且"一日二三度发",就是一天发作两三次,两三阵这种寒热,这种情况就是表郁轻证。这是什么原因呢?为什么它不往里传,也不走,一直在太阳经呢?它的病机我们可以这样概括,叫风寒郁表,营卫不足。当然不足不是说特别的虚,正气不能把邪气驱除,但是邪气由于它也本身势力很小,往里走也困难,就郁于表,出现这种症候了。

后面讲有几个预后。"脉微缓者,为欲愈也"。"脉微缓"是指脉象略微呈现缓象,咱们讲义上讲并非指脉象微弱,"微"乃稍微,略微的意思,这种理解是正确的,就是脉象不浮紧而趋于和缓了,这说明邪气将要解除了。如果说这种阵发性的寒热,见到这种和缓的脉象,是邪气将要解除的征兆,所以说"为欲愈也"。"脉微而恶寒者,此阴阳俱虚,不可更发汗、更下、更吐也。"这里的"脉微",是真正的微脉了,脉微、恶寒,不但是阳虚,而且阴阳俱虚。在这里面阴阳俱虚是指表里而言的,阴阳指表里,脉微是指里虚,恶寒是指表虚,表里俱虚,叫阴阳俱虚。如果是这样的话,那就不能再发汗,也不能用吐法、下法了。还有,第三种情况是病没有好,但也不是形成表里俱虚了,而是"面色反有热色者",面色呈"热色"是什么色啊?是红色,就是说病人除了阵发性的寒热,他还有面色持续发红,有些人自己感到脸上很烧,热得慌,其实看不到他脸红,但是他告诉你:大夫,我这一段脸上经常热,一天热上几阵。也有可能他在热的同时,也表现为脸色发红,这就叫面色有热色。这是什么原因呢?表邪郁滞的原因。表邪郁于太阳经,郁滞不解而化热。"面色反有热色,未欲解也",这是说邪气也没有传里,也没有外散,而是郁于太阳经不解,时间很长,就叫做表郁轻证。为什么会导致这种状况呢?"以其不能得小汗出,身必痒",这是说表邪郁滞不能外泄,除了面有热色以外,还有身痒。你看寒邪啊,假如寒郁的话,如果寒郁重了,它会出现身痛的情况,像麻黄汤证,那个寒邪郁滞很重,对吧。但是如果寒邪郁滞的较轻,就会出现身痒的情况。所以身痒是寒邪郁滞于表较轻的缘故。

这种表郁轻证怎么解决呢?不发汗邪气不去,但常规的药量可能又会损伤正气,所以《伤寒论》说这时用桂枝麻黄各半汤。本方就是桂枝汤和麻黄汤合在一起,而减少用量。我们看这个方子啊,药物组成我们不说了,是俩方子合在一起,但是两个方子有两个药相重复,桂枝、甘草,所以桂枝麻黄各半汤等于是桂枝、芍药、生姜、甘草加上麻黄、杏仁、大枣,七味药物。我们看它的量,桂枝一两十六铢,这里牵涉到一个新的汉代计量单位,铢。汉代时是一两等于二十四铢,所以铢等于二十四分之一两(1/24 两),桂枝一两十六铢,相当于一又三分之二(16/24)两。桂枝汤和麻黄汤里都有桂枝,桂枝汤里的桂枝是三两,麻黄汤里的桂枝是二两,所以桂枝的用量等于是用了原方总量的三分之一(5/3 两)。这个咱们不用算了啊,宋代林亿校注《伤寒论》的时候都给我们算好了,我们看讲义上有这样一段话:"臣亿等谨按:桂枝汤方,桂枝、芍药、生姜各三两,甘草二两,大枣十二枚。麻黄汤方，麻黄三两，桂枝二两，甘草一两，杏仁七十个。今以算法约之，二汤各取三分之一，即得桂枝一两十六铢，芍药、生姜、甘草各一两，大枣四枚，杏仁二十三个零三分枚之一，收之得二十四个，合方。详此方乃三分之一，非各半也，宜云合半汤。"也就是说桂枝麻黄各半汤，其实不是真正的"各半"汤，只是三分之一量。以小剂量的发汗解表药，治疗表郁轻证是非常适宜的，这就是古人的智慧。麻黄汤和桂枝汤合在一起，取量比较少，发散作用比较弱一些，所以桂枝麻黄各半汤我们把它叫做小汗之法。麻黄汤是峻汗之法，桂枝汤它主要是调和性的，叫和汗之法，而桂麻各半汤是小汗之法。所以，针对不同的外感风寒证，就有不同程度的发汗方法。这就是古人治病的智慧，有是病乃用是方。

看本方的煎服方法啊，"上七味，以水五升，先煮麻黄一二沸"，这个只加五升水，因为它的用量比较小，麻黄仍然是先煮。"去上沫，内诸药，煮取一升八合，去滓，温服六合"，一次喝六合，不是喝一升了，因为它的药量比较少。"本云，桂枝汤三合，麻黄汤三合"，就是各取三分之一，也可以这样，把两个方子都煎好了，这个取三合，那个取三合，一升等于十合，三合等于0.3升，并为六合。"顿服，将息如上法"，顿服就是一次喝完；"将息"是调养的意思，就是还像桂枝汤后面讲的那个调养方法，这是桂枝麻黄各半汤证。

对这个方证我们总结一下，可以从这几个方面来掌握，第一，有阵发性的发热恶寒，热多寒少，就是病变像疟疾一样；第二个特点就是一日二三度发，就是一天发作两三次；第三个症状特点是，因为不得出汗，以及不得小汗出，所以有面部发热，又有身上发痒这样一个特点；第四个就是没有少阳或阳明的症状，其人不呕，清便欲自可。那在这种正邪都不盛，而且在郁滞不解的状态下，采取什么样的办法比较好呢？小发其汗。所以它的治法是辛温解表，小发其汗，用桂枝麻黄各半汤。

病机:表邪不甚而郁,营卫不足微凝
病证:(1)阵发性发热恶寒,热多寒少,病如疟状
　　　(2)一日二三度发
　　　(3)汗不得出,面热,身痒
　　　(4)其人不呕,清便欲自可
治法:辛温解表,小发其汗
方药:桂枝麻黄各半汤
　　二方各取1/3量合并而成,或将二方煎液各取三合混合亦成。林亿谓此方应叫"桂枝麻黄合半汤"

桂枝麻黄各半汤的意义还在于，有一些疾病是可以合方使用的，这是中医方剂学中一个重要的板块内容，叫"合方"法。古人的这种组分思路对我们后世影

响很大啊。现在,我们看,风热感冒多了,治风热感冒的有银翘散,还有桑菊饮。这两个方子一个是辛凉平剂,一个是辛凉轻剂,有什么区别? 咱们学过银翘散、桑菊饮吧? 表热重的用银翘散,如果到肺了,咳嗽明显的,用桑菊饮。那假如说感受这种风热之邪,既表热重,又肺咳重,怎么办呢? 当然可以两方合在一起使用了。而且临床使用上,我们经常两个经方,甚至是三个、四个经方合在一起使用,或者用一个经方与一个后世的方子相合。比如胃苓汤,就是经方"五苓散"与后世方"平胃散"相合而成。我们熟悉的八珍汤,是"四君子汤"与"四物汤"相合,等等很多的。所以这种合方的方法对我们后世的影响是很大的,它的临床意义就在于这里,这是我们要注意的一点。

桂麻各半汤证中有身痒的症状,所以这个方子临床可以用于一些皮肤疾病如荨麻疹,中医叫风疹。桂枝麻黄各半汤治疗什么样的风疹呢? 没有内热的,而且因于风寒的。还有临床上我们见到病人身痒,但并不是荨麻疹,但只要是因于寒的,用这个方子都有很好疗效。你看有好多身痒他怕热,但是还有些人,只要一受凉,他就痒,不受凉一点事儿没有,这种往往就是风寒导致的痒,这是寒邪郁滞经脉所引起来的,那我们都可以考虑使用桂麻各半汤去治疗。当然,里面也可以加上一些祛风止痒的一些药物,如蝉衣、地肤子、白鲜皮等。具体病例我们在讲完下一个方证后再举出。

2. 桂枝二麻黄一汤证　第二个方证,看第25条:

服桂枝湯,大汗出,脈洪大者,與桂枝湯,如前法。若形似瘧,一日再發者,汗出必解,宜桂枝二麻黃一湯。(25)

桂枝二麻黃一湯方

桂枝一兩十七銖(去皮)　芍藥一兩六銖　麻黃十六銖(去節)　生薑一兩六銖(切)　杏仁十六個(去皮尖)　甘草一兩二銖(炙)　大棗五枚(擘)

上七味,以水五升,先煮麻黃一二沸,去上沫,內諸藥,煮取二升,去滓,溫服一升,日再服。本云:桂枝湯二分,麻黃湯一分,合為二升,分再服。今合為一方。將息如前法。

"服桂枝汤,大汗出,脉洪大者,与桂枝汤,如前法",这是一个因桂枝汤服用不当导致的结果。桂枝汤服用不当,也导致大汗出,所以张仲景在桂枝汤后面特别写一大段方后注,就是服用解表药、发汗药,不能使病人"如水流漓",否则的话病必不除,这里就是没有按照桂枝汤方后注的要求去做。关于"服桂枝汤",我们要活看,桂枝汤在此是通指解表发汗之剂,不一定就是喝桂枝汤方。就是已经服完解表发汗药了,但是病人汗出特多,说明所用的发汗方法不当。但是大汗出以后,有可能这个表证还在,有可能就变成另外的病了,那这里面就有两种不同的结果:一种是大汗出以后,脉洪大者,与桂枝汤如前法。脉洪大,我们一提到这个脉象,咱们马上就想起来阳明病了,因为后世讲阳明病有四大热证,大热,大渴,大汗,脉洪大。什么叫洪脉呢,就是来盛去衰,一般出现洪脉就是有伤阴的表现了,大家想想,出汗多,可能阴津就会受到不同程度的损伤了,但是出现脉洪大是不是这个病就到阳明了呢?张仲景说不是,那条文里面并没有说不是,但是他说"与桂枝汤如前法",这就说明,还给他桂枝汤的话,那说明这个病还在太阳,对吧?那在太阳,为什么会出现洪大脉呢,在这里请大家注意,洪大脉并不一定都表示这个病进入阳明了,须看它的伴随症状是什么。那么在太阳经为什么会出现洪大的脉呢?这是一时发汗太过,使气血涌于表所引起来的,是一时性的脉象洪大,因汗多伤阴,就会出现这种来盛去衰的脉象。如果说这个洪大脉出现了,它还有一系列的表证,那我们说他还是原来的太阳表证。但是如果说洪大脉是阳明这样的一个洪大,它除了这个脉象以外,一定伴有什么呢?壮热不已,口渴不已,那这里面既没有大热,又没有大渴,所以张仲景说与桂枝汤如前法,还让他喝桂枝汤,和前面那个方法是一样的。那就说明,这个尽管误用发汗的方法使用不当,但是还没有造成严重的后果。值得注意的是,汗出之后仍有表证者,治疗还要解表,但是一定要给桂枝汤,不管你以前用的是麻黄汤还是什么,后边既然大汗出后,表邪不解的,我们统统要给桂枝汤来进行治疗。"与桂枝汤,如前法",就是服药后还与桂枝汤后面的护理要求是一样的。假如说,喝完解表发汗的药以后,大汗出,脉洪大,同时有大渴的情况下,这是什么呢?这才是邪气转入阳明了。所以说,还有一条我们后面要讲,跟这条比较着看,第26条,与第25条的行文特别相似,就是多了"大渴"这样一个症状,我们后面讲热证的时候咱们再说那一条。这说明洪大脉不一定都出现在阳明,也可以出现在大汗出的时候,即表证的时候也会出现这种情况。但是大渴,往往就是阳明病的一个特点了。

还有一种情况是什么呢?就是发汗以后出现了另外一种情况,"若形似疟,一日再发者,汗出必解,宜桂枝二麻黄一汤。"如果说发汗不当,出现另外一种情况,形似疟,就是阵发性的寒热,但是他是一日再发,就是一天发两次,比桂枝麻黄各半汤要轻一些。像这种情况呢,《伤寒论》说这也是表邪郁滞不解的缘故,但是毕竟已经是大汗出了,所以给桂枝二麻黄一汤。就是桂枝汤两份,麻黄汤一份,那发汗作用就更弱了,这个方子被称作"微汗之法"。桂麻各半汤叫小汗,这是微汗,微微得发汗,表邪郁滞时间比较长,但是症状比较轻,邪正双方斗争得都不是很激烈,这样的表郁轻证服桂枝二麻黄一汤为宜。

桂枝二麻黄一汤给的量,宋代的林亿他们已经算过了,基本上桂枝汤取十二分之五的量,麻黄汤取的是九分之二的量。"臣亿等谨按:桂枝汤方,桂枝、芍药、生姜各三两,甘草二两,大枣十二枚。麻黄汤方,麻黄三两,桂枝二两,甘草一两,杏仁七十个。今以算法约之,桂枝汤取十二分之五,即得桂枝、芍药、生姜各一两六铢,甘草二十铢,大枣五枚。麻黄汤取九分之二,即得麻黄十六铢,桂枝十铢三分铢之二,收之得十一铢,甘草五铢三分铢之一,收之得六铢,杏仁十五个九分枚之四,收之得十六个。二汤所取相合,即共得桂枝一两十七铢,麻黄十六铢,生姜、芍药各一两六铢,甘草一两二铢,大枣五枚,杏仁十六个,合方。"桂枝二麻黄一汤的量很轻,它的发汗作用也就相对的比较弱,属于微微发汗的方子。

桂枝二麻黄一汤证与桂枝麻黄各半汤证相同,只不过表现为轻,所以那个是小发其汗,这个是微发其汗,两个方子的临床适应证也一致,因为药物组成一致,只是量有不同,所以咱们一并讨论它的运用。

那这两个方子我们怎么使用? 临床上对一些表郁久久不解,症状不是很典型的病症我们可能首先会考虑到这两个方子了。那表郁轻证往往见于什么呢? 并不都是表证误治而得,有一些病人一开始他的表证都不典型,但是一旦得了感冒以后又久久不解,甚至这一次还没好,下一次又来了,但是他没有一般的那种感冒的明显表现,这个我们都可以按照表郁轻证来进行治疗。那么像这一类的病人往往多见于什么呢? 见于年幼的孩子、老人,他们的正气没有年轻人旺,所以正邪斗争不是那么激烈,表现的症状不典型。还有一类病人,久病气虚的人外感以后,不管他是伤寒或者是中风,都会出现这种表邪稽留日久不解的一种表现,如果说出现了一种阵发性的发热、恶寒的话,或者是脸色发热,或者是身上发痒,那我们就考虑使用这两个方子,根据程度不通区别使用桂麻各半汤或者桂二麻一汤。另外一个使用范围就是,外感病中大部分已经除了,但是遗留有身体的酸楚不适,身体总觉得还没有完全康复,或者是有轻微的身热,怕冷,或者头项略微有些疼痛,有的时候是头不疼,略微有点沉,也吃了一些感冒药了,还有的表现为皮肤的干燥不适,久久不解的,也属于表郁轻证的范围,这些均可以考虑使用此两方。

我给大家举一个我的临床医案,一个手术后发热,恶寒,汗出的医案。这是一个女病人,45 岁,河北人,在 2011 年 4 月 15 日第一次门诊,她是做的妇科肿瘤,做子宫摘除了,子宫肌瘤,但是摘除以后就出现半身发凉,怕冷,有时候浑身出汗,一日发作数次。讲到这里,我需要给大家说一下,子宫摘除的人,往往会出现内分泌失调的症状,最常见的症状就是烘热出汗,怕冷,所以,我们主张是什么呢,不到万不得已的时候,咱们不要鼓励患子宫肌瘤的病人去摘子宫,去手术去,尽管她生过孩子了,有时候到医院一看,医生问:多大了,病人答:45 岁了,50 岁了,49 岁了,月经快断了。医生说:子宫没用了,你摘吧。但不要贸然摘除子宫,能保守治疗还要保守治疗,即使子宫肌瘤,经过妥当的一段时间的治疗,也能逐渐消除或缩小到安全范围,实在影响生理功能,比如说月经特别多,一来收不住,或者是一来特别疼,不得已的时候再手术,一般情况下,不要首先采取手术的这样一个方式。那么一旦子宫摘了以后,实际上内分泌激素的靶器官就没有了,往往就会诱发内分泌失调症,就会出现烘热,就会出汗,就会怕冷。这个病人你看,自打手术以后,就出现这种症状了,而且一天发作好几回。同时她还有腰部,小腹部的湿疹,很痒,大便容易干,查看 HGB105,当然有点贫血,PLT301,算是血小板还可以,血色素 10.5g,有点低,舌淡,脉细。你看这样一个病证,阵发性的发热恶寒,如疟状了,同时她还有身痒的一个特点。那从中医辨证,我不管你西医认为是什么,是激素相对不足了,还是绝对不足了,但是我从中医辨证上讲,有阵发性的发热恶寒,有身痒,而且有舌淡脉细,没有内热的,那就可以辨证为表郁轻证,或者是可以叫做桂枝麻黄各半汤证,或桂枝二麻黄一汤证。就是邪郁于表,营卫不足而凝滞。这个我给她用的是桂枝麻黄各半汤,用量是,桂枝 10g,白芍 10g,生麻黄 6g,杏仁 10g,炙甘草 3g,生姜 3g,大枣 4g,这是桂枝麻黄各半汤的原药。后面加的是生黄芪 15g,为了益气,而且生黄芪益气的同时,又有走表止痒的作用,白蒺藜 10g 也是止痒,白鲜皮 20g,当归 10g,制首乌 18g,实际上黄芪、白蒺藜、白鲜皮、当归、制首乌,这是当归饮子,因为她有身痒,当归饮子是治疗血虚皮肤失去润养所导致的身上发痒的这样一个方子,那等于是两个方子相合进行来加减了。这个病人她第一次是 4 月 15 日来的,第二次是到 5 月 19 日了,中间她停了有半个月的药,就等于一个月多一点来的。她说上一个方子喝了 14剂,发热,汗出就除掉了,而且怕冷减轻了,但还有点,湿疹瘙痒没有了,痊愈了,但是大便有点不爽快,舌苔薄稍微有点黄腻,脉沉细。治疗(到)这个程度基本上她的这种表郁轻证的表现就没有了,但是她还有一些肿瘤的残余,因为她前面摘除子宫,我们为了保险起见,你也可以在手术以后喝点中药,就给她改用桂枝茯苓丸来进行加味进行治疗,用了桂枝茯苓丸加上消瘰丸合到一块,加上三棱、莪术给她做成丸剂,改汤剂为丸,再服一两个月。

有阵发性的寒热出汗的,这个在更年期的妇女啊还是很多见的,那么如果说更年期的妇女表现出阵发性的寒热,那照样可以使用这两个方子,你不要认为麻黄汤、桂枝汤就是治感冒的,这个理解就太狭隘了,我们可以把它变化应用到很多领域里面,像妇科的这种病。但是你要注意,这里还有个辨证问题,如果有内热的我们不能用,所以我一般都很重视病人的舌苔,往往就像这种舌淡的,我们就可以放胆使用。另外还要问到出汗的情况,烘热汗出看怎么出,如果说汗很多,那在使用的时候要注意用量,实际上治更年期的烘热汗出,用桂麻各半汤也好,用桂二麻一汤也好,等于发汗以止汗的这样一个治法,通过发汗使其营卫不凝滞了,表邪祛了,反而能够止汗,这是一个应用范围。

另外一个,因为在桂麻各半汤证里边提到了身痒的问题,"以其不得小汗出,身必痒",所以说有一些身痒的皮肤病我们也根据具体的情况可以使用,比如说最常见的荨麻疹,荨麻疹如果表现为遇风即起,没有内热的,那这两个方子也是首选,而且来得也比较快。这里有一个医案,也是我门诊的医案,一个小女孩,11 岁,河北廊坊的,她在 2011 年 9 月 29 日就诊。荨麻疹 5 个月了,每天几乎都发作,而且发作大部分遇风即起,稍有点小风一吹,她这皮肤上就起那种红的疹子,而且平常划皮肤有红印,划痕阳性,她这个荨麻疹以头颈部为多,头部、脖子为甚,很痒,瘙痒,这个小孩月经还未来潮呢,饮食及二便正常,舌淡,脉细。所以同样这个我们可以辨为表郁不解,营卫郁滞,我仍然使用桂麻各半汤,这个因为是孩子,11 岁,所以量小一些。桂枝 8g,白芍 8g,生姜 3g,大枣 4g,炙甘草 3g,生麻黄 4g,杏仁 6g,加了有一些祛风止痒的,像白蒺藜 10g,苦参 10g,白鲜皮 10g,蝉衣 5g,水煎服。一般就是一天喝 1 剂。到 2011 年 10 月 22 日又来了一次,她说上方服 7 剂后,荨麻疹得到明显控制。因为她在之前的这几个月经常吃药,控制得都不是很理想,本来应该是再来一次的,她想到这个有明显效果,而且路程也比较远,所以就自己又拿了 7 剂,荨麻疹就基本上得到控制了。只是什么呢,她说这个天特别凉了,冷空气较重的时候(容易发作),因为她第二次来的时候已经 10 月份了,10 月底了,所以冷空气比较重的时候,有轻微的发作,但是这次发作的病势比原来要轻多了,仍然是舌淡脉细。所以第二诊的时候我给她又加了紫草 10g,浮萍 10g,水煎服,仍然是一日一次。到 2011 年 11 月 5 日又三诊,她说上方喝了 10 剂,麻疹只小发一次,发作是有原因的,自己没有忌住嘴,吃了一个螃蟹,因为那时候正是螃蟹上季季节,小孩子嘛,嘴馋,所以吃完了就发作了,但是发得也比较轻。我又给她开了 10 剂药巩固,并嘱忌辛辣及海鲜发物。这个病人随访 1 个月,麻疹没有发作。因为走的时候她这个父亲带着她来的,他说,陈教授,如果我们再有发作就再来,我说可以,后来就一直没有来。这是这两个方子的一些使用。

那么我们治表郁轻证的阵发性的发热恶寒也好,还是治身痒面热也好,一定要排除真正的内热证,就是说阳气它只是浮于表,如果说里边的阳气郁滞,有内热,那这个方子就不太适合了。但有没有外面既有表寒郁滞,里边又有内热的情况呢?当然有了,如果这个症状比较轻的话,就是下面这一个方证,桂枝二越婢一汤证。第 27 条。

3. 桂枝二越婢一汤证

太陽病,發熱惡寒,熱多寒少。脈微弱者,此無陽也,不可發汗。宜桂枝二越婢一湯。(27)

桂枝二越婢一湯方

桂枝(去皮)　芍藥　麻黄　甘草(炙)各十八銖　大棗四枚(擘)　生薑一兩二銖(切)　石膏二十四銖(碎,綿裹)

上七味,以水五升,煮麻黄一二沸,去上沫,内諸藥,煮取二升,去滓,溫服一升。本云:當裁爲越婢湯、桂枝湯合之,飲一升。今合爲一方,桂枝湯二分,越婢湯一分。

本条也是一个倒装句,"宜桂枝二越婢一汤",应接到"热多寒少"后面,正常语序是"太阳病,发热恶寒,热多寒少,宜桂枝二越婢一汤"。后面接着"脉微弱者,此无阳也,不可发汗",就是如果见到脉略微弱,就不能再使用这个方子了。

讲到这里,我想让大家换一个思维方式,咱们先看它的药物组成。越婢汤咱们学过没有?这是桂枝汤和越婢汤的合方。越婢汤见于《金匮要略》中,是麻黄与石膏相配,其组成是麻黄、石膏、生姜、大枣、炙甘草。这个方子,内有桂枝汤,同时还有麻黄和石膏,这是一个特色。石膏是清里热的,所以这里面有清热的药物出现,那这样一个太阳病,相当于什么呢?咱们看它的表现,"太阳病,发热恶寒",有发热恶寒,这是真正的太阳病,发热恶寒同时并在。但是呢,他说"热多寒少",发热重,恶寒轻,而且这里有像石膏这些辛寒、辛凉解表的药物,所以这一个方证,如果从组方来考虑的话,我们可以把它认为是什么呢?是温热外感的代表方剂。前面我们学过第6条,叫"太阳病,发热而渴,不恶寒者,为温病",当然《伤寒论》里对温热病的发生发展没有很系统地去论述,但实际上像桂枝二越婢一汤这个方子,就是太阳温病的一个代表方。太阳中风用桂枝汤,太阳伤寒用麻黄汤,太阳温病就可以用桂枝二越婢一汤。所以从病机上来讲,可以认为本证是太阳温病初起,温热郁遏于肺卫,是治疗太阳经感受温热的一个方剂。后世的温病学,有机会大家看看吴鞠通的《温病条辨》,《温病条辨》里面第一个方子就是桂枝汤,也是对《伤寒论》的的一种传承,这是它的一个主要特点。事实上桂枝二越婢一汤开创了辛凉解表的先河,《伤寒论》里就有这种辛凉解表的方剂了,而并不是辛凉解表始于后世温病学派的银翘散、桑菊饮。刘渡舟先生曾经说过:"此方辛以透表,凉以清热,因为这里面有石膏,因此带有一定的辛凉解表之意。"这个观点我觉得特别符合临床实际,那如果我们研究辛凉解表法肇始的话,这个方子应该是开了辛凉解表的先河的。

所以,桂枝二越婢一汤证是一个什么病证呢?是太阳温病初起,温热郁遏肺卫的一个病证,是感受温热之邪初期出现的一群症状,就等于我们第6条讲的"太阳病发热,不恶寒者为温病",当然我们说那个不恶寒是相对而言的,不是一点不恶寒,是恶寒相对比较少,就是这一条讲的"热多寒少"的意思。大家往往不解的是,感受温热之邪怎么还怕冷呢?我们前面说过,恶寒的出现,不仅仅是因为感受的邪气是什么性质,而是卫气受到了邪气干扰所导致的,无论是风寒之邪还是风热之邪侵袭,只要卫气受到干扰,它的温煦作用必定就会受到干扰,表现出不同程度的寒凉,只不过是感受风寒后可能寒凉的程度比较重,而感受温热之邪寒凉的程度比较轻罢了。所以温病初期仍然有恶寒,只是它的程度轻,时间短。所以桂枝二越婢一汤证,如果我们给它总结的话,一个是发热重,恶寒轻,同时会有心烦,会有口渴,会有咽喉疼痛。我们前面在学第6条的时候总结过,发热重、恶寒轻、口微渴、咽微痛、脉浮数、舌边红,这个就比较符合,所以用桂枝二越婢一汤,来发散肺卫的郁热。本条的临床意义即在于此。

后面还有一句话,"脉微弱者,此无阳也,不可发汗"。"微"还是略微的意思。如果脉象略微虚弱的话，此无阳，"阳"是指表，说这已经不是太阳表证了。在一个太阳温病证里出现弱脉，是正气受伤的表现，正气，无非就是阴阳气血，对吧，那么在温热中受伤的正气多是阴津。所以说不能望文生义啊，"此无阳也"，这里的"阳"不是说阳气伤了，是阴津受伤。此无阳也，"阳"是表也，此无表也，就是说伤阴以后，邪气就会往里走，不是表证了，所以不能再单纯地用发汗法了。当然温热邪气传变，有它自身的规律，后世叶天士把它总结为卫气营血的传变规律。那如果说在一个太阳表证里面出现有一些弱脉的现象，说明人体内的阴津受到不同程度的损伤了，病有可能往里传变，就要慎重使用或者不能使用解表的这些方剂。

关于本方的用量，宋代林亿也早计算好了，"臣亿等谨按：桂枝汤方，桂枝、芍药、生姜各三两，甘草二两，大枣十二枚。越婢汤方，麻黄二两，生姜三两，甘草二两，石膏半斤，大枣十五枚。今以算法约之，桂枝汤取四分之一，即得桂枝、芍药、生姜各十八铢，甘草十二铢，大枣三枚。越婢汤取八分之一，即得麻黄十八铢，生姜九铢，甘草六铢，石膏二十四铢，大枣一枚八分之七，弃之。二汤所取相合，即共得桂枝、芍药、甘草、麻黄各十八铢，生姜一两三铢，石膏二十四铢，大枣四枚，合方。旧云，桂枝三，今取四分之一，即当云桂枝二也。越婢汤方，见仲景杂方中，《外台秘要》一云起婢汤。"桂枝汤在这里取四分之一量；越婢汤用的是八分之一量，所以从方子的整个用量的比例上还是偏于温的。但是由于桂枝汤里有芍药，越婢汤里有石膏，所以说我们可以把它看作一个辛凉解表的代表方。像临床上有好多风热外感，刚开始感冒以后，如果嗓子稍微有点疼，有点嘴干的话，但是他又恶寒，又有怕冷，有些人既怕冷，嗓子又干，又痛，这时候我们不妨就用桂枝二越婢一汤，石膏的量你可以根据病人的具体情况来进行调整。但如果说热很重了，恶寒基本上没有，或者有轻微的恶寒，发热很重，嗓子很痛，我们就用银翘散、桑菊饮这些方子。

学习这个方证主要掌握住它是太阳温病初期的一个表现，这个很重要，也就是《伤寒论》里边已经有辛凉解表的方剂了。后面这个煎服方法没有什么特别之处，"上七味，以水五升，先煮麻黄一二沸"，只要有麻黄，《伤寒论》里面都是先煮，"去上沫，内诸药，煮取二升，取滓，温服一升，本云，当裁为越婢汤、桂枝汤合之，饮一升，今合为一方，桂枝汤两分，越婢汤一分"，所以叫桂枝二越婢一汤。

病机：太阳温病初起，温热郁遏肺卫

病症：发热重，恶寒轻，心烦，口渴，咽痛

治法：发散肺卫郁热。（开辛凉解表之先河）

方药：桂枝二越婢一汤

本方的临床使用,可以用于温热病初期,也可以用于表郁内热证,说到表郁内热,我们学过大青龙汤证,那是表郁内热的重证,而桂枝二越婢一汤证则属于表郁内热的轻证。举一个我老师刘渡舟先生的医案,他治了一个 10 岁的小女孩,就是在深秋的季节感受寒凉之气了,发热恶寒,每日发作好几次,她这个发热恶寒一开始就是阵发性的出现,而且一直拖延数月未愈。一个感冒拖延数月,那肯定会引起重视了,现在许多人对感冒不太重视,开始感冒就是对付,我前面讲过的治疗感冒四部曲,真正到一直不好了才引起重视,所以有些病人说感冒一直不好,超过一周,超过两周他就开始胡思乱想了,我这是不是有肿瘤了,怎么到现在还不好啊,其实好多情况下可能是治疗得不及时,另外一个就是治疗的方法不得当造成的。这个孩子她开始也是这样子,治疗得也不及时,没把它当回事,后来拖延数月不愈,就着急了。那么到刘老给她看的时候,脉浮无力,舌质红,苔薄白,就是这样的一个舌苔,如果外有寒内有热的舌象,最容易出现这种舌头是红的,而上面却覆了一层白白的苔,也就是说,白苔是主寒,舌红是主热,所以说明这个病人既有寒,又有热,舌苔在上面,舌质在里面,所以就代表了外有寒,内有热,而且脉浮无力,正好和这一条讲的"脉微弱者,此无阳也"比较符合。当然她的饮食及大小便比较正常,所以刘老就辨为风寒郁表,日久不解,寒将化热,当然其程度比较轻,用了桂枝二越婢一汤:麻黄 3g,桂枝 5g,白芍 5g,生石膏 6g,生姜 3g,大枣 3 枚,炙甘草 3g,同时加了一个玉竹 5g,因为个邪气化热多有伤阴,所以加玉竹以生津。这个女孩喝两剂就微汗出而愈,所以这就是辛凉解表的一个例子吧。

我也治疗过一例表郁内热的患者,这是一个 27 岁的男性病人,2005 年 10 月份就诊,他的体质比较好,这个小伙子一米八多,素禀体壮,燥热体质,而且他说我吃什么都上火,平常他就爱吃辣的,突然秋季感受邪气了,怕冷,鼻塞,流涕清稀,打喷嚏,同时还有咽干。中医一般见到怕冷、流清鼻涕,往往认为是风寒呐,对吧?他同时又有咽干,有一些热的现象。前医给他开的是银翘解毒丸,治疗 3 天,不见效果,同时,发热更重了,怕冷,而且不光是咽干了,咽痛,心烦,鼻子原来流清鼻涕,后来转成流黄鼻涕、流浊涕,迁延两周不愈。也是出现了舌质红,舌苔薄白,所以这个舌象很重要,我们在寒热并用的时候大家要注意这个舌象的特点。这是表邪兼内热,我给他用桂枝二越婢一汤,只服 3 剂就好了。

有一些感冒,咱们你别看这个,大家别小看这个感冒,有一些感冒临床治疗起来也不是那么容易的,我也碰到过一些很棘手的(感冒),但是如果说辨准证的话,一般邪气消散得也较快。当然如果说辨不准证的话,那就可能会导致一些其他疾病的发生,比如说心脏病、肾脏病等等,这个我们到后边的辨证里面咱们陆续会讲到由于外感病处理不当所导致的后果。你像这种病人,他本身是这个燥热体质,就有内热,同时他又受凉了,所以实际上从他这个发病的途径上我们就可以分析到这是一个外有寒，里有内热的病情，如果是症状很重了，就可以改用大青龙汤。

现在临床上看病，一遇到什么流感，肺炎，马上就断为热性病，就是用一些辛凉为主的药物，银花，连翘，桑叶，菊花，你看这个病人刚才也是，前面那个大夫一上去就用银翘解毒丸，甚至用大青叶，板蓝根这样一些特别寒凉的药物，他们认为这些药能够抑制病毒的生长，实际上这就不符合中医的辨证论治了，没有去辨风寒、风热。作为中医来讲，是否用辛凉还是辛温，必须根据病人的具体情况，同样是一个病毒性的流感，如果说这个病人是寒的话，我们就得用辛温药，那当然他是热的话，我们就得用辛凉药，得根据具体情况来用。所以现在造成了一种什么（境况）呢？临床治外感大量地使用寒药，如果是感受寒邪，而再用凉药，就会使表寒凝滞，再也散不开了，郁于皮表，久久不愈，甚至内传，可以导致好多种疾病。现在国内市场，特别是感冒药市场，大部分让寒凉药占领了，结果是什么呢，本来用辛温解表的麻黄汤、桂枝汤一两剂就能解决问题的，到最后解决不了了，你再用麻黄汤、桂枝汤它已经失去了那时机了，所以说本来用麻黄汤，桂枝汤，却随意地用寒凉药导致的表寒不得外散，早早地就闭郁到这个皮表了，所以导致外感病久久不解。那么为什么有好多表郁证？为什么有些人感冒一直治不好？有好多是咱们大夫的原因，只凭主观而不详细辨证。你看有一些病人，感冒去得差不多了，但是久咳不已，一直咳嗽，几个月，甚至是几年。还有些人是什么呢，感冒后遗留低烧不退，或者咽喉不利，这些都是开始在治疗的时候没有一下子解决问题的缘故。所以张仲景在大青龙汤证里面就说，"不汗出而烦躁"。它只是其中的一例，那推而广之，如果说感受风寒，用凉药的话，不单是出现"不汗出而烦躁"，也会"不汗出而喘"也会"不汗出而发热不退"，也会"不汗出而头痛不解"等等，所以这些都是我们作为临床大夫应该注意的一些问题。但是可悲的是什么呢，我们作为大夫的反而不知道反省这个问题，仍然是我行我素，治外感率用辛凉。所以讲到这里我们强调一下，作为大夫，不要畏惧麻、桂，麻黄、桂枝一说它很热，就害怕使用，怕病人上火，这是片面的，一定要辨证用药。

这是表郁轻证，到此，整个太阳经证我们就讲完了。下面再简单地回顾一下。太阳经证有三大类病证，太阳中风，太阳伤寒，太阳温病。《伤寒论》里丰富的内容就在太阳中风证和太阳伤寒证，尤其是太阳中风证，包括它后边的加减证很多，只要记住那三个板块，就会把这些加减证全部给串起来，所以我们应该这样记。

二、太阳病腑证

到此我们讲的都是邪气在太阳经里，那假如说在这个阶段没有及时地驱除邪气，邪气就会沿着经脉到它相应的腑，形成太阳腑证。所谓太阳病的腑证，就是太阳腑出现的症状,也就是以太阳腑的病变为主要的症状。太阳腑有足太阳的腑——膀胱,还有手太阳的腑——小肠,所以太阳腑证就是邪气侵犯到膀胱、小肠这样的脏器所导致的病变,我们叫做太阳病腑证。

(一)蓄水证(五苓散证)

太阳病腑证有两个:第一叫蓄水证,什么是太阳病蓄水证呢?下一个定义就是表邪不解,循经入里,致膀胱功能气化失常。本证以小便不利和少腹满为主要的临床表现,本证的发生过程可以用图示的方法表达出来,还用这个图(黑板上画出一个人体轮廓简图),前面讲的太阳表证是指太阳的经脉里有邪气,那我们说每一个经都会连到它相应的脏器,阳经连于腑,阴经连于脏。足太阳经主表,所以表证不解,邪气有可能沿着太阳经,到哪里去呢?到达它的腑,膀胱,就是邪气沿着经,到达它所相应的腑。比如说如果足太阳经有邪气,邪气就可以沿着经到膀胱。膀胱我们知道,膀胱的功能是藏津液,气化则能出。所以大家想想看,邪气到膀胱以后,就会怎么呢?干扰膀胱的气化功能,首先就会出现小便的异常。在《伤寒论》的条文里,举出来是小便不利和少腹满这些症状,这就叫做蓄水,也可以把它叫做水蓄膀胱,当然严重的也会引起水肿。所以我们说《伤寒论》讲的这个蓄水和外感是密切相关的,有一些人一感冒就会小便不通畅,甚至几天后一点也尿不出来了,全身水肿就是这个道理呀。随着水逐渐蓄积过多,小便就会越来越不利,那么往往出现小腹部的胀满疼痛。这都是由于机体的水液蓄积在膀胱所造成的,所以蓄水证首先它会有小便的不通畅,很不痛快,然后小腹部胀痛,同时由于水都蓄积在下焦,而上焦得不到水液的滋润,所以蓄水证还有口渴的一个表现,就是上面有口渴,下面有小便不利,这是蓄水证的一个特点。

蓄水证在《伤寒论》里有这样几条,都是我们掌握的重点。我们先看第71条:

太陽病,發汗後,大汗出,胃中乾,煩躁不得眠,欲得飲水者,少少與飲之,令胃氣和則愈。若脈浮,小便不利,微熱消渴者,五苓散主之。(71)

五苓散方

豬苓十八銖(去皮) 澤瀉一兩六銖 白术十八銖 茯苓十八銖 桂枝半兩(去皮)

上五味,搗為散,以白飲和服方寸匕,日三服。多飲暖水,汗出愈。如法將息。

蓄水证怎么形成的呢?张仲景是举例说明的,第71条这段原文分两个自然段理解,第一个自然段从开始到"令胃气和则愈",我们看这一段讲的是什么呢?"太阳病,发汗后",指的是原发病和治疗方法。如果按照这个来讲,其治疗方法没有错误,太阳病经证用发汗的方法是正确的,但是我们说在桂枝汤后面张仲景交代我们了,发汗要"漐漐微似有汗,不可令如水流漓"。大家看这个,发汗以后出现了大汗出,这种发汗的方法就不是正确的发汗方法了,那由此会导致好多种变证,严重的会损伤心阴心阳导致心慌。我原来有一个朋友,他每一次感冒发烧都找我治疗,一吃发汗药这个烧就退了。有一次我出国讲学不在家,他又感冒发烧了,找一个大夫开药,其中用了60g柴胡,这朋友吃完以后呀,大汗出,心烦不宁呀,他告诉我,心特别慌乱,而且口中干燥,所以这就是发汗不当所出现的一种情况。这在《伤寒论》里边讲得很多了,我们后边还要讲更多的太阳病因误治所出现的变证,其实《伤寒论》它所讲的主要内容就是变证,也就是张仲景所说的"坏病"。原来是太阳病,是个感冒,结果由于治疗不当,治坏了,变成其他的一些疾病了,心血管病,泌尿系统病,呼吸系统病等等,都可以出现。所以实际上《伤寒论》它是用很大的篇幅讲这些的,那我们说《伤寒论》的方子不仅仅是治外感病,更多的是治内伤杂病啊。

　　那这里因发汗不当出现了什么呢? 首先是"胃中干",胃中干燥,出汗多了嘛,导致津液暂时的亏损。还有,"烦躁不得眠",病人有烦躁,有睡觉不好,这是由发汗多津液受损所导致的。那"胃中干",病人必然想要喝水,所以说"欲得饮水者",欲,就是想要喝水。这时候怎么办呢? 实际上我们看它是一个什么样的发病过程呢? 这种方式就是太阳病表证发汗太过造成的,这里说胃中干燥,所以会有轻微的口渴现象,这样的情况下怎么处理呢? 仲景说要"少少与饮之",就是让病人少量多次地喝水,但是每一次不要喝太多,不要暴饮,不要大饮,干嘛呢? 就是令"胃气和则愈"。也就是说,使用发汗药可能有点过量,因为我们说辛温解表的药物辛温燥烈,会损伤津液,那如果说损伤津液机体可以自身调节过来的话,我们就稍微给他一些水喝就行了。这里有一个大家需要注意的,实际上这里埋了伏笔,就是"少少"的问题,为什么说少量地给他喝水? 假如说现在,发完汗以后,病人吃完你的药,告诉你,大夫,我口渴,我出的汗很多,我现在口干,我非常想喝水。这时候你要告诉病人什么呢? 不要喝得太多。假如大量地让他喝水,会出现一种什么情况? 水液积聚,为什么会水液积聚? 我们平常口渴了,你可能一饮而尽一杯水,那也不会造成什么问题。但像这种情况下,为什么要特别强调"少少与饮之"呢? 这就是一个病后正气分布的一个问题。在太阳表证阶段,全身的正气都调动起来了,干嘛呢? 抗邪,所以说身体里边这个大后方,就相对空虚了,尤其是谁的功能可能相对不足呢? 膀胱,为什么呀? 因为邪气在它的经里,它的经主表,所以邪气侵袭人体,太阳经首当其冲,它调动正气与邪气斗争,所以膀胱腑的气化功能就相对有不足的状态,如果这时候大量地饮水,就会造成水蓄膀胱,使膀胱的气化功能失常。所以现在有好多误区的问题,比如说人感冒了,尤其是细菌、病毒性的这种感冒,大夫往往让你干什么呢? 大量地喝水,是吧? 以利排除病毒。但是我们看,《伤寒论》里告诉我们的是什么呢? 在这种情况下,反而不宜大量地喝水,否则的话,就可以形成下面的蓄水证了。所以在感冒期间,我们即使要有利于排出邪气或者排出病毒,要少量地进行喝,不要一次喝得太多,否则的话有可能超越了膀胱的气化功能的承载,就会使水液停聚,出现蓄水的病变。

我们再看条文的后半段,后半段所说的就是真正的病了,是因为医生发汗不当,或者可能同时在感冒期间大量地饮水,造成膀胱气化功能的减弱,邪气就会乘虚沿着其经脉到达膀胱腑了,出现什么情况呢?"脉浮,小便不利,微热消渴",这样一组症候群。这里有四个症状,实际上我们可以把它分组,脉浮和后面这个微热为一组,微热就是微微的有发热,这还是太阳经的症状。有发热,有脉浮,这表明太阳经里仍有邪气的存在,也就是说在蓄水证的时候,太阳经脉仍然有邪气,所以蓄水有可能会兼有表证。

还有两个症状是一组,一个是小便不利,有小便不利,我们很自然地就想到这是膀胱的功能失常了,也就是说,如果在感冒期间,出现小便的异常了,这就说明邪气已经由经到腑了。所以有这个小便不利,起码膀胱的气化功能失常了。膀胱是藏津液的,所以气化不利,小便不利,就会使水液郁积越来越多,随之而来,小便排不出去,少腹就会拘急硬满,就是小肚子疼或胀满不舒。另外一个症状,叫消渴。大家注意这个,在口渴前面用了一个"消"字,表明口渴的程度很重。但讲到消渴,首先要和现在的内科疾病中的"消渴病"区别开。中医内科中有个消渴病,基本上是跟糖尿病来对号的,那是指一个大的病种。而在《伤寒论》里这一条所讲到的这个"消渴",是指口渴饮水不解的一个症状,喝完水还口渴,这就叫做消渴,并不是我们现在内科病那个大的消渴病,大家一定要注意,它只是一个症状。那问题的关键是:蓄水证,下面有大量的水液蓄积,为什么还会出现了口渴的症状?从整个体内水液的量来讲,蓄水证体内并不缺水,不但不缺水,而且有好多体内正常的津液也转化成水了,邪水多啊,人体利用不了啊。水都聚在了下焦,气化布散不上去,因为膀胱气化的功能失常了,所以导致了上面的口渴。我在前面讲小青龙汤证时提到过什么啊?体内水液分布不均匀的问题,水液分布不均,就是这个地方旱,那个地方涝,厄尔尼诺现象,我说五苓散证是体内最典型的厄尔尼诺现象。你看,水分布不均嘛,下面涝,上面旱。所以这种口渴,同样的道理,不能怎么着?用生津止渴的药行吗?(学生答:不行)怎么办?实际上你考虑考虑,为什么是水分布不均匀啊,水蓄于下面,膀胱气化失常啊。所谓气化,就是要把水均匀地布散到全身去,对吧?水均匀地布散,这要靠人体的气化功能。现在膀胱的气化功能失常,影响到了水的均匀布散,就有可能会出现口渴,水聚得越重,口渴的症状就会越重。所以说要解除这种口渴,怎么办呢?要想办法使水分布均匀了,对吧?那我们要恢复膀胱的气化,怎么办呢?就是先把机体用不了的水,也就是邪水,给它排出去,接着再恢复膀胱的气化,这就是蓄水证的一个特点。所以,这一条是五苓散证的主证,当然要求重点掌握了。

下面看第72条,这一条了解一下就行了。

发汗已,脉浮数,烦渴者,五苓散主之。(72)

这一条也是举的发汗不当所造成的坏病例子,这里脉象出现了数脉。我在前面讲过,太阳伤寒也会出现浮数脉,是吧,出现数脉这说明什么问题呢?说明这个病人有发烧的症状,所以五苓散证也会有这种外感发烧的表证,有发烧,脉象就会出现数。还有一个字,"渴"前面加了一个"烦",前面用"消渴",这里用"烦渴"。什么叫"烦渴"啊?很简单,就是心烦口渴,病人口渴的时候有心烦。为什么呀?大家看,蓄水证的病人是最痛苦的,挺倒霉啊,一方面口渴,一方面尿不出去,是不是啊?上面渴得又很厉害,还不能不喝,很渴呀,但下面小便排出不畅,你说心烦不心烦啊?他肯定心烦,所以这一种叫"烦渴"。还有一种解释则认为,这个"烦"是剧烈的意思,它通"剧烈"这个"剧",这个有人考证,烦渴就是很严重的口渴,那跟前边的消渴这个"消"应该是一个意思了,同样是喝了水不解渴,喝了还想喝,也叫烦渴。两种解释都可以并存,消渴也好,烦渴也好,都是蓄水所致,仍然用五苓散主之。

学习这一条主要就抓住这个数脉和烦的特点就行了,但是"数"和"烦"的出现,并不是说蓄水证里有热,大家不要这样去理解啊,五苓散证没有热,五苓散是偏温的,尽管出现了心烦,出现了脉数,但并不是里有热了,而是因为水蓄膀胱所导致的。因为蓄水而心烦,因为发热而脉数,是这样一种情况。

下面看第74条:

中風發熱,六七日不解而煩,有表裏證,渴欲飲水,水入則吐者,名曰水逆,五苓散主之。(74)

蓄水证一方面口渴,要喝水,但是下面它又怎么样?水气内停,病人要一直喝,下面尿不出来,再往下还能喝下去吗?就喝不下去了,尽管口渴而想喝水,但是一喝,他下面水很多,喝不下去,这病人就怎么样啊?反而吐出去了,吐出去以后还渴,喝了再吐,就这样的一种情况,张仲景谓之"水逆",这是蓄水证的重证。

"中风发热,六七日不解而烦",这是讲的一个表证的过程。"中风发热"就代表有表证,六七天了不解而烦,大家看这里的这个"烦"字,明显是加剧的意思,就是六七天没有得到解除,病情加剧了,可能原来是一个单纯的太阳表证,后来变得复杂了,变成了有"表里证"。这里所谓的"表里证",表证是指太阳经证,里证是指太阳腑证。比如说五苓散证,脉浮、发热,这就是表证;小便不利,消渴,这就是里证。所以"有表里证"就说明蓄水证形成了。原来是一个中风发热的太阳经证,后来就形成太阳蓄水证了,表现为渴欲饮水,但又"水入即吐者",一喝水马上吐出去了,这说明水蓄得比较重,喝完水就吐的这种蓄水证名曰"水逆"。所以"水逆"是蓄水的重证,当然这个也是用五苓散来治疗。

　　值得注意的是,《伤寒论》在这里讲蓄水证是由太阳表证引起来的,它也只是举例而言,我们在临床上使用五苓散可不要那么死板,你一看是蓄水证,病人有小便不利有口渴,问他:感冒过吗? 人家说没感冒过呀,那你说这不符合蓄水证,这不对。这几条蓄水证条文尽管讲的都是由太阳病表证发展过来的,但是也只是举例,也就是在临床上蓄水证也可以由内伤因素引起,病人没有经过感冒,因为其他一些因素干扰了膀胱的气化,也会导致蓄水证呀,那么我们照样使用五苓散治疗。也就是说五苓散的使用标志并不是看有没有表证,而是看有没有蓄水证的特点,这一点我们必须明白。

　　现在我们总结一下这个蓄水证,大家看它的病机是什么? 这里尽管说"有表里证",但重点在哪里啊? 在里,在腑。属于水蓄积到膀胱了,使膀胱的气化失常。所以重点我们要记住什么呢? 蓄水证从病机来讲,水蓄膀胱,气化不利,这是它的一个要点。临床上凡是见到水蓄膀胱,气化不利的病症,不管它出现在哪个病证中,不管出现在哪个系统的疾病,只要有这个病机,我们就可以使用五苓散去治疗,这是它的基本病机。兼表不解,是说《伤寒论》里描述五苓散证它还有太阳经邪不解的这样一个现象,比如说有脉浮,有发热,这种发热有可能是很微弱,但是毕竟还是有。不过我们强调蓄水证的重点是水蓄膀胱,而太阳经的邪气有没有并不是五苓散使用的重点,大家一定要记住。也就是说我们使用五苓散,并不是看有没有表证,而是看到底是不是水蓄膀胱。

　　从症状上讲,主症是使用五苓散的根据。两个主症,一个小便不利,一个是消渴,所以小便不利加消渴,或者是第 72 条里讲的"烦渴",第 74 条讲的"渴欲饮水",都是一个道理。但是毕竟没有内热,所以这个口渴是什么啊? 喜欢喝热的。病人说消渴只是表明他喝水的次数多,而喝的量并不一定多,因为他体内毕竟有水,又有小便不利这种现象,所以就造成喝水次数多而饮水量不多的这样一种情况。

　　还有一个症状需要给大家补充一下,当水饮内聚的时候,往往有舌苔白滑的表现,舌苔白滑,就是舌面有好多水,这是五苓散证的一个主要舌象。如果你在临床看到这种舌苔,有小便不利,消渴的话,我们就可以判断出是五苓散证了。

　　此外,还有其他一些次症,发热、恶寒、脉浮。当然,我们在临床使用五苓散证,如果说这个蓄水证不是由太阳经病发展而来的,往往就没有这种表证,没有表证我们也同样可以使用五苓散。

　　这就是蓄水证的临床特点。

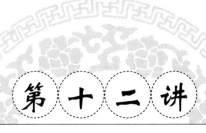

第十二讲

蓄水证、蓄血证之桃核承气汤证

这一节,我们接着讲太阳蓄水的五苓散证。

蓄水证,是太阳经邪气随经入腑,干扰膀胱气化功能,使水蓄膀胱,气化不利所致。所以,其治法重点是化气行水,兼以解表。五苓散这个方子有五味药物,我们以拆方分析,通过拆方,可以看出来古人组方的思路。我们可以把这五味药物分成三组,大家看茯苓、猪苓、泽泻这是一组,这组药物就是渗湿利水的药物啊,是利水于下。那么一共五味药物,放了三味利水的药,说明五苓散的主要作用还是渗利水湿的。为什么要这样呢?因为水气已经蓄积了,所以要尽快把这种邪水祛除呀,因为这种蓄积的水我们人体已经利用不了了,不把它排除了,膀胱的气化很难恢复,所以首先是排除废水、邪水。

白术是干什么呢?我们对这个药都不陌生,它一方面有燥湿的作用,但是更重要的一方面它有健脾的作用。那这里为什么要用健脾的药呢?这就是古人组方五苓散一个很深的内涵。白术在这里不仅仅是帮助猪苓、茯苓、泽泻祛湿,而更重要的是健脾,健脾就是补土,如同在人体中间拦一道堤坝,以防止下焦的水气上冲。因为下焦的水气形成以后,当蓄积到一定的程度,就极易上冲,造成许多病证,甚至会发生严重的奔豚病,后面的内容我们会讲到这些。所以为了防止下焦水气上冲,就用白术(土炒白术更好)健运中焦,健脾,脾是土啊,水来土掩,就像在中焦拦一道堤坝防一样。

还有一味桂枝,桂枝是干什么的?解表,当然需要它解表,因为这里还有太阳经的邪气。即使没有邪气,如果说蓄水证没有太阳表证,没有经证了,只有腑证,桂枝也不可去掉,因为桂枝不只是解表,桂枝的作用很多。我们学的桂枝跟这个字"温"密切相关,它是个温的药物,它不光温表,还温里,桂枝可以助阳解表,还可以温阳化气,温通经络,温胸阳,温中阳等等,它有五大功能,都是"温"的功能。所以,桂枝实际上在这里主要是化气行水,而且它又走表,会使水从表而去。如果桂枝这种走表的药物和茯苓、猪苓、泽泻这三个药物配合起来,这就是《内经》所讲的"开鬼门,洁净府"的治水方法。猪苓、茯苓、泽泻是"洁净府",

桂枝是"开鬼门"。治疗水饮也好,水肿也好,水湿内停的病,总要给邪气找出路。咱们中医治疗凡是有邪气内留的病,一定要给邪气找出路,让它走掉,而不是要镇压它,把它消灭掉。

当然去水的渠道主要是利小便,此外还有一个渠道,就是通过出汗。大家看这个方子后面的服用方法(方中的量出现了"铢",我们前面已经讲过了,一两等于二十四铢),"上五味,捣为散,以白饮和服方寸匕","白饮",传统的说法是白米汤,大米熬的清汤。实际上,在张仲景家乡,"白饮"是指煮过面条的汤,河南人又称"白汤"。河南人爱吃捞面条,面条煮好后用笊篱捞出,拌一些卤汤,如西红柿鸡蛋卤汤等吃,剩下的清汤就是白饮。吃完面后往往再喝一些锅里的白汤(白饮),这样就会觉得胃很舒服,所以,白饮有养胃的作用。五苓散用"白饮和服",就是用这种白汤将药末调成糊状送服。汉代服用散剂,大多都是使用这种方法,《伤寒论》中8个散剂,就有五苓散、三物白散、四逆散、半夏散、牡蛎泽泻散这5个使用白饮和服。

散剂用白饮和服,一次服多少呢?"方寸匕",方寸匕是古代量取药末的器具,其状如刀匕。一方寸匕大小为古代一寸正方,东汉的一寸相当于现在的2.3cm长,其容量相当于十粒梧桐子大。《千金要方》卷一记载:"方寸匕者,作匕正方一寸抄散,取不落为度。"液体容量上讲,一方寸匕约等于2.74ml,若盛金石药末约为2g,盛草木药末为1g左右。但我们现在使用散剂或药末,每次服用3~6g,与古代用量基本相同,因为古代散剂是一日三次。不过五苓散现在没有成方,一般我们把五苓散改成五苓汤来使用,所以临床咱们现在用的还是五苓汤为多。

再往下看,"多饮暖水,汗出愈"。"暖水",就是白开水,服完药再喝点白开水,以令出汗,实际是帮助桂枝发汗,因为桂枝发散的作用比较弱一点。多饮暖水以助桂枝发散,令腑水从经而散,这就是"开鬼门"的一种方法。所以实际上这里要求"多饮暖水",与桂枝汤后面那个要求喝热粥是一个道理,目的在于助药力,使腑水从经而散。但是大家要注意啊,本身这是个蓄水证,第71条讲,"大汗出,胃中干,烦躁不得眠,欲得饮水者,少少与饮之",这里也是啊,不要让病人大量地喝水,否则的话怎么样?会增加膀胱气化的负担,从而有可能加重蓄水。所以什么事都是一个辩证的过程,我们理解这个意思就行了。"如法将息"就是其余的注意事项仍像桂枝汤后面讲的那样,包括忌口这些,这就是五苓散证。

对蓄水证用表总结如下:

病机:水蓄膀胱,气化不利,兼表不解
病症:主症:小便不利 + 消渴,烦渴,渴欲饮水,但喜热饮,甚则水入则
　　　吐。舌苔白滑
次症:发热、恶寒、脉浮
治法:化气行水,兼以解表。(外疏内利,表里双解)
方药:五苓散
　　　茯苓猪苓泽泻——利水于下
　　　白术——防水于上
　　　桂枝——化水于外

五苓散,我们现在一般都是用于水气内停的病,临床上使用五苓散要抓住两个症状:第一,小便不利;第二,口渴。值得注意的是,五苓散证口渴的表现,有时还比较重。我给大家举一个病例,是我的一本书《伤寒名医验案精选》中收录的,我觉得这样的病例临床不是很容易能碰到,就把它收录进来了。这是一个蓄水病人,是福建的伤寒大家俞长荣教授治疗的,他有一本书啊,叫《伤寒论汇要分析》,我们可以读一读,这个医案就出自他的这本书里。一程姓病人,证见高热口渴,谵语不眠,小便短赤,脉象洪大。大家如果听到这些症状后感觉像什么?像白虎汤证对吧?所以俞教授开始给这个人大剂的人参白虎汤服用,连服 3 剂,不但症状不减,口渴反而增剧。病人说越喝白虎加人参汤,口渴越严重。俞教授为中医世家,素有家训,就是伤寒方不过三,如果 3 剂不效,就另请高明。所以他就想让这个病人找别的大夫看看,但病家却苦苦挽留,不走,说那我找谁啊? 你治得最好,我就得找你,诚恳之情又使俞教授难以推却。正在这个时候,恰巧病者的邻居程某来访,说了几句话,对俞教授很有启发。这个邻居说,他不懂医理,但听说前辈某某某,治一病人,也是口渴,喜欢喝水,后来用什么治好了呢? 用肉桂、附子这一类的药治好了。俞大夫闻听此言,恍然大悟,哎呀! 他说我用白虎加人参汤一直从热伤津去考虑了,还有一些口渴是用温热药才能治好的。所以,他就问这个病人:"喜热饮否?"就是喜欢喝凉的还是喜欢喝热的啊? 病人答曰:"喜热饮,虽炙手不可近,亦一饮而尽。"就是说刚倒出的热水,很烫手,病人就会一饮而尽。这种情况,咱们如果临床上碰到的话,往往不是热,是寒。白虎加人参汤所治大渴,是渴喜冷饮,有些人甚至喜欢喝冰水,那是有内热的情况,但这个病人确实喜欢喝烫手的热水。再细察其舌,质红无苔而滑。虽然舌质红,但是舌苔是白滑的。所以俞教授就思考了,脉浮洪大,发热,虽似白虎证,但口渴喜热饮实非白虎汤所宜,此乃无根之火上浮,口渴喜热饮,舌红而滑,虚火扰及神明,这是膀胱蓄水证的一种表现,只不过病人可能兼有了一些虚火。遂用五苓散改汤剂,桂枝改用肉桂。肉桂与桂枝不同,桂枝是桂树的嫩枝,而肉桂是它的皮,在这

里用它引火归元,以治虚火上浮。仅仅服两剂,就热退口和,小便清利。后又调理半月复元。

从这个病案中我们看到蓄水证的口渴,有时会表现为类似于白虎加人参汤证那个大渴,所以大家今后在临床上一定要注意,

我这有一个医案,是 2007 年治疗的一个病人,是一个女患者,40 多岁。她是什么症状呢? 多饮、多尿,小便多,开始怀疑是糖尿病(一有这些症状,大夫、患者可能首先想到的就是糖尿病)。急忙上医院去查个血糖,正常。有时候小便次数多达到什么程度呢? 每个小时两到三次,平均 20 分钟一次,这很讨厌啊,已经三个多月了。就诊的时候这个病人从提包里拿出两个水杯子,她说得一直不断地喝水,我在病历本上给她写:自带水杯两个,时时呷饮。实际上她的小便多是由喝水多引起来的,有一个医院给她诊断为"尿崩症"。尿崩症这个病大家知道吗? 就是小便次数多,找不到原因,血糖也不高。但是这个病人舌苔水滑,看看她治疗的经过,滋阴止渴的用了很多。小便次数多,每一次排出量并不是很多,这也是小便不利的一种表现,又加上她有多饮的症状,舌苔加上水滑,符合五苓散的表现。我给她开五苓散,加上一些补肾的药物如菟丝子、炒杜仲、桑螵蛸等。喝了 7 剂,多饮、多尿症状大减,后来去桑螵蛸,加川断,以免收涩得太厉害,给邪气找出路吧。第一次用桑螵蛸是因为她的小便次数太多了,所以用一下这个补肾收涩的药物,但是还主要是以利水为主,这就是补泻结合的一种方法。第二次基本上症状就消失了,又让她喝了 1 周,一共服用 3 周病愈。这也是一个典型的五苓散证,如果使用滋阴的药物,可能适得其反,越滋阴水蓄得就越厉害,所以口渴不一定都要滋阴治疗,我们一定要灵活辨证。

《伤寒论》里讲蓄水证是太阳经的邪气到达膀胱了,那我们换位思考,咱们举一反三一下,如果膀胱的气化功能失常,也就是太阳腑病了,会不会影响到太阳经的功能失常? 学伤寒也好,学中医也好,凡是讲一个道理,完了以后你再从后面给它反推过来。那邪气由经到腑造成蓄水证了,由腑到经会引起什么病症啊? 我给大家同样举一个例子,这是我的一个病案,这个医案我觉得是相当成功的一个医案,多汗症。一个老太太出汗,汗出异常,咱们考虑最多的是什么? 有没有营卫不和,有没有表气不固,有没有内热,我们经常使用什么方? 桂枝汤,桂枝加附子汤,玉屏风散,有时候盗汗的,你还可以用当归六黄汤,真不行了,后面就是什么牡蛎散就开始收(涩)了。这些治汗的方子大部分都给她使用过,用完了,都不行。这个病人我很感激她,为什么呢? 病人给我说:"大夫,你千万别着急啊,我这个病啊,找过好多人了,我知道,病很不好治嘛,我就耗到你这了,一次不行,两次,两次不行,三次,我照一年、两年吃行吗? 你千万别急,你一急就麻烦了,就乱谱了。"(学生笑)她越说这话我压力越大呀,是吧,已经在这治了五六周了,不行。但你说她有没有点效,也有点效,开上玉屏风散,她出汗会有所减轻,

但还是解决不了根本问题,所以,压力很大呀。有一次她来门诊,她给我说,她除了这个出汗异常以外,还经常有泌尿感染。因为这个泌尿感染是女性的一个常见病,尤其是老年的女性,经常会见到这种病。我问她泌尿感染有什么症状呢?她说:"小便次数多,但是蹲到那里又解不出来,起来又想再去解。"这是小便不利的症状啊。我说:"你爱喝水吗?口渴不口渴?"她说:"哎,我口渴,但是我喝不下去啊。"她说:"我不想喝水,而且我喝也想喝一点热的,其实我不想喝,我就是沾沾嘴,湿湿嘴皮,我就把这水吐了",水入则吐啊。莫非这汗出异常跟这个有关吗?真正的膀胱气化失常会不会导致出汗异常呢?我就仔细问她出汗的情况,我说:"你哪里出汗最多?"她回答:"三个地方,额头出得比较多,后脖颈子比较多,背部比较多。"你看,这是膀胱经走的路线啊,那有可能这个出汗异常是什么呢?是膀胱腑气化失常导致的太阳经的功能失常了,所以在它的经脉循行的部位有出汗。我告诉她,你今天说的泌尿感染提醒我了,我给改个方子,用五苓散,但是毕竟出汗时间长啊,表气有虚的这种现象啊,所以我就用五苓散合上玉屏风散。玉屏风散里也有白术,实际上等于五苓散加上黄芪和防风。再7剂以后,这个病人回来,一看那个表情就知道,肯定不错,脸笑得跟门画一样。她说:"这7剂服完,出汗大为减少了,我本来想接着再拿7剂,但是想回来告诉你个信,所以说,你们中医治病啊,千万不能着急。"好嘛,把我教育了一顿(学生笑)。

所以中医理论就是这样子,怎么去考虑它,去思考它,去琢磨它,是平时学习的关键问题。比如《黄帝内经》讲了,"膀胱者,州都之官,津液藏焉,气化则能出矣"。"气化则能出",怎么去理解?是单单指排小便吗?也就是说膀胱所藏的只是尿吗?我们说不是,中医把它理解得比较深啊,它藏的是"津液"。那气化则能出,也不是单出小便,还包括排汗。换句话说,膀胱的功能除了跟小便有关以外,跟汗出也有关,大家一定要记住这个。所以《黄帝内经》在另外一篇里就讲了,"三焦膀胱者,腠理毫毛其应"。那就是说膀胱的功能跟表证密切相关,所以以后我再看到汗出异常用常规的这种方法治不好的时候,就去仔细看看病人的舌苔,还有病人到底有没有这种膀胱气化失常的一些病变,这样或许给我们治疗出汗会多开一条思路啊。其实五苓散治出汗《伤寒论》中就有,第73条就说:"伤寒,汗出而渴者,五苓散主之。"只要我们读书细一点,又善于思考,治病的思路就会大开。

那么,水蓄膀胱证有口渴,现在临床上有许多口渴的病,除了糖尿病,常见的还有像干燥综合征。现在干燥症很多,西医也没招,中医当然对这个病也相当难治。当然有一些干燥症,它是由于什么呢?确实由于阴虚的话,我们就用滋阴的药物,但是有一些用滋阴的药物不但解决不了口渴,反而加重,那我们就得考虑它会不会有其他一些原因。有一些可能是湿邪比较重,你看有的病人干燥症,但是伸出来舌头,舌苔特别厚,那你就疑惑了,用滋阴的药物,舌苔这么厚怎么办?

所以有好多干燥症它是什么呢?它是水湿阻挡住津液了,实际上是体内的气化不均匀造成的,那这时候我们用五苓散啊,平胃散啊等等这些祛湿的药物,就会大有作为。所以五苓散有好多情况下也可以用于干燥症的治疗,这就是中医临床辨证用药的灵活性,很有意思的。就像前面我说的用五苓散治汗出异常的案例,其实《伤寒论》早就这样用了,并不是我的发明。

有一个老太太就是干燥综合征,2年了,不但口干,而且鼻子、眼睛也干,但是主要还是嘴干,她说她这舌头干的吃任何饭都没有味道,像嚼那个木头渣子似的,舌头是红的。所以一开始我给她用滋阴生津止渴的药,服两三周,这个干燥症状一点缓解都没有。尽管干燥综合征很难治,病因很复杂,但也不能听之任之,一直再这样下去呀,从我的临床体会来讲,如果说是连服两周药,病人的症状还没有减轻的话,你就应该考虑改弦更辙了,可能原来辨证有误。所以后来我就对这个病人仔细地观察,我发现她的舌头虽红,但是舌面上有津,很滑。口虽然渴,但是她不喜欢喝水。她说:尽管口干,尤其夜里边睡觉时候口更干,但不喜欢喝水,一喝水就想吐。那按照张仲景所说,这叫水逆证。同时她经常还有泌尿感染,小便不利。我想这个病人上边口渴,下边小便不利,这不就是蓄水证吗?加上舌面上有水津,所以就按照第74条讲的蓄水重证,"渴欲饮水,水入则吐,名曰水逆"来辨证,又给她改用五苓散,只是加上人参、葛根和天花粉,这三个药物都可以止渴,但同时又不敛邪,尤其是葛根和栝楼根。所以以这个为基本方,加减治疗一个多月,干燥症得到明显缓解。我觉得已经很不错了,因为说实话,这干燥症是非常难治的。

那我们说五苓散是治疗水蓄下焦的蓄水证,其实五苓散不仅可用于水蓄于下,蓄于上的水也可以使用,比如说小儿的脑积水,用五苓散(治疗)也很好,这个我治了有几例,其中还有我的一个亲戚。一般我用五苓散治疗脑积水常合上清震汤,这个清震汤是明代秦景明的《症因脉治》中的,它的药物组成是苍术、荷叶、升麻、葛根和甘草,都是往上升的药,配合五苓散治小儿脑积水效果很好。

五苓散后世有很多加减方,比如五苓散里加人参,叫春泽煎,用于治疗什么呢?用于老年人的膀胱气化无力的小便不畅比较好,所以加了人参了,现在一些老年性前列腺肥大的初期,小便不畅,或者无力排出,或者是解小便细得像线一样,滴滴答答,有尿等待,就可以用春泽煎;还有五苓散加上茵陈,我们都知道这个方子,叫茵陈五苓散,这不是后世的方子,是张仲景的,在《金匮要略》中,用于治疗肝胆病、黄疸等非常好。最近发现这个茵陈五苓散有很好的降血脂作用,如果高血脂症,不妨可以用茵陈五苓散加上山楂、丹参、桃仁、红花、地龙等活血的药来治疗,临床疗效肯定,同时茵陈五苓散还有减肥的一个作用,这也正是取决于它渗湿利水的功能;此外,还有像陈修园认为五苓散可以治疗水疝,水疝是疝气的一种,睾丸有水,肿大疼痛,陈氏用五苓散加川楝子、小茴香、乌药治疗。这些我们临床上都可以参考。

总而言之，只要是水液蓄积在某一部位而不能均匀地布散到全身的话，这些病我们都可以考虑用五苓散来进行治疗。好，五苓散证我们就讲这么多。

附：茯苓甘草汤证

下面讲茯苓甘草汤证，第73条：

伤寒，汗出而渴者，五苓散主之；不渴者，茯苓甘草汤主之。（73）

茯苓甘草汤方

茯苓二兩　桂枝二兩（去皮）　甘草一兩（炙）　生薑三兩（切）

上四味，以水四升，煮取二升，去滓，分温三服。

这一条我们可以看出，蓄水证不但可以导致口渴，而且可以引起出汗异常，这是由太阳腑的气化失常所导致的太阳经卫气不固的表现，太阳经受邪影响太阳腑能导致蓄水，同样，太阳膀胱气化失常也可以导致太阳经营卫的不和，用五苓散化气行水，恢复膀胱的气化功能，从而使太阳经营卫和畅，出汗自然就正常了。上述的那个汗出异常的案例，就是在这一条的指导下的具体运用。注意，这里所说"伤寒，汗出"，伤寒是一个广义的概念，不是指狭义的那个太阳伤寒，寒是指邪，伤寒就是感邪的意思。

本条还用口渴与否来区别五苓散证和茯苓甘草汤证。水蓄于下，津液聚于局部不得均匀布散，所以导致口渴，这是五苓散证。而如果说不渴，就属于茯苓甘草汤证。茯苓甘草汤证这个病证为什么口不渴呢？我们看一下茯苓甘草汤的药物组成就知道了。这个方子，我们也可以把它叫做苓桂姜甘汤，这里用量最大的是生姜，生姜是干什么的呀？解表，和胃止呕，还可以散胃中之水，所以重用生姜就是为了散去胃中之水。说明这个也是水气内停证，但是水停的部位，从用药特点上我们可以判断出来，是停于哪里啊？中焦胃，所以它是胃中停水证，胃中停水，所以不渴。茯苓甘草汤是治疗胃中停水的主方。

茯苓甘草汤证在《伤寒论》里面还有一条，就是第356条，"伤寒，厥而心下悸，宜先治水，当服茯苓甘草汤，却治其厥。不尔，水渍入胃，必作利也。"厥，就是四肢厥冷。一个中焦水停证为什么会出现四肢厥冷这么严重的症状呢？《黄帝内经》讲："四肢者，诸阳之本也。"又说："清阳实四肢"。所以水停于胃，就会把中阳之气给阻挡住，使中阳之气不能够充实四肢，所以会出现四肢厥冷，实际上这个四肢厥冷是胃中停水的一种严重症状。"心下悸"，"心下"，是指胃。这里的"心下悸"指胃中悸动。这是个什么感觉呢？是指胃中有振水的声音，胃中振水音，就叫做"心下悸"，或者叫做胃中悸，有时可以听到病人的胃中"咣当咣当"的响声。当然这是水停于胃中的典型表现，这就是茯苓甘草汤证的证候特点。

我们再看第 127 条：

太陽病，小便利者，以飲水多，必心下悸；小便少者，必苦裏急也。（127）

这一条讲了两个证。小便利，是因为饮水多，必导致心下悸，这个讲的是茯苓甘草汤证。茯苓甘草汤证由于是水停于中焦，没有影响到膀胱的气化，所以它的小便相对正常，这主要是和五苓散证相对而言的，当然它也可以导致小便不利，但是比起五苓散的主症小便不利来讲，它的小便不利程度比较轻，或者是小便正常，因为它水停中焦。如果说蓄水证，水停下焦，那小便就会少。"小便少者，必苦里急也"，什么叫"苦里急"啊？就是小腹部有胀满急迫的感觉，为什么呢？实际上这就是补述了五苓散证的症状。因为小便不利，水蓄膀胱，所以说小腹里急。我们在日常的生活中也会感到，有时因某些事情，该小便了不能去小便，也会出现小肚子很胀、很疼的感觉，是不是啊？所以说这一条，它是讲的两个证，就是茯苓甘草汤证和五苓散证，并以小便利否来进行区别（上一条是用口渴与否进行区别）。那我们看，通过这样区别，想强调的是什么呢？强调五苓散证是水蓄下焦，而茯苓甘草汤证呢，是水蓄中焦胃。所以茯苓甘草汤是重用生姜以散胃中之水。

如果我们把茯苓甘草汤中的生姜换成白术，你看这个方子就变成什么方了，对，就是苓桂术甘汤了。所以茯苓甘草汤（苓桂姜甘汤），苓桂术甘汤仅一药之差，生姜是入胃的，而白术是健脾的，所以苓桂术甘汤是治脾虚水停，而茯苓甘草汤是治胃虚水停。

所以大家看看这个啊，茯苓甘草汤证的病机我们就这样来总结，叫胃气不足，水停胃中。水怎么停胃中了？肯定有胃不足的一面，对吧？消化能力差，西医讲胃动力不足，有时候连水都消化不掉，喝完水就停到胃里面。当然，这个从《伤寒论》的角度来看，它的这个病因是太阳表证期间，饮水过多所导致的。刚才咱们说了，太阳表证期间，全身的正气都趋表抗邪，所以造成体内正气的相对不足，如果这时候大量饮水，除了会引起蓄水证以外，也可以导致水停胃中的茯苓甘草汤证。茯苓甘草汤证的病症我们再联系第 356 条，可以总结为：心下悸，就是胃中有振水音，手足厥冷。所以治法要温胃散水，用茯苓甘草汤。

```
病机：胃气不足，水停胃中
病症：心下悸（胃中有振水音），甚则手足厥冷
治法：温胃散水
方药：茯苓甘草汤
特点：重用生姜——散胃中之水
```

生姜散胃中之水，尤其是生姜皮，它的散水作用比较强，华佗有一个方子，叫五皮饮，里面就有生姜皮，临床上我们用生姜就可以了。

　　临床运用茯苓甘草汤主要是看是否有水气停于胃,那怎么去鉴别水停胃中呢? 就是抓住胃中停水的主症。最典型的主症就是胃中有振水音,有时候可以听到病人的胃中有"咣当咣当"的声音,如果喝完水胃里面有"咣当咣当"的声音,这就是振水音。临床上还有一些什么特点呢? 从我的临床观察来看,水停于胃的临床表现,病人往往说他(她)吃干的可以,喝水不行,只要一喝水就堵。如果吃个干烧饼,就会觉得胃里很舒服,这个往往是水停于胃的表现。

　　曾经看过有一个病号,很有意思,这个病人也是个老太太,而且穿得特时髦,过来的时候一蹦一蹦跳着来了,我心想这肯定是街舞队的老太太啊,很干净利索。我说:"你到底怎么了?"她并不答话,只说:"你给我看看吧。"注意啊,有极个别的病人,找中医看病,是不说话的,先让你号脉,总想考考你这个大夫,他们认为你中医一号脉就什么都知道了,其实这是一种误解,中医是望、闻、问、切四诊合参,拿现在来说,除了望、闻、问、切以外,我们还要看病人的化验单,看报告单,对吧,五诊合参了。我说:"你这个到底怎么回事啊? 你得说一下啊,中医是靠望闻问切看病,不是光靠号脉的,你是来考大夫来的,还是来看病的?"这个老太太听我说完这话,她又觉得不好意思了,她就坐在那里晃,坐着晃,我心想这又是怎么了? 是肝风内动吗? 风啊,风胜则动。她说:"大夫,你还不知道我什么病吗?"我说:"你肝风内动啊?"她说:"你再仔细听听。"我就仔细一听,听出来了,她为什么晃呢? 她胃里面有水,"咣当咣当",能听到。她说:"我就是看这个呢,我也查胃了,说我有点胃炎,还有螺旋菌感染,但是我的症状跟人家不一样,人家说是吃干的,吃硬的不舒服,吃下去顶到这儿(指着自己的胃),不往下走,对吧。你看我不是这样,我是喝水不行,只要喝点水,马上停到这儿(又指自己的胃口),所以连粥都不敢喝。我觉得吃个烧饼,硬点的东西,很舒服。所以经常买北京的那个烤烧饼吃。"这种情况是什么呢? 胃中的水湿比较大,这个病人说喝完水胃里面"汪"得慌,这可能是北京的一个地方方言,汪得慌,我估计是这个字,三点水这个"汪",汪洋一片,是这个意思。我说:"老太太,你要说出来多好啊,中医看病,不是说一号脉就知道你这个汪得慌的了,那得结合好多情况判断。"一看她的舌苔白滑,我说:"老太太,你这个病我绝对可以给你治,而且能给你治好。"因为这是胃中停水啊,我就用茯苓甘草汤,生姜用了 24g(咱们现在生姜不要开片了,开"克",因为片有的时候切得大,有的时候切得小,不准确,我们一般就是用这个,用克了)。24g 生姜,药房大多没有,自己家备。我问她家里面有生姜吗? 她说有,自家厨房就有生姜。并且说:"我本身就好吃姜,我吃完生姜以后就比较舒服一点,胃里面一热的话,就觉得舒服"。这就是胃中停水的典型表现。服茯苓甘草汤 7 剂以后,再过来复诊,"咣当咣当"这个声音基本上就没有了,又服了两周,病愈。后来检查螺旋杆菌也没有了。临床上碰到过很多像这样的病人,就是胃中停水,这就叫做心下悸,茯苓甘草汤是治这样的胃病的一个非常好的方子。但是大家在使用这个方子的时候,一定要注意,生姜要重用,最少要用到15g,如果用少了,一点用都没有。

　　我们看,茯苓甘草汤证和五苓散证的主要区别点在哪里呢?从病位上,茯苓甘草汤证是水停于胃,中焦;而五苓散证呢?是水停于膀胱,下焦。所以停于中焦,口不渴,小便利;停于下焦呢?既有气化上不去水而口渴,又有小便不利,就是五苓散证。另外茯苓甘草汤证的一个重要的主症是心下悸,但是有没有四肢厥冷,在临床上不一定,如果水停得过重了,影响了中阳的分布,可以出现四肢厥冷,一切以临床具体表现而论。这是第一个,太阳腑证,蓄水证及其相关证,茯苓甘草汤证。

(二)蓄血证

　　我们看第二个太阳腑证,太阳蓄血证。蓄血证和蓄水证,它的发病过程很相似,只不过是什么呢?一个是水气内停,一个是有瘀血内存,所以后者就叫做蓄血证。蓄血证也可以由太阳邪气侵犯到下焦,但是这个邪气在入里的时候,就是沿着经脉入里的时候,由于人的体质不同,邪气在变化过程中化热了,与血相结。五苓散证邪气入里的话,可能这个病人体质没那么热,邪气内传的时候没有化热;但是在蓄血证的时候,邪气内传,出现了化热的现象,而且这个热邪,是结于下焦的血分。热邪钻入血分,就会造成什么呢?一方面热,一方面会形成瘀的现象。所以,蓄血证大家记住啊,《伤寒论》里面讲的蓄血证是一个"瘀热互结"的病机,只不过有的是热大于瘀,有的是瘀血的程度比较重,瘀大于热。

　　1. 桃核承气汤证　我们首先看蓄血的轻证,第106条:

　　太陽病不解,熱結膀胱,其人如狂,血自下,下者愈。其外不解者,尚未可攻,當先解其外。外解已,但少腹急結者,乃可攻之,宜桃核承氣湯。(106)

　　桃核承氣湯方

　　桃仁五十個(去皮尖)　大黄四兩　桂枝二兩(去皮)　甘草二兩(炙)　芒硝二兩

　　上五味,以水七升,煮取二升半,去滓,内芒硝,更上火微沸,下火。先食温服五合,日三服。當微利。

　　这一条,可以分作两个自然段来理解。第一个自然段是从开始到"下者愈"。"太阳病不解",就是太阳病没有解除,没有治好,邪气往里走了,而且在往里走的过程中化热了,所以叫"热结膀胱"。关于蓄血的病位是否在膀胱,等一会我们再说这个问题。表现的症状是什么呢?"其人如狂",狂,就是狂证,但是"如狂",还没有到狂证呢,就像要发狂了一样。什么是狂啊?《黄帝内经》里讲得很详细,我们都已经学过了,"登高而歌,弃衣而走",还有什么?打人,骂人,是吧,还有这个"逾垣上屋,非其素所能",这是《素问》的《阳明脉解篇》说的,

"病甚则弃衣而走,登高而歌,或至不食数日,逾垣上屋,所上之处,皆非其素所能也,病反能者何也?"黄帝问岐伯说:如果这个人登高而歌,弃衣而走,骂詈不避亲疏是怎么回事?岐伯就回答说:"四支者,诸阳之本也,阳盛则四支实,实则能登高也。"就是说这个人怎么劲这么大啊?四肢是诸阳之本,这个人阳气盛,所以四肢有力超过正常人。为什么弃衣而走啊?就是脱了衣服,到处乱跑啊,岐伯回答说"热盛于身,故弃衣欲走也",就是说体内有热,所以病人才脱掉衣服到处乱跑,这是狂证的特点。怎么治呢?《黄帝内经》主张一方面清热,一方面"夺其食而已",就是不让病人吃饭,饿着他,脾胃主四肢啊,一饿,这四肢劲就没有了。一般而论,凡是讲到这个狂的问题,就跟什么邪气最相关呢?热,大家注意这个。蓄血证也是,"如狂"也好,"发狂"也好,都是由于瘀和热上攻神明所造成的。

"血自下,下者愈",轻度的蓄血证,有自愈的可能。如果说有瘀血排出的这么一个机会,病人可以自愈,因为这毕竟是蓄血的轻证,所以"如狂"啊,还没有真正发狂呢,这是轻证,轻证有自愈的可能,只要有邪气排出的渠道,病人就可以自愈。比如说有一些女患者得了这样的病以后,她通过月经来潮,有些就会好了,或者就会减轻了。现在临床上有许多这样的女病人,经前烦躁症,一到来月经前,异常烦躁,来完月经以后,身轻如燕,心情非常舒畅,这就好了,"血自下,下者愈"啊,有好多就是郁热内结。当然这是轻者,那重的就会导致神志方面的症状啊,这个蓄血证讲的也是这个意思。

我们再往下看啊,"其外不解者,尚未可攻,当先解其外",如果说这个没有自愈可能的话,那就要用药治疗了,但是要注意,攻下瘀血的时候,一定要等表证解除了。如果表不解,尚未可攻,要先解外。所以这就是我们中医治病的一个道理,当表里同病的时候,我们先治表,后治里;但是这里有个前提,是里证不是太重,如果说里证重的话,那就得先放下表,去治里了。那这里讲"先解外",可见是蓄血的轻证,不是重证啊。"外解已",就是表证解除以后,"但少腹急结者,乃可攻之",那这说明蓄血证还有一个症状,除了如狂以外,还有什么呀?少腹急结,就是小肚子拘急,或者拘急疼痛,这样一种症状。那我们看这个蓄血证,它的成因是,一个太阳病,失治或者是误治以后,邪气入里化热,结聚于里,出现了这种蓄血证。我们首先说这个病位,这里讲"热结膀胱",但是在后面条文里讲的,蓄血证还有一个症状,也是它和蓄水证区别的一个点,叫"小便自利"。如果真是膀胱有瘀结的话,肯定会影响到小便,甭管它是气分还是血分,只要是血结在膀胱,应该是小便不利的,但是这里讲的是小便自利,所以值得讨论。

讲到太阳腑,有两个,一个是足太阳膀胱腑,但是还有一个腑是手太阳小肠腑,后世有好多医家认为蓄水证是膀胱腑的病变,那么蓄血证是小肠腑的病变。有三个理由可以说明,第一个理由是说《伤寒论》的同名经,凡是同名经,比如太阳有足太阳、手太阳两个,阳明也有足阳明、手阳明两个,对吧,手足同名。如果是同名经的话,足经都是大于手经的。拿足太阳膀胱经和手太阳小肠经来讲,膀胱经比小肠经长多了,所以《伤寒论》往往有时候是以足盖手,就是用足经的名字去包括手经。这里虽然讲"热结膀胱",但是实际上讲的是热结小肠,只不过是膀胱经长,就用它代替小肠经了。这个在《伤寒论》里找到有一些旁证,比如说在《伤寒论》阳明病篇,有一条讲到阳明腑实证的时候,说"胃中有燥屎五六枚也",大家看这是什么意思?燥屎,就是结的屎块子啊,屎都结成块了,典型的阳明腑实证形成了,就是燥屎内结,对吧?那一块一块的燥屎,可能在胃里吗?不可能。它在哪里啊?在大肠,那为什么这里没有说大肠中有燥屎五六枚啊,因为大肠是手阳明经,而胃是足阳明经,胃经长于大肠经,所以仍然是以足盖手。同样的道理,这里讲"热结膀胱",主要是热结小肠,这是一个理由;另外一个,就是从症状上去分析,比如说狂,你看"如狂"也好,"发狂"也好,跟什么脏器最相关啊?心啊,是不是心啊,那为什么一蓄血就出现狂啊,出现心的症状啊,因为小肠和心相表里,所以小肠里有郁热,很容易就上攻心神,就出现"如狂",甚者"发狂",这也是一个理由,我觉得能站住脚啊;第三,你看这个桃核承气汤里,之所以叫承气汤,大家看里有一个什么"承气"啊?调胃承气汤,对吧。干什么呀?通泄肠中燥热的,对吧,通便的。那如果说这个蓄血在膀胱的话,需要通便吗?蓄血证,瘀血也好,或者其他邪气也好,结聚在肠了,才用承气汤的。换句话说,这个方子用承气汤去治,说明它的病位跟肠有关,所以以此认定,这个血结膀胱,可能是小肠,所以蓄血是手太阳腑病。太阳病有两个腑病,一个足太阳腑病的蓄水证,因为膀胱是主水的;一个是手太阳小肠的腑病,蓄血证。这个是仅供你们参考的一个讨论。

现在我们把第106条的蓄血证总结一下。它的发病过程,实际上和蓄水证差不多,只不过在邪气入里的时候化热了;再一个,结聚部位的不同,水和血的不同。蓄血证是太阳表邪不解,入里化热,与血相结于下焦。在这里,我之所以说"下焦",是为了怕引起争论,因为你说小肠,但有另外一些人不同意,还有人说就在膀胱呢,争论得很。但是我说个下焦,大家都提不出来意见了,是不是啊,咱们中医有许多概念是比较模糊的,不是说强调的病位那么准确,只要有下焦瘀血,照样可以通过通大便的方法来进行治疗,这就是《黄帝内经》的"其下者,引而竭之"的治则啊,所以在这里,我们可以笼统地说,邪气与血相结于下焦形成蓄血证。这就是病因。

从病机上讲,有热,邪气入里的过程中化热了,但是又形成什么呢?结于小肠的血分以后又会形成瘀血,所以造成"瘀热相结"的这样一个基本病机,这是整个蓄血证的基本病机,就是瘀热互结,只不过在桃核承气汤证的这个时候,是热大于瘀,就是热的成分大于瘀血的成分,这也是蓄血的轻证的特点。随着邪气结聚的时间越来越长,这个瘀血的程度可能就会越来越重,到抵挡汤证蓄血重证的时候,就瘀大于热了,它的热就全部钻到瘀血里去了,所以它外在的热象就不那么明显了。

主症,主症我们可以这样讲,一个是少腹急结,一个是其人如狂,那后面讲还有小便自利,但是我想着,如果说结于小肠的话,尤其是热大的时候,也会有小便不利,所以大家不要把这个看得太死板了,也就是我们判断它是不是蓄血证,不要把小便利和不利看作主要症状,或者为鉴别点。比如说就是瘀热互结,热大的时候,照样会有小便不利,尤其是邪气在小肠。小肠这个是什么脏器啊?小肠是"受盛之官,化物出焉"(《素问·灵兰秘典论》),食物的消化在这里一分为三嘛:水谷精微给脾,运转到全身去了;无用的水给膀胱,变成小便;还有什么呀,水谷糟粕给大肠,变成大便。所以,小肠是入一而出三啊,所谓"化物出焉",就是讲的这个。小肠与水有关系,所以它也会引起小便不利,所以我们要明白这个,桃核承气汤证,小便可以正常,也可以不利。同时我们如果要判断它有没有瘀血的话,当然还要看舌象了,比如说舌红有瘀点,那这是瘀热的一个典型舌象,舌质红,代表有内热,瘀点代表有瘀血,或者甚至会出现瘀斑的现象,以此来协助判断蓄血证。我们说蓄血化热了,所以咱们把桃核承气汤看成什么呢?看成瘀热的一个代表方剂,当然在临床也不一定非要有神志的一些症状,只要有瘀热的这样一个基本病机我们就可以用它。所以对蓄血证的治法就是泻下瘀热,用桃核承气汤。表示本证如下:

病因:太阳表邪不解,入里化热,与血相结于下焦
病机:瘀热结于下焦(热大于瘀)
主症:少腹急结,其人如狂,小便自利,或不利。舌红,有瘀点,或有
　　瘀斑
治法:泻下瘀热
方药:桃核承气汤

大家看这个桃核承气汤,我们进行一下拆方分析。首先方中含有一个调胃承气汤,据此我们可以判断出,蓄血证有肠胃燥热、大便秘结的情况,是吧,如果说一个瘀热证,热邪结聚,有大便秘结,桃核承气汤更适应了。桃仁在本方中是主要的药物,桃仁干什么啊?破血化瘀。中医治瘀血,用药有几个层次。一般情况下,血运行得不太顺畅,或者有些血虚的情况下,治疗宜用和血化瘀的药,调和血分,代表药当归是最好的,当然还有像鸡血藤、丹参、三七参等等这些药,它既有补血的作用,又有活血的作用;那如果瘀血再重了,就得活血化瘀了,活血的药就非常多了,像红花、赤芍、川芎、泽兰、益母草、乳香、没药等等;但是如果说这个瘀血结聚的很厉害,甚至结聚成块了,形成肿瘤了,那就要怎么样?就得破血了,

像桃仁就是破血的,桃仁不是一般的活血药,它的活血作用很强的,还有像三棱、莪术等这些药物,都有破血逐瘀这样一个作用。当然破血的药物也损伤人的正气,所以不是瘀血结聚较重的话,我们一般不用破血的药物,用活血的就行了。那这个方子为什么用桃仁啊? 大家记住这个啊,它是瘀热互结引起来的,它有结聚,所以要破血。但如果是这个时候,破血的药物还解决不了这种瘀血,结聚得太厉害了,那下一步就要加用逐瘀的药物,包括虫类的一些药物,像土元、水蛭、虻虫这些,成药有大黄䗪虫丸等,后面的抵挡汤就是这个方剂。所以中医治瘀血有许多层次,临床要看瘀血的程度来使用。我们说蓄血证基本上就是到活血、破血的这个阶段了,一般的调和血分的药力量不够,因为它瘀血结聚比较重。而瘀血和哪一种邪气结聚呢? 与热邪结聚,所以桃仁在这里是破血的,而调胃承气汤主要是往下泻热的。

那再看为什么还用个桂枝啊? 桂枝可是热药啊,蓄血证既然是瘀热结聚,桂枝是温热药,应该是避之啊。大家注意这个情况啊,这就是古人最聪明的地方,也是我们中医组方子最要掌握的一点。尽管这个瘀血是热引起来的,但是血液的运行有一个条件,《黄帝内经》就说了,血液"得温则行,得寒则凝",是不是啊?"寒则泣而不能行,温则消而去之",《黄帝内经》的话告诉我们,血液循环它需要一个温暖的环境,即使这个瘀血是热引起来的,也不要过用寒凉的药物。如果你一看病人热像很重,有些病人除了舌红、瘀斑,有时候还起刺,这些都是瘀热的重症,就贸然使用大量的凉药,坏了,一寒凉啊,这个血管怎么样? 收缩,收缩就会加重瘀血的程度。所以即使是瘀热证,也要反佐一些温热的药物,去温通这个经络,反而有利于瘀血的消散,这就是一个中庸之道的问题。所以说,中医它是一个中和的治疗方法,讲究平衡,此时你要用大量的凉药,反而这个瘀血解除不了,所以这就是治病的窍门。有些大夫开药啊(当然现在病人也是恨病吃药),一说大热,就全部是大寒药排队,非常不好,我也犯过这样的错误啊。一个病人感冒了,症状全是热,简直是七窍生烟,非常热,哪儿都热,舌红苔黄什么全有了。我说,好,你这个大热,那好办啊,给大寒药物。结果到第二天又来找我来了,我说:"你打电话怎么不说话,你怎么了?""我不行了,大夫"。我一听,她嗓子哑了。她就在纸上给我写字,说她吃完1剂药,第二天早上就这样了,嗓子哑了。她担心病是不是加重了,不行了,怎么现在话都说不出来了。我一想就是这个问题,大热的症状用大寒的药,寒热相激就会出现这种情况,所以这就是什么呢? 方子里一点反佐的都没有,那就是恨病开药,恨病吃药。这就相当于什么呢? 比如说一个烧红的热锅,如果我们给它兑凉水的话,锅可能会出现什么情况? 会炸掉,会裂。所以这个病人就是"锅"裂了,金破不鸣。你看,嗓子说不出来话了,我说:"对不起,这是大夫的责任。"开方时考虑得不周到,就出现了这种情况。大热证我们用大寒药会出现这种情况,但是反过来说,如果是个大寒证,有时候这个寒证很厉害,是不是要给他开的热药越多越好啊,不一定。有可能吃完这个药以后,病人吐出来了,吃不进去,这就是寒热相激啊。所以《伤寒论》为了避免这种现象,在用白通汤治疗真寒假热的时候,反佐性质偏凉的人尿、猪胆汁,还有通脉四逆加猪胆汁汤,也是这个意思,所以这就是用药的一些策略问题。桃核承气汤用桂枝,就是起到反佐的这样一个作用,使药性不至于太凉,反而使瘀血消得更快。

这里还有一个问题啊,你看这个方子名叫桃核承气汤,对吧,但是用的却是桃仁,桃仁跟桃核可不一样啊,桃核是什么啊?是外边那个壳,砸开壳才是桃仁,对吧,所以这个方子的命名有点问题。一般《伤寒论》命名方子,就是把药物都写到方名上,像麻黄杏仁甘草石膏汤,茯苓桂枝白术甘草汤等等这些。甚至不厌其烦地写出很长一串文字来,以求在方名中体现出药物,比如我们已经学过的那个"新加汤",是不是写得很长啊,叫"桂枝加芍药生姜各一两人参三两新加汤",你得吸一口气才能念完,这是什么意思啊?就是让你背住这个方子名,你就知道里面有什么药物了。同样的道理,这个也是,一背这个桃核承气汤,就知道有一个承气汤,就知道有一个桃核,可能有桃仁。但实际上把哪一味药漏掉了?把桂枝漏掉了,所以我怀疑桃核承气汤的这个"核"应该是"桂"。你看,这俩字如果要写成篆字就更像了,是不是啊?其实这个方应该叫"桃桂承气汤",这就比较好了,一念方名就可以把所有的药物都记住,当然这是我一家之言,仅供参考,就是这个药你记住就行了。

桃仁在这个方子里用的是 50 个,我们前面记住杏仁了,100 个杏仁相当于40g。桃仁比它轻,100 个桃仁相当于30g,所以 50 个杏仁相当于15g。不过,现在临床上用桃仁都不用个数了,是用克,我们按桃仁的常用量开就行,大概9g、10g 吧。

我们看后面方后注,"上五味,以水七升,煮取两升半,去滓,内芒硝",芒硝我们都知道,怎么煮啊?是汤成了,撒到药汤里就行了,它很快就溶了,所以芒硝要后下,是吧。"更上火微沸",就是加上芒硝以后,再端到火上微微地滚一下,就"下火",就端下来。主要是后面这个,叫"先食温服五合,日三服。当微利",什么叫"先食"啊?不是先吃饭,而是先吃药,对吧。先于吃饭前,空腹喝。这是什么意思啊?为什么要求空腹喝?《黄帝内经》的理论,病在下,一般都是空腹喝。病在下焦,要是先吃饭,药下不来,是吧,古人想得特别朴素,上边的病要饭后喝;再一个,吃完饭再吃药吸收不好,对去瘀血不利。祛邪的药一般都是空腹喝,当然这个要灵活应变,如果病人空腹喝了药不舒服的话,可以改成饭后服,但是喝药与吃饭要相隔半个小时以上。喝完桃核承气汤还有个现象,"当微利",这实际上一个是告诉你喝完桃核承气汤可能会有点拉肚子,同时也告诉你什么呢?跟发汗一样,要求你发汗不要大汗,那这里要求通肠泻便的这些药物也不要太过了，要微微地拉肚子，把瘀血泻出去就行了，"当微利"就是这个意思。

　　蓄血证究竟是个什么病，从西医学的观点来讲，结合本证的症状表现，和肠道出血的疾病有关。因为消化道出血，形成瘀血，会有血氨升高，就容易导致精神异常，出现神志方面的症状。但是中医辨证我们确定有瘀热结于下焦就可以，不必要是否有肠胃出血，那么反过来说，如果肠胃有出血在消化道，也必须有瘀热在先的，否则我们不可以用桃核承气汤。所以中医辨的是证，大家要注意这一点。使用这个方子要掌握住：瘀热互结，热大于瘀。

　　《伤寒论》蓄血证说明，外感疾病有可能导致精神的异常。我曾经看过一份资料，好像是《重庆晚报》上的，报道了一个人的先进事迹，大标题：丈夫照顾精神异常23年的妻子。报道说这个妻子有一次感冒以后，突然精神异常，不允许她相濡以沫的丈夫在家里住，但丈夫想照顾她，因为她已经不能自理啦，吃饭啊就胡乱吃啊、吃生的什么、捡垃圾啊什么，妻子总打他，但他从来不还手。不让在家住，丈夫就在离家不远的地方盖了个小窝棚，守望着妻子，一日三餐照顾得特别周到，报纸是报道丈夫事迹的。我一看女主人公发病的这个过程，就像《伤寒论》讲的下焦蓄血证，外感出现的这样一种情况，临床确实有这样的。那么在临床我们实际运用桃核承气汤就要抓住瘀热互结的一种情况，比如说，有些女孩子月经失调，特别是痛经、闭经，如果是瘀热互结的，就可以用这个方子。

　　有一些痛经、闭经的患者，会伴有精神异常。原来有个女孩患者，这女孩胖一点，闭经四五个月了，出现精神异常的症状，有时候打人骂人，北京的某医院给她诊断的是间歇性精神病，发作起来有攻击的行为，但是正常情况下不发作的时候她跟正常人一样。来的时候是她妈妈带着，而且这个是单亲家庭，这个妈妈来的时候遍体鳞伤，因为是夏天来的，看得很清楚，脚上、腿上被抓的全是伤。起初我以为是她看病呢，结果把她姑娘推到前面，指一指这个姑娘，还不敢大声说话，意思是给她看病。这姑娘的表情一看就有问题，当时有咱们本科实习的一个学生，这不得望诊吗？得先看看她，问一问，结果这个患者瞪了她一眼，并说："你为什么看我？"这个学生吓得赶紧缩到后面去了。她有一种精神异常的行为，现在没发作，发作起来就是抓母亲，掐，弄得妈妈身上血迹斑斑的。要说有时候这个妈妈确实……母亲啊，太伟大了，这个孩子的母亲就是这样默默地忍受啊。她说："我不忍受她要去摔其他东西，我们损失更大。"所以妈妈讲到这里我心头当时很沉重，但是她这一阵儿过去以后，清醒过来以后，她又很后悔，向母亲道歉，给母亲磕头，发作起来又忘了，就是这样的一个病。患者月经5个月没来，而且身体肥胖，舌尖起芒刺。这是一种瘀热的表现，还有大便不通，来诊时已经3日没有大便。所以像这种就属于桃核承气汤证，用桃核承气汤原方，又给她加上一些化痰的，因为她肥胖，一般都是痰湿。给她喝十几剂以后呀，大便下好多黑色的东西，月经来了，但是只来潮一天，量比较少，而且颜色比较紫黯，她的母亲告诉我,女儿的月经来了一点,像黑泥似的。我说总比没有强,这就是一个很大的进步,血自下,下自愈嘛,只要她来月经有排邪的这样一个渠道,再加上大便通利,对病情就会有好处啊。她来过这次月经以后,燥狂发作的程度次数减少了。这个孩子给她用了四个多月的药物,一百多剂吧,她的精神病症基本上不发作了。当然,她还服了一些西药。后来月经正常来潮,只是量偏少,精神情绪基本稳定。所以瘀热互结,下焦蓄血确实有精神异常的病变。

当然,我们临床使用桃核承气汤不一定都要见到"如狂"、"发狂",痛经、闭经,如果有瘀热互结,没有精神异常的我们照样可以用。还有一个女孩闭经,月底的时候来月经,每当这个时候头疼如裂,非常痛,从床上这头栽那头,就是月经下不来。开始得这个病的时候也是受寒,夏天有一天,正值来月经,天气比较热,跟妈妈逛商店,一下午吃了17根冰棍,吃完之后月经就回去了。有人说这不是一个寒吗?但是这个孩子是个热性体质,寒性闭敛,时间长以后就变成热了,所以也会化成瘀热,最后也是用桃核承气汤给她通开了。

我这里还有一个医案,痛经,一个24岁的女孩,个子高大硕壮,喜欢吃辛辣刺激的东西,我当时告诉她这个病不能吃辣的,她说那我不吃药了。后来她家人给她劝说,勉强喝药。有个别病人就是这样,宁愿放弃治疗也要吃辣。因长期食辛辣,这个患者面部就长好多痤疮。她是每到月经前两天小肚子就开始疼了,而且月经来得不痛快,颜色发紫发黯,量还少,有血块儿,有时她说排出来有些絮状物。在来月经的前后或者期间心烦易怒,口干口渴,而且大便干燥,3日一行。小便还有点黄,舌尖红,边上有红刺儿。那我们说这也是瘀热互结的一个典型表现了。我给她用的是桃核承气汤,加上益母草和没药,活血化瘀兼止痛。告诉她月经前10天到前7天喝,就是在这个期间就开始服用1周,并告诉她一定得把这个辛辣油腻的食物要忌住,等病好了可以再慢慢地吃一点,但是服药期间绝对不能吃。这个孩子(服)用了两个月经周期,就是每到月经前喝1周,她实际上就是喝了两周就行了。

那我们说中医治疗疾病除了抓主症外,一定还要抓住病机呀,抓住病机可能就会把这些方子用得特别宽,比如说我用桃核承气汤还治过夜尿频多的一个病证。这是个中年男子,晚上起夜特别多,七八次一晚上,同时,他还有腰和小肚子发凉,但是大便却干结难下,每天尽管有一次大便,但很干,口渴不敢饮水,为什么?他说喝水后晚上起的次数更多,舌红脉细数。一般的情况下,有尿频,尤其是晚上夜尿多,又有腰凉,小肚子凉,我们很可能认为这是肾阳不足啊。我也是这样辨证的,开始我给他用什么呢?用金匮肾气丸合缩泉丸,就是乌药、桑螵蛸、益智仁合金匮肾气丸来治疗,我心里说这个病不就是典型的肾阳亏虚吗?但是给他1周的药物都没有喝完,这个病人就自己停了。后来他来的时候说:"你的药我没喝完。"我寻思的话,没喝完(病)就好了呢。不是,他说,喝这个药以后小便次数更多了,原来一晚七八次,现在十几次,都不敢喝水了。(我)说:"腰部凉减不减?"(他说:)"没有,还是凉。"但是除了凉以外他又上火,吃了这个药不但小便次数更多了,而且上火,口腔溃疡了。他说:"大夫你看看,口腔都烂了。"那如果说我们面对这种情况怎么办呢?仔细地去辨证啊,但是夜尿频多,小腹凉,腰凉,确实很像肾阳虚呀,但是有一点,他的大便干结,他的舌头红,那这小便的问题莫非就是热结膀胱的蓄血证吗?是气化失常所导致的吗?我说:我这次给你开另外一个方子,用桃核承气汤加上乌药、小茴香。这次服7剂以后,晚上起夜一到两次,一下子减了很多,这7天里就有一天晚上是3次小便,其他都是两次以下,大便也通畅了,很欣慰的是什么呢?随着大便的通畅、小便的减少,腰和小肚子也不凉了,所以后来我才知道这个腰凉小腹凉是瘀热互结的一个假象。就是说其实里边有瘀热互结,在外表现的是一个假象呀,是热结膀胱出现寒热格拒了。大家看寒热格拒在什么时候,什么情况下,什么地点它都可以发生的。那为什么出现在腰和小腹部凉呢?因为腰是膀胱经所过,小腹是膀胱腑所在,就是这个缘故呀。这就是本方的一个运用上的特点。所以我们要抓住主症,抓住病机,就可以把这个方子用得很灵活。

　　总之,使用这个方子要抓住两点:瘀和热。而且桃核承气汤是热大于瘀,这种情况下我们就使这个方子啊。

第十三讲

蓄血证之抵当汤证(丸)、合病、并病、太阳病变证纲要

2. 抵当汤证 这一节我们接着讲蓄血证。看第二个太阳蓄血证,抵当汤证,第124条:

太陽病六七日,表證仍在,脈微而沉,反不結胸,其人發狂者,以熱在下焦,少腹當硬滿,小便自利者,下血乃愈。所以然者,以太陽隨經,瘀熱在裏故也,抵當湯主之。

抵當湯方

水蛭(熬) 虻蟲(去翅足,熬)各三十個 桃仁二十個(去皮尖) 大黃三兩(酒洗)

上四味,以水五升,煮取三升,去滓,溫服一升,不下,更服。

一个六七天的太阳病,但是表证仍然存在,同时呢,我们看,如果说全部还是表证,那我们照样用解表的方法来进行治疗。但是这个病人出现了"脉微而沉",沉在这里代表邪气结聚。而微脉在这里并不是正气不足,这个大家要注意,这是因为邪气结聚导致气血在某一阶段相对不足而引起来的,所以有时候我们摸脉,脉象有力、没力,微脉或者其他一些实脉,一定要结合临床的症状,有一些脉象看似微弱,但是它和一派"实相"结合在一起,那么这种脉象有可能是实邪阻滞引起的。还有一些症状,比如说乏力,累,好多人会出现这种啊。现在临床上有一个病证叫慢性疲劳证,就是特别累,一下班回家就躺在床上,还有的出现胸闷气短,一走路就喘,这样一些情况。有一个病人累得更厉害,他说他们那些累都不叫累,我这个才叫累,我说你怎么累啊,他说我吃饭都不想张嘴(学生笑),就那么累。疲劳证,有一些是气虚,有一些不一定,有的则是实邪阻滞。湿也好,瘀也好,这些邪气阻滞了气血,使气血周流不畅,就会出现乏力、脉微这些症状,就像路上堵车一样,这一段路堵得很厉害,红绿灯后面的下一段路上必定没有车,就是这种现象啊,这叫"大实有羸状"呀。所以临床上有一些病人说:哎呀,大夫,我特别累。你要注意了,不一定都是虚证,有一些是实证引起来的。所以有一些病人他疲乏、困倦,你给他们开补药,越补他们火气越大,越感到累,病

人自己会说:"你看大夫,我这怎么虚不受补呀?"就是这样子,所谓虚不受补就说明他不是真正的虚,假象。所以我们要结合病人整个的症状体征来通盘考虑,这就是中医辨证论治的意义。"脉微而沉",在蓄血证见到这种脉象,是邪气结聚的一种表现。

"反不结胸","结胸"是另一个病证名,我们后面要详细讲这个病,咱们讲义上有注解,就是痰水等有形实邪凝结于胸膈脘腹部位,以疼痛为主的一种疾病。像大结胸,它的疼痛部位很广,我们后面再说。"反不结胸",就是太阳表邪入里,没有形成结胸,这句话就是为了排除结胸证的可能。

"其人发狂者",有发狂这样一种症状,我们看这个字啊,桃核承气汤证用"如",抵当汤证用"发",说明了什么呀,情志症状比较重,真正地发狂了。这是什么原因呢? 条文后面进行了解释,"以热在下焦,少腹当硬满,小便自利者,下血乃愈。""以"就是因为;"热在下焦",这个热是指瘀热,瘀热结聚于下焦,大家看这里讲了个下焦的问题,所以我们说前面有这样一个推论就是邪热在下焦,不在于它是在膀胱啊还是小肠啊,按照道理来讲应该是在小肠这样的位置。那我们说下焦是比较宽泛的位置。

"少腹当硬满",结硬、胀满,这也是瘀热结聚的一种症状,一个"硬"字就告诉我们了瘀热互结的程度比较重。"小便自利者",这里明确提出了小便自利,主要是和蓄水证的小便不利相区别。蓄水证是邪气结于气分影响到了膀胱的气化,所以小便不利;本证是结于血分,膀胱的气化不像蓄水证影响得那么明显,所以小便自利。当然你说瘀热互结是不是绝对的小便自利啊? 也不是。它主要是和蓄水证相对而言的。

"下血乃愈",就是攻下瘀热就会好。"所以然者",这是因为什么呢?"以太阳随经,瘀热在里故也",这句话其实就是我们前面讲的发病的过程,什么叫"太阳随经"呢? 就是邪气随太阳经入里,与瘀血相结,形成一种瘀热互结的过程,这就叫做"以太阳随经,瘀热在里故也。"大家看《伤寒论》的原文里明确提出了蓄血证的病机是瘀热互结。这是一个蓄血的重证,桃核承气汤不能胜任了,改用抵当汤。我们等一会再说这个方子。

再看第 125 条:

太陽病,身黃,脈沉結,少腹硬,小便不利者,為無血也。小便自利,其人如狂者,血證諦也,抵當湯主之。

这个讲的也是蓄血的重证,那么在这里首先出现一个症状,身黄的问题。蓄血证为什么会出现身体发黄呢? (学生:热壅肝胆)火热发黄的一种。太阳病第6条就讲了火热发黄的问题。火热怎么发黄了? 这很简单,好多黄是因为热,像烤馒头片,烤一会就发黄,但是再烤就不是黄了,变黑了,是不是? 你看舌苔黄者是热,热极了就出现黑色。刚才咱们同学说得也对,瘀热如果阻塞肝胆也会发黄。那么还有一种情况,瘀热就像脉微出现的道理一样,如果瘀血阻滞于体内,使新血不生的话,机体失于濡养也会发黄。所以这是发黄的两个机理,一个是阻塞肝胆,这个一般多出现于肝病的范围;还有一种啊,病人没有肝胆病,拿着化验单的话,胆红素并不高,但是身体有微发黄色,或者身体皮肤都是黄色,这些往往是瘀血阻滞体内使新血不生,机体失于濡养所导致的,这个叫做瘀血发黄。至于"脉沉结",主邪气结聚;"少腹硬",这个我们前面说过了。

"小便不利,为无血也。小便自利,其人如狂者,血证谛也"。我们看这一段条文啊,用小便利和不利来区别蓄血还是蓄水。我们可以这样总结:"身黄,脉沉结,少腹硬"这样一种病证,可能是什么引起的呢? 会有两种情况:如果说小便自利,神志发狂,就属于蓄血证;那如果是小便不利,神志正常,这个就有可能是蓄水证。那关键是,蓄血证我们理解了啊,那蓄水证怎么会引起这些症状?"少腹硬"可以见于蓄水证吗? 当然可以啦,蓄水证本身就有这个症状,第127条讲到了"必苦里急","里急"就是少腹拘急、硬满类的表现。还有脉象沉结,蓄水证会有吗? 只要是邪气结聚都可以出现这种脉象。那身黄怎么解释啊? 就是说水湿能不能引起发黄呢? 当然可以啦,我们现在讲的发黄,有可能是黄疸,也有可能是黄疸以外的发黄,只要是皮肤见黄,都可以叫发黄,当然也可能有黄疸对吧,黄疸肯定叫发黄,但发黄不一定都是黄疸。那这个水湿引起来的发黄,也有两种情况:水湿阻滞气血,气血不荣会出现发黄;那假如说水湿阻滞肝胆,也会出现黄疸的那种发黄。所以"身黄、脉沉结,少腹硬",既是蓄水的病证,也是蓄血的病证,二者的区别是小便利或不利,当然这也是相对而言的。因为我们知道蓄血证热大于瘀的时候,尤其在桃核承气汤证里面,也有可能是小便不利的,因为它有热。但从蓄水证而言,它的主证主要是小便不利,所以这只是一个相对而言的概念。出现上述这些症状,表明蓄血已经形成了,所以下面说"血证谛也"。这个就是蓄血的一个重证。核心内容可以看这个表:

病因:太阳表邪不解化热,随经入里,深入下焦血分,与血相结
病机:瘀热结于下焦(瘀大于热)
主证:少腹硬满,其人发狂,小便自利。脉沉涩或沉结,舌有瘀点、瘀斑
治法:破瘀泻热
方药:抵当汤

我们总结一下啊,抵当汤证它发病的原因,发病的过程,跟桃核承气汤证一样吗? 这里面还有一个问题啊,太阳表邪不解化热,随经入里,与血相结,这个过程与桃核承气汤证是一样的。但是我问大家啊,抵当汤证还有没有表证? 有,是吧,表证仍在,但是桃核承气汤证中就讲得明白啦,表证在的时候不可以攻里,"表解乃可攻之",而抵当汤证也有表证为什么没那么讲呢? 什么原因啊? 对,

它是重证。一般来说表里同病的时候我们先表后里,但如果里证很急,我们要先以治里为主。所以抵当汤证虽然它也有表证,但没说"表解乃可攻之",而是直接用抵当汤进行治疗,这说明它的里实证比较重。所以发病的过程跟前面是一样的啊,病机也是瘀热结于下焦,但是瘀血的成分逐渐加大,瘀大于热,就是随着瘀热互结的这种程度加深,瘀血的成分也逐渐加重。主证:少腹硬满,其人发狂,小便自利,脉沉结或沉涩,这里加了一个舌象,舌有瘀点或者瘀斑,内有瘀血的表现。治法:仍然要攻下瘀热,但这个是破瘀泻热。

我们分析抵当汤的药物组成,这个方剂上学过吗?这个得会啊,因为它应用非常广泛。共四味药物:水蛭、虻虫、大黄、桃仁。桃仁、大黄,桃核承气汤中有了,破血的,活血的。关键大黄是酒洗,酒大黄,酒洗大黄它活血的作用就会更强,大黄一是通便,一是泻热,一是活血。水蛭和虻虫,水蛭后面的"熬",是炒,不是拿水煮啊,煮就坏啦。虻虫也是熬。水蛭、虻虫什么作用啊?这是中医活血化瘀最强烈的药物,所以我们把它们叫做逐瘀药,虫类的逐瘀药,对吧?其实这个方子很有意思,你看啊,这个水蛭我们知道是什么吗?啊?蚂蟥,在水里面,会叮人,实际上它体内含有溶血素,大血疙瘩都可以融掉,因为它可以溶血,所以可以破血逐瘀,但用量不宜过大,以免引起溶血、出血。有时候稻田里、河水里有这个东西,如果被蚂蟥叮住了,知道怎么把它弄掉吗?揪?拍一下就掉了啊,不要揪。虻虫知道是什么吗?叮牛的那种,如果到农场去,就可以看到,牛尾巴来回摆也赶不走,它是飞在空中的,而桃仁和大黄是长在地上的。所以大家看,这个方子用的药物,水里面也有,空中的也有,地上的也有,这叫海陆空三军协同作战(学生笑)。抵当汤就是海陆空都有,这是活血化瘀力量最强的一个方剂,一般我们使用于严重的瘀血证,而且这个瘀是热引起来的,瘀热互结的一个重证,用抵当汤进行治疗。

那看它的煎服方法啊,"上四味,以水五升,煮取三升,去滓,温服一升。"这是常用的煎服方法,"不下,更服",如果服抵当汤没有泻下瘀热,再服一次,就是这个意思。

抵当汤证里记载有身黄,我给大家介绍一下,当然这个身黄也可以指黄疸,尤其是黄疸久久不除的这些病,比如说慢性肝炎,肝硬化,这个黄疸指数,胆红素会居高不下,而且时间很长。从临床来看,转氨酶这些相对比较好消除,但是胆红素很不好消除,有些就是转氨酶好了,正常了,唯独留下胆红素一项,就是单纯的胆红素增高。这个时候中医治疗一定要加上活血的药物,古人啊,说过这样一句话,"治黄必治血",尤其黄疸久久不除的,必加活血的药,这个抵当汤就是非常好的一个方子,拿它治肝硬化,脾肿大,有肯定疗效。当然前提条件是病人的正气必须不太虚,你看这些药,都是虎狼之药,对吧?水蛭、虻虫,降胆红素比较好,对于一些瘀血的发黄我们可以使用,但如果说这个发黄属于虚证,这个方子是禁用的。所以大家一定要辨证。

原来有个小伙子,现在这个小伙子有时候时常还来,他就是一个肝炎,弥漫性肝损伤,转氨酶都降下来了,就是胆红素不降,所以每一次来都把化验单往桌子上一拍,大夫你瞅瞅,又高了这胆红素。后来我在原来的方子中加上水蛭、虻虫使用,逐渐给他降下来了,而且好长时间不反弹,后来反弹过一次,又用水蛭,虻虫给降下去了。

还有一个病人,也是我的老病人了,就是直到现在他有时候还会过来调理一下,他是一个乙肝患者,反复发作好多次,一发作就是急性的,转氨酶很高,都上到一千多,低的也几百。2005年有一次春季乙肝又发,实际上就是我们看这个特别符合中医的理论,春天草木发芽,肝气生发的时候往往也是肝病发病率比较高的时候,有好多肝病的就在这个季节发作了,这次发作又是大三阳,目黄,小便也黄,当时他的血液生化检查是谷丙转氨酶643,谷草转氨酶246,总胆红素是86,纳呆,恶心,大便不爽,舌红苔黄,脉弦。大家看一派这种热象,所以我开始给他一些清热利湿疏肝解郁的药物,像柴胡、黄芩、金钱草、垂盆草,凤尾草,叶下珠等等这些。服了28剂,其他症状都消失得很快,转氨酶都降到正常范围了,但是唯独这个胆红素不正常,停留在28~35之间在这来回晃荡(正常的数值总胆红素是21以下)。后来我说这个湿热清得差不多了,那么由于使用的都是一些草类的苦寒的药物,它伤脾胃呀,我说这样吧,我再给你加健脾的药物治疗。又服1个月,这时候大三阳转为小三阳了,但是胆红素仍然没有降到正常,27左右。这一连折腾两三个月,那么凡是一个指标不去,或者某一个症状很难去的话,往往是它内含一个什么意思呢?就是说这个邪气结聚得比较深,深达血分了,那这时候我们可能不加入血分的药不足以去除病情。所以这样,我说这一次我给你改一个活血化瘀的方子,叫抵当汤。用桃仁10g,生大黄6g,水蛭6g,虻虫6g,后边加了一些清热解毒利湿的药物,像凤尾草15g,大金钱草30g,草河车就是那个蚤休10g,当归15g,白芍15g,生白术10g,还加了扶正(的药物),像黄芪跟白术这些,都是15g,还有一些开胃化积的(药物),像神曲10g。1天1剂,这个方子吃21剂,胆红素降到20了。后来我又给他疏肝养血健脾,再吃1个月。所以他这一次发作就治了三四个月,每一次都是这样。那通过这个病例让我体会到对于胆红素顽固不降的,我们一定要有入血分的药物,要活血化瘀,所以古人也有这样一个临床总结,"治黄不治血,非其治也",我觉得这句换说得特别有临床意义。

但水蛭、虻虫这些药药力毕竟峻猛,临床使用要注意药量,一般先用3~6g起,用量不宜太大。但也有些大夫用量很大,尤其是治子宫肌瘤,我拿过一个大夫的方子,治子宫肌瘤、卵巢囊肿的,水蛭、虻虫用量30g,很大,不过效果还很好。但即使如此,临床也一定要注意啊,它们有溶血的作用,会导致出血,特别是肝硬化,用量大的时候,从西医的角度来讲,肝硬化时体内好多凝血的机制不行,凝血因子本身没有那么多,所以很容易引起出血,甚至造成出血不止。另外,这个水蛭的味道特别难闻,就像尸臭味一样,所以用量大了,病人会喝不下去,闻到这个就比较恶心,病人喝不下去,就会影响疗效,所以我认为,水蛭、虻虫用量小一点比较安全,又不失它的临床疗效。

3. 抵当丸证 第 126 条还有一个抵当丸证,看一下就行了。抵当丸证就是蓄血证的缓证。蓄血证有三型:蓄血轻证用桃核承气汤,蓄血重证用抵当汤,蓄血缓证用抵当丸。大家看原文:

伤寒有热,少腹满,应小便不利,今反利者,为有血也,当下之,不可余药,宜抵当丸。

抵当丸方

水蛭二十个(熬) 虻虫二十个(去翅足,熬) 桃仁二十五个(去皮尖) 大黄三两

上四味,捣分四丸,以水一升,煮一丸,取七合服之。晬时,当下血,若不下者,更服。

"伤寒有热,少腹满",就是说蓄血证的少腹满,是由瘀热引起来的,如果是蓄水引起来的少腹满,应该是小便不利,但是如果小便反而自利,这是蓄血引起来的。实际上这个这和第 125 条阐述有相同的内涵。如果小便自利,是有蓄血,当下之。但是如果病情比较缓的话可以改用丸药。"不可余药,宜抵当丸。""不可余药",咱们讲义上说可以有两种解释,一种是不可以用其他的药剂,要用抵当丸;还有一个解释,就是抵当丸采用的煮丸的方法,煮完丸之后,把药渣都吃了,不可剩下。两种解释都通。

抵当丸的药物组成和抵当汤是一样的,只不过药量有变化,"上四味,捣分四丸。以水一升,煮一丸。"就是说上面这些药量可以做 4 个药丸,每次喝 1 个药丸,而且以水一升煮,叫"煮丸"的方法。"取七合服之",加一升水煮成七合。"晬时当下血","晬时"就是一天 24 小时,服完抵当丸 1 天之内,可能会有下血的情况,比如便血这些,瘀血泻下的表现。"若不下者,更服",如不下再喝 1 丸,缓图之。

我们现在用这个方子治疗肝硬化,把这个做成丸药长期喝,当然可以再进行一些加味,就是活血化瘀的一些药物,加上一些软肝的药物,比如说加上鳖甲,生牡蛎等软坚散结的药物,还有丹参,增强它的活血作用,另外丹参也有补血的作用,当归也可以用。但是大家要注意啊,用软坚破结的药物的同时,一定要加上像党参之类补气的药,如果不扶正气,反而瘀血积滞破不掉,体力不支,邪气难祛。如正气不支的话,瘀滞会越来越厉害,所以要加上一些扶正的药物。在做丸药的时候。它的适应证和抵当汤一样,只不过是症状比较缓,就是蓄血不急的

证,以及小便自利这样的一个情况。

治疗肿瘤一类的疾病喝这个丸药有时候会出现肚子疼痛特别厉害(这种症状),我的这本《伤寒名医验案精选》书里记载一个医案,是曹颖甫的《经方实验录》里的医案。不是曹先生治的一个医案,是陈保厚大夫治的一个医案。一个什么病人呢,"停经九月,腹中有块攻痛,自知未孕。医予三棱、莪术多剂未应,当延陈保厚先生诊。先生曰:三棱、莪术仅能治血结之初者,及其已结,则力不胜矣。吾有药能治之,顾药有反响,受着幸勿骂我也。主人诺。当予抵当丸三钱,开水送下。入夜病者在床上反复爬行,腹痛不堪,果大骂医者不已,天将旦,随大便下污物甚多,其中黄白红夹杂不一,痛乃大除。次日复诊,陈先生诳曰:"昨夜骂我否?主人不能隐,具以情告,乃予加味四物汤调理而瘥。"

有时攻瘀血的时候,临床上会有反应,可能本来不是很疼痛,用完活血药以后,疼得更厉害,活血药在通瘀血的时候出现这种现象,这要跟病人解释清楚。当然这个得辨证,在辨证准确的情况下,确实有瘀血,用药没有错误,疼痛加剧了,一定告诉病人不要紧张,否则的话他有可能不服药了。临床相关案例有很多,由于我们时间的关系,我不一一举例了。

总之,蓄血证我们可以小结一下。蓄血有轻证,有重证,轻证从病机来讲是"热大于瘀",热象比较明显,另外有"少腹急结,其人如狂",比如说在大小便的表现上,有可能大便难,小便不利,在瘀血轻证的时候,小便也会出现不利的情况。这个主要是跟热结有关系,热结聚,大小便都不通利,这是桃核承气汤使用的比较好的指征;重证是瘀大于热,少腹硬满。瘀血大于热象,由少腹急结到少腹硬满,硬满就是他觉的症状,大夫按一按病人的肚子有发硬的感觉,这表明瘀血结聚的程度加重,"其人发狂",由"如狂"到"发狂",这也是蓄血加重的一个表现,但一旦是蓄血即成,积滞而成,大便反而是容易的,这主要是由于血结造成的,它是一团血,所以说尽管硬但解出并不困难,小便是自利,治当攻逐瘀热,用抵当汤进行治疗。

还有蓄血证和蓄水证区别:蓄水一般是水蓄膀胱,小便不利,但是神志是正常的,因为它没有影响到心神。心主血脉,蓄血容易影响到心神,而蓄水不容易影响到神志,蓄血证就是瘀热结聚,小便自利,神志异常。所以有些讲义上讲蓄水、蓄血的区别有两点,一个是神志发狂与否,一个是小便的自利或不利。小便利否,神志正常否,两个区别的点。当然这个在临床不是绝对的,我们使用这两个方子,桃核承气汤也好,抵当汤也好,只要抓住瘀热互结的病机就够了。当然瘀热互结不一定就会出现只有少腹急结、少腹硬满,神志如狂、神志发狂,它出现的病证多了,包括妇科病、痛经、闭经、月经不调等等这些,只要是瘀热导致的,我们都可以考虑使用这两个方子来进行治疗。轻的用桃核承气汤,就是热象大的;瘀象大的就用抵当汤来进行治疗。如果今后你搞肿瘤专科治疗,这些方药你用的几率会更高。好,这就是蓄血证。

到这里整个太阳病本证我们就讲完了,现在再小结一下。太阳病证有两大类:第一,太阳经证;第二,太阳腑证。经证就是邪气在经脉引起的病证,腑证就是邪气在太阳腑引起的病证。经证分类有:太阳伤寒、太阳中风、太阳温病。由于太阳温病不是伤寒论的重点内容,主要讲了太阳伤寒和太阳中风,而太阳伤寒,太阳中风我们前面也总结了。太阳腑证分为蓄水证和蓄血证,蓄水证有轻有重,重者叫水逆证,但都用五苓散治疗;蓄血证也有轻有重,轻的热大于瘀的用桃核承气汤,重的瘀大于热的用抵当汤,缓的用抵当丸。太阳病本证我们就说这么多。

第三节 合病与并病

下面咱们看第三节,合病与并病。

一、合病

什么是合病呢? 两经或者三经同时发病。并病是有先后次第之分,先是一经病,后来累及两经或者三经发病。我们先看这个合病条文。合病条文我们重点掌握第 36 条,32 条,33 条,172 条。并病条文我们不讲,自学。

(一) 太阳与阳明合病

首先是太阳与阳明合病,我们看第 36 条麻黄汤证。

1. 麻黄汤证 麻黄汤证我们前面也学过了,35 条讲的麻黄汤是治疗伤寒证的。麻黄汤在《伤寒论》里面除了用于太阳伤寒证以外,还可以用于太阳阳明合病。

太陽與陽明合病,喘而胸满者,不可下,宜麻黄湯。(36)

这里讲的是太阳与阳明合病,用的是麻黄汤,麻黄汤是治太阳病的主方,这里没有治阳明的,为什么呢? 我们看它的症状啊,"喘而胸闷者",喘是由于肺气不降;胸闷是肺气不宣引起来的。我们讲肺主宣发肃降,两者相反相成,没有宣发就没有肃降。但是他们作用的趋势不一样,肺宣发是向上、向外,肃降是向下、向内,所以咳嗽也好,喘也好,主要是肺气不降。而肺气不宣的时候往往有胸闷的情况。这里集中到肺的病变,一个既有太阳病又有阳明病涉及的病变是肺,什么原因呢? 我们前面讲,肺的病变并没有归结于太阴病里面,而是归结到哪里了呢? 归到太阳了,因为肺主皮毛。那我们看看阳明,肺与阳明有关系吗? 肺与大肠相表里,还有肺胃相关,我们前面反复讲过这个问题,肺胃同治的思路。所以说,肺这个位置是太阳与阳明的交汇点。就是肺既和太阳经有关系,又和两个阳明有关系,太阳阳明的邪气现在全集中到它这里了。那为什么用麻黄汤治疗呢?

因为症状表现主要是偏于太阳经,没有阳明的主要症状,所以用麻黄汤就全部解决问题了。关于这个后世有很多解释,我们以后可以看一些伤寒注家的观点。还有一种解释就是说太阳阳明合病,病邪偏于太阳,所以解表,这个观点也是正确的。所以说,尽管两经都有病,我们看哪个重,如果偏于太阳我们当然是太阳为主了,如果反过来是偏于阳明的话,我们以治阳明为主。像前面抵当汤证,它既有表证又有里证,但里证为重,所以就先治里。症状有所偏的时候,治疗也要有所偏。但是这个交汇点我们一定要明白,这是一个由表入里的中间的桥梁阶段,邪气由表入里,大多会侵犯到肺这一块儿,咱们后面还要学一个方子,麻杏甘石汤,它是表邪入里化热过程中的一个必经阶段,它的点就在于肺,再往下就到阳明了。它前面是太阳,后面是阳明这样一个过程。所以这里面出现了肺的一个症状,实际上在这里我们可以理解为麻黄汤是治肺的一个非常好的方子,所以我们学完麻黄汤,我在前面也给大家举了一些医案啊,不要只认为麻黄汤是治太阳表实证的,对吧? 它也开宣肺气,治疗肺气不利这样一些病证。而肺气不利,可以由外感引起,也可由内伤引起。本证则是出现在合病过程中,这是麻黄汤的第二个适应证。

2. 葛根汤证　我们再看第32条:

太陽與陽明合病者,必自下利,葛根湯主之。(32)

还是一个太阳与阳明合病,出现的症状是"必自下利"。"必"是假设连词,意思是如果自下利就用葛根汤来治疗。什么叫"自下利"呢? 下利前面带了个"自",就是不是因为误治而出现的下利,是一开始就有的自身症状。下利就涉及阳明大肠的问题,但是这里说用葛根汤来进行治疗,这也是葛根汤的第二个适应证。第一个适应证是"项背强几几,无汗恶风",它是太阳伤寒的一个兼证。我们看这个是治太阳与阳明合病的自下利证,太阳与阳明合病为什么出现自下利呢? 是不是邪气真正到阳明了呢? 没有,是太阳经的邪气波及大肠了,实际上邪气的重点仍然在太阳经。有些人一感冒就下利,就拉肚子,对吧? 西医也有这个病,叫"肠胃型感冒",就是一感冒不是吐就是泻,这个往往就是葛根汤证的一个主证。太阳经的邪气逼迫大肠,使大肠传导失常所出现的下利证,所以说它病变的中心仍然是在太阳经,用葛根汤来进行治疗。

为什么有些病人感冒出现太阳经的症状比较明显,还有些人就像这一种,出现拉肚子的症状? 后者主要也是太阳伤寒引起来的,太阳伤寒,邪气郁闭腠理,无汗,邪气不能通过汗出排泄,就自己找出路,如果逼迫到大肠以后,它就会使大肠的传导失常,而见下利。同时,从另一个方面来讲,通过下利,也会使邪气得以部分排出。所以肠胃型感冒往往都是什么呢? 邪气不能出表,而从其他地方外排的一种现象。

如果出现这种情况的下利我们怎么办呢? 止利行不行? 当然不行。你给他堵上了,邪气就更出不去了,病人可能就憋得蹦起来(学生笑)。那要把这个拉肚子(下利)治好的话,怎么治? 祛掉太阳经的邪气,下利自然就会好。这里用葛根汤就是祛太阳经的邪气的。葛根汤是什么方子啊? 发汗为主的,它的作用趋势是向上、向外,但是下利是往下来,所以后人把这种通过发汗解表治下利的方法叫做什么呢? 叫做"逆流挽舟"法,就是通过发汗,治疗拉肚子。临床上肠胃型感冒表现为下利为主的,用葛根汤特别有效。

3. 葛根加半夏汤证　我们再看第33条:

太陽與陽明合病,不下利,但嘔者,葛根加半夏湯主之。(33)

葛根加半夏湯方

葛根四兩　麻黃三兩(去節)　甘草二兩(炙)　芍藥二兩　桂枝二兩(去皮)　生薑三兩(切)　半夏半升(洗)　大棗十二枚(擘)

上八味,以水一斗,先煮葛根、麻黃,減二升,去白沫,内諸藥,煮取三升,去滓,溫服一升。覆取微似汗。

葛根加半夏汤,就是葛根汤里加上半夏。这个证为什么会出现呕呢? 胃气上逆引起,是邪气影响到足阳明的功能了。上述葛根汤证和本证,一个是手阳明的功能失常,一个是足阳明的功能失常,但是有一点我们一定要区别开,就是邪气是完全在阳明吗? 不是,而是邪气在太阳经,逼迫或波及阳明经了,而不是邪气传导到阳明经了。所以这是太阳经的邪气,波及肠就下利,波及胃就呕吐。如果不下利,只有呕吐的,可以用葛根加半夏汤。葛根汤解表邪,加个半夏来和胃止呕。

那我现在问大家一个问题啊,属于脑筋急转弯的,如果感冒后既有下利,又有呕吐的,用什么方? (学生:葛根加半夏汤)对,其实这个方子既治下利,又治呕吐。急性肠胃炎往往有上吐下泻,这个方子就挺好,有些人感冒就会诱发这个急性肠胃炎,又吐又拉,葛根加半夏汤比较好,《伤寒论》里属于太阳阳明合病。对这两个病证我们表示如下:

病机:太阳风寒之邪由肺逼迫于大肠、胃
　　　(津液不得汗泄,便从肠下)
病症:①下利(水粪杂下),或呕,或呕利并作
　　　②发热恶寒,无汗,头项痛,脉浮紧
治法:发汗解表,升清止利(逆流挽舟)
　　　或兼降逆止呕
方药:葛根汤、葛根加半夏汤

(二)太阳与少阳合病(黄芩汤及黄芩加半夏生姜汤证)

我们再看第172条黄芩汤证,这也是我们要求重点掌握的。

太陽與少陽合病,自下利者,與黃芩湯;若嘔者,黃芩加半夏生薑湯主之。
(172)

黃芩湯方

黃芩三兩　芍藥二兩　甘草二兩(炙)　大棗十二枚(擘)

上四味,以水一斗,煮取三升,去滓,溫服一升,日再夜一服。

黃芩加半夏生薑湯方

黃芩三兩　芍藥二兩　甘草二兩(炙)　大棗十二枚(擘)　半夏半升(洗)
生薑一兩半　一方三兩(切)

上六味,以水一斗,煮取三升,去滓,溫服一升,日再夜一服。

本条行文格式与前面葛根汤证、葛根加半夏汤证一样。条文开始讲"太阳与少阳合病",如果是太阳与少阳合病的话,应该是有治太阳邪气的药物,比如说太阳阳明合病用葛根汤。但是我们看这个黄芩汤的药物组成:黄芩,芍药,甘草,大枣。有祛太阳邪气的药物吗? 没有,主药黄芩、芍药都不是治太阳病的。所以我们倒过来讲,先分析这个药,我们就可以判断它的病位在哪里。病人出现下利了,出现呕了,有这两个症状,说明这个邪气起码波及阳明了,对吧? 胃气上逆则呕,大肠传导失常则下利。这里应该还是太阳与阳明合病啊,但这里说是太阳与少阳合病,而且用的药确实是治少阳的。黄芩这个药物,在这里干什么呢? (学生:清热),清谁的热啊? 谈到热,大家要有这样一个概念。热有湿热、火热、热毒、血热,还有虚热,中药清热药我们学几类啊? 五大类:清热解毒,清热泻火,清热凉血,清热燥湿,清虚热,这些可不一样啊。都是清热药物,你在临床开药的时候要针对具体的病情。比如对湿热而言,有上焦、中焦、下焦之分,而用药有"三黄"的区别,黄连、黄芩、黄柏,我们说三黄都可以治湿热,也都可以治火热,对吧? 治湿热的时候怎么区别? 黄芩清上焦湿热,中焦湿热用黄连,下焦湿热用黄柏;治火热的时候呢,针对某个脏了,黄芩清肺热、胆热;黄连清胃热、心热;黄柏清肾中虚热,这就是它们的一个区别。所以黄芩在这干什么呢? 很明显它是清少阳胆热的,祛少阳之邪,清少阳之热。

而芍药,与肝胆也有关系。这里我再问一个问题,芍药是泄肝胆的,还是补肝胆的? (学生:补的)是补的吗? 哦,补肝阴。但是《黄帝内经》中有一种理论,叫"逆其脏性者为泻,顺其脏性者为补"。肝主疏泄、条达,芍药性主收敛,所以从这个方面讲,芍药对肝脏是泄是补啊? (学生:是泻)所以概念一定要清楚。但肝又有藏血功能,如果是治疗肝血虚,用芍药则是补肝的;如果说肝的疏泄失常,比如疏泄太过,这个病人总是烦躁、总是发脾气、急躁易怒,那我们同样还是用芍药啊,但这个时候芍药对肝脏来讲是什么呢? 是泻的。那现在是少阳的邪热比较重,除了用黄芩清少阳胆的邪热之外,还有芍药收敛对抗,肝胆向外疏泄,反其脏性而用,就是《黄帝内经》所讲的泻法,所以芍药在这里是泻少阳邪气的。

可见，黄芩与芍药，一个是清，一个是泻，所以黄芩加芍药是清利肝胆的药物。以此分析我们可以看出，本证是少阳邪热造成的，你看这里有太阳经的事儿吗？大枣和甘草主要是为了调和肠胃，主要是黄芩、芍药啊，草、枣是缓、缓急，缓少阳之急。当然芍药也可缓少阳之急。所以与其说它是太阳与少阳合病，倒不如说是少阳和阳明合病，实际也是如此。本证发病关键是少阳邪热的逼迫，波及阳明，使大肠的传导失常，或者使胃气上逆，于是乎出现了下利或者呕吐。应该是少阳阳明合病，那为什么它说太阳少阳合病？这就是说这个病人有个发病过程了，疾病开始是邪气侵犯太阳经，之后传到少阳了，然后少阳的邪气又波及阳明，出现了这种下利证。

这个下利属于热利的范围，那我们现在讲了两个治下利的方子，葛根汤和黄芩汤。临床上怎样辨别使用呢？葛根汤证是太阳经的寒邪逼迫阳明了，所以下利清稀，寒凉，没有肛门灼热这些症状；但是少阳这个热邪呢？这个下利会出现什么情况啊？下利臭秽如败卵，排泄物就像臭鸡蛋一样臭。这是热性泄泻(下利)的特点。

我不知道大家有没有这种体会啊，我大学毕业实习的时候，两个学生跟一个老师，因为那时候学生少，所以有很多机会跟老师学习临床经验，我跟另外一个同学一组，第一次跟老师上班，心里比较紧张，见了病人不知道怎么问，总是出汗(学生笑)，而且就那么巧，第一个来找我们看病的病人，是看出汗的。如果一开始接触临床的时候，老师让你单独操作，你可能也会有这种情况。时间过了一半的时候，来了一个拉肚子的病人，一天拉十几次，就诊正说着呢，这个病人说"不行了，我得赶紧去趟厕所，要不来不及了。"这时候，带诊的老师说话了，对我们说："去，跟着他，看看他拉得如何？"这个老师特别负责任，临床善用经方，他总是逼着你去学习，还把病例留下给我们，编成号，让我们晚上看，总结病例，第二天还问我们问题。现在看，我是很庆幸的，因为只有这样的情况才能学出来。再说那个病人还没到洗手间的蹲位上就拉在地上了，那个臭啊，别提了，书上讲的是臭如败卵，真是臭如败卵。如果只是看到书本上这么说你可能记忆不会那么深，但真让你碰到这样的病人你就会记一辈子。回来后老师就问了，"病人什么情况？""臭"(学生笑)。"病人怎么会臭啊，是病人的大便臭吧？"我们笑着点头。老师又问："臭成什么样？""就跟臭鸡蛋似的"，我们回答。"行了，那这是什么证啊？""是热证"，我们已经觉得中医很有意思了。按照中医理论而言，属于热证，为什么是热证，得讲出道理，因为热容易腐败东西，腐败了就往往发臭，甚至生出脓血。比如在外界，气温高的话，东西放一夜就完了，就臭了对吧？肠胃有热也是一样的道理。如果病人跟你说拉屎特别臭，你马上就应该想到是热，热从哪里来呢？有的是大肠本身的热，有的热是从其他地方过来的，比如白头翁汤证，热是从肝而来的。而本证的热呢？是从少阳胆热过来的。肝胆是主气机运行的,所以肝胆的热往往会有气机郁滞这样一种现象,气机郁滞,病人往往会有拉不出来的感觉,起来了又想拉,蹲下又拉不出来,这就叫"里急后重"。同时气机郁滞还会出现什么呢? 腹痛。所以,下利臭秽,里急后重,或腹痛,甚至肛门灼热,这是黄芩汤热利证的特点,如果还有舌红苔黄就更明确了。这就是黄芩汤的适应证,有可能这个病人还有口苦,因为口苦往往是胆热的表现。从黄芩汤用芍药、甘草相配看,有一个芍药甘草汤,可能会有明显的腹痛,里急后重的症状,因为芍药甘草汤是缓急止痛的代表方剂。所以黄芩汤是治疗这样一种热利的,与葛根汤证就有明显的区别了。还有如果这种热利伴有呕吐,张仲景说可以在黄芩汤里加上生姜和半夏,这两个药物都是和胃的圣药,用在这里和胃止呕。

我们可以这样总结黄芩汤证:

> 病机:太阳与少阳合病,而病偏于少阳。少阳邪热下迫阳明大肠或犯
> 　　　胃,大肠传导失职或胃气上逆
> 病症:下利不爽臭秽,肛门灼热,腹痛,里急后重;或兼呕而口苦、咽干。
> 　　　脉弦而数
> 治法:清胆热,降胃逆,止呕利
> 方药:黄芩汤、黄芩加半夏生姜汤
> 　　　黄芩——清少阳之热
> 　　　芍药——泻少阳之邪
> 　　　草枣——缓少阳之急

黄芩汤的服法,"日再夜一服",就是白天服两次,晚上服一次。说明这种拉肚子,它的次数比较多,像我说的那个病人,一天拉十几次,所以要夜以继日地服药。黄芩加半夏生姜汤也是"日再夜一服",我们记一下就行了。

这就是合病,我们所讲的这几个合病,怎么去理解呢? 它不是太阳经一经症状,而是在太阳经症状出现的同时又有其他经症状出现,所以它是属于复杂型的外感病,外感的病情比较复杂一点,牵扯的范围多一点,这就是合病的特点。

第四节　太阳病变证

本节讲的是太阳病的变证问题。所谓变证,就是变化了的病,《伤寒论》叫做"坏病",就是治坏了的病,或者是病人没及时去治而变坏了。本来是太阳病,后来变成不是太阳病了,变成心脏病了,变成肾脏病了,那就不能按照太阳病来治了。我们看"太阳病"的篇幅比较大,所以《伤寒论》的主要研究范围是"变证"。有人学了《伤寒论》说,《伤寒论》是专治外感病的书,那就错了,它不只研究外感,更主要是研究由于外感导致的类似于各种内伤杂病的一些病证。所以

《伤寒论》这些方子不只是用于外感病,更多的是用于内伤杂病。这些变证,可以由外感因素导致,也可以由内伤因素导致,像我们以后讲的麻杏甘石汤,用于肺热,可以由外感逐渐发展为肺热,也可以有内伤直接发展为肺热,但是不管是外感也好,内伤也好,只要是肺热引起的咳喘,我们就可以开麻杏甘石汤去治疗。所以我们抓的是当前的病机和主证来使用《伤寒论》的方子。

一、辨治纲要

下面我们先看第16条:这一条的上半段是讲变证的治则的。

(一)变证治则

太陽病三日,已發汗,若吐、若下、若溫針,仍不解者,此為壞病,桂枝不中與之也。觀其脈證,知犯何逆,隨證治之。(16上)

"太阳病三日,已发汗,若吐、若下、若温针",就是已经使用了发汗方法,或者吐法,或者下法,或者是温针的方法,温针就是针刺与艾灸合用的一种方法,我们见过没? 扎完针之后再用艾条熏,属于中医"火疗"的范围。在《黄帝内经》的时代,火疗非常普遍,温针、烧针等,很多,烧针就是把针烧红了扎进去。《黄帝内经》介绍一种"焠针",现在我们没有办法用,是个一尺多长的针,用于透穴的。古代的那个针具比较粗糙,这个焠针什么时候用呢? 透穴的时候用,从这头扎到那头,如果这个针具粗糙的话,扎不透,怎么办呢? 把它烧红,趁热扎透到那头去,用于寒邪引起的疾病。现在估计没有一个病人能接受,大夫也下不去手(学生笑),当然那个时候也是无奈的一种做法。所以当时风寒感冒的时候,古人用艾灸的方法往外赶邪气,就是使用了这样一些方法。

"仍不解者",就是使用了汗、吐、下、温针等方法,病仍不解,就有可能变成"坏病",所以说"此为坏病"。坏病就是变证,是因为误治使原发病出现反常变化,证候错综复杂,已无原发病的临床特征。比如说外感之后,出现急性肾炎,这就是个太阳病的坏病,由原发病太阳病变坏了,到了少阴形成了急性肾炎,属于少阴病。所以太阳病变证,是指已没有太阳经的病证表现,而形成了其他病证。就是由太阳经变到其他方面去了,当然这些病有可能能用六经概括,有可能不能完全用六经来概括,或者大部分用六经概括不了,也就是它往往不属于六经病的范围了(仅是相对而言,许多情况下都可以用六经辨证的),这就叫"坏病"。

"桂枝不中与之也","桂枝"在这里是指解表药,因为没有太阳病了,解表药就不用了。"不中",是河南话,不行的意思。现在不是太阳病了,我们就不能再给发汗解表的药物了。那怎么治疗呢? 一句话说不好,那就得根据病人现在是什么病,根据临床表现去辨证,所以大家看,下面这十二个字一定要记住了,"观其脉证,知犯何逆,随证治之。"就是讲要观察它的脉象和证候表现,"知",了解的意思。"逆",是误治。"知犯何逆",就是了解误治的一个经过,就是了解病人过去治疗的过程,病人怎么被误治了? 前面这个大夫怎么治疗得不得法不得力呢? 要了解一下。所以我主张现在临床上看病人,如果说这个病人前面经过另外一个大夫看了,甚至有好多个大夫看了,一定要了解他的治疗经过,前车之鉴嘛! 这个病人为什么没有起效,有时候了解后可以使我们非常省力、省心,一看前面的大夫这样治了,不行,你不要再从这方面考虑了,你要从另外一个角度去考虑,有时候可能你不了解病人的治疗经过,前面这个方法已经用过了,不行,你可能不知道,又用这个方法了,同样不行,病人白吃了这个药,而且会影响到病情,所以一定要知犯何逆,了解病人治疗的治疗经过。然后"随证治之",针对现在的脉证,进行针对性的治疗。实际上这句话就是辨证论治的意思,对吧? 正是因为《伤寒论》的出现,中医从此走向了辨证论治的道路。辨证论治的理论实际上在《黄帝内经》中就有了,《黄帝内经·素问·至真要大论》中有这样一句话:"必伏其所主,而先其所因。"想找到发病的根本就要先找出发病的原因。后来中医就把这句话总结为"辨证求因,审因论治",简称辨证论治。中医还有一个特色,整体观念。整体观念和辨证论治是中医的两大法宝,有了这两个法宝,中医就会久经不衰,任何人都取缔不了。所以,要把这 12 个字背熟了。

另外,我们学习这一条要掌握这个"坏病"的概念,所谓"坏病",是指某一经病证被误治后病情发生变化所出现的变证。坏病的特点是已没有该经病证证候特征的表现,比如说太阳病坏病,它就没有太阳病的特点了,阳明病坏病它没有阳明病的特点了,以此类推,一个意思。但是我想说的是什么呢? 就是在太阳病坏病中它有一些是少阴病或者其他经的疾病,也就是说虽然没有太阳经的病,但可以出现其他经的病,是这个意思,这是需要注意的。好,这是太阳病变证的原因和治则。

(二)辨寒热真假

病人身大热,反欲得衣者,热在皮膚,寒在骨髓也;身大寒,反不欲近衣者,寒在皮膚,热在骨髓也。(11)

这一条是根据病人的喜恶来辨别寒热的真假,从字面意思讲,一个身大热的病人,这里讲"大热",就是病人起码自我感觉非常热,但是呢,他又"反欲得衣者",喜加衣被,你看他热但他又怕冷,或者喜近炉火,这是什么呢? 这就是真寒假热,它叫"热在皮肤,寒在骨髓"。"皮肤"和"骨髓"在这里是一个指代词,皮肤代表"表",骨髓代表"里"。表热是一个假象,内寒是疾病的本质,这个我们叫什么呀? 真寒假热,是阴盛格阳所致。当人体内阴寒特盛时,全是阴气,阳气敌不过,就会被赶到外面去,于是外表就会出现一种假热的现象。那么用药根据什么用啊? 肯定是用热药对吧? 用热药治疗这种假热的病,我们叫什么治法啊? "热因热用",第一个"热"是指热药;第二个"热"是指的假热。"因",是根据的意思。所谓"热因热用",就是热药根据假热而用,实际上它治的还是本,因为本是寒呢。临床上寒热出现的假象并不少见,所以有时候治疗起来,总看着这个病人是热,实际上不是,或者总看着这个病人是寒,它也不是。

我曾治过一个老太太,北京大兴的,老太太得的是皮肌炎。这个病是相当缠手,皮肌炎,可表现为肌肉皮肤灼热疼痛,难以入眠,脚要泡到凉水里才能睡,特别热,而且时间长了肌肉会萎缩,丧失功能。这个患者的表现是什么呢?下肢红肿热痛,晚上得用凉水泡,把凉水都能泡热了。开始我给她开白虎汤,白虎汤散结的作用也很好,用白虎汤合上四妙散,苍术、黄柏为二妙散,加川牛膝为三妙散,再加生苡仁为四妙散。什么?五妙、六妙?没有了。很好笑,我在一个医院见一个大夫,治疗关节炎红肿热痛,他说用二妙散加味,我一数21味(学生哄笑),二妙散就二味,他加了19味,这就不是二妙散了啊,加得太多了。我们以后写病历的时候要注意啊,你要21味再写二妙散加味就不合适了啊。我们再说这个病人,一开始就是很热,舌红苔黄腻,怎么看都没有一点寒象。但是吃完白虎汤、四妙散,不行,越吃疼痛越厉害,我说怎么回事啊,石膏用到了120g,吃完病人就拉肚子,拉了之后照疼不误,后来她有一句话说:"大夫,尽管那么热,我这个腿很怕凉,疼的时候里面有灼热感,不疼的时候必须得用被子盖严了,否则不行。"70岁的老太太啊,后来我翻资料,古代有人这样治,红肿热痛是一种假象,本身里面有寒,把阳气逼迫到外面,出现一种假热的现象。后来我给她改成通脉四逆汤合上《金匮要略》的"肾着汤"去治疗了,结果她的热痛消退得特别快,两周之内基本上这个疼痛都没有了。附子后来给她用到30g,干姜用24g,这个当然是逐渐加的,不要一开始用到很大量,特别是附子,这个是虎狼之药,要先煎40～60分钟。煎附子的时候你告诉病人要她尝一尝,如果尝到不麻口了就可以了。但有些人比较敏感,我碰到两个对附子比较敏感的病人,而且这两个敏感的病人都是用的薏苡附子败酱散,治疗慢性盆腔炎的,附子都是用了6g,两个病人同时都出现唇麻。她打电话告诉我说出现口唇有些麻了,我就说停药,马上停,过来调方子,我就知道是附子的问题。每个人的耐受性不一样啊,我们开的时候从6～10g,慢慢的往上加。

所以有时候真寒假热啊,或者真热假寒确实会迷惑人。真热假寒,和它一样反过来,阳气太盛把阴寒之气逼到外面去了,里面是个真热,外面是个假寒,这个我也有个很深的印象。大学实习的时候,我跟过一个老师,很感谢这个老师,因为他的病人很多,他是当地的一个名医。有一次门诊的时候,急匆匆跑来一个人,那时候电话很少(我实习的时候是1982年),跑来的人对老师说:"大夫求求您了,我们家一个病人快不行了",老师就带着我去看这个病人。到那里后,看这个病人确实很吓人,牙关禁闭,手和脚跟冰似的,四肢厥冷,问他也不说话,我们先量量血压,听听心脏,都是正常,不像是阳气衰亡的四肢厥冷证。看舌苔时病人不张嘴,我们就拿筷子撬,看看舌头,可能病人疼了,张张嘴,因为是我撬的,正对着我,那个嘴臭味,别提了,真是臭极了。这说明什么? 有内热。而且在看病的过程中,病人要喝水,他的家属给他倒很热的水,因为手脚都那么凉了,可他一摸是热水,不要,不渴。老师说:"给他弄点凉水来",是从自来水管直接接的,病人拿着这个水却一饮而尽。你说这是什么啊? 外面四肢厥冷,但是里面有热,阳气闭于内出不来,这个我们叫做"热厥证"。老师一看这些情况,口气臭秽,喜饮凉水,加上舌红苔黄这些,就说这个病人没事,不像你们说的不行了。是因为体质太壮了,阳热郁闭于内出不来,才会这样的。但是我们却感到一头雾水啊,还有我那个同学,都吓得出了一身冷汗,没见过这么急的病人,咬着牙,手脚都凉了,老师说没事。老师说:"这个就是你们《伤寒论》学的热厥证,给他开白虎汤就可以。"我们按照老师的意思开了白虎汤,竟一剂而愈。所以说有经验的大夫真是厉害,这么凉,他一看就能辨别出是假象来。临床上确实有这种情况,"身大寒,反不欲近衣者",只不过这个病人是反不欲近热水,他只想喝凉的。口渴、喜饮凉水的,一般都是内热的表现,再加上其他一些症状,所以老师说没事,开个白虎汤就行了,所以关键是对寒热真假鉴别。

后来我碰到好多这种四肢厥冷而又内热的病人,你看有些病人说热,但是有时候又怕冷,还有一些病人说,我经常上火但是我又经常感冒,这就是阳热闭于内,而外在的这种抵抗力、免疫力下降的表现。所以治疗这类病人也要注意清内热,有时候一清内热,他(她)的寒反而没有了。有一个五十多岁的女性病人,怕冷,空调也不敢开,电扇她都不敢吹,热得受不了啦,就拿着扇子轻轻地扇几下,即使这样她说身上也直起鸡皮疙瘩。但是她又经常上火,她说吃一个桂圆火就起来了,还有舌红苔黄腻呀。后来我给她用什么把这个恶寒治好了呢? 甘露消毒丹,甘露消毒丹是清理中上二焦湿热的呀,一味热药都没有,喝完甘露消毒丹1 周,她的恶寒现象就明显减轻,她说不怕冷了,开始她不敢喝这个药,因为这里都是凉药。我说你这叫内热,热闭于内引起来的,应当清散热邪才对,劝劝才喝下药。临床上就是这种情况,很多寒热格拒,就是阴阳不协调了,本来我们《黄帝内经》讲的"阴平阳秘",是你中有我,我中有你呀,阴中有阳,阳中有阴,这是一个协调状态。现在阴阳不是这样了,分争地盘,格拒了,这是我的地盘,那是他的地盘,那就坏了,阴阳不交流,这就是病态。甚至会阴阳离决呀,所以《黄帝内经》讲:"阴平阳秘,精神乃治;阴阳离决,精气乃绝。"就是这种情况。那么我们中医治疗也是要尽力恢复病人的阴阳协调,"以平为期"呀。《黄帝内经》有好多理论,它的临床指导意义确实非常大。

有关寒热真假,像热厥的白虎汤证,寒厥的四逆汤证、通脉四逆汤证这些,我们到少阴病、厥阴病里还要再详细讲这些病证。那从这些条文我们可以看到,中医的临床症状表现是错综复杂的,好多症状并不是纯阴虚、纯阳虚、纯寒、纯热,而是会出现寒热错杂,寒热真假,虚实互兼的一种情况。比如病人来了说:大夫,我胃痛。你就问他怎么痛哪?(他说:)大夫我一吃凉的就痛。你就高兴了,说这个是寒痛哪,理中汤,什么良附丸你都想好了。看看舌苔吧。一看舌红苔黄,傻眼了,心里这个生气呀,这不符合他胃痛的病情呀,怎么一个寒痛没有舌白腻呢?你舌苔白时怎么不找我呢(学生笑)?它临床上就是这样子,经常看到这种情况。所以这就是一个寒热错杂,用药就要寒热并用呀。所以,寒热真假在临床上是比较多见的,搞不好可能我们正好治反,所以这一条主要是告诉我们掌握这种辨寒热真假的本领。《伤寒论》很多条文告诉我们临床辨证的一些规则,所以这些都是留给我们的宝贵财富。

(三)辨虚证实证

接下来我们讲,第三是辨虚实,看第70条原文。辨虚实,就是辨虚证实证。

發汗後,惡寒者,虛故也;不惡寒,但熱者,實也。當和胃氣,與調胃承氣湯。(70)

我们看这个条文实际上是发汗后的两种不同变化,也就是出现了两种坏病。太阳病发汗本来是正当的治法,但是如果手段不得当,就会出现坏病、变证。不当发汗后,第一种情况就是病人总感到恶寒,并确认是"虚故也"。当然如果太阳病表证不除的话也有恶寒,但后面强调的是"虚故也",说明这个恶寒是阳气虚造成的,往往会伴有脉象微或者微细的情况。那这是传变到哪里了呢?少阴经,太阳病发汗不当,导致了少阴病,而出现阳虚恶寒。我们说过太阳和少阴相表里,发汗不当或者发汗多,邪气就会乘虚而入,所以出现了这种情况。从这里我们看到,太阳病发汗不当可以形成少阴病。

还有一种情况我们看:"不恶寒,但热者,实也。当和胃气,与调胃承气汤。"就是还有另外一种人,太阳病发汗不当,会形成另外一种病,大家看这是传变到哪一经了呢?对,到阳明了,"不恶寒但热",这是阳明病的特点。三阳病的发热特点是这样的:太阳病是发热恶寒并见;少阳病是寒热往来;阳明病往往是但热不寒。阳明病不恶寒但热,治当和调胃气,与调胃承气汤。调胃承气汤是治阳明热实证的一个方子,后面讲阳明病时我们还要重点讲这个。这里告诉我们,太阳病发汗不当,还可以形成阳明病。

所以这一条讲,太阳病误汗后,虚实不同的两个变证,既可以形成少阴病,又可以形成阳明病。我们看这个决定因素是什么,为什么有些人可能一出大汗就形成少阴病了,还有一些人发汗不当就形成阳明病了,什么因素决定的啊?(学生:体质)对,体质因素起决定作用,这是中医体质学说里面的重点内容。素体虚寒的人,发汗不当,可能损伤阳气,阳气虚外邪可能就会直接到少阴;素体阳热的人,热性体质,发汗不当,邪气往里传,往往入阳明,化燥生热形成阳明病。总之,这条是讲汗后有虚证和实证不同表现,所以咱们中医看病必须结合到人才可以处方用药。

我们接下来往下看第60条:

下之後,復發汗,必振寒,脈微細。所以然者,以内外俱虚故也。(60)

这是下后又复汗的一种错误的治疗。疾病开始也是个太阳病,先用下法,下后症状没有解除再去发汗,这就是"下之后,复发汗"。对于医生来讲,太阳病要用发汗的方法尽人皆知,在这里医生决然要使用下法,可能有迷惑他的症状,一个单纯的太阳病不至于使用下法,医生水平再次也不至于次到这种程度,发热恶寒症状特明显还非要用泻下药。这里可能有一些好像是里实的一种表现,比如说感冒以后,病人可能会有一些大便干的情况,后面就有一条(第56条)是讲这个的。那这个时候医生对此如果没有认真地去辨证,误用了下法,下完以后,表证不解,再一看是不是用错了,然后再改用发汗的方法,这个叫汗、下失序。即使有表兼里实,有轻微的里实,经过这么一折腾,也会出现变证。

后面出现什么情况呢?"必振寒,脉微细"。寒就是寒战、颤抖、怕冷;脉微细,这儿给了两个脉象,但是脉微和脉细又不同,脉微是指脉的力量小,它实际上指的是脉势,就是搏动的力量小,所以脉微是指什么虚啊,跳动无力,动能差,什么虚啊?这是阳虚的一种表现,没有动能脉就跳得弱。细是指脉形,就像河流,本来很宽,后来变细了,这是阴血不足,水少了嘛,血少就细。所以脉微代表阳虚,脉细代表阴虚,那既微又细就代表阴阳两虚,这是少阴病的特点,阴阳两虚,以阳虚为主。"所以然者,以内外俱虚故也",这是表、里都虚了,发汗太过,表气虚了,同时又形成了里虚,这是一个典型的虚证,里外都虚透了。如果碰到这种情况给他一个什么方子补救呢?既有阳虚又有阴虚,《伤寒论》的方子中,假如出现脉微欲绝,我们都知道用四逆汤。气阴两虚呢,可以用四逆加人参汤。如果你碰到这样一个病人,别人治坏了找你来了,你就可以用这个补救,或者说病人就在你这儿治疗的,治坏了,赶紧给人家使用这些方子补救去。就是这样。

第(十)(四)讲

太阳病变证纲要、栀子豉汤类证、麻杏甘石汤证

我们接着讲太阳病变证。

（四）辨汗下先后

第四个方面，是辨汗下先后。在讲到这个问题之前，我简单地谈一下，中医所要遵循的汗下先后的原则，有这么几种情况，《伤寒论》条文都面面俱到地讲到了。

第一，表兼里实，但里实不是很重的情况。就是说病人有些里实但是又感冒了，是发汗还是治里实啊？当发其汗，关于此后人有一个说法，叫"实人伤寒发其汗"，什么是"实人"？就是体内有些邪气的人，就是实人，就是实证对吧，但是这个实证比较轻。大家可以举一个《伤寒论》中的例子，在里实的情况下有表证了，不能先治里实，得先治表，我们已经学过的，桃核承气汤证是吧？"表未解，尚未可攻，当先解其外，外解已，但少腹急结者，乃可攻之，与桃核承气汤。"蓄血证轻证的时候，这一条就符合这个。但是表兼里实，如果里实较重，这个怎么办？要当先治其实，一定要灵活啊，不要太死板了。比如说病人大、小便都不通了，可他又感冒了，你说："这个别着急，我先把表邪发散出去。"这种情况下病人早就急死了，对吧。符合这种情况的，我们也学过一个方证，抵当汤证，本证也有表，但没有说先治表，直接治其里，因为他里实比较急，所以先治里实。

第二，表兼里虚。虚人外感了，一般情况下我们当治其虚，或者用扶正解表的方法，而不能去单纯解表，因为在里虚的情况下，不任发汗药的发散，后人总结为"虚人伤寒建其中"。虚人外感首先要建其中气，也不一定要补中益气汤或者小建中汤什么的这些，主要是要扶正，这是表兼里虚，这个后面我们还要讲到，第102条小建中汤证就是讲的这个。这个证有伤寒外感，也有里虚，但是用小建中汤去治疗，就是"虚人伤寒建其中"的典型代表，待中气建立，正气充盛，邪气自然就容易退出。

第三，表里同病，表证和里证无所偏重（这个里证为实）。两头都一样，怎么办？先解表还是先治里，宜表里同治，对吧？能否自己举个例子，各位？我们学

— 242 —

过的哪个方证是表里同治的？（学生：大青龙汤）大青龙证，对，实际上小青龙证也是。当然它们各自又有所偏重，但是它们是表里同治的方证，就是有治表的有治里的，同时使用。

以上就是中医汗下先后表里的一些原则，在《伤寒论》中都有论述，我们看有关条文，先看第 90 条：

本發汗，而復下之，此為逆也；若先發汗，治不為逆。本先下之，而反汗之，為逆；若先下之，治不為逆。（90）

"本发汗，而复下之，此为逆也"。"逆"，就是误治，大家看这句话什么意思？本来应该先治表的，"而复下之"，反而去治里实了，这就是误治。应该先表后里。比如我们前面说的第一种情况，本来要治表，你却治里实去了，有可能表邪会随着泻下药往里走了，可能造成变证。那反过来说呢？"若先发汗，治不为逆"。如果是先表后里了，遵照这个原则，那就是正确的原则，"不为逆"，就是正确的。"本先下之，而反汗之，为逆"，如果该用下法，却反而解表，这也是误治，像前面说的里证为急、为重的时候，这个时候解表反而是误治，就会失去先机了。治病跟打仗一样，战机稍纵即逝，要争分夺秒抢时间，中医治病要未病先防，既病则要早治，防其变化。

再看第 56 条：

傷寒不大便六七日，頭痛有熱者，與承氣湯。其小便清者，知不在裏，仍在表也，當須發汗。若頭痛者，必衄，宜桂枝湯。（56）

这一条有个倒装语序，"宜桂枝汤"一句当接到"当须发汗"之后。"若头痛者，必衄"是喝桂枝汤后出现的情况。那我们看这一条讲的是什么意思，"伤寒"，开始是个太阳病，但是这个病人又出现什么呢？六七天不大便，对此那我们就很容易想到是否为阳明病，病人同时有头痛还有热，从"与承气汤"来看，说明病邪传到阳明了，对吧？阳明病见不大便六七日，属于阳明腑实证，这个我们好理解，邪气结聚到肠胃形成燥屎了，所以不大便。为什么头痛啊？阳明病头痛是什么原因？浊热上攻啊，你想下面走不下去，热没有地方跑，上攻于头，就会头痛。而且阳明腑实的热还很浊，浊热啊，大家想想，燥屎内结，多臭啊这种热，人不但头痛，还昏呢（学生笑）。所以《伤寒论》里大承气汤证有一条讲到"喘冒"，"冒"就是昏迷，是被燥屎熏晕了。"有热"，就是发热，如果是承气汤证、阳明腑实的发热，是什么样的热？潮热对吧？潮热就是一天有一个时段发热，定时发热叫做潮热，哪个时段啊？"日晡所"，就是下午 3～5 点的这个时间段发热，临床上见到这种情况，标明邪气转到阳明了，就需要用承气汤来治疗。

"其小便清者，知不在里，仍在表也，当须发汗。"就是说"不大便六七日，头痛有热"的时候，如果病人的"小便清者"，就标明邪气还没有传到阳明，所以说"知不在里"。因为邪气传到阳明，小便应该是灼热的，或小便黄赤等，这是由里热所造成的,不管是阳明热也好,阳明实也好,小便肯定是黄赤。那小便清,就是小便清白,没有里热的话,"知不在里,仍在表也",治当发其汗,宜桂枝汤。这里蕴藏一个内涵,就是说邪气在太阳表的时候,也会出现不大便的情况。那这里就要究一个原因了对吧?如果仅是太阳表证,怎么引起了的六七日不大便?也就是感冒会不会引起不大便,用桂枝汤能解决问题吗?头痛、发热好解释,太阳表证出现头痛、发热,前面我们讲过好多次了对吧?主要是一个不大便六七日的问题。也就是说这个"不大便六七日,头痛有热"可能有两种情况:一种是太阳病传到阳明了,那好办啊,我们用承气汤;但另外一种情况呢,邪气没有内传,还在表,但是表证怎么能引起不大便呢?也就是风寒之邪困表,影响到什么才容易导致不大便?我们很容易想到肺,肺与大肠相表里对吧?又主皮毛,如果是外邪侵袭,通过皮毛而入,就会导致肺气郁闭,使肺不能肃降气机于大肠,大肠的蠕动要靠肺气的肃降啊,当然啦,肺气的肃降也要靠大肠的蠕动,互惠互利吧。现在外邪困表,使肺气郁闭,不能肃降大肠,就有可能会出现不大便的症状。但这种不大便,大便干不干?一般是不干的,只是解便困难而已。那阳明腑实证的不大便呢,会异常干结,因为它有燥屎内结嘛。所以张仲景在这里讲的不大便,很有学问,他没有说是大便干结,这告诉我们在临床上治疗不大便,要仔细地辨证。病人说大夫我大便秘结,那你说我给你承气汤,我这有大承气、小承气,还有调胃承气呢(学生笑)。可是有些它不一定啊,病人说大便秘结但粪质并不干,只是解出困难,尤其是一些老年人,老头、老太太,他们说大便得一两个小时,问他大便干不干,一点都不干,有时还稀呢,大便稀怎么还解出困难啊?像这种我们叫什么呢?往往是因为肺气不足的一种现象,肺气不足不能推动大肠传导,也会出现这种大便困难的情况。这个时候治疗用大黄更不行了,伤气啊,对吧,不但不能用大黄,还要加用补肺气的药物,当然我们说的是老年性气虚的便秘,我们叫它"气秘"。但是这一条所说的不大便,肺气不一定虚,是被邪气困扰了,肺气不降大肠,所以不大便。这样的不大便病人往往觉得是"腹无所苦",就是没有什么腹部的症状,也不胀也不疼。有些病人就是这样子(当然不一定是表证引起的不大便),尽管没有大便,但是肚子一点不胀。截止到前年为止,看了一个不大便的病人,最长的时间是17天,17天不大便。但是在2009年的10月份去新加坡,见到一个女病人不大便的时间更长,34天不大便,但是问她肚子胀不胀,不胀,一个多月不大便啊,问她吃饭正常吗?说正常啊。他反问我:大夫我吃的饭上哪去了?病人感到疑惑,有时候确实是这样子,发散系统比较好,你看她不排便,但她可以通过肌腠出汗排出能量。如果是表邪引起的不大便,在治疗就当追本求源,用桂枝汤把表邪解除了以后,肺气没有邪气困扰了,大肠传导自然就恢复正常了。所以这是表邪引起来的不大便的情况。

"若头痛者,必衄",就是说喝了桂枝汤之后,更加头痛了,或者鼻子出血了,这是表邪找出路的一种表现。《伤寒论》第46条麻黄汤证,就有鼻衄的情况,喝完麻黄汤会鼻衄,喝完桂枝汤也会鼻衄,这是邪气在自找出路。

本条讲的就是这些,我们把这个整理一下:

"不大便头痛发热"有两种情况,如果是燥实内结的承气汤证,不但是大便干结,而且还有腹满疼痛,小便黄赤,日晡潮热,如果不大便和这些症状并见的话,当然是燥实内结了;如果不大便和腹无所苦(当然腹无所苦是和承气汤相对来讲),小便清白,这是风寒郁肺导致的不大便,可以用桂枝汤等解表药来治疗,待表邪一祛,肺气一宣,大便自然畅通。

临床上辨证不大便,如何知道是里还是表呢? 这里给了一个重要的鉴别点,就是"小便清"。"小便清者,知不在里",足可以看出临床辨小便的重要性,在临床上不管什么病人,什么病,一定要问大、小便的情况,所以《黄帝内经》讲,"凡治病者,必察其下。"这个"下"就是指二便。张景岳的《十问歌》里面也强调了问二便的重要:"一问寒热二问汗,三问头身四问便,五问饮食六胸腹,七聋八渴俱当辨,九问旧病十问因,再兼服药参机变,妇女尤必问经期,迟速闭崩皆可见,再添片语告儿科,天花麻疹全占验。"当然临床时间长了,你可以不用背诵这个歌,但如果你不熟悉的话,初次上临床可以按照这个顺序走。我大学刚开始实习、坐诊的时候也是这样,前面我给大家讲过我实习的第一天,碰到一个出汗的病人,不知道怎么去问,心里紧张,结果比病人出的汗还多。后来按照张景岳的《十问歌》去问,就好点。不过按照这个《十问歌》问,有时也会闹笑话,我的一个同学闹的笑话,歌中不是"四问便、五问饮食"吗? 那天正好来个拉肚子的病人,这个同学问:"大便怎么样啊?"病人告诉他"正在拉肚子"。他又问"臭不臭啊?"病人答"臭"。他紧接着问:"想吃不想吃啊?"(学生大笑)这个病人就问:"大夫你什么意思?"还好,他马上意识到问错了,病人误解了,忙向病人道歉解释,"对不起,对不起,我们是按照十问歌问诊的,问完大便问饮食,问串了。"他其实是想问"你拉肚子,大便臭不臭? 想吃饭不想? 食欲怎么样?"谁承想,问得太急了,厕所、厨房串味了(学生呵呵笑)。所以我们今后在临床上问诊时,要注意把这两个方面尽量隔开,也就是把饮食情况和二便情况放远点,不要紧接着问,以免病人误解,这些都是临床上容易出现的一些小问题。这是第56条。

(五)辨标本缓急

第五小节是辨标本缓急治则,我们看第91条:

伤寒,医下之,续得下利,清谷不止,身疼痛者,急当救里;后身疼痛,清便自调者,急当救表。救里宜四逆汤,救表宜桂枝汤。(91)

大家看这一条讲的是先治里对吧?"急当救里",为什么呢? 一个太阳伤寒证误用下法了,导致下利、清谷不止,"清",是排的意思,"清谷",就是大便中排出一些不消化的东西,大便中有不消化的食物,同时身体疼痛。有身痛,多是见于表证,但是这个表证和下利清谷不止比起来就轻得多了,所以急当救里。这是表兼里虚,虚人伤寒建其中,何况这是个下利清谷不止啊,待下利停止,然后再治身疼痛。所谓"清便自调者,急当救表"。如果说太阳伤寒误用下法以后,没有引起严重的里虚证,表证仍在,这时候倒应该先治表。"救里宜四逆汤,救表宜桂枝汤"。下利清谷不止当然用四逆汤,急用回阳救逆的方法来治疗。而误下以后再解表,一般使用桂枝汤。

第 92 条:

病發熱,頭痛,脈反沉,若不差,身體疼痛,當救其裏,宜四逆湯。(92)

一个发热头痛,好似表证,但是表证应该是脉浮,现在脉反沉,就不是纯粹的太阳病了。"不差"就是久久不愈。"身体疼痛,当救其里",因为脉不浮反沉,这个身痛就应该考虑不一定是表证了,即使有表证,也伴有严重的里虚证,脉象沉了,不浮了,这个也是虚人伤寒的概念,故"当救其里,宜四逆汤"。

以上就是《伤寒论》中的辨证规则,有关太阳病"坏病"的辨证纲要条文,我们就讲到这里。

二、证候分类

下面讲太阳病变证中具体的病证。太阳病坏病的篇幅比较大,以类相编计有热证、虚证、结胸证、脏结证、痞证等几大类。

(一)热证

我们先看第一大类热证,就是由太阳病误治变成了热证,已经不具备太阳病的特点了。这个热证里面有栀子豉汤类证,还有我们熟悉的麻杏甘石汤证、葛根芩连汤证、白虎加人参汤证等。

1. 栀子豉汤类证 热证中第一大类是栀子豉汤类证。为什么叫类证呢?就是说这里有好几个方子都是由栀子豉汤进行加减的,是围绕栀子豉汤的主证变化来进行加减的,所以叫栀子豉汤类证,这一节我们都需要重点掌握。

(1)栀子豉汤、栀子生姜豉汤、栀子甘草豉汤证:先讲栀子豉汤证,原文第76、77、78 条放在一起讲,这是栀子豉汤证的主要证候。

發汗後,水藥不得入口為逆,若更發汗,必吐下不止。發汗吐下後,虛煩不得眠;若劇者,必反復顛倒,心中懊憹,栀子豉湯主之。若少氣者,栀子甘草豉湯主之。若嘔者,栀子生薑豉湯主之。(76)

栀子豉湯方

栀子十四個(擘) 香豉四合(綿裹)

上二味,以水四升,先煮栀子得二升半,内豉,煮取一升半,去滓,分為二服,溫進一服。得吐者,止後服。

栀子甘草豉汤方

栀子十四个(擘)　甘草二两(炙)　香豉四合(绵裹)

上三味,以水四升,先煮栀子、甘草取二升半,内豉,煮取一升半,去滓,分二服,温进一服。得吐者,止后服。

栀子生薑豉汤方

栀子十四个(擘)　生薑五两(切)　香豉四合(绵裹)

上三味,以水四升,先煮栀子、生薑取二升半,内豉,煮取一升半,去滓,分二服,温进一服。得吐者,止后服。

"发汗后,水药不得入口为逆,若更发汗,必吐下不止。"发汗以后病人出现水和药都不得入口了,这就称为"逆",就是误治。那么请问大家,这个发汗不当损伤哪里?(学生:胃)对,是伤了胃,伤了胃气、伤了胃阴,都可以导致这样的情况。到此如果在治疗上还一误再误,更发汗,必导致吐下不止。这就不是一般的水药不得入口了,既吐又泻,严重地损伤了肠胃。所以发汗不当会造成很多变病,客观地讲,临床上误治是普遍存在的,可以说每一个大夫每天都有误治,因为你不可能把每一个病人都处理得特别妥当,那处理不妥当的,实际上就是一种误治。但是我们的目标是把误治消灭到最低。误治是不可避免的,但是我们可以通过我们详细的分析和精心的治疗,把误治率降到最低。本段后面所讲是误用发汗吐下后出现的另一个变证。

"发汗吐下后",就是利用了发汗的方法,又接连使用了吐法、下法,当然这些方法都是不正当的使用,当然都是误治了。误治完以后,太阳病就变化了,变成什么病症了呢?"虚烦不得眠",烦就是烦躁,心烦不宁。但这里所说的"虚",并不是正气虚的"虚",从使用栀子豉汤也可以推断出,这个证并不是正气虚的病症,因为栀子豉汤是用于清热泻火的,临床不用于虚证。那么这里的"虚"是什么意思呢?它是指无形的邪气,中医把无形的邪气就叫做"虚邪",因为它无形,你看不到它,所以称作"虚邪",也可以理解为可以导致人体正气虚的邪气,所谓"虚人之邪"。这不是张仲景发明的,《黄帝内经》里就是这样称谓的,其在第一篇《素问·上古天真论》中就说:"夫上古圣人之教下也,皆谓之虚邪贼风,避之有时。"所以这里的"虚烦",意思就是说,心烦不安是由无形的邪气引起来的。"不得眠","眠",瞑也,指闭目,不是我们现在睡眠的意思,睡眠古人称作"寐"。所谓"虚烦不得眠",就是病人心烦不安得不能闭目。那这种无形的邪气是寒还是热啊?(学生:热)怎么看出是热了?对,使用的是栀子豉汤,这叫以药测证。如果后面用桂枝甘草龙骨牡蛎汤,那这个无形邪气就是寒了。这是学习《伤寒论》一个重要的分析方法。

这一段意思就是,原来是一个太阳病,经过一番折腾,汗法也用了、吐法也用了、下法也用了,把病人折腾得不得了,病不但没有好,邪气反而往里传了,而且在往里传的过程中化热了,之后出现虚烦不得眠。这还是轻的呢。"若剧者,必反复颠倒,心中懊憹",剧就是剧烈、严重。"心中懊憹",是指心中烦闷殊甚,莫可名状,就是心烦得不得了,用语言难以表达出来,那真是坐卧不安,辗转反侧,夜不能寐,这叫"反复颠倒"啊。金元四大家之一的刘河间先生,他形容心中懊憹,是像吃了巴豆或草乌头以后那样心里异常难受的感觉。

那我们看本证的病位在哪里?就是现在无形的邪热是在体内哪个位置啊?我们怎么去判断这个呢?大家看,这个热,肯定不在表了吧,是不是?是太阳病被误治以后,表邪往里走了。根据临床观察,表邪内陷,往里走,它有个规律,那就是必先到胸部,然后往中、下焦走。那么,烦跟心相关,后面一段还有若"少气"、"呕"的症状,分别与肺、胃相关,说明本证病位不在一个脏器。那心、肺、胃这一片儿,我们叫胸膈,这些脏器都在胸膈上下,所以,栀子豉汤证我们把它定位为热扰胸膈证。邪气内犯,扰于胸膈,但是进入阳明之里了吗?还没有,再往下发展有可能就进入阳明了。所以这个证就是已经从表往里走了,但还没有完全入里。所以实际上它是个什么阶段呢?由表证到里证的一个过渡阶段,我们也可以把它看做是"半表半里"证。你看它用的栀子豉汤这两味药物,栀子是清热泻火除烦的;豆豉呢,解表药啊,说明它既治表又治里,这是个表里同治的方子,那它就是用于表里之间的这个阶段。

后面说"若少气者,栀子甘草豉汤主之。""少气",就是气少,所以加一个炙甘草益气。那么,在热证里面为什么会出现气少啊?就像我们在天气炎热的时候身体总发沉,不想走路,这是什么原因呢?体现了一个什么特点?咱们学《中医学基础》的时候学过"六淫"的致病特点,我要问大家火热的致病特点是什么?(学生:伤津),这是肯定的,还有什么啊?它还耗气呢,对吧?所以热证中它会出现气少啊,因为本证火热耗气程度较轻,所以只加个炙甘草就可以了。你看在夏天,炎炎的烈日下面行走 5 分钟,身体就会很沉重,是不是?走不动路啊,那就是耗气了,少气啊。遇到这种情况,你也可以喝上点甘草泡的茶,既解暑,又益气。我们说了从只加个甘草来看,本证耗气的程度不是很重,因为毕竟是刚开始的一个热,还没有到阳明大热的程度,所以只加个甘草就可以了。如果耗气太重,到阳明了,甘草力量就小了,怎么办啊,得加人参了。像白虎汤证,如果伤津耗气,出现大渴引饮,张仲景就在白虎汤中加上人参,组成白虎加人参汤。其实与本证栀子豉汤加甘草是一样的道理,只是轻重不同。

"若呕者,栀子生姜豉汤主之。"就是说,这个热影响到胃了,使胃气上逆,所以出现呕。加个生姜,和胃止呕就行了。可以看出,本证热扰胸膈,影响到三个脏器,影响到心,就会出现神志症状,因心主神明;影响到肺,就会出现少气的症状,因肺主气;影响到胃,就会出现呕的症状,因为胃主肃降。所以,这一条是比较好理解的。

再看第 77 条:

發汗,若下之,而煩熱,胸中窒者,栀子豉湯主之。(77)

烦热,为热扰胸膈所致。"胸中窒",窒就是窒息,是异常胸闷的这样一种感觉。请问大家,这个热扰胸膈影响到哪一个脏器会出现这种情况?(学生:肺)对,肺主气,肺主宣发,热扰于肺,肺气不宣就会出现"胸中窒"的情况,当然可以用栀子豉汤进行治疗,临床上我们可以加一下宽胸理气的药物,如瓜蒌、杏仁等等这些,可以据症加入到栀子豉汤里面。

再看第 78 条:

傷寒五六日,大下之後,身熱不去,心中結痛者,未欲解也,栀子豉湯主之。(78)

这当然也是一个误治,一个太阳病用了下法,身热不去,说明邪气由表入里,发热也由外感发热变成了里热。这里出现了一个症状叫"心中结痛","结"就是结聚的意思,可以理解为拘急疼痛,而且是正在"心中"结痛,这是影响到什么脏器了呢? 很明显,是影响到心脏了。如果说"胸中窒"是影响到肺主气的功能的话,那么"心中结痛"就是影响到心的主血脉的功能了,热扰于心,血脉不通则疼痛。当然这里仍会有心中懊憹的症状。实际上,这一条告诉我们,胸中有热,就很容易会干扰心脏的功能,心有两大功能,主神明和主血脉,在这一条中都体现出来了这些功能失常所导致的症状。所以在治疗上,我们可以用栀子豉汤加上些丹参、全栝楼、白檀香、乳香、没药等宽胸理气、活血化瘀止痛的药物比较好。

对栀子豉汤证我们总结一下啊。从病机上来说,是热扰胸膈,展开讲叫无形邪热扰于胸膈。病证有轻、有重,还有伴见证。轻证:心烦不得眠;重证:心中懊憹,反复颠倒;伴证:胸中窒(影响到肺了),心中结痛(影响到心了),少气(耗气了),呕(影响到胃了),所以我们说栀子豉汤证的病位不是单一的一个脏器,凡是与胸膈有关的脏器都会影响到而出现相应的症状。

为了让大家更好地理解这个方证的特点,我补了一个本证的舌苔之象,是舌红苔白或舌苔黄白。在临床上有一部分病人的舌象就是这样子,舌质是红的,舌苔是白的,或者你看他舌苔的时候既有黄的又有白的,我们叫黄白苔。这说明什么啊? 有热,但是这个热还没有真正的里热炽盛,所以舌象还没有到舌红苔黄那种情况。舌红苔白,说明有热了,但是热还没有盛,表邪入里化热的过程中最容易见到这种舌苔。栀子豉汤证便是表邪入里化热过程中出现的一个方证,我们可以认为它是表里的中间阶段,所以治疗上就用清宣郁热的方法。这里提到了"郁热",热邪一般易郁闭气机,热邪郁闭于内,称为郁热。郁热不得宣发,就会导致明显的心烦懊憹,这也是栀子豉汤证为什么还没有到阳明的程度就出现了这么严重的神志症状的原因。有热当然要清,如果有气机郁闭的话,这当然又需要宣达了,所以治疗上既要清又要宣。表结如下:

```
病机:无形邪热扰于胸膈
病症:轻证:心烦不得眠
    重证:心中懊憹,反复颠倒
    伴证:胸中窒,心中结痛,少气,呕,舌红苔白或舌苔黄白
治法:清宣郁热
方药:栀子豉汤
    栀子:清热除烦,引无形之热屈曲下行
    豆豉:解表宣郁,令陷入之邪透达外越
      加甘草——益气;加生姜——和胃
```

　　栀子豉汤这两味药物,栀子是清热除烦的,栀子是清哪里的热?(学生:三焦),后世给它一句话我觉得说得很好,这是一个注家的话,忘了谁说的了,说"栀子能引无形之热屈曲下行",就是说栀子的效果,哪个旮旯缝里都能到,所以栀子是特别好的清热除烦的药。豆豉解表宣郁,解表的同时能解除郁滞,同时令陷入之邪透达外越。因为现在邪气还没有完全入里,还立足未稳,还有外解的这样一个机遇,所以这里用了豆豉往外散。这说明邪气还没有完全入里,假如邪气再往里走,完全入阳明了,再用豆豉还有用吗?就散不掉了,就没有用了,所以说豆豉也可以证明这个证候的阶段性问题。再往下发展有可能就是真正的阳明病,所以我们把栀子豉汤证既可以看作半表半里证,是个表证向里证的过渡阶段,也可以把它看作阳明病的前驱期证候。所以说在阳明病篇还有栀子豉汤证,再讲到阳明病热证的时候还有栀子豉汤证,就是这样一种情况。栀子豉汤证,伴见少气的加甘草益气,伴见呕的加生姜和胃止呕。

　　再看栀子豉汤后面的方后注,栀子是十四个,现在不这样用了,一般我们可以开10g,香豉四合,也可以开10g。"绵裹"就是用纱布包,这个豆啊,为什么要包煎呢,不包煎就熬成粥了对吧?包煎是以防汤太稠,保持汤的清澈度。

　　"上两味,以水四升,先煮栀子得二升半,内豉",为什么要先煮栀子啊?没什么,因为豆豉要后下(这是脑筋急转弯,对不对?)豆豉后下,栀子就只有先煮啊,不先煮也得先煮啊,对吧。豆豉为什么后下啊?可以看出来用它干什么啊,用它来解表对吧,往外透,如果它煮的时间长了,往外透散的作用就没了。"煮取一升半,去滓,分为两服,温进一服",一般咱们前面学的方子是分几次啊?分三次服,但一般治疗内热证的方子是分两次服。

　　"得吐者,止后服。"这句话有争议,我不想把它展开来说,喝了栀子豉汤以后有呕吐的现象。喝完栀子豉汤呕吐了,说明这个邪气出去了,是邪气找出路的一种表现。另外一些注家说,喝栀子豉汤后不会有呕吐的,"得吐者,止后服"是一种误闻。这是因为瓜蒂散里面也有豆豉,就误认为豆豉有催吐作用了,其实瓜

蒂散里的豆豉是保胃气的,对吧? 从我的临床上来看,栀子豉汤喝完以后没有见过一个呕吐的,包括单用栀子豉汤都没有见过呕吐的。我觉得这个是存疑待考。有的人说在临床上见到了,你要看喝的是不是单纯的栀子豉汤,如果是单纯的栀子豉汤出现这种情况,那还有一些复杂的病变的原因,不一定是服栀子豉汤出现的。另外,还有一些观点认为,本方不是治郁热的吗? 有这个情况,当郁热往外散发的时候就有可能会出现呕吐,也就是说呕吐有可能是郁热外散的一种表现。这些都是注家的一些意见啊,仅供我们参考。

那总而言之,这个栀子豉汤在临床上主要用于什么呢? 你就记住这一个字就行了,就是烦。什么样的烦呢? 热,因为热扰胸膈导致的烦,就行了。因为它的方子比较简单,往往加到其他方子里面使用。比如与小柴胡汤一起使用。有个病人跟我说他烦,烦到什么程度啊? 她说:"除了我自己以外我看到谁都烦,大夫我看到你也烦(学生笑),我都没办法了。"都到这种程度啦。我给她用小柴胡合栀子豉汤,小柴胡汤解郁滞作用比较强,加上栀子与黄芩相配,清热的作用也比较大,往往可以合到一起使用。

其实我们现在日常生活中,经常会出现莫名其妙的心烦,从我的临证门诊上来看,这种心烦的病人越来越多,有的是以心烦主诉而来的,还有的是伴随着其他疾病而出现,病人一般是什么呢? 不管他得的什么病,要是有上一段时间不好,就胡乱猜疑了,就会心烦。还有一些人是怕过晚上,半夜醒来以后就特别烦,总想一些消极的事情,一些不好的事情,有一些人就是怕安静下来,他就拼命地工作,就是找事情做,一安静下来就特别烦乱,胡思乱想啊。这些往往都是热扰胸膈的表现,所以栀子豉汤用的几率非常高。对于这种在日常生活中经常会出现的莫名其妙的心烦,往往是轻度的热扰胸膈证,开上几包栀子豉汤调理,都会得到明显的改善。

栀子豉汤的确是治疗热扰胸膈心烦的代表方剂,我原来跟刘渡舟老师门诊的时候有一个心烦的病人,特别典型。一个中年妇女,她开始是感冒发热,但是几天以后突然就出现心烦懊侬了,但太阳病也并没有误治,就出现了这种情况,特别烦乱不安,坐卧不宁。这个病人说,她就想跑到一个空旷无人的地方,一阵大喊,或者想到一个坟头上哭一场,这样会觉得稍微轻松一些。弄得家人也不敢靠近她,甚至和她说话,否则就会遭她呵斥、斥责,脾气特别大。舌质红。最后刘老师就给她用的是栀子豉汤原方,就两味药物,1 剂就好了。那么实际上这个病案是由太阳病变化过来的,但是和张仲景说的不一样的地方就是这个太阳病没有经过误治,但我们知道张仲景在《伤寒论》里他也只是举例而已,拿心烦懊侬来讲,可以由太阳病误治而来,也可以由太阳病不经误治或者是病人失治了而引起。甚至我们更进一步地理解,栀子豉汤证也不一定都是太阳病转化过来的,只要我们发现病人心烦不得眠是热扰胸膈所致,就可以使用栀子豉汤。

本方解烦恼主要靠栀子这个药物,刚才我们说了栀子能引三焦之热屈曲下行。另外一个原因是栀子开的花很香,很美丽,这样的花它都有解郁的作用啊,人们闻了这个花香或者看到这个花以后就会心花怒放,就会舒缓紧张的情绪,所以说栀子的开散郁热作用比较好。那后世使用栀子组成的方剂也很多了,其实我觉得有好多就是对张仲景的栀子豉汤的一个发明。比如说后世有一个丹栀逍遥散,实际上就是加味逍遥散了,就是逍遥散加上丹皮、栀子,这里的栀子就是和逍遥散一起来开郁散热的。另外一个治疗郁证的著名方剂叫越鞠丸,是朱丹溪先生的,治疗六郁,其中有热郁,这个热郁也是用的栀子。越鞠丸在临床上很好用的,谈到这个方子,我也想说两句,越鞠丸不但开热郁,而且开气郁、开痰郁、开湿郁等等,往往病人表现为什么呢?表现为胸部、腹部,胸膈胃脘这些部位的胀满不舒,还有一些病人讲,说打一下嗝就觉得这里通畅了,但是又打不出来,有些病人说我想放屁,放个屁很难,排气排不出去,堵得很难受,往往这就是越鞠丸的一些适应证。有一个中年男病人,脘腹胀满好多年了,他说我这是老大难疾病了,也经过好多大夫来看,他的脘腹胀满,都是用的一些理气的药物、通泻的药物,越通,胀得越厉害,大便最后通得都不成形了,腹胀还是没有解决。特别他说是不能吃火锅,一吃马上就会腹部胀满,打嗝打不出去,放屁又放不出来,天天感到肚子里边有气窜动啊。我切诊按他的肚子确实胀大,而且又硬,但是他说了大便并不干燥啊,甚至许多情况下大便是不成形的,大便黏滞不下,所以蹲厕的时间很长,大便黏得挂池子,都冲不下去,肛门下坠。那这种腹胀满就不是阳明的腑实证了,越通就会越滞。其实开始我也上当了,用了好多理气的药物没有效果,而且腹胀一天比一天重,那最后给他用什么呢?用越鞠丸,又合上白头翁汤。服两周就病愈大半,肚胀明显减轻,他说十几年来这几天肚子是最舒服的。越鞠丸的组成是:栀子、川芎、香附、苍术、神曲五味药物,栀子是主药,实际上是对张仲景的疏郁理论的一个发明。

再一个,这个栀子豉汤啊,我在临床发现治口苦也比较好,一提到口苦,可能首先想到用小柴胡汤治疗,因为口苦是少阳病的主症。但有一些口苦用小柴胡汤有时候解决不了问题,可以试用栀子豉汤。有一个中年妇女,口苦好几个月了,她一来很有意思,她说大夫你有一个思想准备,我是"砸牌军"。我说你为什么讲这个话呢?她说我是砸医生牌子的一个病人,我的口苦经过好多大夫看了,都没有看好,每一个大夫我都吃他几十剂药,不行,就是嘴里边苦,不论吃什么东西都觉得苦,她说我甚至吃糖都觉得是苦的。同时也心烦,当然这个心烦也由于是口苦久久不除引起来的,睡眠不好,大便还可以,舌苔有点薄黄。开始我也给她用小柴胡汤,但是喝两周没有效果,一般情况下像这种,如果(给病人)喝两周还不行的,我们往往就要改弦更辙了,可能我们的辨证存在一些问题,后来我考虑到这个病人有心烦不安,情绪不稳,爱发脾气,有郁火不得发泄的这样一个现象啊,所以就在小柴胡汤的基础上合上栀子豉汤,这也是刘渡舟老师经常使用的一个合方,叫"柴栀合剂",用小柴胡汤时什么时候合上栀子豉汤呢? 心烦特别甚的时候。这个病人我用栀子 12g,豆豉 10g,柴胡 15g,黄芩 10g,当然这个不是小柴胡汤的原方,只取了柴胡、黄芩两味药物,另外加上 6g 薄荷。薄荷有一个什么作用呢? 辛凉开散,可以散郁热,又加 10g 神曲。合上栀子豉汤以后行了,7剂喝完以后,她的心烦好了一大半,口苦也随之减轻。继续加减服用,一共喝 21剂,口苦痊愈。

所以我的临床体会就是,栀子豉汤解郁热比较好,这是它的一个主要治疗作用。但栀子豉汤还可以用于其他一些疾病,比如说消化系统的胃病,像胃胀满不适呀,还有不想吃饭哪,心烦不寐的,这个我往往合上三仁汤来进行使用,就是栀子豉汤合三仁汤。因为栀子豉汤就两味药物它比较简单,所以大部分情况下是和其他方剂合方使用。又如有痰热扰心、心烦失眠的,就与温胆汤合用。还比如说小孩儿感冒以后烦躁不安哭闹,栀子豉汤也挺好。甚至有些婴儿夜啼,就是睡颠倒了,一到晚上就很有精神,哭闹,一到白天就睡,折腾得大人受不了,栀子豉汤也有良效,可以取一点栀子豉汤,熬点水喂,其实孩子越小,药越好灌,大一点的就不行了,他知道不好喝,就拒绝。一般我用本方治小儿夜啼,可用栀子 4g,豆豉 3g,煎水灌服就行了。

总之,栀子豉汤是治疗热证心烦的一个代表方剂,这个大家要掌握住。

(2)栀子厚朴汤证:看第 79 条:

伤寒下後,心烦,腹满,卧起不安者,栀子厚朴汤主之。(79)

栀子厚朴汤方

栀子十四个(擘)　厚朴四两(炙,去皮)　枳实四枚(水浸,炙令黄)

上三味,以水三升半,煮取一升半,去滓,分二服,温进一服,得吐者,止後服。

这是一个太阳伤寒误下导致的病证,出现什么样的一个坏病呢? 心烦,同时"卧起不安"。什么叫"卧起不安"啊? 卧就是躺倒,"卧起不安"就是躺倒、坐起都不安宁,或由于心烦而不停地躺倒、坐起,总之就是坐卧不宁的意思,病人躺到床上也不是,来回走也不是,坐卧不宁这样一个感觉。如果单单出现这个有可能我们就用栀子豉汤了。但我们看本证同时多了一个什么证啊,腹满,腹满就是腹胀。栀子豉汤证只是热扰胸膈,一般没有腹满,若出现腹满了说明这个病位向下了。腹满就是腹部的气机不畅,什么引起的腹部气机不畅啊? 出现腹满就很容易使我们还想起一个病,阳明病。那有没有可能是阳明病啊? 当然有可能。假如这个病人心烦、卧起不安,又腹满、大便干结的话,我们就有可能按照阳明实证来治了,对吧? 完全可以这样啊。但是这个用栀子厚朴汤进行治疗。栀子厚朴汤的药物组成,大家看,等于是栀子豉汤去掉豆豉,加上厚朴和枳实通气的药,大家看到没到阳明啊？是阳明实证吗？如果是阳明实证一般就是调胃承气汤、小承气汤、大承气汤，一般必用大黄。本证还没到这个程度，说明这个腹满没有阳明大便干结的情况，有可能大便是正常的呀，只是腹部的气机受到干扰了。受到什么干扰了？胸中的热干扰，所以这个病证的主要焦点还是胸膈有热，只是这个胸膈热波及腹部了，导致腹部的气机壅滞，出现腹满，就像前面兼有少气、呕，兼有胸中窒是一个道理，这个只不过是兼有腹满。但不管怎么说，这个邪气是不是下沉了？这个时候再用豆豉就没有用了，邪气有往下传的这样一个可能，如果不及时治疗有可能真的到阳明去了，所以这个阶段是转到阳明实证的一个前驱期。如果说栀子豉汤证是阳明热证的前驱期，那么栀子厚朴汤证就是阳明实证的前驱期。所以本证的病机稍微绕了一个弯，热扰胸膈的同时，又气滞及腹，这个气滞于腹实际上还是胸中无形邪热干扰到腹部造成的。

病症的表现，心烦的同时有腹满，为什么卧起不安？当然一个是心烦得卧起不安，那肚子胀也会卧起不安呢！所以心烦也好，腹满也好，都可以导致卧起不安。如果这个病人既有心烦又有腹满，他肯定睡不好，对吧？肚子又胀，又心烦，晚上能睡踏实吗？肯定睡不踏实，卧起不安。

所以在治法上就要清热除烦的同时，加上消痞除满，用栀子厚朴汤。栀子，清热除烦；厚朴，行气除满；枳实，下气消痞。枳实、厚朴有区别吗？大家看，厚朴治什么啊，行气除满，它的作用部位是腹部；而枳实的作用部位是哪儿啊，胃脘。心下就是胃脘，所以枳实的作用部位就是心下啊。临床上看，腹满往往表现为脘腹胀满，就是连腹部到胃脘部都胀满，这个时候我们就厚朴、枳实两个药同时使用。胸膈邪热扰于腹部而腹满，所以这里用栀子厚朴汤去豆豉加上枳实、厚朴。

病机:热扰胸膈,气滞及腹

病症:心烦 + 腹满→卧起不安

治法:清热除烦,消痞除满

方药:栀子厚朴汤

    栀子——清热除烦

    厚朴——行气除满

    枳实——下气消痞

本方服用方法与栀子豉汤相同，这里就不讲了。

栀子厚朴汤这个方子还是比较常用的，吃多了，吃饱撑得，睡不好觉（学生笑），往往都有心烦，胃不和则卧不安嘛，可以使用这个方子。还有一些孩子贪吃造成腹部胀满，发脾气，哭闹这样一种情况，也可以用本方。我经常用本方治疗小儿食积发热，吃伤了出现热了，用栀子厚朴汤这个方子就特别好，可以再加上一些消食导滞的药物如鸡内金、焦三仙、莱菔子等这些。

(3)栀子干姜汤证:看第80条:

傷寒,醫以丸藥大下之,身熱不去,微煩者,栀子幹薑湯主之。(80)

栀子幹薑湯方

栀子十四個(擘)　幹薑二兩

上二味,以水三升半,煮取一升半,去滓,分二服,溫進一服,得吐者,止後服。

也是一个太阳伤寒证,误用下法了,而且是大下。给的什么药啊?丸药。这个"丸药"当时是汉代的一种中成药,有泻下作用,有用大黄为主组成的,也有用巴豆组成的。有人考证这个"丸药"是好些家庭备用的药物,干什么呢?减肥用。汉代人和现在一样,喜欢瘦,对胖瘦的认识、审美的观点每个朝代不一样,汉代人喜欢瘦,咱们现在又回到汉代了。但是瘦却在唐代不受待见,胖了好啊,杨贵妃为什么受宠啊?就是因为胖,胖到什么程度?有三个下巴啊,所以很受唐玄宗李隆基的宠爱。我们看唐朝的那些画,唐朝时很开放,穿低胸的衣服,很丰满的一个形象。但汉代的时候喜欢要瘦的,所以有的胖的就要减肥。当然我们不主张这个,现在临床上好多人要求减肥的,有的你看她瘦得可怜,她还要求减肥。原来有一个病人,退休了,到门诊找我,怎么进来的我都不知道,就感觉一个人影飘然而至(学生笑)。她坐下后说:"陈教授我找你来着。"我说:"怎么了?不舒服啊?"因为她经常来我这调理,她说:"我这次没其他的病,就是想减减肥。"我一看她枯瘦如柴的,一只手就能把她的腰掐住似的,就那么瘦。我说"你,好家伙,还减肥,你怎么来的我都不知道,再减我就看不到你了(学生笑),这么瘦。"这个人为控制体重,每天只吃一根黄瓜、两个番茄。咱们在座的女生有没有这样(要求减肥)的啊,有的话我就得批评你了,一定要运动,生命在于运动,靠减少饮食来减肥,这可不行啊。还有人一天只吃一根黄瓜的,这个当然对身体是绝对有害而无利的啊,大家不要学这些。

后面我们看,"身热不去,微烦者",原来的热还没有解除,但是这个热已经是里热了,邪气往里走了,而且同时出现烦,但程度较轻,是微烦,仍然属于热扰胸膈,用栀子干姜汤。栀子干姜汤就这两味药物,栀子和干姜,如果我们以药测证的话,干姜是干什么的啊?温中、温肺,它走中、上二焦,不走下焦,温中寒的啊。在《伤寒论》中用干姜必有下利,有拉肚子的现象。这里用栀子配干姜,栀子清胸膈之热,用干姜就是要温中焦的寒。所以实际上这个太阳病坏病是什么证候啊?既有热又有寒,哪里的热哪里的寒?胸膈有热,中焦有寒。如果你碰到这种病人,他胸膈有热,有烦躁,舌也红,但同时他又告诉你:大夫我不能吃凉药,我拉肚子,平时就大便稀溏。那你说:你既有热又有寒,怎么到这样的时候才来找我啊?为什么你大便不干啊?或者说你大便正常吧,让我用一下栀子豉汤(学生笑)。有这可能吗?不给你机会,人家就是胸膈有热,大便稀溏有寒,这时候我们就可以使用这个方子。病证是寒热错杂,用药也得寒热并用。所以这个(病证)病机是胸膈有热,中焦有寒,我们可以理解为:上焦有热,中焦有寒。症状以心烦、身热为代表,说明胸膈有热,再加上一个下利,我们补一个这个症状啊。治法就是清上热,温中寒。栀子干姜汤这个方子思路很清楚,栀子清胸膈热,干姜温中焦寒。所以上热中寒的基本方代表方我们可以用这个方作为底方。上热重了我们可以加上黄芩、黄连,中寒重了我们除了用干姜之外,也可以用上白术,还可以合上理中汤,再不行可以加上附子。总之,你可以根据方子的意思,根据病证病机我们往里加药。

```
病机:胸膈有热,中焦有寒
病症:心烦身热 + 下利
治法:清上热,温中寒
方药:栀子干姜汤
        栀子——清胸膈热
        干姜——温中焦寒
```

其实这些方证在临床上是司空见惯的,往往我们看到的病证不是单一的热证,也不是单一的寒证,而是寒热错杂,虚实互兼的病比较多,所以这是我们学习《伤寒论》以来第一个碰到的一个寒热错杂的方证,就是寒热并用的药,所以它的临床代表性比较强。这个方子的煎服方法没有什么特别之处,我就不再说了,大家看一下讲义就行了。

这就是栀子豉汤系列,几个方子啊? 栀子豉汤、栀子甘草豉汤、栀子生姜豉汤、栀子厚朴汤、栀子干姜汤五个方子。其实胸中窒和心中结痛要再加味的话又会变出来两个,那么多方子的核心类证是什么啊? 胸膈热,胸中有热。所以我们做一个小结啊,热扰胸膈用栀子豉汤;兼有胸膈热扰于肺的,出现胸中窒,加瓜蒌和杏仁,我们可以叫做栀子瓜蒌杏仁汤(当然可以加其他药物,这是我自己的临床体会);兼有胸膈热扰于心的,出现心中结痛,可以加丹参和郁金;扰于胃,出现呕吐,加生姜;扰于腹部,出现腹满,去豆豉加厚朴和枳实(因为病位靠下,所以把豆豉去掉加上枳实厚朴);伤于气,轻型的少气加甘草;兼中寒下利的,去豆豉加干姜(凡是涉及腹部,病位在中焦的,都把豆豉去掉,再加上相应的药物)。通过总结我们可以对热扰胸膈进行一个全面的把握,主方是栀子豉汤,可以根据波及各个脏腑出现相应的病症,我们加上相应的药物就可以了。

(4)栀子豉汤禁例:看第81条;

凡用栀子湯,病人舊微溏者,不可與服之。(81)

"栀子汤"是指栀子汤系列方。"旧",就是素来有,素有的意思。"微溏"是大便微微溏泄,代表是脾气虚寒、起码脾气虚对吧,严重者就寒了。"不可与服之",也就是说,栀子豉汤是清胸膈热的一个方子,如果兼有大便溏泄中焦虚寒的,就不可以服用了。是这样吗?大家怎么去理解这个问题啊,听完后跟刚学的内容有没有矛盾之处啊?哪个啊?这个话太绝对,我们不要太绝对地去理解它,如果说胸膈热、中焦寒,我们可以用栀子干姜汤去治啊,不是说全部都不要用栀子汤系列的,也要根据情况。这段讲的什么意思呢?就是栀子豉汤是治热的一个方剂,不适用于寒证,假如有寒证的话我们可以配上温热药去用,是这个意思,"不可与服之",不是绝对的不可,大家一定要注意这一点啊,这里讲的是栀子豉汤的一个禁例吧。

2. 麻黄杏仁甘草石膏汤证　热证的第一个系列叫栀子豉汤证系列,下面我们看热证的下一个方证,麻黄杏仁甘草石膏汤证,这是我们的重点,大家把这两条,第63条和162条一定要背得特别熟。看着原文:

發汗後,不可更行桂枝湯,汗出而喘,無大熱者,可與麻黃杏仁甘草石膏湯。(63)

下後,不可更行桂枝湯,若汗出而喘,無大熱者,可與麻黃杏仁甘草石膏湯。(162)

麻黃杏仁甘草石膏湯方

麻黃四兩(去節)　杏仁五十個(去皮尖)　甘草二兩(炙)　石膏半斤(碎,綿裹)

上四味,以水七升,先煮麻黃,減二升,去上沫,內諸藥,煮取二升,去滓,溫服一升。

两条原文基本一致,一个是发汗后,一个是下后,所以我们合并讲解。发汗后是说太阳病发汗不当,下后是指太阳病误用下法,总而言之说造成变证了,造成坏病了,这个坏病是什么呢?"汗出而喘",喘在这是一个主证了,同时伴有出汗。那如果我们就按照麻杏甘石汤证这个思路去理解的话,麻杏甘石汤我们在《方剂学》中学过,治肺的是吧?是肺热还是肺寒呢?肺热证,肺里有热,在这里就是表证入里,化热到肺,所以热壅于肺是麻杏甘石汤证的主要病机。热壅于肺,肺气不得宣降就会出现喘了。那为什么会出汗啊?这跟桂枝汤证的出汗一样不一样啊?桂枝汤证是卫气不固,营不内守,营卫不和了对吧?而本证是因于肺热出汗,这是热迫津液外泄的结果。所以,同样是出汗证,中医治疗可能这个用桂枝汤,那个就得用清热的药物去治疗了。为什么啊?因为这种出汗是肺热引起的,是内热逼迫津液外泄,所以它的出汗必然伴有一系列的热证,它和桂枝汤证的汗出伴有恶风寒不一样,对吧?所以这是一个喘家汗出,汗出而喘的这样一个证,我们用麻杏甘石汤来治疗。

但是这里面还有两个问题环节我们没把它解决啊,"不可更行桂枝汤",说的是什么意思?"发汗后,不可更行桂枝汤",怎么突然说不给病人喝桂枝汤呢?

或者说为什么不说"不可更行麻黄汤"呢？我们看它的主症"汗出而喘"，根据这个主症我们可以想起什么方证来？我们前面学过的，桂枝汤系列的一个方证？（学生：桂枝加厚朴杏子汤证）对，学习一定要前后联系啊，一定要有整体的立体的一个结构。一提到"汗出而喘"，马上要想到还有一个方子可以治疗的，桂枝加厚朴杏子汤，它也是汗出而喘呢！但是那个汗出而喘是什么原因呢？是营卫不和、同时有肺气上逆啊，对吧？所以它是用桂枝汤治疗营卫不和的出汗，用厚朴、杏仁治疗喘，那个我们叫做"表虚作喘"对吧？如果仅仅是凭症状上，这两个主证是一样的，但是病机却大相径庭。那个是营卫不和，没有内热；这个有内热。所以这个"不可更行桂枝汤"，这里的桂枝汤实际上是指桂枝加厚朴杏子汤。你可以把这个语气颠倒一下，实际上这里也有倒装语序，调整后我们可以读作："发汗后，汗出而喘，不可更行桂枝汤，无大热者，可于麻黄杏仁甘草石膏汤。"应该这样念，是不是？那就是说，对于这种汗出而喘不可以用桂枝加厚朴杏子汤，因为它不是营卫不和，它是肺热引起的。由此可以引出来什么？实际上张仲景在这里告诉你，麻黄杏仁甘草石膏汤和桂枝加厚朴杏子汤都是治疗汗出而喘的，应加以区别。临床上经常碰到这种情况，可能病人来了，两个病人都是说我出汗、我喘，有可能第一个病人开桂枝加厚朴杏子汤，第二个就开麻杏甘石汤。那怎样区别这两者呢？除了汗出喘主症外，我们还要看它的兼症对吧？能区别开吗？比如说桂枝加厚朴杏子汤证汗出而喘，同时还伴有什么呢？也就是说临床上你怎么能认出来这个病人的汗出而喘要用桂枝加厚朴杏子汤？对，它兼有表证，有恶寒或恶风，特别怕冷。同时看看病人有没有内热的现象，有没有心烦，口渴啊？大小便的情况必须要问啊，还有舌苔、脉象。如果是桂枝加厚朴杏子汤证，舌淡苔薄白，没有内热的现象。那假如是麻杏甘石汤证，汗出而喘属于肺热，除了汗出而喘外，还可能有心烦，小便短赤，口干口渴，舌红苔黄，脉数等。你一眼就能看出来，这个汗出而喘是肺热引起来的，用麻杏甘石汤了是吧？这个在临床上不难区别的啊。

　　还有一个环节大家可能不是很好理解的，"无大热者"，"大热"，我们容易理解为高热是吧？所以有些注家，包括有些教材都这么解释了，说麻杏甘石汤证没有高热。从临床上来看，这是大错特错。麻杏甘石汤这个方子治疗肺热，这个方子比较多见啊，临床上治疗小儿肺炎，小孩感冒了，小儿稚阴稚阳之体，感冒以后火气比较旺，就容易化热到肺部，就容易出现咳喘，吐浓痰啊等，发高烧往往达40℃以上，这个用麻杏甘石汤效果最好。所以认为麻杏甘石汤证没有高热，完全不符合临床。然而这里为什么说"无大热"呢？理解的关键是这里所说的"大热"是什么意思啊？"大热"在《伤寒论》中有两种意义：一是确实是指高热；另外一种意义是讲"大热"是个专用词，我们不要把这两个字分开，这个词就是指阳明之热，阳明之热我们叫"大热"。所以这里讲的"无大热者"，就是没有阳明的四大热证,也就是说本证虽然是表证入里化热,但还没有到阳明热的阶段,所以这个时候就用麻黄杏仁甘草石膏汤。本证它可以有发热,但是没有到阳明的阶段。可见麻杏甘石汤是什么阶段? 它真正到里了吗? 没有,它应该是半表半里阶段,跟栀子豉汤证差不多,只不过它的热型比较高,它的部位是在肺。所以这是本证的主要点。

通过讨论,我们可以看一些方证之间的关系。比如说外邪开始的时候,风寒侵袭人体,它可以是麻黄汤证,有发热恶寒这些症状;如果说这个阶段没有处理好,由于表邪的郁闭,邪气散不出来会逐渐形成内热了对吧,内热可能由小到大,刚开始内热比较轻的时候,这就是谁啊? 这就是大青龙汤证啊,所以大青龙汤是麻黄汤倍用麻黄加上石膏,当然石膏量用得轻,"如鸡子大",因为它郁热比较轻,那毕竟是往里走了对吧? 如果再发展,随着里热逐渐加重,外寒慢慢往里走,外寒逐渐减轻了,里热逐渐加重了,就会出现麻杏甘石汤证。麻黄汤中麻黄用三两;但是大青龙汤证中由于外寒郁闭较重,阳气散不出去而又轻度内热,所以大青龙汤中麻黄用六两,配鸡蛋大一点石膏。但是到了麻杏甘石汤证,由于外寒逐渐入里化热了,里热逐渐重了,我们看麻杏甘石汤里麻黄和石膏的比例是多少? 石膏半斤,就是八两,而麻黄四两,石膏比麻黄多一倍,麻黄与石膏的比例为1:2,为什么? 里热重了啊,这时候如果再用大量麻黄,对肺热绝对不行,病机不适宜了,麻黄在这里是帮助石膏往外散邪的、平喘的,而不是用麻黄去治疗表寒的,大家要注意这个问题啊,这就是本方的配伍特点。那按照这个发病方式,如果我们做个预测的话,麻杏甘石汤证这个阶段如果还没有好,再往里发展就会到哪里啊? 白虎汤证。这时候表邪一点都没有了,完全入里化热了,解表的药还需要吗? 麻黄根本就用不着了对吧? 那用什么啊? 当然用石膏了,白虎汤中石膏用一斤,同时还要配六两知母,一斤石膏再加六两知母去清这个里热去。

所以,我们从这些方证的变化中可以看出什么呢? 由麻黄汤证到白虎汤证的演变,这中间两个方证(大青龙汤证、麻杏甘石汤证)是两个病理阶段对吧,入里化热的阶段,我们说外邪入里就是这样。所以有些方证我们要把它串起来,不要很孤立地去看待每一个方证,它们中间的一些联系你要找出来,当你看到外邪入侵的开始只用麻黄不用石膏(麻黄汤),到最后只用石膏不用麻黄了(白虎汤),而中间阶段都是用麻黄配石膏(大青龙汤、麻杏甘石汤)的情况时,你就会对外感病的发病规律有一个相当深入的认识的,这就是外感病的由表入里的传变规律。别小看了《伤寒论》所揭示的这种外感病传变的规律,其临床意义很大,2003 年 SARS 的发病就符合这个发病规律。SARS 后期我们研究一些有关的资料,吃惊地发现,这种传染病的发病没有逃脱《伤寒论》六经辨证的规律,没有出《伤寒论》这个圈子,SARS 也好,超级细菌也好,其发病都逃不出六经辨证的规律。SARS 刚开始就是身疼痛恶寒,一点汗都没有,麻黄汤证啊;后来病人逐渐烦躁了,这个阶段很短,有时候半天,有时候一天,往往被认为是感冒,后来发现才是这个病,属于大青龙汤证的阶段;接着,病人马上就汗出、喘,高烧怎么都不退,很多病人这时候就不行了,气管切开了,上呼吸机了,这个阶段就到了麻杏甘石汤证阶段。2003 年的抗 SARS,实际上是咱们中医打了个翻身仗啊,有许多人不相信中药,但是病人的死亡率很高,大量使用激素侥幸活下来的病人又有一多半患上股骨头坏死,后来用中药以后,SARS 的病死率就大幅度下降,而且病人少用激素后,股骨头坏死率也明显减少了。西医退热,必用大量的激素,但是大量的激素应用就会造成很多的弊病,最常见的就是股骨头坏死,所以有些资料显示,被抢救过来的 SARS 病人,约有 2/3 患有不同程度的股骨头坏死,而且这个坏死的股骨头不能手术更换,骨头糟了,换不了,所以有些人死亡线上拉回来,但却残废了,使病残率上升。如果麻杏甘石汤证这个阶段能熬过去,四大热证就会出现了,这就到了白虎汤证,邪气就完全入里化热了,用白虎汤直清。所以,通过《伤寒论》中一些方证之间的关联,我们可以体会张仲景所讲的六经病的传变规律,同时我们对中医的悟性也会大大提高,这样对我们今后走向临床是大有裨益的。

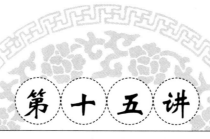

第十五讲

麻杏甘石汤证、葛根芩连汤证、心阳虚证

上一节我们说麻杏甘石汤证是一个由表入里的中间阶段,有两个环节要搞清楚:第一,"不可更行桂枝汤",这一句话说明麻黄杏仁甘草石膏汤治汗出而喘要和桂枝加厚朴杏子汤证区别开。第二个环节要搞清楚"无大热"的问题,在这里这个"大热"我们可以作为一个专有名词来解释,代指阳明热,"无大热"是说麻杏甘石汤证还没有到阳明大热的那样一个阶段。由此我们区别由麻黄汤证到白虎汤证阶段的一个转化,麻黄汤证、大青龙汤证、麻杏甘石汤证,直到白虎汤四个方证,要把它有机地结合起来去学习,这样我们可以找到内在的一种联系性。

所以我们看麻杏甘石汤这个(方证)它的病机,我们说是热邪在肺,可以简称为邪热壅肺,或者是肺热,曾经有个西班牙的同学考试时写成"热肺",勉强可以理解,人家是外国人嘛,说话总倒着讲。

本证的主症,就是咳喘,麻杏甘石汤是治喘的一个非常好的方子,属于热性的(喘证)。怎么才能辨出来是热喘啊?比如说我们见到一个喘的病人能认出来他是肺热吗?当然除了主症以外,我们再找一些伴有的症状,除了喘以外可能还会咳嗽是吧。还有,要辨痰,一般是咳痰黄稠的属于热。当然原文里还指出有汗出、有身热的情况。麻杏甘石汤证发烧也会很高,或有口渴、心烦等症状。此外,本证也可能有微恶寒的这样一种表现,我们说麻杏甘石汤证还是一个表里的中间阶段,表邪没有完全解除,就是说在这个方证里它可以有表证。就从这一点来看,麻杏甘石汤治外感高热比较好,尤其是带有喘的这种外感高热、咳嗽等,像西医讲的肺炎,如果表现热的话,比较符合麻杏甘石汤证的特点。本证的舌象多见舌红苔黄或者黄白相间,黄白相间的舌苔是没有完全入阳明里的一种表现。脉象多是数脉。其治法当然是清热宣肺平喘了,用麻杏甘石汤。我们用表小结如下:

病机:邪热壅肺

病症:主症:咳喘,痰黄,汗出,身热

　　　　伴症:口渴,心烦,或微恶寒,舌红苔黄或黄白相兼,脉数

治法:清热宣肺平喘

方药:麻杏甘石汤

　　　麻黄——宣肺平喘,配石膏散肺热

　　　石膏——清透肺热,监麻黄制温燥

　　　杏仁——助麻黄宣肺平喘

　　　甘草——防麻黄发散太过

麻杏甘石汤一共就这四味药物,全都写到方名里面去了。麻黄这个药主要是治喘的,古人给它的赞誉很高,叫做"平喘之圣药也"。只要不是虚喘都可以使用。什么是虚喘知道吗?哎!肾不纳气的这种喘,表现为动则气喘呼呼,甚至呼多吸少,摇肩撷肚的,这是虚喘,要慎用麻黄。除此之外,凡有邪气阻塞的实喘,都可以用麻黄(其实即使虚喘,配伍补肾纳气药物也可以使用)。你们可能要问,麻黄是辛温的药物,应该是治肺寒啊,像麻黄汤里用麻黄治喘,是非常合适的,因为它是风寒犯肺导致的喘。那像本证的热喘为什么还用麻黄呢?这个主要是看配伍的问题了,寒喘当然用麻黄,常配伍桂枝,以助麻黄发散风寒,以麻黄汤为代表;热喘的话,也用麻黄,只不过它要配伍石膏,就是麻黄、石膏相配,这是一个"对药",代表方就是这个麻杏甘石汤;还有一些喘比如说吐的痰是黏的白的,我们叫湿痰或痰湿所导致的喘,可以用麻黄配杏仁、薏苡仁等等,《金匮要略》还有麻黄杏仁薏苡甘草汤,临床可用于外感湿邪之发热、咳嗽,或湿喘咳痰。所以麻黄治喘很常用。当然对肾不纳气的虚喘,也不是说绝对不可以用,清末民初的医家张锡纯有时候就用麻黄配上一些补肾的药物来治疗这个虚喘,《医学衷中参西录》里可以看到。当然我们在临床使用的时候还是要慎重,因为麻黄毕竟是发散肺气的药物。

但是治热喘用麻黄啊,这个大家也要注意,麻黄毕竟是温燥之品,病人本来有肺热,你又用温燥的(药物),等于是抱薪救火。但是麻黄的平喘作用又比较好啊,怎么去解决这一问题呢?不至于使麻黄太温燥又让它很好地去平喘,这就需要在药物的配伍和用药的比例上下点功夫。咱们看麻杏甘石汤啊,你看在药量上有什么特点啊?本方的灵魂药物就是麻黄配石膏啊,这么一个"对药",我们看麻黄用量是四两,石膏就用到半斤(八两)了,石膏的用量大于麻黄的一倍。所以再比较大青龙汤看看,同样都是麻黄配石膏,但是用量发生了翻天覆地的变化,大青龙汤麻黄是六两,石膏才用"鸡子大",而麻杏甘石汤麻黄降为四两,石膏一下子就升到八两,什么原因呢?哎!因为这是肺热引起的。石膏大寒,清

肺热是特别的好,石膏清肺热、清胃热对吧,这里用石膏的寒凉之性来抑制麻黄的温燥之性,这样麻黄的温燥之性就发挥不出来了,只能去平喘。又加上什么呢?我们看看本方煮法啊:"上四味,以水七升,先煮麻黄,减两升,去上沫,内诸药",凡是麻黄要先煮,去上沫,也是去其温燥之性。所以经过药物有比例的配伍,还有煎药时的一种处理方法,麻黄用于肺热就不至于有抱薪救火这种弊病了。当然还有两味药物杏仁和甘草。杏仁是平喘的,甘草在这里调和诸药。你看麻黄太发散,石膏太寒凉,所以用甘草调和一下药性,凡是寒热并用的,一般都有甘草来进行调和。这就是麻杏甘石汤的组方特点。

麻杏甘石汤在临床运用非常广泛,像外感高烧、咳喘等最为常用。但本方在具体运用时往往会出现一些问题,最常见的就是随意去掉麻黄,因为麻杏甘石汤用于肺热咳喘,有些热喘的病人有明显的出汗,所以个别医生顾忌麻黄的发汗作用而不敢使用。有一次我们去一个医院进行学术交流活动,之后还有义诊。刚讲座完,一个病房的主治大夫请我看一个 78 岁的老头,肺部感染。肺部感染是老年人常见病,一般到冬天发作,老年人受不了,是老人死亡率较高的疾病。这位患者肺部感染控制得不理想,发高烧、咳嗽、气喘,此外就是出汗。进去一看患者在床上躺着,下面垫两个被子,患者实际上是半坐着的。再一看,床的两边有两个床头柜上各放着一沓餐巾纸,家属在不停地给他擦汗,额头、脖子里都是汗,呼吸时痰(声)如拽锯,喉咙里面痰呼噜呼噜响,舌红苔黄,脉滑数。这样子一个喘,大家辨辨证。有发烧,他原来烧到 38℃ 多,但是经过输液治疗,烧退了,现在有咳喘、黄痰、舌红苔黄、出汗。如果我们碰到这种病人,敢不敢断定这就是麻杏甘石汤证啊?对,这就是比较典型的麻杏甘石汤证。我对主管大夫说:"从目前病人的表现看,可以用麻杏甘石汤加味。"这个主管大夫说:"我们开的就是麻杏甘石汤,但是不行,效果不太好,经过输液我们把烧给他退下来了啊,但这个喘(疗效)一直不太理想。"后来我看这个病人的的病历,还有一些检查单,在病历上我看到了他说的这个麻杏甘石汤,他说是麻杏甘石汤加减,还真是加减,找不到麻黄在哪了(学生笑)。我说:"你这麻杏甘石汤怎么都没有麻黄啊?"他说:"这老头汗出得多,不停地擦汗,哪能敢用麻黄啊?"我说:"麻杏甘石汤中唱主角的就是这个麻黄,平喘最好,这是个热喘呐,它有石膏啊,有石膏相配,麻黄的温燥之性就起不来了,一定要用麻黄,它的平喘作用比川贝、枇杷叶、桑白皮效果都好。"当然他用的也有这些药物,只不过就是平喘的效果不太理想,经劝说,这个主管大夫才同意使用麻黄,但生麻黄不敢用,改用炙麻黄。当时这个大夫可能想:好,你这说得好,你说完一拍屁股走了,到时候要真正出问题了,那是我们的责任。有可能他有这种顾虑。由于患者的痰多,且排出困难,建议他又加了冬瓜仁、薏苡仁、芦根等化痰、排痰的药物。用了几天麻黄,喘就有明显的好转,后来他打电话说,真是加麻黄以后就不一样,麻黄平喘是特别快、特别好。

你看西药用的那个麻黄碱,在临床就很有效。当然提取的东西并不能代表麻黄本身那个药,它只不过是其中的一个成分而已,每个药其实就是一个复方,它有好多种成分,那么通过配伍的对象不同,就会又产生许多新的成分。你看细辛,发现有二百多种成分,它与麻黄配伍的时候解表,其中的一些成分发挥作用;与附子配伍的时候又去温里了,那就是另一部分成分在发挥作用;那如果是《伤寒论》中的"麻黄细辛附子汤",细辛既与麻黄配伍,又与附子配伍,就会发挥既解表又温里的双重效果,那就可能两组成分都在起作用。所以有时候但从某一个药物中提取一种成分是不行的,它远远不能代表这个药物的作用,更不用说再与其他药物配伍了,这就是现在为什么我们研究中药复方难的原因,主要就是因为这个,它每一个药实际上本身就是一个复方。

生麻黄偏于发散,蜜炙以后的麻黄发散作用会有所降低,所以如果咳喘是由于外邪引发,还是用生麻黄比较有力。就从平喘而言,也是生麻黄的平喘作用比较强,但如果说这个喘外邪不太重的话,稳妥起见,我们用炙麻黄也可以。另外一个,麻杏甘石汤在使用中不要减去麻黄,尤其是肺热咳喘,千万不要去掉麻黄,否则的话就不是麻杏甘石汤了啊,关键是起不到非常好的散热平喘作用了。肺热证有出汗,但这个出汗是热迫津液外泄所导致的,并不是表虚,用麻黄配上石膏就会很快地清透掉肺热,这样出汗反而很快就停止了。所以果然属于肺热的汗出而喘,不要忌讳这个麻黄的问题,只是真正属于太阳病表虚证,才不可以使用麻黄。然而值得注意的是,麻黄毕竟为辛温之品,所以治疗肺热咳喘时一定配伍石膏,形成麻黄石膏配,且石膏的用量一定要大于麻黄一倍以上。我们看本方中石膏与麻黄的比例是2:1,石膏两份,麻黄一份,一般我们在临床可以用到3:1的比例,通常石膏开30g,麻黄可以开9g、10g。

另外,麻杏甘石汤这个方子退热是相当的好,一般用于外感引起的发热,为加强它的退热作用,我常与小柴胡汤合在一起使用,小柴胡汤加上麻杏石甘汤治外感高烧、小儿肺炎效果非常肯定,一般不超过3包药,相当一部分外感高烧1剂就可以搞定,这也是中医治疗最有优势的病证之一。往往有些病人不理解,一烧就去打吊瓶了,岂不知这小柴胡和麻杏石甘汤结合起来烧退得更快,且没有任何副作用的。

小儿肺炎的发病率是很高的呀,往往由于外感病,有的一天,有的两天就转成肺炎了,先是高烧,后来就逐渐出现咳喘。我给大家举一个病例,一个13岁的小男孩,开始是外感发烧,发烧了1周不退,就出现了咳嗽、气喘,白天咳嗽晚上喘,后来一个医院给他确诊是肺炎了,肺炎了就治疗吧,输液治疗,但是治疗1周不见好转,仍然发烧,每天是39℃以上,而且这咳喘在逐渐加重,不能平躺在床上了,张口呼吸,影响睡眠。孩子到这以后,是呼呼大喘呐。后来经过一个朋友介绍来我这里看,当时来的时候体温38.5℃,这孩子的妈妈就跟我说,她说:(孩子)到晚上体温会达到39℃以上,一到晚上他发烧比较高。呼吸喘气,坐到这呼呼带喘,而且喉咙里边这个痰的声音特别响,咽喉微有红肿,大便尚可,舌苔黄而且厚腻。在临床上凡是打过吊瓶一段时间的病人,基本上舌苔都是厚腻的,当然有的是白腻,有的是黄腻,这个孩子热象比较大,所以他的舌苔又黄又厚,脉象数。这就是典型的麻杏甘石汤证啊,那说还有发烧,一到晚上39℃以上,所以我给他合了小柴胡汤。当然有一些药物得用到量,这个孩子,别看只13岁,我给他用了生麻黄9g,你不要怕,有人一谈到麻黄就谈虎色变,不敢使用,那就看你的配伍啊,生麻黄用的量不够的话,这外邪就发散不出去,发散不出去,它永远就在这里是一个病因,所以一定要祛邪务尽,特别是外感病。生麻黄给他用9g,石膏用30g(大于麻黄二倍),杏仁10g,甘草3g,柴胡用15g,黄芩用10g,半夏10g,另外又给他加了一些清热化痰平喘的药物,像浙贝15g,栝楼皮12g,还有冬瓜仁30g,桑白皮15g,枇杷叶10g,鱼腥草18g,清肺热化痰平喘的一些药物。因为我是下午门诊,我告诉他,晚上这一剂全部要喝完,因为按照一般这个喝药啊,是一剂药早晚各一次。我说你这样,两次煮的药物,一下子喝完,如果说喝完发烧还不退,或者退了以后再反弹的话,你可以把第二剂再拿出来喝了,一天可以喝两剂。晚上10点钟,这个孩子的妈妈打来电话,她说喝完1剂以后,咳喘减轻了,但是体温降下来以后又升到38.5℃,我告诉她把第二剂拿出来煎,喝了两剂。所以第二天一早,因为太晚了,她不好意思给我打电话,第二天一早这个孩子的妈妈打过来电话,她说:昨天晚上11点把第二剂喝完以后,温度降到37℃以下,未再上来,喘减了很多呀,喘一减,烧一退,这孩子就熟睡了一宿啊。她说担心体温再上来,问还喝不喝? 我给他开了3剂,我说把那一剂再喝了就行了。这就是麻杏甘石汤的一个典型的运用了。

另外,从我的临床体会来讲,治外感发烧,除根据病邪的性质辨证使用方药,也可以根据病势比如发烧的度数的不同,而去选择性的用药。一般高烧到39℃以上的,可以用上述这俩方子合在一起;中度的烧38～39℃,我们也可以根据情况用一些其他的方子,如柴胡解肌汤,哦,对,柴葛解肌汤;还有这个热度不太高,37～38℃的,你也可以用《伤寒论》的柴胡桂枝汤加减等等,这些你都可以去选择。当然这些都必须先辨证,辨它是风寒、或是风热,或是湿邪,有时发烧病人是感受了湿邪,或打过吊瓶后发热不退而湿气内蕴,舌苔厚厚的,那我们就要根据情况或用三仁汤,也可以用麻黄加术汤,在用麻黄汤发散外邪的同时,加用大量苍术以化湿浊,所谓"湿去则热孤",发烧就容易退了。

当然,临床上运用麻杏甘石汤也不仅仅是治发热、治喘,也治咳嗽,这个我有许多病例,其中有一个老太太是30年的咳嗽,饮食稍微咸一点就咳嗽,有少量的黄痰,但是舌红苔黄,我给她用麻杏甘石汤加前胡、白前、浙贝,又加少许肉桂,引火下行,这个病人总共来了3次,30年的咳嗽竟然好了。

抓住肺热的病机,就可以灵活使用麻杏甘石汤治疗多种疾病,肺热引起来的疾病它都可以用。比如肺开窍于鼻,那像鼻窦炎、鼻炎,不管是过敏性的,还是其他一些鼻炎,只要是肺热引起来的,我们都可以用麻杏甘石汤来进行治疗。治鼻炎方面我经常用麻杏甘石汤合上苍耳子散(苍耳子,辛夷,白芷,薄荷),非常好。

另外肺又主皮毛,所以肺热的话也可以引起皮肤的一些发炎,像皮癣,皮疹,还有面部的痤疮,都可以从清肺热来考虑呀,都可以用麻杏甘石汤来进行治疗。

那肺又能通调水道,因为肺热也会导致通调水道的失常,导致水液代谢一些病,比如说有一些小便不利呀,有的甚至出现遗尿,也可以用麻杏甘石汤。我前面跟大家讲过用麻黄汤治遗尿,那麻杏甘石汤也可以治,只不过那个是寒邪郁闭,而这个是热邪壅滞于肺,病机不一样。

那肺和大肠相表里,肺热移于大肠,当然可以出现大肠的一些病症,比如说拉肚子,所以有些时候拉肚子由于肺热引起来的,用麻杏甘石汤可以治疗腹泻。

这些就是它的一些扩大运用,但是我们看,尽管它用的范围很宽,但是万变不离其宗,你要抓住一个什么呢? 一个基本病机,那就是肺热。抓住这个肺热的病机,我们就可以把麻杏甘石汤用得非常宽呐。

到此,我们学了几个以咳喘为主的方证了吧,桂枝加厚朴杏子汤证、麻黄汤证、小青龙汤证、麻杏甘石汤证,能够鉴别出来吧? 我们再鉴别一下:第一个桂枝加厚朴杏子汤,治什么喘啊,表虚作喘对吧,与麻杏甘石汤证同样是汗出而喘,但是病机不一样,桂枝加厚朴杏子汤证没有内热,如果汗出而喘有内热的话,我们就想到麻杏甘石(汤证)了。麻黄汤治表实而喘,无汗而喘。小青龙汤呢,最低也要记住两个字,我给大家强调过:寒饮。对,你必须得知道,是吧,有没有表证无所谓,但是必须有寒饮,关于寒饮的致病特征咱们也讲了。所以我们看,这四个(方)都是治喘为主,就是它的主证是喘,但用的方子不一样,这是因为它们的病机不同,所以这就叫做"同病异治"。我们看用什么方子是根据什么开啊? 根据症? 这症都是喘啊,所以是根据病机来开方对吧,一定要根据病机来用药,同样的病不同的病机我们用的方子就不一样;那反过来说不一样的病,病机相同了,就可以用同样的方子治,这就叫"异病同治"。所以,临床上一定要方证相对才行啊。

3. 葛根黄芩黄连汤证 下面是第 26 条白虎加人参汤证,我们放到阳明病篇去讲。现在讲葛根黄芩黄连汤证,看第 34 条:

太陽病,桂枝證,醫反下之,利遂不止,脈促者,表未解也,喘而汗出者,葛根黃芩黃連湯主之。(34)

葛根黃芩黃連湯方

葛根半斤　甘草二兩(炙)　黃芩三兩　黃連三兩

上四味,以水八升,先煮葛根,減二升,內諸藥,煮取二升,去滓,分溫再服。

这个也是个典型的太阳病坏病。本来是个桂枝汤证，"医反下之"，就是误用泻下的药物，误用下法了，表证误下，于是乎就出现了利遂不止。"遂"，于是的意思，病人服完泻下药后，于是就下利（泄泻）不止。一个太阳病误用下法出现下利不止，我们会想到几种情况呢？可能这个病人误下以后会伤阳气对吧，也就是说下利不止也可能是脾阳虚，甚至是脾气下陷，那个就另当别论，就不是这个证了。这个误治后出现的下利是属于什么性质的？我们仍然可以以方测证，那这里讲用葛根芩连汤，黄芩、黄连是清热厚肠的药物，这两味药物的使用，就可以看出这个下利一定是个热性下利。一个太阳病桂枝汤证为什么变成里热证了？这是因为太阳表证误用泻下药，不但不能解表，而且表邪会随着泻下药入里，因为泻下药的作用趋势是向下、向里，唉！外邪不从表而去的话，就会随着泻下药往里走了，往里传啊，造成坏病。当然，在这个病证中，邪气在入里的过程中，化热了，而且这个下注到大肠，所以引起下利，这是大肠有热啊，所以葛根芩连汤证我们得记住一个热：肠热，是不是啊，就像我们记麻杏甘石汤证是肺热一样。大肠有热，传导加速，水土流失，所以造成下利不止。

那么说邪气传里，但表证解除了吗？没有，本证仍然有表证，所以原文说"脉促者，表未解也。"脉象急促，说明正气抗邪的一个反应，邪气往里进，正气要往外推，于是出现脉促，这个脉促也就说明还有表证，那有可能还有发热恶寒的这些症状。但是我们看，这里面解表的有葛根对吧，葛根是个什么解表药啊？（学生：辛凉解表）也可以这么说，但葛根实际上是个平性的，风寒、风热都能用，但一般我们把它归到辛凉解表里面去。所以从使用葛根来看，本证即使有表证，也多是表热证，也就是说开始这个病人感受的是风寒之邪，是桂枝汤证，但是在发展变化过程中，它化热，转化成热了，这种病人的体质一般是个热性体质。你看有些人感冒头一天是鼻流清涕，第二天就变成鼻流浊涕了，嗓子也疼了，什么原因啊？化热了，这说明病人可能是个热性体质。本证是不但里有热，而且表证也是热，造成一个什么状态呢？一个表里皆热的下利。

"喘而汗出者"，这又来一个汗出而喘是吧，当然这个不是它的主证了，葛根芩连汤的主证是下利，那为什么同时还会出现喘呢？这又牵涉到肺的问题了，就是这两个脏器的表里关系，大肠有热也可以累及肺啊，出现喘。当然葛根芩连汤我们看不是有没有喘才用它，主要是辨下利，喘只是它的一个伴见症状。那大家想想这个出汗是什么原因，而且喘的时候出汗，喘而汗出，同样是里热迫津外泄造成的，就是内热造成的，所以不管是肺热呀、胃热呀、肠热呀，只要有里热的存在，都可以有汗出，那我们就看这个出汗和什么证伴见，如果出汗，内热的出汗和喘伴见，麻杏甘石汤证；内热的出汗和下利伴见，葛根芩连汤证。

我们总结一下这个方证。病机是邪热下迫大肠，你可以记个"肠热"，比较简单。

主症就是下利,甚至下利不止,如果仔细辨证的话,本证下利当是下利臭秽,肛门灼热,这是代表热利的一个特点。还有小便短赤,什么喘而汗出,或兼表证,舌红苔黄,脉数等。治疗方法,清热止利兼以解表就可以了,这个实际上也可以认为是一个表里同治。方药用葛根黄芩黄连汤。

葛根在这里选得好啊,葛根不仅仅是发散表邪,唉!还可以止泻,葛根止泻的道理是通过升举阳气,对于下利不止的病证,不管是寒是热,往上升提一下必然就会减轻,这一点与葛根相类的还有升麻、柴胡等等。黄芩和黄连,厚肠胃,坚阴止利。黄芩、黄连清热止利,它还有厚肠胃的作用,就是说它不伤肠胃。你看黄连,尽管这么苦,唉但这个东西对肠胃有保护作用,现在提取的黄连素,治痢疾、腹泻都有明显作用,当然从中医角度来讲,是属于热性泻痢的比较对证,现在有些大夫滥用了,一见拉肚子不分青红皂白就使用黄连素,这是不对的,黄连素也不是所有的下利都能用,如果是虚寒性的,脾虚寒性的泻痢,用黄连素就会适得其反,对吧,尽管是提取物,但毕竟仍属于凉性的。甘草在这里是甘缓和中,以防黄芩、黄连苦寒太过。

表示如下:

```
病机:邪热下迫大肠
病症:下利不止,利下臭秽,肛门灼热,小便短赤,喘而汗出,或兼表证,
      舌红苔黄,脉数
治法:清热止利,兼以解表
方药:葛根芩连汤
      葛根——发散表邪;升津止利
      芩、连——厚肠胃,坚阴止利
      甘草——甘缓和中
```

葛根芩连汤是治热利的,先前我们也学过另外一个治热利的方子,黄芩汤。二者怎么区别呀?这两个方证都可以有下利,有利下臭秽、肛门灼热对吧,黄芩汤也是用黄芩,它只不过没用黄连,但是我们看啊,二者之间有个什么特征啊?先看黄芩汤有什么特征啊?关键是用了芍药,对吧,芍药缓急止痛,黄芩汤治疗少阳邪热波及大肠的下利,少阳主人体的气机呀,少阳枢机的作用,所以它明显表现有气机阻滞这样一个特点,会有明显的腹痛,就是热利兼有腹痛的,我们首选黄芩汤。当然,如果病人有外感症状,又有少阳邪热,还有这个热利、腹痛等,那黄芩汤与葛根芩连汤两个方子能合在一起使用吗?当然可以了,那如果说这个葛根芩连汤证里有明显的腹痛的话,加芍药吗?当然可以加了,是不是啊,加上芍药它基本上就有黄芩汤的主要药物组成了,就少一个大枣嘛。所以要学会变通,葛根芩连汤如果有明显的腹痛的话我们就合上黄芩汤了,就是这个意思。

因为黄芩汤所治的热利腹痛比较明显,所以后世据此加减啊,变化出一个芍药汤,这个方子是金元时期刘完素《素问病机气宜保命集》里的,大家都已经学过的,是治痢疾腹痛、里急后重的良方。临床要注意区别使用这几个方子。

葛根芩连汤是我们最常使用的,像急性肠胃炎的拉肚子,尤其是夏天吃不干净的食物,或是吃一些生冷的凉的,往往就会拉肚子,葛根芩连汤就大有用武之地呀。曾有一个患者,他本来是再障的病人,但是突然有一天腹泻八九次,一天泻八九次啊,恶心呕吐,肛门灼热,倒是没有舌苔红,是舌苔白厚腻,湿邪很重,我给他用葛根芩连汤合上化湿浊的平胃散,平胃散组成主要是苍术、厚朴、陈皮,还有甘草,有些里面还有生姜、大枣,但病人如果舌苔厚的话,甘草、大枣可以不用。由于还有里急后重的症状,我又加了焦槟榔、马齿苋。一共开了 3 剂,这病人喝 1 剂就好了。所以有时候像急性肠炎热利这种病证,药物对证了,它痊愈得比较快。

葛根芩连汤还可以治疗"酒泻",一喝酒就拉肚子,中医叫做"酒泻"。有的是一吃辣椒就拉稀,西医往往诊断为"肠激惹综合征"。为什么本方可以治酒泻?因为经常饮酒的人多有湿热,第 17 条讲的"若酒客病,不可与桂枝汤",就是说的湿热内蕴的人,不可以服辛温的桂枝汤。而葛根芩连汤,尤其是黄芩、黄连,是上等的清热燥湿药,葛根芩连汤是治大肠热或大肠湿热的代表方剂,同时,葛根又具有良好的解酒毒的作用。有一个山西的病人,五十多岁,男性。腹泻数十年,一喝酒就犯啊,但是这个人又嗜酒,是真正的酒客,一天都离不开酒,尤其是晚上必喝,喝完以后就拉,拉完以后还去喝,就是这样子,舌苔黄白相间,稍微有点厚。我给他用葛根芩连汤合平胃散,服 14 剂以后酒泻基本上不发了。我告诉他注意忌酒,他说:"大夫我要能忌住酒,还找你看干什么呀!"嗨! 他还有理了(学生笑)。我说:"那也不能一喝一斤多啊,这也太多啦。"后来他就是隔三岔五喝一下,喝完他觉得没事,只是大便稍微有些不爽。结果有一天他喝了一斤半酒,又拉肚子了,又过来开药,病情和前面基本一致,仍然开葛根芩连汤合平胃散,又加上 10g 枳椇子,因为枳椇子这个药解酒的作用也很好。给他开了 21 剂,以后这个病人一直没有再来过,也不知道他彻底好了没有,但不管怎样,葛根芩连汤对酒泻等大肠湿热的病症有非常肯定的疗效,不过若是酒泻的话,首先还是要求病人忌酒,以消除病因。

当然葛根芩连汤也可以扩大来使用呀,比如我用葛根芩连汤有时治疗牙疼,上牙属于足阳明胃,下牙属于手阳明大肠呀,如果下牙疼属于热的话,当然可以用葛根芩连汤了。胃热牙痛可用清胃散,还有白虎汤等等这些,还有胃热兼有肾虚的牙疼,我们可以用后世的玉女煎。

还有一些,我刚才说麻杏甘石汤可以用于肺热的鼻炎,那实际上葛根芩连汤也可以用于这个鼻子的疾患。因为手阳明大肠经它上夹鼻孔,所以阳明大肠有热就可以沿着经脉上行于鼻，导致鼻疾，尤其是鼻窦炎，中医叫鼻渊、鼻鼽啊，鼻涕流不止，擦个不停，好像永远擦不净似的，因于大肠热的，就可以用葛根芩连汤治疗，大家可以在临床上试一下。其实这与葛根芩连汤治疗泄泻的道理一样，只不过这个泄泻是从下而排，而鼻涕是从上而排罢了，这就是中医治病求本的一个道理。

至于葛根芩连汤的煎服方法，就是葛根要先煮，葛根、麻黄一般都是先煮，就是防止它发散太过，其他没有什么特别注意之处，这是个清热的方子，所以一日两服。

这就是《伤寒论》所说的太阳病变证中的热证，再简单地回忆一下。胸膈有热、心烦懊侬的栀子豉汤类证；肺中有热、咳喘汗出的麻杏甘石汤证；阳明里热、热渴汗烦的白虎加人参汤证（放到阳明病篇讲）；还有大肠有热、下利不止的葛根芩连汤证。我们看，这些方证凸显了《伤寒论》脏腑辨证的特色。其实，以热证辨脏腑而言，我们在《方剂学》中应该已经学过好多方子了，比如说心火旺盛的，用导赤散；肺热这不说了，刚才有了，但是肺热还可以用后世的一些方剂，像泻白散对吧；肝热呢，用龙胆泻肝汤；胆热，用小柴胡汤；脾热有吗？泻黄散，会背诵不会？泻黄散有藿香、栀子、石膏、防风、甘草，这个方子有什么特点呢？你看清脾热跟清其他热不一样，像肝胆热就是直清啊。脾热这个东西啊，脾属于土，它是土中有热，土里面有热要注意散，因为脾是主升的，所以清热时也要顺应脾的特性，往上升，大家知道这个方子重用的是哪个药吗？方中重用的并不是石膏、栀子这些寒凉药，而是防风和甘草，为什么呀？升脾气的，如果是脾热的话，不加升脾气的的药物，这个热你清不了，因为脾特别怕寒，所以用清脾的药，就会伤脾，脾气不升，从而导致脾中之热难以祛除，退不掉。所以大家一定要注意，清脾热一定加升脾气的药物。此外，大家还要注意另外还有一个脏的热，在使用清热药时的配伍特点，那就是肾脏有热。肾脏的热往往是什么呢？往往都是虚热呀，我们常说肾阴虚火旺，代表方剂知柏地黄汤对吧，你看黄柏不光有清热的作用，还有滋阴的作用，知母也是既清热又滋阴的。所以，脾肾有热，这两个热证用药特点我们一定要记住啊，这就是古人总结出的经验啊，这就是清热的一些代表方剂，大家得熟啊，来一个热证，这个人说：哎，上火了，你得辨这个火在哪，火苗子从哪窜出来的对吧，然后我们再找一个跟它对应的方剂就行了，这就是中医辨证论治的道理。好，热证我们就讲这么多。

（二）虚证

1. 心阳虚证　心阳虚证有这样几个方证：桂枝甘草汤证、桂枝甘草龙骨牡蛎汤证、桂枝去芍药加蜀漆牡蛎龙骨救逆汤证、桂枝加桂汤证，这四个方证是一脉相承的。

什么叫心阳虚呢？就是心脏的阳气不足呗，是吧，表现为什么症状咱们能不能推出来呢？我们学过中基了、学过诊断了,应该能够啊。你首先看心有什么生理功能对吧。心主要有两大功能,主血脉、藏神志,所以一旦心阳虚就会出现这两个生理功能出现异常。如果主血脉的功能出现异常了,因为心脏负责把血推到血管里面去,维持它的正常运行,那如果心阳虚了,心脏失去温煦了,这种功能就会受到伤害,就会受到损伤,心不主血脉了,就会出现什么呀？唉,无非就是胸闷、心悸,严重出现怔忡等等。还有就是心不藏神了,同样会出现精神情志方面的症状,包括心烦呀、包括失眠呀等等这些。

（1）桂枝甘草汤证:看第64条:

發汗過多,其人叉手自冒心,心下悸,欲得按者,桂枝甘草湯主之。(64)

桂枝甘草湯方

桂枝四兩(去皮)　甘草二兩(炙)

上二味,以水三升,煮取一升,去滓,頓服。

这是一个太阳病发汗太过所导致的坏病,"汗为心之液",发汗过多,最容易损伤心脏。所以,主症是"叉手自冒心","叉手"就是两手交叉。什么是"冒"啊？在这里可以引申为"按"的意思,按《说文解字》"冒"的原意就是蒙住眼往前摸着走,"以物相蒙",所以引申为"按"。"叉手自冒心",就是两手交叉按到(蒙住)心脏这个位置。可以想象到病人一来到你的诊室就这样子过来了,弯腰护胸,畏畏缩缩,从望形态上来讲,这是虚寒的一个特点对吧,喜温喜按的表现啊,属于虚证寒证。喜按、拒按可辨虚实,你看有一些病人疼痛的时候吧,他(她)不是这样按着、捂着,他(她)往外揪。有一个老太太到我这看胁痛,好家伙,这整个右胁一片给她揪红了,她说我疼得天天往外揪。往外揪,一般就属于实证,邪气堵啊,她就往外揪。所以从病人的一些动作上,一望诊就可以判断大致的虚实,所以做大夫眼睛一定要够数啊,别死眼看着,病人来了也不打招呼,也不进行仔细观察,甚至有的病人看完了还不知道他(她)长什么样呢(学生笑),那就不行了啊,要眼观六路、耳听八方,这样实际上是帮助你辨证的。当然望诊也要有一个度,不能死盯着病人看。

那这个证为什么他要两手交叉按住心脏呢？说明他有心悸,这里的"心下悸"我们理解为心悸,但也可能是胃里也有悸动,这牵涉到胃,实际整个心胃的外围这一片都怦怦跳,发慌,这就是本条描述的感觉。"欲得按",就是一心慌就想要按住它,就是喜温喜按的意思,就是因为这个病人才表现为"叉手自冒心"的,我们一看这就是一个虚证的表现。

怎么引起的这个病呢？前面有四个字概括了啊:"发汗过多"。你看,很简练就告诉你了这个"叉手自冒心"的发病原因。发汗过多,就是开始这个病人可能是有感冒了,医生使用了不正当的发汗方法,造成了这样一个病,实际上它是一个由太阳病转成了心脏病,我们也可以看作少阴病,手少阴心病。因为太阳和少阴相表里,有时候即使不经过误治,太阳也容易传变少阴呢,何况是发汗过多。汗为心之液啊,所以出汗过多就容易伤心。那伤心阴还是伤心阳啊?既伤心阴又伤心阳,一般汗出多伤的是阳气,阳气随汗外泄,造成心阳不足,心脏空虚无主,于是就出现心悸、欲得按的这样一个症候特点,用温补心阳的桂枝甘草汤来进行治疗。

好,我们总结一下这个方证。病机就是心阳虚,心阳不足,空虚无主。症状:心悸喜温按,所以病人两手交叉护胸。我想给大家补一个症状,就是舌象的表现,心阳虚舌象表现为舌淡,有一些心阳虚的病人他的舌头就像是嫩豆腐似的,这是心阳虚的典型舌象。所以治法温补心阳,用桂枝甘草汤。

> 病机:心阳不足,空虚无主
> 病症:心悸,喜温按(两手交叉护胸),舌淡
> 治法:温补心阳
> 方药:桂枝甘草汤
>   桂枝 + 甘草 = 辛甘化阳

本方只有桂枝、甘草两味药,其实我们也可以把这个方子看成是桂枝汤的一个变方,把桂枝汤中那些养营阴的去掉就是桂枝甘草汤。本方是辛甘化阳的一个代表方啊,桂枝辛味,甘草甘味,二者相配,辛甘化阳。这里我想请大家注意啊,桂枝用的是四两,甘草是二两,桂枝与甘草的比例是2:1。还有,关键是什么呢?我们看它的服药方法:"上两味,以水三升,煮取一升,去滓,顿服",这个方就煮一升药,当然药也比较少,这一升不能再作两次服,要一次喝完,所以叫"顿服",顿服就是一次喝完它。四两桂枝一次喝完,短时间内单位用药就相当于一天三次常服方法的十二两,说明桂枝量用得很大啊。那么为什么要使用大量的桂枝一次服用呢?桂枝有什么作用在这里?(学生:温心阳)对,桂枝在这里是温心阳的。当然桂枝还可以温中阳,所以小建中(汤)里面也用它,另外还可以温经通络,温阳化气,总之桂枝的作用特点是一个字:温。当然它在这里主要是温心胸的阳气。心阳虚的病人啊,不管他是什么样的心脏病,只要是心阳虚,就可以用这个方子作为底方来组方。从《伤寒论》对这个病症描述的特点来看,病人突然两手护住心,有时候突发的一些心脏病、急性的心脏病就会出现这样一种情况,所以这里使用桂枝甘草汤是救急用的,清代医学大家柯琴,就把桂枝甘草汤称为是补心阳的峻剂,就是这个意思。心脏病突发,有急性心衰的可能,故用大量的桂枝以回救心阳,而且一次喝完,就像我们现在用强心针治疗急性心衰一样。所以桂枝甘草汤方后注明"顿服",一次喝完。为什么一天就用这一次药,或者可能就用这一次以后就不再用了,什么药才这样使用啊?对,救急用的,就像强心针不能天天打一样,说明这个方证心阳虚得很厉害,快要脱了。如果这个

阶段没有得到及时正确的抢救性的治疗,病情进一步发展会有一个什么样的结局呢? 可能会导致少阴心肾阳气衰亡,那时治疗就必须使用附子、人参等以回阳救逆了,像《伤寒论》中的四逆汤、通脉四逆汤、四逆加人参汤等都可以选用。

当然我们现在用这个桂枝甘草汤,对于一般的心阳虚证也可以啊,它是心阳虚的代表方剂,只要是心阳虚,不管是什么样的心脏病我们都可以用桂枝甘草汤来进行治疗。

心阳虚在临床上是司空见惯的,突然心阳虚而欲脱,确实常见于发汗太过。我有一个朋友,每次有病都找我看,很信中医,有病先找中医。有一次我到国外出差,他感冒发烧,找不着我,就找了一个中医大夫,这个大夫给他开了发汗解表的药物,他吃了1剂后,就汗出如雨,浑身大汗,当晚就感到心里"突突"的慌,而且感到非常冷,身体缩成一团睡了一夜。用他的话讲,心慌得都不成了,特别难受。我看一下他服用的方子,好嘛,柴胡用了60g,能不出汗多吗? 后来他的夫人让他吃了几个桂圆,慢慢地恢复过来了。所以我们古人说汗为心之液,这是千真万确的一个道理。那我们在临床上使用发汗药的时候,大家一定要注意啊,不要向这位大夫学习。

关于"叉手自冒心"的临床表现,是心脏病的一个特征。在《伤寒论》的条文中,还有第75条也讲到了这个症状,我们看一下:

未持脈時,病人手叉自冒心,師因教試令咳,而不咳者,此必兩耳聾無聞也。所以然者,以重發汗,虛故如此。(75)

这是一个小病案,是张仲景跟他老师临诊记载的一个病案。"未持脉时,病人手叉自冒心",老师还没有给病人号脉的时候啊,就见这个病人两手交叉护于胸前。"师因教试令咳",就是老师要这个病人咳嗽一下,可是病人不理他,"而不咳者",这病人不理,为什么不理他啊? 因为他没听见,"此必两耳聋无闻也",他说这个病人原来是个聋子,听力有问题。"所以然者以重发汗,虚故如此",为什么病人会造成这样的叉手自冒心、听力又不行呢? 原来这是发汗太过造成的。大家看这里讲的与第64条基本一致吧。

那么,这里又给我们提出一个问题:为什么心阳虚的时候,两个耳朵会听力下降? (学生:伤肾了)什么,伤肾了? 唉,大家马上联想到伤肾了,为什么,肾开窍于耳? 肾开窍于耳的理论是谁说的啊? (学生:《黄帝内经》)《黄帝内经》? 你查一下《黄帝内经》,十八万两千字,从来就没讲到"肾开窍于耳",但《黄帝内经》说过这个话:"肾在窍为耳"。这"在"跟"开"当然不一样了,它们之间关系的密切度不一样。《黄帝内经》认为谁开窍于耳呢? 心开窍于耳,《素问·金匮真言论》讲了:"南方赤色,入通于心,开窍于耳。"讲得很明白啊! 那肾开窍于哪里啊? 哎,肾是开窍于二阴。我们学的那个"中基"(《中医基础理论》)上讲心是开窍于什么呀? 舌。所以说,同样的道理,《黄帝内经》从来没讲过"心开窍于舌",

它讲了"心在窍为舌。"读书你要读透咯,"在"与"开"它的密切度不一样,所表达的意思是不同的。"开"是直接通道,"在"那就是附属关系对吧,所以心脏跟耳朵的关系是比较密切的。美国一个心血管的专家,名字很长我记不住,他研究心血管一辈子,曾经得出一个结论,说耳垂这一块(具体说的哪个位置我也没弄清楚啊),耳垂上有横褶的,这样的人容易得心脏病。他说他观察到了这个现象,但是不知道是什么原因,他要继续研究为什么这个心脏和耳朵关系那么密切。我看到这个报道以后,就想给他寄一本《黄帝内经》呵呵,(学生笑)《黄帝内经》就是这样说的,心开窍于耳啊,讲得非常明白。我在这里强调这些,不是说要否定肾和耳的关系,是想告诉大家我们看耳的疾病的时候要多一条思路,别忘了还有一个心的关系。比如说一个病人耳鸣(这个病相当难治啊,我有好多耳鸣的病案,有治好的,也有没有治好的,没治好并不是说咱们中医不行,是我还暂时没有找到一个好的办法),有时可以从心脏的因素考虑治疗。

有一个中年妇女耳鸣,她是什么原因呢? 本身有咽炎,就经常吃消炎药,加中药的发汗解表药,经常这样吃,这样她会觉得咽炎会有明显的减轻,时间长了,一吃这种药就出汗,后来逐渐出现耳鸣,两耳听力下降,舌苔淡嫩。一般耳鸣耳聋我们联系最多的是什么呢,像肝胆火对吧,像肾虚,这些都尝试过了,她用过龙胆泻肝汤,也用过小柴胡汤加味,也用过补肾的,很多了,像知柏地黄汤、金匮肾气丸等,从肾和肝胆这方面治,效果不行,那就要另辟蹊径了。所以我们看,《黄帝内经》既然讲了"心开窍于耳"的理论,那肯定有它的实践基础,而这个病人也实际存在着发汗太过的问题,从症状表现上看,也确实损伤了心阳。所以我就给她开了三味药,桂枝甘草汤,温心阳的,加上一个石菖蒲,石菖蒲这药干什么的知道吧,哎,开窍,对了。还有一些病人耳鸣时伴有耳堵,耳道如有东西堵塞的这种感觉,那石菖蒲那就更好了。另外我们还可以加上一些疏通气机的(药物),像香附、路路通啊等。这个病人的耳鸣治得相当好,听力很快就恢复了。还有一些病人,在服药期间可能效果看不出来,一停药,马上就有了,这是一种迟发效应。所以像这一些理论,有实际的临床指导意义,《黄帝内经》的理论我们要吃透,在讲五脏和七窍的关系上讲到有"在"有"开",要把它分辨清楚啊。但如果是心火过盛,急火攻心,也会出现耳鸣,甚至耳聋,这种耳鸣耳聋往往是突发性的,那当然要清心火了,可以根据具体证情选择使用清心莲子饮、清营汤、导赤散、黄连阿胶汤、黄连解毒汤等。总而言之说,心和耳的关系也是比较密切的,我们临床在治疗耳窍疾病的时候,不要忘了这一层关系。

(2)桂枝甘草龙骨牡蛎汤证:往下看第118条:

火逆下之,因烧针烦躁者,桂枝甘草龍骨牡蠣湯主之。(118)

桂枝甘草龍骨牡蠣湯方

桂枝一兩(去皮) 甘草二兩(炙) 牡蠣二兩(熬) 龍骨二兩

上四味,以水五升,煮取二升半,去滓,温服八合,日三服。

"逆"就是误治啊,"火逆"就是误用火疗的方法,火疗的方法像烧针啊、像艾灸啊等等熏熨的这种方法,都叫做火疗。误用了火疗,而且又误用下法,导致了烦躁。提起烦躁,我们首先会想起来可能是因为热,热邪扰心这个比较多,但是这里用的是桂枝甘草汤作为方底,说明这个烦躁不是因为热,而是什么呀,心阳虚,这是心阳虚的一个烦躁。其实大家看这两个方证,第六十四条讲的是心阳虚导致了心主血脉功能的异常,所以心悸;而这一条是心阳虚导致了心藏神功能的异常,所以烦躁。这说明神志的活动不仅需要阴血的滋养,还需要阳气的温煦作用啊。这一点能找到理论依据吗?神志也需要阳气的温煦作用,《黄帝内经·素问·生气通天论》:"阳气者,精则养神,柔则养筋。""精则养神",就是养神则精的意思,从临床实践上讲这一条非常符合。"柔则养筋",我们讲过桂枝加附子汤证,阳虚的情况下会出现"四肢微急,难以屈伸"等筋脉不柔的病症。所以《伤寒论》发展了《内经》的理论,它对《内经》的这些条文都进行了切实的临床实践。

本证表现的这个烦躁,是由于心阳虚,心神浮越,我们叫神不守舍。神为什么不守舍了?呵,家里太冷(学生笑),是不是啊,心阳虚神不藏于心了,就像我们,如果教室暖和宿舍冷我们就不想回去,那就是神不守舍,心神浮越就会烦躁,严重的还会影响睡眠的,是吧,所以这个就是心阳虚导致的烦躁。那你说同样是烦躁我怎么知道是阳虚还是有火啊?怎么辨啊?所以下面我们对这一条总结一下啊:

病机,心阳亏虚,神不守舍;病症,这里用了桂枝甘草汤,说明还会有心下悸,欲得按,在心悸的基础上加上烦躁、舌淡就行了,这是本证的一个特点。所以用桂枝甘草汤作为底方来温补心阳,当然出现明显神志方面的症状了,就再加上潜镇安神的药龙骨和牡蛎。桂枝甘草龙骨牡蛎汤可以分成两组药物,桂枝甘草一组,龙骨牡蛎一组。桂枝甘草一组是治本还是治标啊?肯定是治本啊;龙骨牡蛎不用说了吧,镇静安神以治标。咱们讲安神的中药,有养心安神,有镇静安神的,养心安神像酸枣仁、柏子仁这些,龙骨、牡蛎是镇静安神的。所以你看这就两组药:桂枝、甘草——温补心阳;龙骨、牡蛎——潜镇安神,标本同治。后边这个煎服方法我不讲了,这是一日三服的常用的煎服方法。

病机:心阳亏虚,神不守舍

病症:心悸 + 烦躁,舌淡

治法:温补心阳,潜镇安神

方药:桂枝甘草龙骨牡蛎汤

　　　桂枝甘草——温补心阳

　　　龙骨牡蛎——潜镇安神

我们学完桂枝甘草龙骨牡蛎汤这个方子,主要是用于什么呀? 阳虚的心烦不眠证,《金匮要略》里还有一个桂枝加龙骨牡蛎汤,那是用桂枝汤原方加味的,是治疗阳虚失精等病症的虚劳证的,你们今后学《金匮》的时候还要学,名字和这个方子差不多,要注意鉴别,不要搞混了。桂枝甘草龙骨牡蛎汤也可以治疗汗出过多,这时候可以用煅龙骨、煅牡蛎。

桂枝甘草龙骨牡蛎汤临床上用于心阳虚所导致的心悸和神志异常,有的时候,比如说即使没有明显的烦躁,如果病人因心慌而坐立不安的话,本方也很好用。我给大家举一个医案,我老师刘渡舟先生的医案,我觉得很有代表性。他有一个朋友,是个中医编辑,经常跟他交流学术问题,都住一个院儿。有一天这位朋友突然病心悸,心慌,而且因为心慌神志不宁,坐立不安。赶紧找刘老,刘老看完以后,摸他的脉弦缓,按之无力,舌淡。判断他因夜作耗神,心阳气虚而神不敛所致。给他了桂枝甘草龙骨牡蛎原方:桂枝9g,炙甘草9g,龙骨12g,牡蛎12g。服3剂就好了。其实像这种情况我们在日常生活中是经常见到的,可能自己都有这种感受,如果有一段时间你特别疲劳,就会经常出现这种心慌,有这种心慌而表现为心里边很烦躁,那么这种情况下,往往也是桂枝甘草龙骨牡蛎汤的适应证,就是如果我们是因为疲劳而导致有心慌气短的话,我们不免可以用这个方子,熬点汤来喝,所以这是它的一个适应的范围。

(3)桂枝去芍药加蜀漆牡蛎龙骨救逆汤证:再往下看第112条:

伤寒脉浮,醫以火迫劫之,亡陽必驚狂,臥起不安者,桂枝去芍藥加蜀漆牡蠣龍骨救逆湯主之。(112)

桂枝去芍藥加蜀漆牡蠣龍骨救逆湯方

桂枝三兩(去皮) 甘草二兩(炙) 生薑三兩(切) 大棗十二枚(擘) 牡蠣五兩(熬) 蜀漆三兩(洗,去腥) 龍骨四兩

上七味,以水一斗二升,先煮蜀漆,減二升,内諸藥,煮取三升,去滓,溫服一升。本云:桂枝湯今去芍藥加蜀漆、牡蠣、龍骨。

"伤寒脉浮,医以火迫劫之",还是一个火疗,本来是个太阳病,用火的方法去劫迫他,这叫"火迫劫之",就是实际上用温针啊、烧针啊这种火疗的方法去强迫病人发汗。"亡阳",注意这个字啊,"亡",在这里是损伤的意思,并不是衰亡,"亡阳",就是损伤人体的阳气了,强发其汗尤其是强发虚人之汗,必然会损伤阳气。"必惊狂",所谓惊狂,就是因惊而似狂,病人一惊一乍,就像神经不正常似的,这个主要是损伤了心阳,使心藏神的功能失常造成的。"卧起不安",睡眠不安,"卧"就是躺下,"起"就是起来,就是病人起居很不安,心神不安,有些人甚至是恐人将捕之,碰到好多病人讲他(她)总觉得后边有人跟着,惶惶不安,有时候连敲门声、电话铃也害怕,这样一种情况就是惊狂卧起不安的现象,当然如果属于阳气虚的我们可以用这个方子来进行治疗。

　　本证的病机除了有心阳虚以外,我们分析一下还有什么因素,还是采用以药测证的方法。我们看本方是桂枝汤把芍药去了,就是以桂枝甘草汤为主要骨架了,说明仍然有心阳虚。龙骨、牡蛎还是潜镇安神的,治标。这里面就是一个蜀漆的问题,蜀漆是什么药呢? 它是常山的苗,现在一般的药店找不着这个药了,一般用常山代替。常山这个药大家知道吧? 是治痰的良品,还可以截疟,所以从用蜀漆来看,本证一方面有心阳虚、心神浮越,一方面还有痰,所以说啊,咱们中医认为,如果这个病人有上虚的话,比如说心阳不足,"上虚者下必乘之",就是在下的这种痰湿等等这些邪气就会乘虚上凌,包括水饮、痰饮等等。如果心阳虚坐镇无权,下边的痰湿、寒湿、水饮这些(邪气)就会乘虚上乘于心。所以本证夹杂有痰湿上犯的这样一种情况,故加了化痰的药物了。本证表现不光是一般的这种卧起不安,还有惊狂的这样一个特点,这就是痰邪上蒙所造成的。但蜀漆这个药对胃肠有刺激作用,所以煮药时要求先煮,以去除其毒性。另外也可以用常山来代替,当然我们现在也可以加其他一些化痰药物,如瓜蒌、半夏、南星等就比较好,关键是只要抓住病机了,我们就可以自己组药来使用,这里主要是想让大家了解这样一句话,叫"阳不足者,阴必乘之。"

> 病机:心阳不振,复被痰扰,心神不安
> 病症:心悸,惊恐不安,舌淡苔白腻
> 治法:温补心阳,潜镇安神,兼以涤痰
> 方药:桂枝救逆汤
> 　　　桂枝去芍药汤——温振心阳
> 　　　龙骨牡蛎——潜镇心神
> 　　　蜀漆——涤痰散邪

　　这个方子有报道治疗精神方面疾病的,本方为什么不用桂枝甘草汤直接加蜀漆等药物,而是用桂枝汤去掉芍药再加这些药物呢? 好像拐一个弯呢? 主要是因为蜀漆对肠胃有刺激,桂枝汤里面有生姜、大枣,可以调理肠胃。但是又为什么要把芍药去了呢? 是因为它有阴寒和痰邪,所以去掉寒凉酸敛的芍药。实际上也可以这样理解,等于桂枝甘草龙骨牡蛎汤加什么呀? 加生姜、大枣和蜀漆。桂枝甘草龙骨牡蛎汤加一个蜀漆,因为它有副作用,所以再跟上生姜大枣,就这个意思。

　　那么这个方子在临床就是用于神志失常这样一些病症的治疗,但是我们一定要抓住它的病机,就是心阳虚加有痰浊。从我的临床体会来讲,如果把这个方子合上后世温胆汤,治疗烦躁、惊狂、骇怕、恐慌这样一些病症,效果非常好。温胆汤是孙思邈的方子,在临床上是非常常用的。我给大家举一个例子,一个女孩23岁,心悸不安,惊恐骇怕,就是整天害怕,心慌。后来问她什么原因呢? 因为家庭的原因,家庭不和睦。原来这个女孩的父亲爱喝酒,可以说是酗酒啊,每日必喝,每喝必醉,而且醉完以后就施家庭暴力啊。这个家庭四口人,父母、姐妹俩,两年前,妈妈因不堪忍受父亲的毒打离家出走了,从此父亲的脾气更加的乖戾暴躁,常常将怨气发泄到这两个姐妹身上。患者说有一天,父亲又喝醉了,拿着刀逼着两个姐妹,让给他钱,还要买酒再喝去。就从那一件事以后,这个姐姐,就是这个患者就心悸不安了,心慌害怕,一见到父亲就心惊肉跳,逐渐导致惊恐不宁,难以入眠,睡一会儿就噩梦纷纭,而且做梦一个接一个,大多都是害怕的梦,到了白天她有时候就想哭,还时有一些幻听的症状啊。她来看病的时候,我给她号着脉,她却一会儿一扭头往门口看,我说你怎么一直往外看,怎么外面还有人等你还是怎么呀,还有人吗? 也让他进来呀。她说不是,我害怕父亲追我来。在心里头都坐下病了,就这样子一种病症。当然有纳呆,吃不好,而且人消瘦了一圈,眼圈发黑。舌苔厚腻,脉来细滑。那么从整个病人的这种状况来讲,这肯定是一个神志异常的病症。而且是起于惊吓呀,那么查全身的症状没有热象,所以归于阳气虚啊,心藏神,那么我们就把这个病是辨证定位在心阳不足。加上舌苔厚腻,吃饭不好,所以它夹有痰浊之邪,符合这个桂枝去芍药加蜀漆龙骨牡蛎汤证的病机特点,当然我还合上温胆汤一起使用,同时加了制南星。服4周,28剂,所有的神志症状没有了。那么临床上实际有一些神志异常的症状,是相当难治的,因为有好多与心理因素有关,所幸这个还算不错。

当然啊,我们讲到这里,就这个温胆汤是我们临床确实常用的一个非常有效的方剂,我在临床上往往用它治疗像痰浊扰心所导致的一切神志异常的症状,包括失眠,烦躁这些,效果都比较好。但是,有一点我们要抓住它,患者的舌苔往往是厚腻的,或者有点微黄,如果舌苔很黄,我们还要加上像黄芩、黄连、栀子啊等等这些清热燥湿的药。也就是说,当这个经方力量不足的时候,我们可以用后世的时方去弥补它,这些是我老师刘渡舟先生的一个观点,叫"古今接轨",他写了一篇文章就叫《古今接轨论》,对这个问题谈得很深入,我们可以看一下他的一本书《刘渡舟伤寒临证指要》,是我整理的。

第十六讲

桂枝加桂汤证、阳虚兼水气证、脾虚证

（4）桂枝加桂汤证：我们接着讲心阳虚证的最后一个重要的证，桂枝加桂汤证。第117条：

烧針令其汗，針處被寒，核起而赤者，必發奔豚。氣從少腹上沖心者，灸其核上各一壯，與桂枝加桂湯，更加桂二兩也。（117）

桂枝加桂湯方

桂枝五兩（去皮）　芍藥三兩　生薑三兩（切）　甘草二兩（炙）　大棗十二枚（擘）

上五味，以水七升，煮取三升，去滓，溫服一升。本云：桂枝湯今加桂滿五兩。所以加桂者，以能泄奔豚氣也。

这个也是由于使用烧针火疗的方法误治导致的结果。开始有可能是太阳病，"烧針令其汗"，用烧针使病人出汗，结果没有处理好。这里面（导致）有两个病，一个外边的、一个里面的，在内的是奔豚，而外面的是一个皮肤感染。"针处被寒"，"针处"，就是扎针的那个地方。"被"，在这里是感染的意思。"寒"，统指外邪、毒邪。"针处被寒"，就是在扎针的地方感染了邪毒，实际上就是扎感染了对吧。别说那时候，现在有时候也会出现扎针感染的情况。咱们现在当然都是一次性的针了，这一次性的针具还没有用几年，过去都是反复使用的针具，有些不讲究的大夫消毒不严格，有的用热水涮涮就给另外一个病人扎去了。我曾经见到一个大夫，你看了之后可能都有点恐惧，他给上一个病人扎完之后，把针在嘴里面"哈"一抹（学生笑），就给下一个病人扎进去了。我说你这样病人不怕脏吗，他说这唾液是消毒的。这能不感染吗？"核起而赤"，就是在扎针的地方出现一个红的疙瘩，感染了，同时由于强发其汗使心阳虚，造成了奔豚病，"必发奔豚"，"奔"是跑的意思。"豚"，大家知道吗？（学生：小猪），对，大猪叫彘，小猪叫豚。奔豚就是奔跑的小猪，见过小猪跑没有啊，没见见啊，小猪跑它不跑直线，它跑起来这样来回拐啊，走Z字形（学生笑），这个形容什么呢？形容这样一种奔豚的病状，往往病人感觉从下焦有一股寒气上冲，这股寒气走Z形，一直可

279

以冲到咽喉,冲到头顶,所以后面说"气从少腹上冲心",从小腹部上冲到心胸。其实在临床上,奔豚病发作,不仅上冲到心,可以上冲到头,这股气啊走到哪里,哪里就会出现症状,走到腹部,病人觉得腹胀,一敲梆梆响,像敲鼓似的;走到胸部、走到心脏,就会出现胸部压榨性的疼痛,心脏像有人给掐住了一样,还有的是心慌得不得了,有恐慌感。有一个病人告诉我,他的奔豚病一发作,就有世界末日来临了这样一种感觉,非常恐慌啊;还有的会冲到咽喉,导致咽喉不利,就像被人掐住脖子似的;甚至会冲到巅顶,有个病人告诉我说,他的头顶上有时候会拱出来一个大疙瘩,就这么厉害。这个病检查,用仪器是找不到任何阳性体征的,西医一般把它叫做"神经官能症",后来嫌这个病名不太恐怖,就又说成是抑郁症,反正找不到原因,也得给你定个病名,吓得病人够呛!有一些病人身体疼痛,今儿这疼,明儿那疼,给这个大夫折腾得不得了,大夫说我都头疼了,再给他下诊断的时候说你这不是疼了,抑郁,走吧,精神病医院(学生大笑)。有好多他现在查不出来病就叫做抑郁症,这抑郁多了,所以像这种查不出来的病是脏器的功能失调了,奔豚病就是这一类的,临床上有很多,但这是咱们中医的一个优势治疗范围。

那为什么下边这个寒会往上跑呢? 它的根本(在)哪里呢? 是在于心阳的不足,心阳虚。心阳怎么虚了呢? 是因为发汗太过造成的。而下焦的寒气是由于肾阳不足造成的。心肾的正常关系我们叫心肾相交,心阳下温肾水使肾水不寒,肾水上济心火使心火不亢,这就是心肾相交。如果心阳虚了,不能下温肾水,肾水太寒,寒而不化就会形成寒水或寒气,那么这个寒水或寒气就会反上冲于心,我们叫水气凌心。但是有些是寒气往上冲,有些是水气往上冲,从临床上来看寒气更容易冲上去,所以凡是冲得越高的说明是寒气上冲,水寒之气啊。你看我们要到一个大江或大河旁边,我们站在那旁边,就有一种寒气逼人的感觉,那就是水寒之气,它往上冲就会出现这种病人异常难受的症状,这是由于心阳虚造成的。所以中医治疗这种奔豚病,其根本就是要温通心阳啊,加强心阳的这样一个在上镇守的力量。

那么,水寒之气上冲为什么称作"奔豚"呢? 这是因为水寒之气出自于肾,属于水,按照五行的归类,五行对五畜来讲,属于水的五畜就是猪,这是《黄帝内经》的观点,猪是水畜。(木、火、土、金、水所对应的五畜分别是鸡、羊、牛、马、彘。彘就是猪。所以羊肉是火肉,容易上火,你如果连续吃羊肉几次,脸上就会起疙瘩。而猪肉是水肉,性偏寒,所以久吃也不会上火)。因水对应的是猪,所以水寒之气上冲,就叫做"奔豚",这是一个很形象的形容。

对于这个外有感染、里有奔豚的病证,怎么治疗呢? 本条指出,外面的感染"灸其核上各一壮",用艾灸的方法,灸这个被感染的部位。"一壮"就是一个像麦粒大小的小艾绒炷燃完,实际上就是把艾绒放在感染的部位上燃烧,这起到一个什么作用啊？消毒的作用。你别说那个时代了，就是现代，如战场上打仗士兵挂彩了，受伤了，如果没有卫生员的话，没有消炎药的话，怎么办呢？拿火烧这个伤口以防止感染，这里(艾灸)也是这个意思啊。

那在里的奔豚证怎么治呢？用桂枝加桂汤。桂枝加桂汤就是桂枝汤把桂枝的量加大，"更加桂二两也"，那等于是桂枝用到几两了？五两，其他药的用量仍与桂枝汤是一样的。"上五味，以水七升，煮取三升，去滓，温服一升"，这是常用的煎服方法，和桂枝汤是一样的。"本云：桂枝汤今加桂满五两，所以加桂者，以能泄奔豚气也"，这里解释了为什么桂枝量要加大的原因，主要是为了泄这个奔豚气啊，这就讲到桂枝能降气的这样一个作用。其实，桂枝之所以能泄奔豚气是因为什么呀？是因为心阳充足了，才把这个寒水之气给降下去，因为奔豚病的发作，其根本是心阳不足，所以用桂枝温心阳，就能够暖肾水，这也是桂枝能够化气行水的一个作用范围。

奔豚病发生的根本，在于心阳的亏虚，实际上它是心肾不交的一种病症。我们总结一下。它的病机是：针处感染邪毒。心阳亏虚，下焦寒水之气乘虚上逆。下焦寒水之气，有的是寒气，有的是水气。从病症上来看，感染的这个部位核起而赤，就是针处红肿热痛；从奔豚上讲，是阵发性的气从少腹上冲心胸，比如气跑到腹部就会出现腹胀、到胸部就会心悸胸闷、到咽喉就会有窒息感、到头部就会眩晕甚至是不省人事啊。这是它从症状上的一个特点。另外治法，当然感染的那个就是要艾灸感染处，以利炎症消散；而奔豚就要温振心阳，平冲降逆，用桂枝加桂汤。本方主要是重用桂枝，其目的是温振心阳以平冲降逆。

```
病机：①针处感染邪毒
　　　②心阳亏虚，下焦寒水之气乘虚上逆
病症：①针处红肿热痛
　　　②阵发性气从少腹上冲心胸：气至腹则腹胀，至胸则心悸、胸闷；
　　　　至咽则有窒息感；至头部则眩晕、不省人事等
治法：①艾灸感染处，以利炎症消散
　　　②温振心阳，平冲降逆
方药：桂枝加桂汤
　　　桂枝重用——平冲降逆
```

桂枝加桂汤在临床上主要是用于奔豚的治疗，奔豚证一般都是心阳虚的比较多。

有一个北京的女病人，61岁，2010年3月份来诊。别看老太太61岁，特别精神，穿衣服还特别时髦，但是自从5年前有病以后，不行了，她原来是干什么的

呢?搞舞蹈的。后来退休了,又办班教孩子们舞蹈。她自己说5年前得了一种奇怪的病,从此,放弃了自己心爱的事业,什么(一个)奇怪的病呢?她说每天都会有N次,这个气从小肚子往上冲,从小肚子一点点往上冲,每次发作心慌欲死啊。她描述,说她的心脏不在胸腔里边,在咽喉这里悬着,惶惶不可终日啊,根本睡不着觉。同时肚子经常很胀,大便也秘结难下,三四天一次大便。前边治疗有人给她按照阳明腑实证治过,用承气汤,好悬,没把她泻死,服完大黄以后,大便非常稀,但是她的这个病发作频率就更高了。这个病人舌象非常淡,就像嫩豆腐似的,淡嫩淡嫩的,那当然这是心阳虚舌象啊,脉细。这就是典型的奔豚病,是心阳不振,坐镇无权,下焦的阴寒乘虚上凌所导致的。所以我给她用桂枝加桂汤再加味:我有一个基本方,回头我告诉大家,当时给她用的桂枝20g,白芍10g,炙甘草6g,生姜3g,大枣4g,还给她加了有炮附子,因为我发现这个病人的心阳虚比较重,所以实际上加这个制附子,就是加强温心阳的作用,同时还用了肉桂,主要是引火归元用。由于她小腹胀,腹部也胀,所以又加了小茴香、乌药。大家注意,在临床碰到奔豚病的时候,如果病人有小腹发胀(我发现相当一部分奔豚病人,都有小肚子胀,那么这时候往下降气的时候,可能不太好降,所以一定要加上理气的药物,我喜欢使用乌药、小茴香来治疗小腹胀)。又由于她神志不安,用的还有石菖蒲、远志。喝了1周以后,这个病人初次来诊是2010年的3月4号,到3月11号是第二诊,她讲的那个奔豚的症状,腹胀的这些症明显减轻,这1周只发作两次,原来她的这种奔豚每天要发作几次。她说,太好了,我寻思这个病都没招儿治了呢。因为到好多个医院挂号都不知道挂哪个科。有好多奔豚的病人都跟我这样反映,真是不知道挂谁的号去,就是不知道叫什么病。她说,这1周才(发作)两次,而且发作这两次程度还比较轻。效不更方,所以上方又给她7剂。这周基本上没发作,但是大便很干,后来我又给她加了决明子,补肾润肠通便。这个病人一共喝了4周药,奔豚病完全消失。过了半年以后,她带她的姐姐来看胃病,告诉我奔豚从此没有再发作过,大便也正常了。我听话感到很欣慰,这就是奔豚病,一个病人普遍感到痛苦难奈的病。

　　讲到奔豚病,《金匮要略》里也有:"从少腹起,上冲咽喉,发作欲死,复还止,皆从惊恐得之。"认为是惊恐所得,或表现为明显的惊恐,非常符合临床。此外,奔豚病还多见于心脏病,是心脏病的一种常见伴发症。我刚才说那个一犯病就觉得世界末日来临了,是(北京)昌平区的一个患者,就符合这些情况。患者67岁,男性,冠心病史,有一年冠心病发作,在北京某医院住院两个月,症状平稳,出院回家。但回到家一个多月,突然有一天晚上感觉到有一股气从下边往上顶,按他的话说他无法形容这样一个很难受的感觉,他说这发作起来就像什么呢?"我像站在一个悬崖峭壁上,四周一片漆黑,头上有一个小太阳像灯泡一样对着我"这是他给我形容的,非常可怕。所以一发作他就惨叫啊,惨叫一声就醒了,连他的家人睡觉都害怕。想想就是害怕啊,他的病一般都是半夜里发作,发作时就呼喊,一声凄厉的尖叫划破漆黑的夜空,能不害怕吗? 这个患者受不了了,心慌得不得了,后来发作越来越频繁,到原来住院的医院去做心电图,还和出院的时候差不多啊。但病人就是觉得很难受,所以有一些疾病不一定有器质性的病变。我给他开了这个桂枝加桂汤,但由于他肚子很胀,按一按还特别硬,这种情况下,如果说伴有腹胀,这个气有时候降不下来,就必须加上点理气药,像乌药啊、小茴香啊,或川楝子、玄胡这些,把降气的道给他打开,他的这个奔豚气就容易往下降了。我给他用的是桂枝加桂汤,加乌药、小茴香,服用 1 个月,奔豚就止住了。

当然奔豚不一定都表现为水气凌心啊,有一些表现为胃气上逆,恶心、呕吐、打嗝。有个病人打嗝打得厉害透了,打嗝带嘟噜,一打吐噜吐噜地叫,弄得家人都很难忍受。治胃的药都用遍了,什么旋覆代赭汤、丁香柿蒂汤、橘皮竹茹汤等等,都是这些止呃的药物,不行。这样的话,就必须另辟蹊径了。用治胃的药不行,那就说明疾病的根不在这里,奔豚气是不是会出现这些胃的症状啊? 当然会的。下焦水寒之气上冲于胃,就会导致这样的症状,临床上有相当一部分胃病打嗝的患者用常规的和胃降逆的方法是没有效果的,实际上这些是奔豚病的表现,按奔豚治疗往往会有非常明显的效果。所以这个病人我给他用桂枝加桂汤,另外发现他有些肾虚,就加了些下纳肾气的药。肾不纳气不仅会导致喘,也可以因为不能下纳胃气而见呃逆、恶心,甚至呕吐,肾不纳气的时候,肺气既然可以上逆喘,胃气也可以上逆打嗝,所以我给他使用大量的山萸肉,从 30g 加到 60g,这是张锡纯的经验。服用 3 周,结果这个困扰病人几个月的严重的呃逆病,最终得以成功控制,后给他配丸药以巩固。

我在临床说治疗奔豚病,有一个基本方,现在介绍给大家,今后毕业后可参考使用。处方:桂枝 20g,白芍 10g,炙甘草 6g,生姜 6g,大枣 6g,肉桂 6g,川牛膝 10g,乌药 10g,小茴香 10g。

《金匮要略》里奔豚病有三型,奔豚汤证、桂枝加桂汤证、桂枝茯苓甘草大枣汤证,其中奔豚汤证是肝郁化热所引起来的奔豚,以后在学《金匮》的时候要注意鉴别。

这就是心阳虚证,有四个方证,桂枝甘草汤是心阳虚的代表方剂。那么如果说影响到心藏神了出现烦躁,用桂枝甘草龙骨牡蛎汤;加有痰邪上扰的用桂枝去芍药加蜀漆龙骨牡蛎救逆汤,我们简称救逆汤啊;如果说心阳虚导致下焦寒水之气上冲出现了奔豚证,用桂枝加桂汤。前三个病症是由心脏本身造成的,而桂枝加桂汤证则是心肾之间关系失去协调而导致的。

2. 阳虚兼水气证　第二是阳虚兼水气证。阳气虚的情况下容易水气内停,我们前面已经讲这个道理了,水饮在体内运行、津液在体内代谢运行需要一个气化的状态,那么由液态变成气态,需要有阳气的温煦和蒸化作用,所以一旦体内的阳气不足,不管是哪个脏的阳气虚,都有可能导致水气不化而形成水饮,甚至形成水肿,所以这里几个方证都是阳虚水气内停的方证。

(1)茯苓桂枝甘草大枣汤证:我们先看茯苓桂枝甘草大枣汤证,第65条:

發汗後,其人臍下悸者,欲作奔豚,茯苓桂枝甘草大棗湯主之。(65)

茯苓桂枝甘草大棗湯方

茯苓半斤 桂枝四兩(去皮) 甘草二兩(炙) 大棗十五枚(擘)

上四味,以甘瀾水一斗,先煮茯苓,減二升,内諸藥,煮取三升,去滓,溫服一升,日三服。

作甘瀾水法:取水二斗,置大盆内,以杓揚之,水上有珠子五六千顆相逐,取用之。

这个条文也很简单,病起于"发汗后",说明还是误治而来,当然这个只是举例子,我们反复讲这个问题了,就是这个欲作奔豚也好,奔豚也好,《伤寒论》只是举例说明发汗可以导致它,那在临床的具体诊治过程中,许多奔豚证、欲作奔豚证并不是误汗以后得的,所以我们要抓它的病机,像桂枝加桂汤证只要抓住是心阳虚、下焦寒气上乘,不管它是误汗引起来的,还是其他内伤杂病的原因引起来的,都可以用桂枝加桂汤。所以我们反复地讲,《伤寒论》这些方子,不都是只用于外感病,或是外感病导致的误治的疾病啊,内伤杂症同样可以使用,只要病机相合我们都可以用。那这个发汗不当造成的症状是什么呢?脐下悸。(黑板上画一个人体轮廓图,指着脐下的位置)在这个(脐下部位)有悸动的感觉,而且后面讲是"欲作奔豚",就是想要发作奔豚,病人即将要发作奔豚的这样一种感觉。那这个是什么原因呢?跟前面那个桂枝加桂汤证的病机大致一致,同样是由于发汗损伤了心阳,心阳不足,心阳虚,坐镇无权,就会使下焦的寒水上冲。我们前面讲的桂枝加桂汤证它是什么上冲?是寒水之气上冲,就是下焦的寒气上凌心阳所造成的,因为只是一股气,所以它冲上去了。而这个方证讲的是什么呢?讲的是下焦的水上冲,水上冲要比气上冲缓慢,所以这个要冲还没有冲上去,气容易往上奔,但水它需要一定的蓄积才会上升,所以《伤寒论》说这个叫"欲作奔豚",就是想要发作奔豚还没有发作起来,只是表现为脐下的悸动不安,蠢蠢欲动的这样一种感觉。这个时候张仲景说用桂枝茯苓甘草大枣汤治疗。

临床上有这样一些病人啊,就是总感到小腹部有气往上顶,有时候它只是顶到脐部就回去了,但是非常非常的难受,当然这种水气也可以顶上去。那么这些都是奔豚病的范围,它们病机的根本都是心阳虚。

本证的病机就是心阳不足,下焦寒水欲乘虚上冲。为什么说它是水冲呢,有什么根据呀?我们是以方测证来的啊。大家看这个茯苓桂枝甘草大枣汤,四味药物,我们可以把这个方子叫做苓桂枣甘汤,我们把方子拆开,病机就搞清楚了,这就叫以方测证。我么看这里含有一个桂枝甘草汤,所以它解决的问题是心阳虚。第一个药物茯苓,半斤,八两茯苓,用量较大,是这个方子的特点,将来我们在临床使用这个方子的时候茯苓的量也一定要开大点。这里使用大量的茯苓干什么呢? 利水,为什么要利水啊? 因为下焦有水,而且要往上冲但还没有冲上去,那我们就要因势利导是吧,所以用茯苓在这里主要是解决下焦寒水的问题,让它从小便而去。如果说桂枝甘草是温于上的话,那么茯苓就是利于下,同时茯苓除了利水以外还可以怎么呢? 安心神,还有健脾。你看,茯苓它既可以利水于下,又可以健脾于中,还可以安神于上,上、中、下茯苓都可以作用到,所以说这个方子茯苓是君药。本方的运用首先是茯苓的利水作用,而另外两个作用健脾、宁心能用上吗? 当然可以用上了,心阳不足的证,肯定也会有心神方面的症状,本身这个奔豚病病人一发作的时候,心神的症状就特别明显。我前面举那些例子啊,有的病人好像有世界末日来临的那种感觉,那就是严重的心神失调的一种病,所以茯苓在这里它还可以安神。那还有一味药物,大枣这一味大家注意啊,大枣在这里用的是十五枚,一般的大枣比如说桂枝汤,用十二枚,《伤寒论》里用大枣的常用量是十二枚,《伤寒论》使用大枣的方子有 30 多首,在用量上有四个档次啊,常用量一般是使用十二枚,大家看这个方子用十五枚,还有一个用二十五枚的叫当归四逆加吴茱萸生姜汤,另外还有一个用三十枚,最大用量的,炙甘草汤,我们马上就要讲到那个方子了。那本方用大枣起什么作用呀? 当然是健脾的,配合茯苓健脾作用就更强了。健脾治水,脾是土,下焦的水要上冲,所以就健脾培土,以防水上冲,所谓"水来土掩"是吧,实际上等于是在中焦建一个堤坝,这样就可以防止下焦的水往上冲。所以你看一个茯苓桂枝甘草大枣汤四味药物,上温心阳,下利水湿,中健脾土,三保险,对不对,上中下并治啊,这就是经方的一种魅力,别看药少,但作用比较大啊。

或者问,这里健脾我把大枣换成白术行不行? 换成白术,与茯苓相配更是天生的一对,两药互补,茯苓是利水为主、健脾为次,而白术是健脾为主、燥湿为次,两药合在一起,既健脾又祛湿多好啊。但张仲景有一个用药的习惯(也可能是汉代以前的用药习惯),要告诉大家啊,对脐周悸动的病症,无论脐下还是脐上,都不用白术,后面我们学理中汤的加减的时候,有"脐上筑者去白术","筑"就是筑动不安,只不过是在脐上,就是脐周跳动不安的这种表现,不使用白术。还有一个啊用药习惯,也需要了解,胸闷的时候一般不用芍药,像我们前面讲过的桂枝去芍药汤,那个症状表现是脉促、胸满,所以去芍药,因为芍药酸敛阴寒,影响胸中阳气的转运。对于这些临床使用药物的习惯,我们了解一下就行了。那这里有"脐下悸",不宜使用白术健脾,改用大枣和茯苓相配来健脾,以防止水饮上冲。

病机:心阳不足,下焦寒水欲乘虚上冲

病症:脐下悸动＋小便不利

治法:温振心阳,化气行水

方药:茯苓桂枝甘草大枣汤

　　桂枝甘草汤——温振心阳

　　茯苓重用——利水、健脾、宁心

　　大枣重用——健脾、培土、制水

　　那本证与前面我们学过的桂枝加桂汤证有什么不同? 也就是说,同是奔豚病症,什么时候用桂枝加桂汤? 什么时候用茯苓桂枝甘草大枣汤呢? 从症状上讲,一个是气上冲的,冲上去了,奔豚病发作,就用桂枝加桂汤,而没有冲上去就是苓桂枣甘汤,对吧。那从临床实际情况看,这个水饮会不会冲上去呀? 张仲景在这里说的是"欲作奔豚",是不是就是说水冲不上去吗? 不是,水肯定也能冲上去,当达到一定量的时候,或心阳虚到一定程度的时候,水饮也极易凌心啊。那么,冲上去就是奔豚发作,还用不用这个方子啊? (学生:不用)不用了? 用什么呀? 如果它是水上冲的话,我们照样使用茯苓桂枝甘草大枣汤啊,大家一定要灵活。桂枝加桂汤证是寒气冲,茯苓桂枝甘草大枣汤证是水气冲,一个是往上冲的气,一个是往上冲的水对吧,那既有水又有寒气怎么办,俩方子合在一块儿? 实际上你看这两个方子,有三味药物重复,桂枝、甘草、大枣,两方合在一起使用,也就等于在桂枝加桂汤里再加个茯苓对吧。那什么时候用这个,什么时候用那个,什么时候俩方相合啊? 记住一个关键症状就行,凡用茯苓,从症状上讲应该有小便不利,这是它的一个主症啊。桂枝加桂汤证不一定小便不利,它可能小便自利,但是这个水气上冲的一定有小便不利,茯苓桂枝甘草大枣汤证无论是表现为脐下悸动,或是奔豚病发作,心下悸动,一定有小便不利的表现,这是它的一个特点。临床实际情况来看,两种奔豚都可以冲上去,也都可以冲不上去,都有欲作奔豚的时候,也都有奔豚的时候,我们关键要辨清楚是水冲还是气冲,最明显的指征就是看病人的小便情况,一般有小便不利的就是水冲,小便自利气冲的比较多。

　　所以,使用茯苓桂枝甘草大枣汤要抓住脐下悸动、小便不利主症,当然这不一定都出现在奔豚证中,可以想想看,有小便不利,有脐下悸,就是小腹不适感,有好多病会有这种情况啊,小腹不适,小便不利,比如说前列腺病,对吧,就会有这种表现,也可以使用这个方子呀,实际上这样的前列腺病就是欲作奔豚证。

　　一男性病人,姓刘,55 岁。医院给他诊断的是前列腺炎伴有轻微的肥大,当时已经两年了。他的主诉大家听一听,一个是经常小肚子不舒服、发凉,怎么个不舒服,他说不出来,就是很难用一种语言来描述那种不舒服,就是不得劲儿,而且小肚子凉。同时还偶然有跳动感,小腹内有时候扑通扑通跳。小便不利,尿前等待,尿中不畅,尿后余沥不尽。舌淡苔白而滑,脉缓。一派水气内停的现象,那治疗方向、重点要去化气行水呀,我就开了茯苓桂枝甘草大枣汤,同时由于患者小肚子特别凉,合了后世的一个方子叫暖肝煎。这个方子也很好,它的组成有沉香,乌药,小茴香,茯苓,当归,枸杞子,还有肉桂,一共7味药物,叫暖肝煎。暖肝煎,顾名思义就是治肝经虚寒的,因为小腹部为肝经所过之处,所以这个地方凉,就说明肝经有虚寒,那当然这也是膀胱的位置,所以实际上这个治疗的重点就是太阳经与厥阴经。(服)7剂以后,脐下不适就消失了。这个病人非常高兴,他说我整天这个(病)难受死了,解小便不痛快,那么喝完1周药以后,小便通畅很多,重要的,他说小肚子凉大减。没那么凉了,热乎了。一共喝35剂,各种症状基本上达到临床痊愈。所以我们要紧抓病机,就可以把这些经方也好,还是后世的方子也好,用得很灵活了。切莫把它限制得太死,要等确实是奔豚才用,有可能你专门等还等不着,所以要把这些《伤寒论》的一些方证掰开,揉碎,把它消化了,然后再吸收。

当然本方还可以治好多妇科病,比如妇女的月经不调,有一些(妇女)一来月经小便就不通畅,或者一来月经下肢就水肿、小肚子就很凉,可不可以使用呢?当然可以,关键是病证相对就行。

本方的煎服方法还要注意:"上四味,以甘澜水一斗",大家要知道《伤寒论》中这个方子煎服的用水是甘澜水,"先煮茯苓减两升,内诸药煮取三升去滓温服一升,日三服。"当然茯苓现在都不先煮了,那什么是甘澜水呢?"作甘澜水法,取水两斗,置大盆内以杓扬之,水上有珠子五六千颗相逐,取用之"。"杓",就是小勺,相当于十分之一"合",容量约等于2ml。拿一大盆水,用小勺扬,扬得遍数多了,水面有好多珠子,当然五六千颗不一定一个一个地数啊,数不过来(学生笑),扬到有好多水珠子就行了,《内经》里把这种水叫"劳水",你看它这名,就是通过劳动才能取得这种水,他说扬多少啊,一千八百遍,这个工作很繁重。当然在这里我们是要了解其用意,水要是扬一扬怎么样,清了是吧,比较纯了,实际上由硬水变成软水,那我们现在用矿泉水,或者蒸馏水,一蒸水、二蒸水,甚至三蒸水,比古人的甘澜水更好。总之,是由重水变成轻水,这样可以不增加病人体内水饮内存的负担,至于后世的各种解释仅供我们参考。

还有本方不用白术的问题,是防止壅滞升阳,以免脐周跳动加重,这是后世的一种解释,仅供我们参考。从我的临床体会看,水气上冲的奔豚证用白术效果比较好。我们解释经文,把张仲景的用药经验指出来,但是咱们临床上还要灵活变通,大家注意不要太死板了啊,尤其是有一些奔豚证带有大便稀溏的,白术更应该重用了。好,这是我们讲的第一个阳虚兼水停证。

(2)茯苓桂枝白术甘草汤证:下面我们往下看啊,第二个水饮证,第67条的茯苓桂枝白术甘草汤证。

伤寒，若吐，若下後，心下逆滿，氣上沖胸，起則頭眩，脈沉緊，發汗則動經，身為振振搖者，茯苓桂枝白术甘草湯主之。（67）

茯苓桂枝白术甘草湯方

茯苓四兩　桂枝三兩（去皮）　白术　甘草（炙）各二兩

上四味，以水六升，煮取三升，去滓，分溫三服。

"伤寒若吐若下后"，当然是误治了，太阳病误治后出现什么情况呢？"心下逆满"，"心下"在这里指的是胃脘，"心下逆满"可以理解是胃脘逆满，那什么是"逆"？什么是"满"呢？"逆"就是上逆，什么上逆呀，胃脘这里有上逆指的什么症状啊？这个"逆"是一个症候群，指胃气上逆，会出现恶心、呕吐、呃逆等等，都是"逆"的范畴；"满"，是胀满、痞满。所以"心下逆满"就是恶心、呕吐、胃脘胀满或者是心下痞，这个意思。"气上冲胸"，病人总觉得有一股气往胸中冲，从哪儿开始冲啊，从心下开始冲，所以"气上冲胸"实际上是进一步解释前面所说的"逆"，这个"逆"除了恶心、呕吐、呃逆这些胃气上逆的症状之外，也包括气上冲胸的症状。那这个算不算奔豚啊？也可以看作奔豚，只不过它的起点比较高，前面讲的是脐下，这个是起于中焦，水饮上冲不一定起于下焦，可以起于中焦啊，那下焦也好，中焦也好，为什么能往上冲到心胸啊？关键是什么呢？关键是上焦心阳不足，所以总的来说它还是心阳虚惹的祸对吧，就是心阳虚的情况下有可能寒水之气从下焦上冲，中焦如果有水饮的话也可以从中焦上冲。所以我们把这些方证联系起来就可以看到，苓桂术甘汤里面同样有一个桂枝甘草汤，温心阳的啊，加上茯苓、白术来健脾，这个倒是很清楚的两组药物，由此我们可以判断，气上冲胸从中焦而来。

"起则头眩"，起就是站立，或者是起床，也可以这样来理解，起来以后就头眩，站立时候就眩晕啊，这是什么原因啊？水饮上蒙清阳所导致的，水饮上蒙清窍使清阳不升，出现了起则头眩。"脉沉紧"，沉是主里，紧是主水饮啊，所以这也是个水饮之脉。

后面讲"发汗则动经"，我们看本来这是个太阳伤寒证，应该开始就用发汗方法，结果大夫误治了，误用了吐、下的方法，吐、下以后又一看病症变化了，感到原先判断错了啊，再回头进行发汗，但这个时候已经晚了，它已经不是太阳病了，所以说此时再发汗不但解决不了问题，而且发汗以后"动经"，这个"动"就是损伤，发汗损伤经脉之气、阳气等等，出现"身为振振摇"，身体颤抖这样一种情况，可用茯苓桂枝白术甘草汤来治疗。

条文里这几个字咱们要注意：一个是"逆"，一个是"满"，一个是"冲"，还有这个"眩"、"摇"，这些都是水饮上冲的一种表现，这个水饮是从中焦而起，它上冲的前提仍然是心阳不足，其实我们与前面所讲奔豚、欲作奔豚证对比来看，这

也是个奔豚的表现,只不过是起点比较高而已。所以下面我们总结一下这个方证:

从病机而言,本证有心阳亏虚,加上脾虚饮停,其实我们也可把这叫做心脾两虚,心脾阳气不足对吧?我们可能也曾学过其他心脾两虚的方子,比如归脾汤,归脾汤也是心脾两虚,但那是心脾的气血不足,它不光是阳气啊,还有心血的亏虚这样一种状态。所以同样是心脾两虚,我们要分别它是阴虚、阳虚、气虚、血虚,心脾气血不足的可以用后世的归脾汤,如果心脾阳气不足又兼有水饮内停的,苓桂术甘汤则是一个非常有效的方子。

从本证的病症表现上看,第一个症状特点就是满,心下逆满,我们可以翻译成胃脘痞满,呕吐、呃逆等胃气上逆的这样一些症状,那我们看这些都是消化系统的症状,所以苓桂术甘汤可以用于许多消化系统疾病的治疗,但是必须符合脾虚水停的这样一个病机。

第二个症状特点是"冲",就是气上冲胸,所以这里面会表现为什么症状呢?病人除了有气冲上的感觉外,还可能因为气上冲于心胸而感到心悸、胸闷等心脏的一些症状,所以苓桂术甘汤还常用于心血管疾病的治疗,如冠心病、心肌炎、心律失常、慢性心衰等,但也必须有个前提,就是这些心血管疾病都是水饮所导致的,属水饮上冲型的,我们把它叫做"水心病"啊,这是我的老师刘渡舟先生给它命的一个名字。临床上我们看到,像冠心病也好、风心病也好、风湿性心脏病、还有高血压性心脏病,甭管什么样的心脏病,它好多表现为水饮内停型的,只要是这种水饮内停所出现的心脏病,都可以叫做"水心病"。那么水心病就有苓桂术甘汤证这样一个特点:心悸、胸闷,而且病人有气往上冲,有时候不但会冲到心脏,还会冲到颈动脉,表现为两侧颈动脉胀痛不休,有时候往外鼓。还有的会冲到头顶,就是从中焦这个位置往上冲,所以这些都是明显的苓桂术甘汤证的一个特点,是水心病的特征,刘渡舟老师用苓桂术甘汤治疗心脏病非常得心应手,今后在临床上我们要碰到水饮型的心脏病,苓桂术甘汤是一个特别好用的方子,当然你也可以在这基础上根据具体的病情进行加味,所以"冲"在这里是本证的一个特点。

第三个症状特点是"眩"、"摇",起则头眩,头目眩晕,这是水饮上冲,清阳不得上注造成的,清阳不升就会出现头目眩晕。"摇",身为振振摇,站立不稳,也是水饮内动的表现,像梅尼埃综合征,其表现出的眩晕、恶心、站立不稳,就非常符合本证的特征,所以临床用苓桂术甘汤治疗往往有非常好的疗效。

所以,满、冲、眩、摇是苓桂术甘汤证的特点,大家要掌握住这些。

本证的治法,当是温心健脾,化饮降冲,实际上就是温补心脾的阳气,使水饮不至于上犯。苓桂术甘汤,这个方子我们来一共分成两组,一组是桂枝甘草汤,温心降冲逆,温心阳的;一组是茯苓加白术,健脾化饮的。本方的煎服方法没有什么特别之处啊,咱们就不多说了。

> 病机:心阳亏虚＋脾虚饮停
>
> 病症:满(心下逆满:胃脘痞满,呕恶呃逆)
>
> 　　　冲(气上冲胸:心悸,胸闷)
>
> 　　　眩(起则头眩:头目眩晕)
>
> 　　　摇(身为振振摇:站立不稳)
>
> 治法:温心健脾,化饮降冲
>
> 方药:茯苓桂枝白术甘草汤
>
> 　　　桂枝＋甘草——温心降冲
>
> 　　　茯苓＋白术——健脾化饮

《金匮要略》里也有苓桂术甘汤,以后我们学《金匮》的时候还要学这个方子,它说:"心下有痰饮,胸胁支满,目眩,苓桂术甘汤主之。"跟这个讲的差不多,那么就是说苓桂术甘汤用于心脾阳虚、水饮从中焦上冲这样一个病症,这里讲的目眩实际上就是水饮上冲到头了,只不过它起点是在中焦而已。

总之,从病症特点上,本证抓住四个字:满、冲、眩、摇。涉及了消化、心血管、脑血管、神经内分泌等系统的疾病,所以苓桂术甘汤在临床上是使用非常广泛的一个方子。我的老师刘渡舟先生把这个方子用得简直是到出神入化的地步了,下面我给大家介绍一下他的经验。

用苓桂术甘汤治疗水气内停型心脏病,叫"水心病"。从临床上来看,由于水气上冲导致的心脏病,非常多,无论是冠心病、风心(病)、高心(病),有水气内停者,就可按水心病治疗。给大家举一个例子,是刘老师治疗的一个心脏病患者,一个四十多岁的男性病人,形体很肥胖,属于痰湿型的体质,患冠心病,一次因"心肌梗塞"住院治疗,抢治了两月多,但是功效并不是很明显,特请刘老来看。当时病人仍然心胸疼痛,同时又心悸、气短,多在夜晚发作。而每当发作的时候,就觉有一股气上冲咽喉,有窒息感,有时候胸中憋气,一憋气就周身出冷汗,有死亡来临的一种感觉。同时颈部的血脉,会随气上冲而胀痛不休。(大家注意在临床上观察,有相当一部分心脏病患者,其颈部的两旁会出现胀痛的症状,刘老认为这是由于心阳不足,水气内停,导致了血脉不利)。舌苔水滑欲滴,这是典型的水饮舌象。我原来看过一个病人就是这样子,我在给他号脉看舌苔的时候,他一张嘴,口水滴我一手面(学生笑),病人很尴尬地向我致歉,我说没什么,我还要感谢你呢,你帮助我们辨证了。言归正传啊,再说这个病人,脉象沉弦,偶有结象,说明他有心律不齐的现象。所以刘老辨证为水气凌心的水心病,开了苓桂术甘汤原方。服3剂,气冲得平,心神得安,诸症明显减轻。但是脉象还有结象,同时病人有怕冷。所以二诊时老师在苓桂术甘汤的基础上加了附子、肉桂,意在恢复心肾的阳气。又服了3剂以后,手脚也暖了,也不再怕冷了,但是还有心悸、气短,所以又加了党参、五味子,有生脉饮的这样一个味道,以补心肺脉络之气,又给6剂,诸症皆愈。实际上一共吃了不到两周,你看这么重的一个病,症状就基本消失了。

关于水心病的辨证,刘老师讲了几个方面。一个就是望色,往往有水饮的病人面色黧黑,称为"水色",严重的情况下会出现"水斑",就是在脸颊、下巴或者额头、口唇周围起色斑。二就是看舌象,阳虚水气内停的,有舌质淡嫩,舌苔水滑甚至水滑欲滴。三是病人往往有水气上冲的表现,比如自觉有一股气从心或者从胃上冲,同时有胸疼、胸闷、心慌,而这些症状往往是夜间为甚,因晚上阴气重的缘故。此外,还有一种情况我给大家指出来,一部分心脏病患者伴有咽喉不利,如物哽阻,这个我们一定要注意。对此我有过教训,曾有一五十多岁的男性病人,经常咽喉哽阻,感觉咽中有异物感,西医诊断为慢性咽炎,我当时给他按梅核气治疗,用半夏厚朴汤,四逆散,还有启膈散等,效果都不是很明显。过一段时间,这个病人的脸颊上长出了黑斑,当时也都没在意。突然有一天,病人突发心绞痛,送到医院治疗,结果发现有冠状动脉堵塞,放了3个支架。所以从那以后,我特别注意心脏与咽喉的关系,因为手少阴心的经脉上"挟咽",每一次病人说有咽喉不适的时候,我就特别注意他心脏的情况,有时会让病人去检查一下心脏功能,心阳虚水气内停气聚,会导致咽喉不利,这是特别要注意的一点。水心病第四个特点是,病人心慌时易伴有左侧的颈部血脉胀痛,因心脏偏左的缘故吧。第五个症状特点就是短气,表现为胸部很闷,憋气,气短,别说上楼了,走平地,病人就感到气不够用,呼吸不利,甚则冷汗自出。以上就是辨水心病的临床特点,心脏病遇此,你就可以放心大胆地使用苓桂术甘汤治疗了。

刘渡舟老师用苓桂术甘汤还有很多神奇之处,我再给大家举一个刘老师的医案,我觉得这种医案很难碰到的,这是1996年10月30号来诊的一个病人:这个病人所病为奇,很奇怪,奇怪到什么程度呢? 口中"嘶嘶"作响。我记得当时我们在里面跟师坐诊的时候,这病人在外边候诊,就听到他发出的声音跟眼镜蛇似的,眼镜蛇的叫声听过没有,一吐舌信子"嘶嘶嘶嘶"的那种声音,像极了。结果不大一会儿这病人就过来了,实际上还不该他看,但其他病人因受不了他的叫声,就一致同意让他先看了。病人走过来以后,口中仍然"嘶嘶"作响,作响时只见从气门向上喷吐白沫,喷得很远。这个病人在就诊的时候,这样用手捂住嘴巴,并将头扭向一边(侧过身,一手掩口),他说大夫对不起,我得偏向一边,要不喷你们一脸啊。病人就这样喷吐白沫,一喷好远,伴有恶心、大便不调。什么叫大便不调啊,就是大便有时候溏、有时候干,这就叫作大便不调。同时有咽喉哽噎,他说我这嗓子很不利索,里面哽阻,噎就是吞咽不利这种感觉啊。还有头沉,手颤,手伸出来以后就颤抖。脉沉弦而滑。看过后,刘老给他开了一个什么方呢？苓桂术甘汤合上泽泻饮，知道泽泻饮这个方子吧，《金匮》的方子，就两味药物：泽泻和白术。苓桂术甘汤本身就有白术，所以实际上就是等于加一个泽泻。同时又合了一个小半夏加茯苓汤，也是《金匮》的方子，小半夏加茯苓汤是半夏、生姜和茯苓三味药物，那这里茯苓有了，实际上就是加上半夏和生姜，生姜一般要求病人自备，刘老师给他用的是生姜汁，兑到药汤里。7剂以后，这个病人的症状就完全消失了。病人说，刘老您真神啊！给我解决大问题了，我喷很长时间了，连吃饭、睡觉都受影响啊。像这种看似奇怪的病，连病名都不好叫，就这么个简单的药方给解决问题了，三个方子合起来一共才7味药物，可见经方的精当灵验之处，同时提示我们临床看病抓病机的重要性。

　　说到泽泻饮，《金匮要略》的方子，实际上这是《内经》中的方子，《内经》就有泽泻饮，泽泻、白术两味药物。现在临床上常用于治疗水饮型的眩晕症，非常好。曾经有一个女性病人，是内蒙古赤峰市人，得了梅尼埃病，眩晕了，找刘渡舟老师看病。开始两个人架着过来的，梅尼埃病眩晕发作以后走不了路，头晕，房子、周围的东西都转，别说走路了，有些人睡到床上连眼睛都不敢睁，睁眼就特别晕、恶心、吐，可伴有吐白沫的这样一些症状。梅尼埃病的眩晕属于中医的水饮型眩晕，当时刘老师就给她开了泽泻、白术两位药物，病人家属很不相信，一脸的不高兴，说我们千里迢迢来北京看病，我们在当地都花老多钱了，在这儿排了半夜的队，就开了两味药物，这行不行啊？7剂药一划价才一两块钱。经老师给他解释完以后，一群人才半信半疑地架着病人离去。他们住在国医堂附近的一个旅馆，住到那里来看（病），等着看效果。结果1周下来，病人就自己走过来了，她说我吃了头3剂就基本上可以了，口中喷喷称奇。刘老师告诉我，单用泽泻饮这个方子，两味药用量要大，一般要用到24g以上方能起效，他给这个病人开了泽泻30g，白术24g。所以有时候这个小方你别小看它，它也会起到很大的一个作用，当然必须是在辨证准确的情况下才能出现这种神奇的疗效的。

　　我也曾治过一个东北的老太太，病眩晕，医院给诊断的梅尼埃病。到这儿的时候已经发病半个月了，发作的时候是天旋地转，站立不稳，恶心呕吐，而且吐出来的都是一些白白的，黏黏的涎沫，躺在床上不敢睁眼，眼睁开就天旋地转，恶心，受不了。来就诊的时候由两人挽扶，闭着眼睛，就诊的时候两目也紧闭，尽量少说话，她说一说话就感到恶心，就晕。舌苔白滑而腻。也是典型的一个痰饮上犯清窍的眩晕，我给她用苓桂术甘汤合泽泻汤，一共五味药物，一周而愈。泽泻饮、苓桂术甘汤在《金匮要略·痰饮咳嗽病篇》中，一个是治心下有痰饮的，一个是治心下有支饮的，"心下有痰饮，胸胁支满，目眩，苓桂术甘汤主之"，"心下有支饮，其人苦冒眩者，泽泻汤主之"。这些方子统称为是"苓桂剂"。

　　苓桂术甘汤另一个适用范围是可以用于诸多消化系统的病症，比如说像胃脘胀满，没有食欲，恶心想吐、打嗝。或者一吃饭就腹胀，想解大便，特别是有些人一吃完饭就想去大便,一天吃几顿饭就有几次大便,甚至吃一顿饭要解两次大便,那么这个往往是脾虚的表现,用苓桂术甘汤就很好。

苓桂术甘汤还可以用于咳喘等呼吸系统的疾病,因为呼吸系统疾病比如慢性支气管炎、肺气肿,往往都是痰饮引起来的。痰饮从哪里来呢?中焦生痰饮,脾为生痰之源啊。所以痰饮导致的咳喘气喘,吐痰量多,无论是支气管病,还是肺气肿,用苓桂术甘汤都比较好,因为通过健脾可以根绝痰源。特别是对呼吸系统疾病的缓解期,健脾化痰就显得更为重要,苓桂术甘汤则可作为这方面的首选方剂。

眼科疾病,如视神经乳头水肿,用苓桂术甘汤也比较好。我有一个发小,2000 年的时候,得了视神经乳头水肿,视力下降得很快,原来他两个眼睛都是1.5,一年之内一个下降到 0.4,一个下降到 0.5。这个人形体偏胖,但是素来大便不成形,这是脾虚有痰湿的表现,又经常头晕,舌体胖大有齿痕。综合这些症状表现,辨为脾虚有痰饮,用苓桂术甘汤加人参、菊花、枸杞子和车前子等一些具有明目作用的药物,服了 3 个月,两个眼睛的视力恢复到 1.0。还有一些眼科的(疾患)像青光眼的眼压增高,苓桂术甘汤也很好,它可以降眼压,可以加上车前子、牛膝等下行降浊的药物,效果就更快。

其他还有一些病症,像慢性鼻炎、鼻窦炎、流鼻涕呀,或者换季性鼻炎,鼻塞流涕,或者鼻涕倒流于口腔、咽喉,鼻涕是凉的,用苓桂术甘汤都有很好的疗效。有明显寒的话可以合上理中汤,或者配服附子理中丸。临床上,鼻炎这些疾患属于痰饮上泛的很多,因痰饮形成于中焦,而苓桂术甘汤就是治中焦痰饮最好的一个方子,所以可以用于这些病证的治疗。

好,关于苓桂术甘汤的运用,就讲到这里。

以茯苓、桂枝组成的方剂,我们叫做"苓桂剂",《伤寒论》中的苓桂剂是用来化水饮的,就是张仲景所说的"病痰饮者,当以温药和之"的意思。苓桂术甘汤是苓桂剂中的一个典型代表,用于心脾阳虚、水饮内停的病证。此外,前面我们还学了茯苓甘草汤、茯苓桂枝甘草大枣汤,这些也都是常用的苓桂剂,三者在药物上只错一味,但功用就不一样了,要注意区别。茯苓甘草汤由茯苓、桂枝、生姜、甘草四味组成,我们也可以把这个方子叫做苓桂姜甘汤,与苓桂术甘汤相比,就是用生姜与白术的不同。白术入脾,可以健脾燥湿,所以苓桂术甘汤主要用于脾虚水饮内停;生姜入胃,可以和胃化饮,所以茯苓甘草汤用于胃虚水饮内停。这是二者的主要区别。而茯苓桂枝甘草大枣汤重用大枣,我们讲了这主要是加强健脾的作用以防止水饮上泛,这里之所以不用白术,是因为有"脐下悸动"的表现,所以这个方子是治疗水饮上冲所导致的奔豚病证的。总之,苓桂术甘汤证是脾虚水停,茯苓甘草汤证是胃虚水停,苓桂枣甘汤证是心阳虚水饮欲上冲的病证。三个方子的鉴别大体如此。

(3)桂枝去桂加茯苓白术汤证：下面看第28条：

服桂枝湯,或下之,仍頭項強痛,翕翕發熱,無汗,心下滿微痛,小便不利者,桂枝去桂加茯苓白术湯主之。（28）

桂枝去桂加茯苓白术湯方

芍藥三兩 甘草二兩（炙） 生薑（切） 白术 茯苓各三兩 大棗十二枚（擘）

上六味,以水八升,煮取三升,去滓,溫服一升,小便利則愈。本云：桂枝湯今去桂枝,加茯苓、白术。

"服桂枝汤"，在这里是代表使用了汗法，当然是不正当的发汗，而后使用了下法，也是误治。导致了什么结果呢？病人"仍头项强痛，翕翕发热，无汗"，一个"仍"字说明什么呢？这些症状病人原来就有，从症状表现上看，像一个表证对吧，但经过误治以后还是不是表证呢？如果到此为止的话，我们还可以采用解表的方法治疗，或者可以用麻黄汤来进行发汗，但我们看同时病人又有什么症状表现呢？"心下满微痛，小便不利"，就是胃脘胀满疼痛，小便不利，这就不是单纯表证的问题了，而是出现了里有水饮的症状。我们还有一种办法来判断它有没有水饮，就是看本方的药物组成。本方使用桂枝汤，但把桂枝去掉了，这就说明使用这个方子不是在于解表；而加了什么药物呢？加了茯苓、白术健脾利水渗湿的药物，这说明病人体内有水饮内停。这一加一减，我们就可以看出来这个病证的发展的一个轨迹，开始是一个太阳表证，误治以后损伤了脾气导致水饮内停，于是转变成了水饮证。

那本证是不是表证还没有完全解除呢？因为还有头项强痛、发热、无汗这些症状，其实这些症状已经不是表证了，而是水饮所引起的。头痛也好，发热也好，无汗也好，不仅外感邪气可以引起，内伤因素比如水饮，也可以引起。水饮内停，浸渍于表，导致了太阳经气不利，太阳经气不利或郁滞而发热、头项痛；或营卫郁闭而无汗。所以，即使太阳病，外感风寒可以引起，诸种内伤因素也可以导致。也就是相对来讲，太阳病等六经病的致病因素，可以是表的因素，也可以是里的因素。比如头痛一症，可见于外感病，也可见于内伤杂病中，临床关键在于辨证。这个方证，有些教材把它放到"太阳病类似证"里面去了，为什么叫类似证啊？就是疑似证，本证头项强痛，翕翕发热，无汗就很像外感表证，但是它又不是表证，是由内在的水饮或其他因素引起来的，所以把它叫做了太阳病疑似证。

另外，我反复讲过，学《伤寒》一定要掌握"以方测证"的方法，就是善于解剖分析方子的组成，通过其组方用药来推断某个证候的病机。我们把这个方子解剖一下看，这里桂枝汤把桂枝去掉，再加上茯苓、白术，如果我们把生姜、大枣先暂时放到一边，剩下四味核心的药物：茯苓、白芍、白术、甘草。这四个药物我们可以把它看做什么呢？哎，刚才咱们学过一个苓桂术甘汤，那这个方子我们也可以把它叫做"苓芍术甘汤",是不是啊? 与苓桂术甘汤相比,就是桂枝跟芍药的区别,桂枝在苓桂术甘汤中是温心脾阳气化饮的;而芍药有什么作用呢? 在桂枝汤里我们学了,是养营阴的。营阴来源于哪里啊? 来源于脾。讲到脾,尤其是讲到脾参与人体水液代谢的时候,往往讲的是脾的阳气,那有没有脾阴啊?(学生:有)脾有阳气,也有脾阴。那脾阴是什么呀? 我们了解一下五脏所藏就明白了,《黄帝内经》认为五脏各有所藏:肾藏精,肝藏血,肺藏气,心藏脉,脾藏什么呢? 脾藏什么呀? 嗯,大家不要忘了,"脾藏营"啊,营就是营气,《灵枢·营卫生会》篇讲"营卫皆从何道而来? 岐伯答曰:营出于中焦,卫出于下焦。"就是说营气出于中焦脾,是脾所藏的阴精,所以脾阴就是营阴。芍药是养营阴的,所以它补脾阴。《伤寒论》里还有一个方子叫麻子仁丸,其中用芍药也是补养脾阴,用于脾阴不足的便秘。所以我们可以断定桂枝去桂加茯苓白术汤证的水气内停,不是脾的阳气虚,而是脾阴不足所导致的水气内停,是脾阴虚水停。

那我们一般讲水气内停都是阳气虚引起,阴虚也会引起吗? 当然会了。对脾主运化水湿而言,脾的阳气起着很重要的作用,但是它也必须有阴精的参与,如果只有阳气没有阴精的话,脾的运化水湿的这个功能就完不成,脾的阴阳要保持一个相对平衡的状态,才能更好地参与人体水液代谢。关于水液代谢中阴精的作用,我们在后面讲肾阴虚水停的猪苓汤证的时候再给大家详细阐述这个问题。总之,脾阳虚水气内停,我们可以用苓桂术甘汤;脾阴虚水气内停,就可以用这个桂枝去桂加茯苓白术汤或者叫苓芍术甘汤。正像肾的主水功能失常了一样,有因肾阳虚,也有因肾阴虚。肾阳虚水停用真武汤,肾阴虚水停用猪苓汤,都是相对的。张仲景写《伤寒论》善用阴阳二分法,如表证既有表实证,又有表虚证;少阴病有寒化证,也有热化证;肾虚水气内停,有肾阳虚的真武汤,也有肾阴虚的猪苓汤;那么,脾虚水气内停,有脾阳虚的苓桂术甘汤,有脾阴虚的苓芍术甘汤等,符合唯物辩证法思想。

本证脾阴虚水气内停,在内影响胃的受纳,干扰膀胱的气化,故见"心下满微痛,小便不利";水气外郁于表,太阳经气不利,故见"头项强痛,翕翕发热,无汗"。内外两组症状,都是由脾阴虚水停所导致的。所以治法就是养脾利水,用桂枝去桂加茯苓白术汤。

```
病机:脾阴不足,水气内停,外郁于表
病症:小便不利,心下满微痛＋头项强痛,翕翕发热,无汗
治法:养脾利水
方药:桂枝去桂加茯苓白术汤
　　　(苓芍术甘汤)
```

临床上我们怎么去判断这个水是属于阴虚的水停呢？这就需要辨证的功夫了。其中舌苔、舌质的表现很重要，往往阴虚水停的时候舌质是红的，而舌苔是滑的，包括猪苓汤证也是这样，舌质红苔滑，甚至舌面上很多水，是阴虚水停的一大特征。还有，病人有没有口渴什么的等等，我们要综合来判断它的一些特点。

好，水气内停的几个方证，我们就讲到这么多啊。

3. 脾虚证　第三个大证是脾虚证，先看第 66 条厚朴生姜半夏甘草人参汤证：

（1）厚朴生姜半夏甘草人参汤证

發汗後，腹脹滿者，厚朴生薑半夏甘草人參湯主之。（66）

厚朴生薑半夏甘草人參湯方

厚朴半斤（炙，去皮）　生薑半斤（切）　半夏半升（洗）　甘草二兩（炙）

人參一兩

上五味，以水一斗，煮取三升，去滓，溫服一升，日三服。

本证主症就是腹胀，是什么样的腹胀呢，这里举例说是发汗以后出现的腹胀。腹部是由脾所管辖，凡是腹胀的病症，大多与脾有关。那本证腹胀是脾虚还是邪气（如湿邪等）困脾呢？（学生：脾虚）怎么判断呢？（学生：发汗不当）对，腹胀出现在发汗后，张仲景之所以举这样一个例子，就是想说明本证腹胀有脾虚的一面。发汗后，可以损伤心阳，我们前面讲的那几个方证就属于这一类。发汗也可以损伤脾的阳气，脾主运化，脾气虚运化不及，气滞于腹，就会出现腹胀。这也是一个太阳病的坏病，由太阳表证采用不正当的发汗所导致的。那么，这个腹胀全部是由脾虚引起的吗？我们可以通过分析药物来判断。

本方共五味药物，如果拆方的话可以分成两组：厚朴、生姜、半夏为一组，人参、甘草为一组。第一组的三味药有一个共同特点？往下走嘛，对不对？厚朴下气除胀，半夏和胃散结，生姜和胃降气，所以都有下气、降气的特点。后一组甘草、人参，补脾益气。所以通过分析方药组成，我们看这是一个什么样的腹胀？是一个虚实夹杂的腹胀。腹胀大多有气滞，这个是临床最多见的，只不过本证不是一个单纯的气滞证，它还有脾虚在里面。那么是气滞为主还是脾虚为主呢？（学生：气滞为主）怎么看出来呢？凭腹胀满就说气滞为主，那不一定啊，对，从用药的比例上是可以看出来的。大家看第一组药物用量都是半斤或半升，而后一组是二两、一两，这说明这是一个气滞为主夹有脾虚的一个腹胀啊。

本方针对气滞夹脾虚的腹胀，所以既用消导的药又用补益的药，我们把这个叫"消补兼施"。当然，从用药的比例上讲，是以消为主，补为次，后世有人称此为"三补七消"。所以总结本证的病机就是脾虚气滞，脾主运化，运化水湿或水谷精微，脾气虚了，运化不及，气机就会阻滞，也可以导致湿邪的产生，就会出现腹胀。这样的腹胀临床上往往表现为饭后为重，或晨轻暮重，因为本身有脾虚，

饭后会增加脾的负担,所以饭后腹胀加重。休息了一夜,脾虚有所缓解,所以早上起来肚子就会觉得舒服点。有些病人晚上都不敢吃饭,宁愿饿着也不吃,其实不是不想吃,是不敢吃,一吃就胀得难受啊,还不如饿着呢,这就是脾虚腹胀的一种特点。如果脾虚进一步生湿,就会在舌苔上表现出来,表现为舌淡胖、有齿痕,而苔白腻或者厚腻苔。若湿气很大,可以用本方合上平胃散使用。

病机:脾虚 + 气滞
　　　(虚中夹实:三分虚,七分实)
病症:腹胀时减,晨轻暮重,或食后为甚。舌淡胖,有齿痕,苔白腻或厚
治法:消补兼施,三补七消
方药:厚朴生姜半夏甘草人参汤
　　　朴、姜、夏——消滞除满
　　　参、草——健脾益气

本证治法三补七消,方用厚朴、生姜、半夏消滞除满,人参、甘草健脾益气。厚朴用半斤(八两),生姜用半斤(八两),以消除痞胀。半夏洗,就是现在的清半夏,一升半夏等于90～120g,《伤寒论》有一些药物是用升表示的,如半夏、吴茱萸、五味子、粳米等,由于比重的不同,这些药物的每一升的重量都不相同。一升吴茱萸相当于现在的30g,一升五味子相当于60g,而一升粳米相当于120g。当然我们现在用量按照现在的常用量就行了。

使用这个方子还有一个技巧,就是两组药物的比例不要用错了,如果把人参、甘草的用量用到很大,或者是跟厚朴、生姜、半夏这些药量相等的话,这个腹胀不但去不掉,而且还有可能会加重。我当时背这个方子是连用量一起背的:厚朴半斤姜半斤,一参二草也须分,半夏半升除胀满,脾虚腹胀此方斟。有一个医案是伤寒大家陈慎吾先生治的一个病,是一个腹胀的病人,有脾虚的症状,前面的医生给他开了厚朴生姜半夏甘草人参汤,但是用药很平均,四平八稳,把这五个药各用9g,吃完3剂以后肚子胀一点都不减。病人找到陈慎吾老师,陈老一看,病人果然属于脾虚气滞的腹胀,用厚朴生姜半夏甘草人参汤是没有错误的,只是用量比例不对,于是陈老师把党参(前医用党参代替人参)和甘草从9g降到3g,把厚朴从9g提到18g,就这样一加一减,方子的比例变了,与《伤寒论》的用药比例相符。这个方喝完3剂以后,肚子胀很快痊愈。所以说,像有一些我们在临床开方子的时候,辨证对了,用方也对了,但如果药量不注意的话,也会达不到临床应有的疗效,所以药方的用量、比例特别重要。

《伤寒论》的药方用量,一两到底是现在的多少克?存在着很大的争议,有人说东汉那个时候的一两等于现在15.625g,还有说等于13g、9g,甚至3g的,没有一致定论。没有定论我们就不去追究它,而关键得把药物的用量比例搞清楚,

比如厚朴生姜半夏甘草人参汤这个方子，用量比例很明显，一定要重用厚朴、生姜和半夏，轻用甘草和人参，否则的话，肚子胀去不掉，因为人参、甘草它壅滞，是不是啊？如果你把它量用得平均，就解决不了问题，刚才举的案例就很能说明问题。古代的中医世家，在家传的时候，传方给下一代的时候，封建保守得很，方子是传男不传女，甚至宁愿给媳妇都不给闺女，因为闺女一嫁出去就是别人家的人了，那有时候闺女闹啊，说那不行，我这也是家里一份子啊，也得有我的一份啊。有些老爸老妈比较心疼姑娘，没办法，说给你吧，但是给她个方子却不给量，说走吧，回婆家用去吧(学生笑)，回去后用用却不怎么灵，肯定啊，只给她一个光秃秃的方子，拿回去用的话肯定没有娘家的灵验啊(学生笑)。这说明古人的处方用量的比例特别重要，所以大家一定要学《伤寒论》里面方子一些药量的比例。比如开桂枝汤，桂枝、芍药一定是1:1的比例，否则的话就不是桂枝汤了。如果把桂枝的量加大就是桂枝加桂汤，把芍药的量加大就是桂枝加芍药汤，(这些都是《伤寒论》中的方子)所以它就起不到桂枝汤调和营卫的作用了。

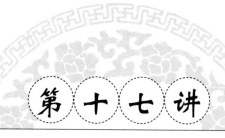

第十七讲

脾虚证、肾阳虚证

（2）小建中汤证：这一节我们讲第二个脾虚证，小建中汤证，第102条：

伤寒二三日，心中悸而烦者，小建中汤主之。（102）

小建中汤

桂枝三两（去皮）　甘草二两（炙）　大枣十二枚（擘）　芍药六两　生薑三两（切）　膠飴一升

上六味，以水七升，煮取三升，去滓，内飴，更上微火消解，温服一升，日三服。**呕家不可用建中汤，以甜故也。**

"伤寒二三日，心中悸而烦"，太阳伤寒证两三天了，出现了心悸心烦，但是经过误治了吗？没有。所以这一条提示我们，太阳病没有经过误治，有时候也会自行往里传变。传到哪里了？直接传到少阴心脏，这从心烦、心悸的症状表现上可以看出来，心烦是心主神明的功能失常，心悸是心主血脉的功能失常。那么，太阳病为什么会直接到少阴心呢？这是因为太阳和少阴相表里，临床上许多心脏病、肾脏病的发生，正是由于外感邪气引起的，由太阳病直接发展到少阴病。我们要注意这样一个发病规律啊，一些心脏病、肾脏病的人，在给他做治疗的时候，一定要告诉他们防止感冒，否则的话，可能在治疗过程中会发生变化，或者病情反而加重。

那么，外感导致的心脏病为什么用小建中汤呢？小建中汤我们都学过啊，桂枝汤中倍用芍药再加饴糖对吧，这样把解表的桂枝汤变成了治里的小建中汤了。加重芍药用量是为了养营阴吧，而加饴糖则是温补中焦，所以说小建中汤是阴阳两补，而以温阳为主。是补哪个脏的阴阳呢？当然是脾了，既补脾阴，又温脾阳，建立中气，故名"建中"。这就回到了刚才说的问题了，这是一个心脏病证，为什么要用小建中汤去补脾呢？这肯定是一个有宿疾的病人，原有脾虚或心脾两虚，正气不足，感受外邪了，感冒了，使得邪气由太阳直入少阴导致心脏病，但由于脾虚为本，所以用小建中汤补脾温中，补土以实火，待中气建立，土实则火充，心中悸烦自除。这是典型的"虚人伤寒建其中"的范例。再者说，心脏病从脾论治是因为补脾土能防肾水上凌于心，许多心脏病的发生，正是由于肾水上凌所致，像前面我们讲过的诸多心阳虚证，即是属于这样的证型范围。那么，通过补脾，犹如在中焦拦一道堤坝，使肾水不得上泛凌心，从而治疗心脏病或防止心脏病的发生。

所以，本证的病机首先是心脾两虚，心脾气血不足，又加上有邪气干扰，可以总结为脾之气血不足，心失所养，复被邪扰。病症表现上，应该结合《金匮要略》的小建中汤证加以总结。《金匮要略·血痹虚劳病脉证并治》中讲："虚劳里急，悸，衄，腹中痛，梦失精，四支酸疼，手足烦热，咽干口燥，小建中汤主之。"所以综合这些可以把小建中汤证总结有三类病症：第一，小建中汤可以用于心虚证，就是心悸心烦失眠，可以使用于心脏的气血两虚，也可以使用于脾气虚导致的心脏病，所以我们可以把本条所述病证看作脾虚型的心脏病；第二，就是脾虚证了，这是小建中汤用得比较多的，如腹中急痛，常首选小建中汤，小建中汤倍用芍药，止痛效果较好。临床使用上看，小建中汤所治腹痛，多是绵绵作痛，或者是隐隐作痛，而且喜温喜按，这是气血不足的疼痛特点，多伴有乏力，纳差等症。脾虚证是小建中汤的主要适应证，本条的这个"心中悸而烦"，它的前提仍然是脾虚，所以才用小建中汤去治这种心脏病，补脾来达到养心的这样一个目的，因为脾和心是母子关系，火能够生土，所以实际上这是子病及母，故要治子以救母；第三，小建中汤也有祛邪的作用，用于虚人外感的微发热恶寒等。就拿本条而言，虽是"心中悸而烦"，是太阳伤寒两三天后出现的病症，但是表证祛除了吗？条文中没有说明，这就是说本证仍然可能有表证，如果表证突出的话，也可以在小建中汤里加上一些解表的药物。

病机：气血不足，心失所养，复被邪扰
病症：①心虚症：心悸，心烦，失眠等
　　　②脾虚症：腹中急痛，或绵绵作痛，喜温喜按，乏力，纳差等
　　　③外感症：微发热恶寒等
治法：建中焦气血，补脾以养心
方药：小建中汤
　　　桂枝汤加饴糖：温补中焦阳气，为主
　　　桂枝汤倍芍药：滋养中焦营阴，为辅

小建中汤温补中焦的气血，补脾来达到养心的目的，所以治心脏病是脾虚型的心脏病。本方我们方剂中已经学过，这里不再详细讲了，主要一个是倍用芍药，一个加上饴糖。倍芍药是为了补脾之营阴，并缓急止痛；加饴糖在于温补中焦的阳气。这里饴糖用了一升，相当于200ml，我们现在可以用30～50ml。总体来看，这个方子还是偏于温补的，对于心脾两虚所引起的系列疾病，我们都可以

使用它。

我们看它的服法，稍微复杂一点，为什么？因为这里边有个饴糖。咱们看方后注，"上六味，以水七升，煮取三升，去滓，内饴，更上微火消解，温服一升，日三服。"我们说饴糖不能煮，需要烊化，可以用热药汤把它冲开，如果不能完全融化，可以把热药汤再放到火上微煮，即"更上微火消解"。其实饴糖有软、硬两种，一般用的是软饴糖，糊状的；另外还有一种硬的饴糖，白色的，也可以使用，用的时候把它直接放到药锅里化开就行了。如果找不到饴糖，也可以用白术，甚至少量的干姜(6g 以下)代替。这里注意"呕家不可用建中汤，以甜故也。"但是并不是所有呕吐的病人都不能用小建中汤，如果说是脾胃虚寒，或者脾胃气血不足的呕吐，那当然可以使用了。这里的这个"呕家"指的是什么呢？是湿热内盛的人，开始我们学桂枝汤的时候，有一条说酒客病不可用桂枝汤，以酒客不喜甘故也，它们这都是一类的，即湿热内盛的人不能使用。

临床上，小建中汤确实可以用于治疗心脏病，用于什么样的心脏病比较好呢？大家掌握住一个要点，就是见有脾虚病症的，比如乏力、纳差或便溏等。也就是病人除了有心脏病的症状以外，还有脾气虚寒或者脾的气血不足的症状。举一个例子，有一个女病人王某，36 岁，2010 年 10 月 9 日来看诊。不明原因的心律失常，查好多医院找不到原因。查所有的结果心脏正常，就是病人感到心慌。该病人有明显的心律不齐，脉象是结代脉。每日要发作数次，每次发作短的数分钟，长的要几个小时，同时伴有像心烦不宁，还有恐惧感，因检查不出来到底什么病，就更害怕，心想这个病治不好了，所以睡眠不实，多梦，舌淡嫩。另外，她经常乏力，气短，吃饭不太好，有脾虚的表现。所以辨证属于心脾气阴两虚，我开小建中汤合上生脉饮。生脉饮纠正心律失常，尤其是气阴不足的心律失常特别好。幸好她在一个药店找到了饴糖，每剂药用 30ml，同时又加上山萸肉、炒枣仁、柏子仁。大家注意，不要总想酸枣仁、柏子仁是安神用的，它们的安神效果实际上通过补心血、肝血来达到的，在这里使用主要是补心血，补肝血。这个方子喝了两周以后，心慌发作 5 次，而且每一次都是几分钟就过去了，这说明已有明显的疗效。这个病人喝了大概 7 周，50 剂左右，心悸不发，我追访了她半年。所以小建中汤治疗心脾气血不足的心脏病还是很好的。

还有个别病人在午饭后午睡时容易心悸，或者是每当饭后即发心悸，这往往也是心脾两虚的表现，脾虚消化无力，累及于心，诱发心悸，可以用小建中汤治疗。

另外，这个方子治内伤发热比较好，多表现为低热，一般是 37℃ 多，有些患者是自觉发热，或手足心热，但体温并不高，甚至会有怕冷等虚寒表现，这就是阳虚发热或气虚发热的特点，用小建中汤很好，后世把这叫做"甘温除大热"法。有一病人发烧两年多，一直低烧，总是在下午的时候发烧，体温在 37.5℃ 左右徘徊，大便不成形，舌淡，齿痕印特别明显。服小建中汤原方1个月低热除。还曾治一个小女生，这个小女生才12岁，长得清瘦，不爱吃饭，厌食，发烧2个月了，经常是下午低烧，开始以为是感冒，一直服用治感冒的药物，结果越治发烧越重，发汗以后就烧得更厉害，舌质淡嫩，我给她用小建中汤合上当归补血汤，这个方子可能大家也很熟，就是当归和黄芪两味药物。服用了两周，这个热就退了。

《金匮要略》讲小建中汤治"手足烦热"，就是手心热、脚心热，热得心烦意乱，甚至影响睡眠，五心烦热，这类病症临床上比较多见，男女都有，以女性为多见。一提到手足心发热，我们马上想到五心烦热，五心烦热往往是阴虚火旺的比较多，在临床上一些患者确实属于阴虚火旺，如果是阴虚火旺这个方子不适宜。但确实还有一部分手心烦热的人并不是阴虚火旺，而是阳虚发热引起来的，所以五心烦热同时又有拉肚子，脾胃不好，吃饭不好，舌淡齿痕，而并不是舌红这些。那么还有一些病人表现为后背发热，这也往往是脾气不升造成的，脾气虚，脾气不升就窝到背部这里了，这个李东垣讲得比较透，"火与元气不两立，一胜则一负"，关于这些我们可以看一看他的《脾胃论》有关气虚发热的论述，当然李东垣是用补中益气汤、补脾胃升阳散火汤等治疗的，那我们用《伤寒论》的小建中汤同样会起到"甘温除大热"的作用。曾有一个新加坡病人五心烦热，好几年了，尤其是晚上热得就更明显，同时他还有胃病，螺旋菌感染，舌淡有齿痕。我给他用小建中汤加羌活、独活，这里羌活、独活不是解表用，而是升阳气用的，相当于柴胡、升麻的作用一样。羌活、独活在解表的时候，我们可以用10g，量大一点。如果使用它升脾气的话，量宜小，用6g、甚至3g就行了。这个病人服用了两周，发热即除。临床上，因为脾虚导致的五心烦热，或者背热，身发低热，用小建中汤治疗，都有很好的疗效。

小建中汤确实是一个强壮剂，所以《金匮要略》用它治疗虚劳病，所以经常服用，可以强壮脾气，提高免疫力。对小儿形瘦，不思饮食，面色萎黄，头发稀疏，西医认为是缺钙的一些小孩儿，还有像记忆力不好的一些人，用小建中汤治疗都很好。那如果是气血虚的比较重的话，刚才就像我说的那个，可以合上当归补血汤。所以张仲景在《金匮要略》里提出来"四季脾旺不受邪"，确实如此。

（3）桂枝人参汤证：下面我们看第三个脾虚证，桂枝人参汤证，第163条：

太陽病，外證未除，而數下之，遂協熱而利，利下不止，心下痞硬，表裏不解者，桂枝人參湯主之。（163）

桂枝人參湯方

桂枝四兩（別切）　甘草四兩（炙）　白朮三兩，人參三兩，幹薑三兩

上五味，以水九升，先煮四味，取五升，内桂，更煮取三升，去滓，温服一升，日再夜一服。

本证的起因仍然是一个误治，本来是一个太阳病而误用下法，而且是"数下之"，屡次使用下法。于是就发生了什么呢，"遂协热而利"，"遂"，于是的意思；这里的"协"同"携"是一样的，携带；"热"是指发热，在这里是指外感发热，就是本证还有表证。"利"就是下利，而且下利不止。这一个方证表现为什么呢？是携带有表证的下利，故说叫"协热而利"。说起下利不止，我们前面也学过一条，不知道大家背诵了没有？就是葛根芩连汤证。"太阳病，桂枝证，医反下之，利遂不止，脉促者，表未解也，喘而汗出者，葛根黄芩黄连汤主之。""利遂不止"，这也是下利不止，但是葛根芩连汤证是邪气入里化热到大肠，大肠有热；而本证下利不止是属于中焦有寒。都是利遂不止，怎么判断呢？当然还要以方测证。一个用黄芩、黄连，一个用干姜、白术，这寒热虚实当然就辨得清楚了。我们看这个桂枝人参汤，这个方子中内含另外一个方子，（学生：理中汤）对的，人参、干姜、白术、炙甘草，理中汤的全部药物，理中汤是温补中焦虚寒的，所以本证讲的这个下利证，一定是脾阳虚寒性质的。

　　那么，太阳病外证未除，数下之，怎么伤脾阳了？看来这个大夫是使用了过量的寒凉泻下药了。寒凉的泻下药，而且数度使用，所以导致脾阳不足而出现泄泻不止，"利下不止"就说明脾气有下陷的趋势，严重的可能还会有脱肛呢。同时我们看这个病人还有"心下痞硬"的症状，就是表现为胃脘有堵塞感，吃了饭不往下走，甚至按之发硬的感觉，那这又是什么原因？怎么一面下利，一面还有堵啊？况且临床上这一类病人，往往是下利越严重，胃脘也就越堵塞，越下利肚子越胀，什么原因呢？那我们说这个利下不止是脾气下陷，那脾气下陷就会造成什么呀？清阳不升是不是？清阳不升，就会浊气不降，就脾胃而言，脾主升清，胃主降浊，二者一升一降，共司人体气机之升降。如果脾气下陷，当然就会造成胃气不降，它就会堵到这里啊，所以病人有时越拉肚子就越觉得胃里面堵，清气越升不上去，浊气越降不下来，《黄帝内经》说得好啊："清气在下，则生飧泄；浊气在上，则生䐜胀。"（《素问·阴阳应象大论》）不是应了这一条了么？这个桂枝加人参汤证就是《黄帝内经》的这个理论的临床实践啊！所以，本证它是一个什么呢，由于脾气虚导致的一个清浊不分，升降紊乱的一种病证，该升的升不上去，该降的降不下来。所以一方面有下利不止，一方面有心下痞硬。而且同时还有什么呀？是不是表证还没除啊？"协热而利"啊，下利同时还有表证，所以后面说"表里不解"，既有内在的脾胃升降的紊乱，下利、心下痞硬，又有外在的表证不除，这是一个表里同病。

　　表里同病就要采取表里同治，但是里证为急，所以以治里为主，就用桂枝人参汤。这个方子刚才说了，内含理中汤，等于理中汤加桂枝。讲到这里，我顺便提醒一下大家，桂枝人参汤这个方子的名字容易迷糊人，一说桂枝人参汤药物组成，有些同学不加分析就说桂枝汤加人参，注意桂枝人参汤不是桂枝汤加人参，而是人参汤加桂枝，人参汤是什么呀？就是理中汤，一方俩名，知道这些就不至于用错方子了,大家一定要记住,桂枝人参汤就是理中汤加桂枝。

分析一下这个方子,可以分成两组药物,理中汤为一组,桂枝为一组。很明显,用理中汤温中焦虚寒,加桂枝以祛除外在的寒邪。所以通过分析方药,我们就可以知道这个方证是表里同病,而且表里都是寒,中焦虚寒加上外有表寒。所以,本证的病机就是脾阳虚,寒湿盛,表不解。中寒加表寒——表里皆寒。就六经辨证而言,本证内寒在太阴,外寒在太阳,是太阳与太阴同病,但是病证的重心是在太阴,以太阴虚寒为主。主症是下利不止,那这种虚寒的下利有什么特点?对,下利清稀寒凉,或夹有不消化的饮食;同时伴有心下痞硬,又兼恶寒发热等等。当然桂枝人参汤的使用,不一定有表证,没有表证也同样可以使用啊,因为桂枝不仅解表用,而且可以温中祛寒。实际这一条讲的是一类什么样的病人啊?就是素有脾阳虚的人,经常大便溏泄的人感冒了,我们就可以选用桂枝人参汤。当然《伤寒论》是说先有感冒误治造成的这个病证,那我们可以把它贯通了,你只要掌握中焦虚寒加上外有表寒的病机,这个方子就可以用于很宽的范围。

桂枝在这里选得非常好,为什么不选用麻黄啊?因为这里的表证并没有说有汗无汗,什么原因呢?一个就是因为"数下之",即使原来的表证是太阳伤寒证,但是经过数次误下以后,正气受伤了,也不能再用麻黄去解表了,前面我们讲了许多这样的条文例子对吧;还有一个最主要的原因,就是桂枝除了解表散寒以外,还可以温中,而麻黄就没这种功能了,所以说桂枝选得恰到好处,我们从这里可以学到古人选方用药的精当之处。

病机:脾阳虚,寒湿盛,表不解

　　　(中寒＋表寒——表里皆寒:太阳与太阴同病)

病症:下利不止,所下清稀寒凉,或夹有不消化之饮食,心下痞硬。兼

　　　恶寒发热脉浮等

治法:温中解表

方药:桂枝人参汤

　　　理中汤(人参)——温太阴虚寒

　　　桂枝——解太阳表邪

临床上桂枝人参汤是很常用的,要抓住表里皆寒的病机,素体脾胃虚寒之人感寒者,本方最为适应。一个女病人刘某,是个小姑娘,26岁,北京人。平素就脾胃虚弱,胃中怕冷,不敢吃凉的东西,但她还贪凉,弄得她经常闹肚子,每遇到肚子受凉或食冷,就立刻会腹痛、拉肚子,即使在平常也经常大便不成形。有一天她出门受凉了,腹痛泄泻又发作了,大便一日三四次,恶心,没有食欲,恶寒怕冷,已经病3天了。这个女孩穿着很有意思,来诊的时候穿了一个"露脐服",大家见过"露脐服"吧?一段时间很时髦的。哎,全身各处都很庄严,有一个小肚

脐在远远地向你微笑(学生哄堂大笑),许多人认为这样很"潮",是吧?这个病人就穿了这样一件衣服出门了,那时的天气已经是秋天了,气候渐凉了,我说:"你穿这样的衣服能不拉肚子吗?露着肚脐,那一块儿是脾的地盘啊,寒气从肚脐而入,直接会侵犯到脾,造成太阴虚寒,这叫直中,你本身又素来脾胃虚寒,这样能不拉肚子吗?你知道这叫什么服装吗?这不是露脐服,我们中医叫'太阴虚寒服'啊(学生哄堂大笑),你不拉肚子才怪呢!"再看她的舌苔,薄白苔,脉细。脾胃虚寒无疑,是脾胃虚寒之体又感受寒邪了,为表里皆寒之证。我给她开桂枝人参汤合痛泻要方,大家知道痛泻要方吧?张景岳的,原方叫"白术芍药散",因本方治腹痛泄泻,一痛即泻的那种拉肚子,所以后世把本方称作"痛泻要方"。由几味药物组成啊?(学生:白术、白芍、陈皮、防风),不错,记得很好。这个病人用这两个方子合在一起,3剂而愈。

所以,学习桂枝人参汤证一定抓住本证的基本病机,就是表里皆寒,掌握住它就可以将桂枝人参汤活用到许多疾病,扩大它的临床运用。我曾经用本方治过高血压病呢。一提高血压,咱们马上脑子里就会想到什么呀?肝阳上亢是吧,临床确实如此。高血压病表现为肝阳上亢的确实比较多,但是也有一些例外,有一些人他不是肝阳上亢,而是虚寒,有一个南方病人,男性,六十多岁,患高血压多年,有时血压能达到二百多(mmHg),一直吃西药来着,做生意的老板,有钱,都是吃进口的西药,开始血压维持得还可以,但后来就不怎么有效了,血压总降不到理想的位置。我当时去的时候量他的血压,高压到170(mmHg),低压110(mmHg)。西医建议他找中医看看,中西药结合治疗。他找了一些中医,但都开牡蛎、石决明、钩藤、天麻、生石膏这些药物,一说高血压那就是肝阳上亢,拼命使用平肝潜阳的凉药,吃得他浑身发抖,凉啊,这血压更降不下来,你想啊,寒使血管收缩,血压就不容易降,血脉要得温则行啊。所以他自认为自己是伤寒,也不找大夫了,自己开方吃吧。于是他就去书店找有关伤寒的书,正好看到我的那本书《伤寒名医验案精选》,他一看里面有好多医案,其中有一些是名家治的虚寒的高血压案例,他就想来找我。这个病人在北京有一个亲戚,打电话就让这个亲戚来找我,正好那天(时间大概是4月30号,那时有五一长假,记得是放假的前一天)在我们基础医学院的大厅碰到她,她问我:"老师我问一个人",我说:"谁啊?""陈明教授你认识吗?""呵呵,有点熟,走吧,跟我走,跟我上去就行了",到楼上办公室后,我说:"你怎么,啥事啊?"她说:"谁是陈老师啊?"我说:"我就是。"她说:"我那个亲戚说你是老头子啊,他有病想找您看看",我说:"又没我照片,怎么知道我是老头子啊?"她说"只有老头子才觉得是老教授"。我说:"你亲戚什么病啊?"她说:"我亲戚高血压病"。"高血压,过来看吧"。"不行,他腿走不了,腿刚做过手术,走路还不方便,关节屈伸不利,麻烦您能不能出一次诊?"我说:"在哪呢?""广州"。"呵呵,还真够远呢","这不长假了吗,您这有时间,辛苦您跑一趟吧。"我在去的路上还想呢,是不是肝阳上亢啊,后来到那一看,马上印象改变了。他住在一个酒店里,5月份广州天气多热啊,可他把酒店窗户都关了,就一个窗户留有约10cm宽的一条缝,我一走进去,马上这个汗唰一下就出来了,你想啊,北京都穿短袖了呀,广州就不用说了,热得是汗流浃背啊。这时病人说:"哎,教授,您忍受一点,忍受一会,等会您房间在旁边,那凉快,先在这暖和暖和吧"(学生大笑),我再一看他穿的什么呀,外穿夹克,里面还有衬衣,量血压的时候一看,里面还有个背心,穿这么厚,坐在这么一个闷热的环境里,你看他还是肝阳上亢吗?他给你的第一印象是什么呀,怕冷,恶寒。后来再问症状还有大便长期不成形,他说:"我大便最好的时候,是勉强成形,但破破糟糟,漂浮在水面上",这是脾虚的一种表现。看看舌苔白腻。大家看这个这个病,还有可能是肝阳上亢吗?综合他的全身状况来看,这是一个中焦虚寒加外寒的病症。他怕冷还有一个特点,就是出汗,越出汗越怕冷。我说:"行了,我给你开方子啊,但想看一下你以前吃的方子。"拿出来一看,多是龙骨、牡蛎、石决明、柴胡、黄芩之类,他对我说:"这方子我吃了发抖,现在不是吃了发抖了,我一看见就发抖了。"这个病人,外寒加内寒,内寒又是中焦虚寒,这样的表里皆寒,正符合《伤寒论》桂枝人参汤证的病机,于是我给他开桂枝人参汤,因为他出汗,恶寒怕冷,合了玉屏风散,黄芪、白术和防风,而且桂枝人参汤我给他用的是高丽参,这个参比较热啊,高丽参用10g,又加上黄芪用30g。这病人他也看好多中医的书了,他说:"教授,这两个药是不是升血压啊?"我当时给他量的血压是170/110mmHg,他说:"这么高的血压怎么样啊?"我说:"中医看病是结合你的个人体质,你的血压是虚寒性血压,你看你以前吃的那些药,越吃越高,一凉血管就收缩了,血压反而不好降。"桂枝人参汤合玉屏风散,有双向性调节作用,如果虚寒性的高血压它可以降,而低血压又可以升,这就是中药的双向调节,这种双向调节只能在活人身上才能实现,拿到体外去研究根本不行的,因为没有这个活的机体的环境啊,像如果单单研究黄芪、人参药物本身,可能它是升血压的,但是结合到某一个人它不一样的,如果是虚寒性高血压,改善了这种虚寒状态,血压就会降下来。我当时给他开了3剂药,第二天我就走了,并给他留了我的电话,告诉他吃完3剂后可以给我打电话,因为毕竟开了30g黄芪、10g高丽参。可过了3天没有电话,我心里打鼓了,怎么回事啊?真崩了吗这血管(学生大笑)?那吃崩了,现在是不是在医院躺着呢?这后来一星期还没信儿,当时后悔呀,只是把我的电话留给他了,忘了留他的电话了,要不可以问问病情啊。因为北京的病人大多是一个星期复诊一次,这样比较好,有什么情况马上可以处理。两周之后的一天我正要下班,有人敲我办公室的门,开门一看,是这位老先生,还带着他的太太,还有他那个亲戚领着来找我来了。哎呀,我一看他那个表情就放下心了,我说:"你咋回事啊老先生?我叫你3天打电话,你两周才过来,你知道我这两周是怎么过来的吗?"他说:"我吃完 3 剂以后,觉得浑身暖和了,一暖和,哎,我这血压就往下掉,高压量一下 150mmHg,我觉得不错,就又拿了些,一直吃到现在。"他说:"我好长时间不敢坐飞机了,飞机上那个气冷得很,这一次我能坐飞机过来,你看我这腿走路也有劲了是吧,转动灵活啦。"他问我:"怎么人家用人参、黄芪升血压,我怎么降血压呢?"我说:"你这是虚寒性的高血压,中医治病就是这样子,是根据疾病的病机而用药的,你是表里皆寒,中焦虚寒加上表寒,所以用《伤寒论》的桂枝人参汤治疗。"后来他给我介绍好多高血压病人,他还给人家说:"哎呀,高丽参降血压好啊!"(笑声)我说:"你千万不要这样说,如果是一个肝阳上亢的高血压,你一下就给人家治崩了。"所以大家要注意,临床无论治疗什么病,一定要辨证,要抓住病机,这是中医的法宝啊。

4. 肾阳虚证　下面是虚证系列的第四大类,肾阳虚证。我们先看第 61 条:干姜附子汤证。

(1)干姜附子汤证

下之後,復發汗,晝日煩躁不得眠,夜而安靜,不嘔,不渴,無表證,脈沉微,身無大熱者,幹薑附子湯主之。(61)

幹薑附子湯方

幹薑一兩　　附子一枚(生用,去皮,切八片)

上二味,以水三升,煮取一升,去滓。頓服。

这也是一个误治的方证,属于太阳病坏病。误治的原因是先下后汗,这个叫"汗下失序",造成了下列一种病变,主要表现是:"昼日烦躁不得眠",就是白天烦躁,这个"眠"在这里是安宁的意思,不是指睡眠,指白天烦躁不安。"夜而安静","安静"在这里另有所指,不是说正常安静的状态,实属少阴病的"但欲寐"状态,后面我还要详细阐发它的内涵。白天烦躁不安,晚上安静,什么病呢? 条文中特别给了一些特殊的诊断方法,我们叫"排除法",是临床鉴别诊断时常用的方法之一。我们看它是怎样作鉴别排除的? 首先讲"不呕",就是病人没有呕吐,属于阴性症状。那么,一个本没有出现的阴性症状,为什么还要提出来呢? 这就是为了鉴别诊断,为了排除一些可疑性的疾病。一个太阳病治坏了,它要传变到哪里去呢? 是传少阳、还是传阳明,抑或传三阴? 因为少阳病、阳明病、三阴病都可以见到"烦躁"的症状。所以必须鉴别一下。这里用"呕"代表的少阳证,因为少阳证"心烦喜呕","不呕"就是说病人出现的这个烦躁不是少阳病,也就是用"不呕"来排除少阳病可能;其次讲"不渴",就是病人没有口渴,这主要是排除阳明病证的可能。因为阳明病,尤其是阳明热证,一定有口渴的表现,往往是烦躁与口渴并见,甚至会出现"大烦渴不解"。所以病人"不渴",说明这个烦躁症候不是阳明病的表现。我们曾学过第 4 条:"伤寒一日,太阳受之,脉若静者,为不传;颇欲吐,若躁烦,脉数急者,为传也。"所讲太阳病传向少阳、阳明的早期症状就是呕吐和烦躁,与本条相互发明,可以前后互参。那么,也有一些太阳病虽经误治,但没有造成坏病,邪气仍在太阳经,本证是不是这样呢？我们看,张仲景这里同时讲了"无表证",即排除了仍有太阳病的可能。所以"不呕"不是少阳病;"不渴"不是阳明病;"无表证"不是太阳病,经过一系列的鉴别诊断,我们就明白了这个烦躁不是病在三阳经。

那不在三阳经,我们说它可以到三阴经呀！阴经病证是以机体的阳气亏虚为主要表现的一类方证。所以我们说如果烦躁属于阴经的病变,往往是阳虚导致的烦躁。那么阳气虚怎么会出现烦躁呢？其实我们前面已经学过一条阳虚烦躁证了对吧？（学生：心阳虚烦躁）对,第118条的桂枝甘草龙骨牡蛎汤证,这就是一个阳虚烦躁,当然它是心阳虚,心神浮越于外,所以烦躁。那本条所讲的烦躁是三阴病的哪一经呢？属于哪一个脏呢？后面给了我们一个脉象很重要："脉沉微",沉是主里,微是主阳气虚衰,微脉是阳衰的表现。肾是一身阳气的根本,所以这里的阳气衰是代表的肾阳衰,也就是少阴阳衰了,由此我们认定这个烦躁是少阴阳衰造成的。怎么得来的呢？是由于太阳病,先用下法,后用不当的发汗方法所导致的,由太阳病直接传到少阴了。"身无大热者",说明身体有发热,只不过不是阳明大热,而是身有微热,这也同时更进一步否定了本证的烦躁属于阳明的可能（之所以再一次用"无大热"否定阳明病,是因为烦躁最容易见于阳明病的缘故）。阳衰会烦躁,那么它也会发热呀,一般情况下我们说三阳病证皆有发热,三阴经病证没有发热。但是一旦三阴经发热,容易出现什么情况呀？阴阳格拒,即阴寒太盛,格阳于外。但阴经发热毕竟是属于正气不足,阴盛格阳,所以发热一般不高,多是身有微热的表现。本证发热,恰属于这一类,仍是一个阴阳格拒的情况,是残阳浮越于外的一种表现。

综上所述,我们看到,本条诊断疾病,采用的方法是先排除,后肯定。排除的通过"不呕"、"不渴"、"无表证"三个鉴别点,肯定的就是抓住"脉沉微"、"无大热"的特征。所以我们基本上可以把这个方证的病机确认为是少阴阳衰,本证属于少阴病。

那么,少阴阳衰为什么会出现白天烦躁明显,晚上人相对比较安静呢？大家想想看,烦躁一症的出现,表示了一个什么呢？是一个邪正相争的过程,那么当机体的阳气大衰,和阴寒无力相争的时候,就是双方的力量对比悬殊太大,阳气根本就没有打过阴寒的可能性,这个病人还会烦躁不安吗？不会的,阴寒太盛的情况下,阳气无力与之相争,病人就会表现得很"老实",他想动换,没有这个力气啊。所以,阳气相对较强时容易出现烦躁,阴气盛时烦躁比较少见。也就是说,烦躁一症,仍是多见于阳热的病证中,在六经病中,当然以阳明病中最为多见。而本证中,病人"昼日烦躁不得眠",就是白天这个病人尚可以烦一烦,为什么呀？我们说一日之内阴阳升降是有规律性的。白天的阳气相对而言比较盛,此时机体得到天阳之助,尚可以与阴争,所以白天病人就可能会烦躁一阵,这也恰恰说明这样的烦躁属于阳虚型的,因为阳热导致的烦躁往往一天持续发生,而每到晚上加重。而本证"夜而安静",因为本身就是肾阳衰,一到晚上又阴寒盛,阳气更虚,体内的残存的阳气更加无力与阴寒相争,晚上就"安静"了。大家注意,这个安静是正常状态吗? 不是。我们说这个安静,其实它的病态比烦躁还要重,因为它说明了体内的阴寒太盛,实属少阴病"但欲寐"的表现。(我们以后学少阴病提纲证有这个症状,"寐"就是睡,"但欲寐"就是只是想睡,但是实际上又睡不着,似睡非睡,似醒非醒的状态)这种状态多见于危重的病人,实际上有点半昏迷似的了。做住院医生,可以见到一些病人,你做检查他不怎么和你合作,你叫一声,他也不吭气,这往往是机体阴寒大盛,阳气大衰的一种表现。我们学过桂枝甘草龙骨牡蛎汤证,那个烦躁它没有这个"昼躁夜静"的特点,为什么呀? 因为那个是一般的阳虚,而本证这个是阳衰了,所以才会有昼夜不同的变化,由此我们可以判断体内阳气虚衰的程度。出现这种规律性的表现,代表阳气衰的程度比较重。

少阴阳衰烦躁,用干姜附子汤治疗。本方只有干姜、附子两味药物,而且附子用的是生附子,生附子和炮附子的区别:一个是回阳的,一个是温阳的。附子经炮制后药力就缓了,所以炮附子温阳,而生附子补阳气的力量大,有回阳救逆的功能,用于阳气虚衰证。我们可以把这个方子看作四逆汤去掉了甘草,那大家比较看一看,从回阳的力量和速度上看,这个方子力大,还是四逆汤力大呢? (学生:这个方子力大)甘草都不要了,甘草有缓的功能,所以这个方子去掉甘草就是单刀直入,集中优势兵力把阳气虚衰的状态给挽救过来。因为这个方证是很危急的状态呀,肾阳马上就衰亡的这样一种状态,赶紧要回阳救逆呀。所以方后注要求是"顿服",一次喝完,救急而用的。前面我们学过一个要求"顿服"的方子,是什么呀? (学生:桂枝甘草汤)对,桂枝甘草汤是救什么的? 救心阳。那大家看这个是……救肾阳。所以我们可以看出来一个什么规律呀? 就是体内如果发生阳气衰亡,多是什么脏的阳气衰啊? 心脏和肾脏。这两个脏都属少阴,所以往往在少阴病的阶段,人体的阳气容易衰亡,救心阳者用桂枝甘草汤,救肾阳者用干姜附子汤。

下面我们总结一下这一条。病机是阳气暴虚,阴寒内盛,你写肾阳虚衰也可以,总之这个意思必须表达出来。病证是烦躁,而且这个烦躁的特点是"昼日烦躁不得眠",昼日阳旺,暴虚之阳得天阳相助,强与阴争,但争而不胜,也就是说白争了一次,阳气挣扎了一下,于是烦躁。"夜而安静",夜晚阴盛,已虚之阳无力与阴寒相争,不争则静。仔细看这是个对联呀,上联:昼日阳旺,暴虚之阳得天阳相助,强与阴争,令"昼日烦躁";下联:夜晚阴盛,已衰之阳逢地寒相克,难与阴敌,故"夜而安静"。横批:干姜附子汤主之。这个对联长点,但颇能说明问题,可以作为一个记忆的方式。当然了,在症状表现上还会伴有一些虚寒证的特点,也可能有怕冷蜷卧、四肢厥冷,还可以出大汗等等这些。烦躁和这些症状、包括脉沉微同时出现,显然就是一个阳衰的烦躁了。具体的肾阳虚衰的病证,我们还要在少阴病篇四逆汤证系列里重点来讲,有的教材就把这个方证编到少阴病里去了。本证少阴阳衰,所以用干姜附子汤来急救回阳,而且这个方子要求是顿服。附子一枚相当于15g,如果是大者一枚(像通脉四逆汤里即用附子大者一枚)相当于25～30g。而且配伍干姜,要求顿服,目的就是从速回阳救逆。

讲到这里我还想说明一个问题,就是所谓"坏病"的概念。关于"坏病",传统的解释是说没有六经病辨证特点的病,这是不对的,你看这个干姜附子汤证是太阳病坏病,它有没有六经病特点呀?很明显啊,是到少阴经了,所以它明确说"不呕,不渴,无表证"就是让你按六经来辨证的,邪气没入三阳,入三阴经了,入少阴了。所以实际上"坏病"的概念,就是没有本经的特点了,但是并不是就没有其他经的病症特点了。拿本条而言,是一个太阳病坏病,这就是说这个病已经不是太阳病了,那不是太阳病,它可以是阳明病,可以是少阳病,也可以是三阴病呀,任何病都可以用六经来概括,比如像冠心病、风心病、心律不齐等心脏病,我们可以按少阴病辨治啊,属于手少阴心嘛。同样的道理,像肾炎各种肾病,也是少阴病的范围,按足少阴病来辨证。所以"坏病"的概念,就是没有本经病变的病证,也就是说原来的病被治坏了,变成了其他的病,而教材上的解释把它复杂化了。

关于排除法、肯定法在鉴别诊断中运用,是相当重要的,这也是本条所昭示的最大的临床意义。没有呕、没有渴、没有表证,这就说明不在三阳;"无大热"更肯定不在阳明,视为三阴发病;"脉沉微"就具体找到少阴了。尽管没有讲到有下利、四肢厥冷等症,但以方测证,这些症状已经不言自明了。其实这种鉴别诊断的排除法,西医用得更多,病房的大病历中,许多阴性的东西也必须要写出来,比如写病人两眼瞳孔等大等圆,颌下、颈部、腋下无淋巴结肿大等,没有这个,没有那个,从头到脚写好多没有的。你说没有的症状还写它干嘛?就是为了排除,以鉴别诊断。

将本证要点总结如下:

病机:少阴阳衰阴盛。昼日阳旺,阳勉强与阴相争;夜晚阴盛,阳被阴
　　　抑而不争
病症:烦躁昼重夜轻,伴四肢厥冷,恶寒,汗出,脉沉微
治法:急救回阳
方药:干姜附子汤顿服

本证为少阴阳衰,从其临床表现上看,多见于心衰的病人,古人在急救时常用干姜、附子这些药,用生附子、干姜急煎浓汁灌服。当然我们现在碰到这种病是中西医结合了,西医的强心针也很不错,现在我们有这个了就利用上,当然也可以把我们的干姜附子汤制成注射剂,我觉得会更好。但是现在的中药提取技术还不过关,中药制成注射剂(使用),有时候它会出现免疫反应,甚至会导致(病人)死亡,有朝一日这个难题可能会被在座的各位攻破。那如果那样,遇到这种心衰的病人,可以注射干姜附子注射液,病人可能马上转危为安。附子的强心作用特别强呀,能够回阳救逆。其实干姜这个药物并不温肾,它是作用于中焦和上焦,那为什么附子一般配合干姜呢? 古人还认为"附子无姜不热",这主要是让阳气从中焦迂回,一般像这种少阴阳衰的病人都有四肢厥冷,而脾主四肢,少阴阳衰也多是由脾阳衰发展而来,所以要使体内阳气振奋并迅速达于四肢,必须经过中焦的斡旋,这样就得加干姜,这样的话就会使"清阳实四肢"的速度加快,所以附子回阳救逆要配伍干姜。那我们实际在临床应用的时候要活用,不一定要等到这种心衰了,肾阳大衰的时候你才用附子、干姜,我们也可以把生附子改成炮附子和干姜配伍在一起,治疗四肢厥冷属于阳气虚的,这个很多了,我们将在"少阴病篇"四逆汤系列再讲这些。

(2)茯苓四逆汤证:肾虚的第二个方证,茯苓四逆汤汤证,这个我们了解一下,条文很简单:

發汗,若下之,病仍不解,煩躁者,茯苓四逆湯主之。(69)

茯苓四逆湯方

茯苓四兩　人參一兩　附子一枚(生用,去皮,破八片)　甘草二兩(炙)幹薑一兩半

上五味,以水五升,煮取三升,去滓。溫服七合,日二服。

"发汗,若下之,病仍不解",讲的还是一个误治的过程,前面的诸多条文中讲的误治,多是这种格式。现在关键是茯苓四逆汤证中只给了一个烦躁,它也是一个烦躁,但是这个烦躁的病机肯定和前面干姜附子汤证的不一样。我们怎么掌握啊? 还是要以药测证。大家看茯苓四逆汤的组成,除了茯苓,里面有一个四逆加人参汤,等于茯苓合上四逆加人参汤。如果叫四逆加茯苓人参汤可不可以? 当然也可以了。根据这些药物我们就可以分析它是一个什么样的病机了,有四逆汤说明里有肾阳虚衰的吧,有阳虚,在症状表现上还会有四肢厥冷。而人参呢? 人参气阴两补,它不仅补气,而且养阴,所以本证有阴虚的这样一种状态。我们可以这样认为,本证出现的烦躁有可能是阴阳两虚所致,而且牵涉到少阴的阴阳两虚。茯苓是干什么的? 咱们前面说过这个药了,三大功能:利湿、健脾、宁心,在这里主要是宁心的作用,你看茯苓用了四两呢,量挺大。茯苓四逆汤中的这个四逆汤就是四逆汤的原方原量,所以肾阳虚衰的时候又有阴虚就用这个方子。

　　按照以上分析,茯苓四逆汤证的病机就是少阴阳虚,阴液不济。有可能这个阴虚是由阳虚以后导致的,阳不能生阴,或者是有一些少阴阳衰这样的病证中,见有下利拉肚子,就会使体内的阴津也损失,从而形成阴阳两虚的这样一个局面。总而言之,这个烦躁我们把它记为阴阳两虚型的,所以加人参了。病证除了烦躁,我们根据方证可以推,一般会有四肢厥冷,脉象不但微弱,而且还有细脉的出现,所以它会呈现脉微细的脉象,微代表阳衰,细代表阴虚,或者有下利。治法回阳的同时要益阴。

　　茯苓四逆汤的药物可以分成三组:其中的四逆汤当然是回阳救逆了;人参阴阳双补;茯苓在这里主要是宁心安神。对一般性的阴阳两虚,就是阳气没有虚衰到一定程度,阴阳两虚型的烦躁也可以用这个方子,当然我们生附子可以改成炮附子用。

病机:少阴阳虚,阴液不继(阴阳俱虚)
病症:烦躁＋四肢厥冷,脉微细,或下利
治法:回阳益阴
方药:四逆汤——回阳救逆
　　　人参——阴阳双补
　　　茯苓——宁心安神

　　讲到这里,我们看《伤寒论》中的烦躁属于阳虚的还挺多,而且这个阳虚多见于心肾少阴的阳虚,心阳虚,肾阳虚。阳虚烦躁出现有几型了? 心阳虚,心神浮越,桂枝甘草龙骨牡蛎汤;如果在这个基础上加有痰邪扰动的话,就用桂枝去芍药加蜀漆牡蛎龙骨救逆汤;这是心阳虚证的烦躁。肾阳衰两型,干姜附子汤是基础方,如果说兼阴虚的话,就用茯苓四逆汤。所以总结阳虚型的烦躁,关键就是心肾阳虚,有两个最基本的方子,心阳虚衰用桂枝甘草汤,肾阳虚衰用干姜附子汤。那心、肾阳气都衰了怎么办? 其实四逆汤证就是心肾阳气俱衰的一种表现。无论是何脏的阳气虚,发展到最后都是要累及肾的,肾是先天根本,是一身阳气的根本,也是一身阴液的根本,正是因为如此,所以虚证不管是先病在何脏,最后是必累于肾。这是我们学的几型阳虚烦躁,下去大家可以再去比较一下。

阳虚烦躁
多见少阴心肾阳虚:
心阳虚——桂枝甘草龙骨牡蛎汤
　　　——(夹痰邪)桂枝救逆汤
肾阳衰——干姜附子汤
　　　——(兼阴虚)茯苓四逆汤

所以我们看《伤寒论》中讲的烦躁有虚有实,有寒有热呀。那这种烦躁和大青龙汤证的烦躁,那是天壤之别,如果你把这种烦躁辨为大青龙汤证,喝完以后你觉得这病人怎么样?(学生:死了)烦躁彻底就好了对吧。所以大青龙汤后面告诉我们:"汗出,恶风者,不可服之。服之则厥逆,筋惕肉瞤,此为逆也。"为什么它这样讲呀?就是有这些共同表现的一些证候,它们都是以烦燥为主的,但虚实各有不同。所以有时候差之毫厘,则失之千里呀。

这是阳虚烦躁证,下面我们讲第82条真武汤证,这是重点中的重点。

(3)真武汤证

太陽病,發汗,汗出不解,其人仍發熱,心下悸,頭眩,身瞤動,振振欲擗地者,真武湯主之。(82)

真武湯方

茯苓　芍藥　生薑(切)各三兩　白术二兩　附子一枚(炮,去皮,破八片)

上五味,以水八升,煮取三升,去滓。溫服七合,日三服。

"太阳病,发汗,汗出不解",这还是一个太阳病变化过来的,明确告诉你了,原来就是太阳病,也采用了发汗的方法了,但肯定是发汗不当,所以说"汗出不解",原来的太阳病没有得到彻底解除,导致邪气内传。"其人仍发热",用一个"仍"字,说明原本就有发烧,当然开始是外感发烧,但这里讲发完汗以后还发烧,其病机就比较复杂了,其中有表证的成分,也有里证的病机。我们怎么判断出来还有没有表证呀?大家看这个发热还是表证吗?怎么去判断呢?当然,若仍是外感发烧,还当有其他一些表证。我们也可以从剖析真武汤这个药方来判断,真武汤中有解表的吗?也有,生姜就是,但它不是主力军。所以真武汤证即使有发热,也主要是里证所致,会夹杂一些表邪的成分。一般教材上对真武汤证的发热,都解释为由里证所致,是肾阳虚浮于外引起的,这个从临床上来看,也比较符合。真武汤里用的附子是炮附子,炮附子是温阳的,茯苓、白术是祛湿的,说明本证是一个阳虚水湿内停证。哪里的阳虚?主要是肾阳虚,一般我们认为真武汤证是个肾阳虚水停证。所以这里就出现一些问题了,那就是肾阳虚会不会发热?咱们前面讲过干姜附子汤证就有"无大热者",虽然"无大热者",但说明它也有发热啊,从临床应用真武汤主要治里证不治表证来看,这个发热当是虚阳外越的比较多。但是大家要明白,发热并不是真武汤的主症,有没有发热并不影响我们使用真武汤,重点是下列一些病症。

一个是"心下悸",这个"心下悸"有两种理解,都比较符合临床:一个理解为心悸。在肾阳虚水停证中,心悸是从哪里来的呢?水气凌心所致,阳虚不能温化水气,使水寒不化,就会上凌于心,出现心悸,这种情况我们可以把它叫做"水心病"。当然这是从下焦上泛去的水,若从中焦上泛,我们可以用苓桂术甘汤治疗。一般像这种病证慢性心衰比较多见,除了心慌这些心脏症状以外,病人往往有下肢水肿,晨轻暮重,下午重一点,早上起来会好一点,从这些症状看,符合真武汤证的特点。所以用真武汤治疗慢性心衰,是一个非常好的方子。另外一个理解,"心下"是指胃,"心下悸"是胃中悸动,这在临床上的诸多水气病中是非常常见的。肾阳虚水气上泛于胃,就会胃中悸动。我们前面说茯苓甘草汤可以治胃虚水停,真武汤也可以治,只不过本证的水气是从下焦上泛的,一旦凌犯于胃后,比茯苓甘草汤证还要重,因为它伤及下焦的真阳了。"心下悸"的这两种理解,都是符合临床的,但甭管是心悸还是胃悸,病人都有悸动不安的感觉,这是真武汤证的一个特点。

另外一个症状是"头眩"。"头眩"就是头目眩晕,怎么引起的呢?是水气上泛于清窍所致。下焦肾阳虚不能制约水液,水气不化而上泛或上凌,可以到心脏,也可以到头巅、清窍,使清阳不升。痰饮上犯型的一些眩晕证往往也有这种情况,如梅尼埃眩晕用真武汤就很有效。

"身𥉠动",身上肌肉跳动,这是水泛于肌肉所致,水气也可以往外跑呀。实际上这里包含一些水肿的症状,以四肢水肿尤其是下肢水肿比较多见,也有一部分病人表现有晨起眼睑水肿,如卧蚕之状,甚至面部浮肿。

还有一个症状值得注意,叫"振振欲擗地"。"擗"就是扑倒的意思,"欲擗地"就是要倒地一样。"振振"就是站立不稳,心慌,尤其是眩晕,本身就会站立不稳。这些都是水饮所做造成的。

分析完症状以后,我们可以看出来一个什么样规律性的东西呀?你看水一会往头上跑,一会往心脏跑,往胃里跑,还往外边跑,反映了什么呢?反映了一个发病规律,水饮致病的广泛性。我们说水饮变动不居,所以它致病很广泛。真武汤在《伤寒论》里面出现两次,"少阴病篇"也有一个真武汤证,那个是少阴病本身所引起的,而这个是由太阳病转到少阴去的,结果都一样,都是形成了肾阳虚水气内停的病变。

第二个,我们可以看出来什么规律呀?大家看这几个字,一个是"悸",一个是"眩",还有一个是"𥉠动",还有什么"欲擗地",这个更厉害了。都是"动"的特点对吧。一提到"动",我们马上会想起来"风"。《黄帝内经》讲:"风盛则动,寒盛则浮,热盛则肿,燥盛则干,湿盛则濡泻",这是六邪致病的基本规律。那"风盛则动",我们排除外风,就是肝风内动啊,一提到肝风内动,我们学过中医诊断,(肝风内动有)几型呀?我们一般说的肝风内动,有肝阳上亢化风,这是一个最常见的;还有一个热所导致的,我们叫热极生风;还有什么呀?阴血不足,叫血虚生风。而真武汤证这个风动的病证属于哪一型啊?你学过的肝风内动有这一型吗?(学生:没有)这是肾阳虚水气上泛所致的肝风内动。水怎么导致肝风了呢?讲到这,这牵涉一个什么呢?肝肾的关系,肝肾同源的关系。为什么把它们称做同源?精血互化是吧。肝和肾是母子关系,肾是母亲,肝是儿子,你想天底下哪有比母子关系更亲密的呀。我们一般说的是什么呢？水和木怎么呀？
对，水能够涵木。什么意思呢？我们讲水涵则木荣，水分够，水分充足，肾阴充
足，肝木就会繁荣。你可以这样推论，你看肾阴，就是肾水，肾阴虚肝阴就虚，肝
阴虚肝阳就亢，那肝阳亢厉害了就变成风了。所以要是这一类的肝风内动，如果
属于肝肾阴虚的肝风内动，我们除了平肝息风以外，还要治本，就是补肾阴，补肝
肾之阴，像我们学过的镇肝熄风汤、羚羊钩藤汤等平肝潜阳熄风的方剂，其中都
有补肾的药物，就是这个道理呀，治病求本嘛。那如果肾脏里的水少了，这个我
们叫水亏则木枯，树死了，没水了嘛，水少这树就活不了，这是我们经常讲的肝肾
之间的关系对吧。但是大家想过没有，水少了树会死，水过多了会怎么样呢？水
过多了树木就会被淹死的，肯定会存在这样一个状态，这个叫水淫则木浸，都可
以使肝风内动啊。所以我们说本条所说的真武汤证，是水饮型的肝风内动证。
记得我们讲苓桂术甘汤证的时候，曾把本方所治疗水饮型的心脏病叫"水心
病"，那这个我们可以叫"水肝病"。查一查资料我们就可以明白，真武汤有许多
人用于治疗脑血管病，包括中风后遗症，像半身不遂都用真武汤来治，但是使用
的前提是，病机必须属于肾阳虚水停所致，也就是必须是"水肝病"。所以这是
肝肾关系的另一面呀，在肝肾的关系中只讲肝阴和肾阴，是不全面的。我们学完
这一条，大家别忘了，肝风内动中还有水饮这一型，这是张仲景发现的。临床所
见脑血管病、中风偏瘫后遗症、肌肉瞤动、震颤性麻痹等，有水饮内停的，便有可
能是真武汤证。

　　我在2010年5月份治一病人，秦某，女，64岁，山东胶东人，2010年5月29
日初诊。全身不自主肌肉跳动40余年，疲劳、紧张、睡眠不好时或受风寒时即发
全身肌肉瞤动，动时难受异常，病人自述无法用语言形容其痛苦。来诊时即亲见
其发作，上肢、大腿、腹部、腰胁部等多处肌肉颤动，此起彼伏，病人表情痛苦，心
悸胸闷，紧闭双眼以求片安。素常左脚跟疼，大便不成形，一日二三次。舌黯，苔
白略厚，脉沉略弦。辨为肾阳虚水气内停，浸渍肝木，致其肝风内动。治以温阳
化气，平肝熄风。方用真武汤合牵正散加味：

　　炮附子9g(先煎)，茯苓30g，炒白术10g，白芍10g，生姜10g，白附子9g，僵蚕
10g，地龙6g，天麻10g，钩藤15g，白蒺藜10g，生龙牡各30g(先煎)。7剂，水煎
服，每日1剂，分两次服。

　　2010年6月8日二诊：服上方7剂后身瞤动症状大减，发作次数明显减少，
本周只在食猪油后有一次剧烈发作。大便不成形有所改善，每日一次大便，仍左
脚跟疼。舌黯，苔薄白水滑，脉沉。上方炒白术增至15g，再加川续断10g，以增
健脾补肾之力。7剂。

　　本人因于2010年6月11日赴台湾讲学半月，患者自续服上方7剂，于6月
26日患者在北京之女陈某来告，其母各种症状完全消失，已自带上药10剂返回

故里,特此致谢。

本校的一个学生的母亲,46 岁,患右侧眼睑跳动不止,已有 3 年余,开始只是眼皮跳,后来发展到右侧脸颊也随着眼睑抽动,病人感到非常难忍。曾到医院针灸过,病情没有太大减轻。没办法只好打封闭针,但药力一过,仍然眼睑牵及脸部抽动。问及月经,经期尚准,但月经来潮要 10 余天方干净,前 3 天有血色,以后所下全是水状物。伴有腰酸怕冷。看她的舌苔薄白,我辨证为肾阳不足,水气内停。水上泛到头面,就会导致眼睑、面部肌肉跳动,张仲景所讲的"头眩,身**瞤**动,振振欲擗地",这个患者正是这种表现。肾主管着二便、月经,肾脏阳虚有水,所以患者经期不排血反排水。决定用真武汤治疗,由于脸部抽动,又加上白附子、僵蚕、葛根等缓急解痉的药物。前后服用月余,面目抽动痊愈。这些都是水饮上泛导致肝风内动的典型案例。

那我们总结一下的话,本证病机:阳虚水泛,为水气内停的动风证。病证:心下悸,头眩,身**瞤**动,振振欲擗地。(加一个舌苔)舌苔白滑。治法要温阳利水,用真武汤。

病机:阳虚水泛(水气内停之动风证)
　　　水涵则木荣,水亏则木枯,水淫则木浸
病症:心下悸,头眩,身瞤动,振振欲擗地,舌苔白滑
治法:温阳利水
方药:真武汤
　　　附子——温肾阳
　　　白术——健脾燥湿
　　　生姜——温肺化饮,散胃中水
　　　茯苓——渗利膀胱水湿
　　　芍药——走三焦而利小便

真武汤还是治疗阳虚水肿的有效良方。中医认为参与水液代谢的脏腑有肺、脾、肾、三焦和膀胱,真武汤用附子温肾阳;用白术健脾燥湿;用生姜散胃中之水,也可以宣肺,其实这里它主要是针对肺的;用茯苓渗利膀胱之水湿;而芍药古人说可以走三焦,而且利小便,这是《神农本草经》上讲的。所以真武汤中的五味药物,它们针对所有参与人体水液代谢的脏腑,所以说真武汤是治疗水液代谢失常的良方啊。

尤其要提出的是,针对西医学所讲的慢性心衰水肿,临床往往表现肾阳虚,用真武汤有很好疗效。关于这一点,我们在少阴病篇再讲真武汤证的时候还有举病例给大家看。

总之,真武汤是温阳利水代表方,临床较多用于少阴阳虚所致水饮内停,少

阴包括心、肾两脏,故由于肾阳虚、心阳虚导致的水肿,像慢性肾炎水肿、慢性肾炎蛋白尿、尿毒症、心源性水肿等属于阳气不足的,真武汤都可以治。关于这方面的运用,到少阴病篇的真武汤证中我还会给大家讲。

关于真武汤这个方子,大家在《方剂学》中已经学过了,这里就不仔细地说了。真武汤后面的煎服方法没有什么特别之处,我们就不讲了。

以上所讲,是肾阳虚的三个方证,前两个是讲肾阳虚的烦躁,当然有兼阴虚的了,后一个讲肾阳虚导致水液内停证,都是我们要掌握的重点方证。这是虚证的第四大类。

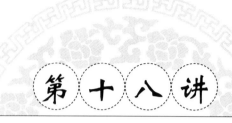

阴阳两虚证、结胸证

5. 阴阳两虚证　今天讲虚证的第五大类,阴阳两虚证,先看第29条。

(1)甘草干姜汤证、芍药甘草汤证

傷寒,脈浮,自汗出,小便數,心煩,微惡寒,腳攣急,反與桂枝欲攻其表,此誤也。得之便厥,咽中乾,煩躁吐逆者,作甘草乾薑湯與之,以復其陽。若厥愈足溫者,更作芍藥甘草湯與之,其腳即伸。若胃氣不和,譫語者,少與調胃承氣湯。若重發汗,復加燒針者,四逆湯主之。(29)

　　甘草乾薑湯方

　　甘草四兩(炙)　乾薑二兩

　　上二味,以水三升,煮取一升五合,去滓。分溫再服。

　　芍藥甘草湯方

　　白芍藥　甘草各四兩(炙)

　　上二味,以水三升,煮取一升五合,去滓。分溫再服。

"伤寒,脉浮,自汗出,小便数,心烦,微恶寒,脚挛急","伤寒",这里指的是外感风寒,太阳病。一个太阳病中出现脉浮、自汗出、微恶寒,应该是太阳中风证,当与桂枝汤治疗。但我们看后面原文说:"反与桂枝欲攻其表,此误也。""桂枝",不仅仅是指桂枝汤,更不是单指桂枝这味药,在这里是统指发汗的药物。"欲攻其表",就是一味用发汗解表的药去治疗,原文说这是错误的,说明这个病证并不是典型的桂枝汤证。那我们将全部症状纳入来分析这到底是一个什么病证呢?本证除了脉浮、自汗出、微恶寒外,还有小便数、心烦、脚挛急等症,"脚",指小腿。"挛"就是拘挛。"脚挛急",是指小腿拘挛、疼痛,包括有抽筋。大家看这个方证,你觉得应该是用什么方子治疗?为什么不让单用发汗解表的呢?从浮脉、自汗、恶寒等来看,很像太阳中风证呀,但是它不仅仅如此,如果仅此而已,我们就可以用桂枝汤治啊。但同时它又有什么呢?小便频数、小腿挛急、心烦呀,这个很像我们学过的什么证呀?病人出汗多、小便数但尿量少,也属于小便难或小便不利的一种,这很像桂枝加附子汤证对吧?是一个阴阳两虚,但治疗上可纯粹温阳来达到摄阴的目的,所以可以用桂枝加附子汤来治疗了。所谓"反与桂枝欲攻其表",是指单纯用发汗药治疗,当然是不妥当的,因为此时病人有阴阳两虚的情况。脚挛急、心烦,阴虚的表现,出汗、恶寒,阳虚的表现,阴阳俱虚。所以,若单纯发汗,阳随汗泄,便会手足厥冷,故曰"得之便厥","厥",就是手足厥冷,说明阳虚进一步加重了。"咽中干,烦躁",又是阴虚的表现,从小腿挛急到咽中干,从心烦到烦躁,阴虚的状态在逐渐加重。"吐逆者",甚至出现呕吐,这当然牵涉到一些内脏,如胃气不降,阴阳两虚的情况下内脏都会出现一些病变的。

总而言之,这是一个阴阳两虚证。那么,对此,《伤寒论》告诉我们怎么处理呢?分作两步,第一步"作甘草干姜汤与之,以复其阳"。甘草干姜汤就这两味,干姜和甘草,我们看这两个药物配合在一起,实际上有理中汤的味道对吧?温中焦的阳气,温中、上二焦的阳气,以中焦为主。因为有四肢厥冷,而脾主四肢。但问题是,为什么一个阴阳两虚证在治疗上不是阴阳并补,而是先温其阳?这就是阳能生阴,阳能化阴的缘故,与我们前面学过的桂枝加附子汤证有异曲同工之妙,彼证是用桂枝加附子汤直接就是扶阳了,不再养阴;而本证是先扶阳后养阴,为什么呢?因为本证出汗不是很严重。如果说它也成漏汗的状态,我们当然还是首选桂枝加附子汤治疗的。所以,同样是阴阳两虚,但因其程度不同,而治疗也不尽相同,这就是中医的特色,个体化的诊疗特色。

"若厥愈足温者,更作芍药甘草汤与之,其脚即伸",如果四肢厥冷好了,只剩下脚挛急了,这是阳气来复了,但阴精还不足,就再给它芍药甘草汤。甘草干姜汤是甘味药与辛味药相配,起到"辛甘化阳"的作用;芍药甘草汤是酸甘相配,起到"酸甘化阴"的作用。"其脚即伸",就是用过芍药甘草汤后,脚挛急的这个状态就会得到明显的缓解,或者就好了。这说明芍药甘草汤治疗"脚挛急"一类的病比较好,所以现在我们说对抽筋一类的病,小腿抽筋了,芍药甘草汤为首选。当然按照后世的辨证方法,脏腑辨证法,一般这种状态是由肝血不足引起来的,肝主筋,抽筋就是肝血虚不能养筋,芍药正好是养肝血的,所以芍药甘草汤治疗小腿抽筋甚至不安腿等有非常好的效果。

这里给了我们一个对阴阳两虚的治疗方法,或者你会问:为什么不阴阳平补啊?仔细读读第29条就会知道,这里的阴阳两虚有没有偏重?即偏于阳虚一方或者阴虚一方?开始并没有偏重,但它被误治了呀,误用发汗药了,一个阴阳两虚再用发汗法治疗,一般阳虚的状态就会加重,所以四肢厥冷和小腿抽筋相比,当然是四肢厥冷为重。所以实际上这是一个阴阳两虚偏于阳虚的病证,故要先扶阳。假如说要偏于阴虚,我们也不必一定这样(去治疗),这就要灵活了。所以当阴阳两虚以阳虚为主,特别是有阴精丢失的时候,中医的治疗一般是扶阳为先,养阴为次,这一条就是;或者是专事扶阳,像桂枝加附子汤证;但如果说一个阴阳两虚,阳虚不甚,一般阴阳我们可以平补。所以实际上在这里是重视阳气的一个重要性呀。这是29条的主要内容,先扶阳、后养阴的一个治疗阴阳两虚的方法。

"若胃气不和,谵语者,少与调胃承气汤",怎么突然讲这样一个病证呢?"胃气不和、谵语",这属于什么呀?阳气又太过了,已经到调胃承气汤证了,尽管是少给调胃承气汤,但毕竟也是一个燥热的结局。什么原因呢?本来是一个虚的病证,怎么转为燥热了呢?这是因为扶阳太过的原因,虚寒过用温热药物有时候就会寒热转化,这也就告诉我们,无论是扶阳,还是养阴,都要讲究一个度,讲究中和,中医就是一个中和的原则,所以才叫中医。本是一个泄泻,吃了温热的药,过几天大便干了,就是阳复太过。我也遇到过这样的事,这就是有时候开药没有很好地结合病人的具体情况,有个病人大便稀,用理中汤,吃完7剂以后病人来了,问:"大便怎么样呀?还拉吗?""彻底不拉了大夫",病人说:"我三天都不解大便了。"这就是阳复太过,有些人对温热药特别敏感,吃一点就上火,所以这就告诉我们开药一定要温和,量不宜太多。现在有一些大夫,一开药就咬牙切齿地开,(开方子就是)药物排队,加上病人恨病,大夫就迎合病人的心理,一开就是先用重药,先用最好的药上去,到最后没招了,就把病人甩给别人。你看现在治疗糖尿病,一发现糖尿病,不分青红皂白,就上胰岛素,开始降得很好,病人也很高兴,但是用用就不行了,就再加重胰岛素用量,只能一直往上加……那说不加了,找一个其他药能不能代替它?找不着,代替不了,病人也很痛苦。这就是眼前的利益,咱们治病一定要注意这个。这是过度治疗的表现,中医也存在过度治疗,经常有些病人拿药方过来看,有些方子的量吓人,把某一类中能够想到的药基本上给排排队搁上了,但效果往往又不好。你想啊,本来是两个人就能干的活,非要用十个人,碍手碍脚,互相扯皮,工作效率反而下降。有一些药物不一定量大就好,像温阳的附子,一开200多克,药锅都放不下,药液是有饱和度的,药液饱和了,药物的成分不能完全析出来,药材就被浪费了。另外,药量过大,常用大火煮,对药力的析出影响会很大,这就像是炖肉一样,要是大火一直开着,大家想想会出现什么情况呀?可能肉外面都糊了,里面还是生的,而外面又糊了,就会出现副作用。假如说用小火炖,那这个肉炖得又好又嫩又烂。所以说有些虚寒的病人,附子的用量不是越大越好,跟火候有很大关系的,即使少量的附子,慢慢炖着,其中的热力也会全部析出,这样病人服用后效果才会好。所以急功近利害人无穷啊。

"若重发汗,复加烧针者,四逆汤主之。"用了发汗药以后,又加上烧针,汗出过多又会亡阳。如果出现亡阳,可以用四逆汤去补救。这与前面说的调胃承气汤证形成鲜明的对比,阳虚来复大过,转为燥热,用调胃承气汤;阳虚持续加重,导致亡阳,用四逆汤回阳救逆。中医治病和下棋一样,一招之后,三四招都跟着呢。

这两个方子,甘草干姜汤和芍药甘草汤,药味很少,煎服方法没有特别之处,我们就不说了。大家看这里讲一个白芍药,我们现在临床使用芍药,有赤芍药、白芍药之分,前者偏于凉血活血,后者偏于补血养血。其实在张仲景那个时代,芍药是不分赤、白的,可以看出来这是后人加的。尽管芍药甘草汤中应该用白芍,不用赤芍,但也不能把它随意写进去,在版本流传的过程中,有些人就擅自往里加字,以至于造成今天这样的局面。

芍药甘草汤,临床用得非常广泛,各种疼痛,不管是皮表的疼还是内脏的疼痛,是神经痛还是肌肉痛,芍药甘草汤的缓急止疼作用都特别好。我经常用它治疗三叉神经痛,但是量要大,有时候芍药可用到60g,甘草用30g,效果很明显。还有像腹痛,腹直肌痉挛,小腿抽筋等痉挛性疼痛,芍药甘草汤都比较好。

(2)芍药甘草附子汤证:下面看第68条:

發汗,病不解,反惡寒者,虚故也,芍藥甘草附子湯主之。(68)

芍藥　甘草各三兩(炙)　附子一枚(炮,去皮,破八片)

上三味,以水五升,煮取一升五合,去滓,分溫三服。

这是一个误治了,用了不正当的发汗方法,病痛没有解除。"病不解"可以理解为病痛不解,不是说原来的病还在,太阳病没有了,但是出现"反恶寒者",说明原来病人的恶寒可能不是很明显。"虚故也",这里讲了是一个虚证,就是这种恶寒是虚证。那我们从用芍药甘草附子汤这三味药来推论,这是个芍药甘草汤加上附子,用芍药甘草汤,按照第29条来讲要有脚挛急,同时它还有阳虚的一种情况,所以实际上这种脚挛急是阴阳两虚的脚挛急。在临床上我们经常碰到这一类病人,他(她)一到冬天抽筋,一受凉气腿总抽筋,还有游泳的跳到水池里了,抽筋了,受寒了,这种情况下往往是这样一种状态。所以这种脚挛急伴有恶寒的情况,老年人身上比较多见。如果我们碰到病人既怕冷腿又容易抽筋,一定是这个方证,我们就可以大胆地使用芍药甘草附子汤去治疗。还有一个病,用芍药甘草附子汤也比较不错,就是高血压病表现为高压高、低压低,脉压差比较大的,这种情况中医辨证往往属于肝阳亢(肝阴虚所为)、肾阳虚,所以芍药甘草汤潜肝阳,可以降高压,而附子可以温肾阳以升低压。我曾用本方加味治一脉压差大高血压患者,高压达190mmHg,而低压才60mmHg左右,服药三个多月,高压降到140mmHg,低压升到70mmHg,患者很满意。

本方后的服用方法和前面大致相同,但后面有一个"疑非仲景方",有些人就怀疑这不是张仲景的,但把它写到正文里面去了。

这里我们需要注意的几点:一个是"病不解",当然这个前面也涉及了相关内容,不是原来的表证不解,是原来的病症未见好转,又转成其他了。"反"在这里是辨证要点,说明原来没有恶寒,或者说病人不是原来表证那个恶寒,是说有里阳虚的情况下。所以以方测证,本证应该是阴阳两虚。如果说是哪里的或哪个脏的阴阳两虚?如果我们把芍药甘草汤理解为是肝阴虚肝阳亢的话,那附子是温肾阳的,所以实际上这个阴阳两虚是既有肾阳虚又有肝阴不足,这样一种状态的人,往往就是芍药甘草附子汤了。肝阴虚加肾阳虚,这是我们讲的本证阴阳两虚。

咱们现在总结一下,包括桂枝加附子汤证我们都学过了。对阴阳两虚证的辨治,阴阳两虚如果是以阳虚为主,又有几种状态,一个是阳虚为主,但阴精丢失不甚的,就是它不像漏汗证那么严重,是一般的出汗,这种情况下往往是以复阳在先,滋阴为后,就是先复阳,后养阴,就像我们刚才说的第 29 条;那如果阴阳两虚以阳虚为主,又加上阴精丢失比较多的,像漏汗证,其治疗就要专事温阳,温阳以摄津,像第 20 条的桂枝加附子汤证。这两条都是讲阴阳两虚而以阳虚为主的病证。那这个第 68 条也是阴阳两虚证,但是我们看它既用芍药甘草汤养阴,又有附子温阳了,所以这种状态是阴阳两虚而阳虚不是很明显,就是阴虚、阳虚差不多,一般要阴阳并补,这就是芍药甘草附子汤证。

但是我们讲的这些阴阳两虚证,都是表现全身性的阴阳两虚,至于某一个脏也有阴也有阳,会不会这阴阳两虚同时出现在一个脏器里面呢?当然会了,出现某一脏的阴阳两虚,那么我们就要结合该脏的特点而治疗了,这就是我们要讲的第 177 条炙甘草汤证,这是一个心脏的阴阳两虚,就是把阴阳两虚的这样一个病机局限到一个脏器里面了,而不是表现全身性的状态。所以大家看着这一条,这是我们的重点。

(3)炙甘草汤证

傷寒脈結代,心動悸,炙甘草湯主之。(177)

炙甘草湯方

甘草四兩(炙) 生薑三兩(切) 人參二兩 生地黃一斤 桂枝三兩(去皮) 阿膠二兩 麥門冬半升(去心) 麻仁半升 大棗三十枚(擘)

上九味,以清酒七升,水八升,先煮八味,取三升,去滓,納膠烊消盡。溫服一升,日三服。一名復脈湯。

大家看开始这是一个太阳伤寒证,经过误治了吗?没有,这是邪气自动内传的结果,这是一个什么样的体质呀?比较弱是吧?伤寒就代表一个太阳表证,最后转成心脏病了,我们可以认为它是少阴病啊,所以这也是太阳和少阴相表里关系在病理上的一个实例。太阳病不经误治也可以直接传到少阴去,当然这是出现心脏病了,到肾可以出现肾脏病,一些感冒引起肾炎也是这个道理。

什么样的心脏病?脉结代,结脉和代脉我们都把它叫做间歇脉,就是心跳有停歇的表现,当然结和代不一样了,还有一个呢,促脉,咱们前面比较过,桂枝去芍药汤里面有这个脉象,"脉促者,表未解也"。"结代"在这里作为一个间歇脉的专有名词,统指心律不齐的脉象,我们在理解上不要把它分开是结脉还是代脉,那这肯定是心脏不行呀,心律不齐。

心脏本身的病,除了表现脉上,还有"动悸",心悸呀。一般《伤寒论》里面讲"心悸",或者讲"心下悸",但这里它加了一个"动"字,什么意思呀?严重的心悸。这个是从内经的理论拖过来的,《黄帝内经》介绍过一种虚里诊断法,知道"虚里"这个位置吗?心尖搏动处叫虚里。古人没有听诊器,但是他也积极去诊断这个心脏病的情况,就摸摸这个心尖搏动处,看看心脏搏动的情况,"其动应手",就是了解这个人心率跳得快不快,用手摸一下心尖搏动处,就叫"其动应手"。但是有一些心脏病人,你不需用手摸,肉眼就看到了,病人的衣服都跟着心脏跳,《黄帝内经》把这种状态叫"其动应衣"。衣服跟着跳啊,这是大虚的表现,"宗气泄也",宗气完了,不行了。心动悸就是这样一种状态,心气大虚的一种表现呀,而且心律不齐,所以你看这个他描述的是一种很严重的心脏病。

那这个动悸是阴虚还是阳虚呀?怎么判断呢?以药测证对吧,你就看炙甘草汤由什么药来组成,就可以知道这个脉结代、心动悸是什么原因引起来的了。我们看炙甘草汤既有甘草、生姜、人参、桂枝,这是温阳的;又有地黄、阿胶、麦冬、麻仁、大枣这些养阴的,由此我们推测出炙甘草汤用于什么样的心脏病呢?阴阳两虚型的。所以心动悸是心悸之甚,是心阴心阳两虚,心失所养,我们可以把它叫做心气不足。那为什么会出现这种结代脉呢?阳虚可以导致,阴虚也可以导致呀,心阳不足无力鼓动脉道,心阴不足脉道不充,都会出现这种结代的现象。所以病机就是心的阴阳两虚证。

前面我们讲的阴阳两虚都是全身性的,而这个是局部性的,是某一个脏腑,心的阴阳两虚证,主证就是心动悸,脉结代。这个症状我们很好理解,我想让大家注意的是什么呢,炙甘草汤里面这些药物的使用。炙甘草汤咱们都学过了,我不全部讲,我就指出某些药物的应用:炙甘草、大枣、生地、生姜、火麻仁、酒。

为什么把炙甘草提出来呢?因为一说甘草,我们开方子都把它作为调和药物,但是这个方子不同,用炙甘草来命名,而且用了四两甘草,说明它是君药,是主药对吧?那你看这里面的地黄、阿胶这些药多重要啊,怎么用甘草来命名这个方子?为什么不叫地黄汤,阿胶汤?它们好像远比炙甘草起的作用大吧,但它偏偏叫炙甘草汤。还有跟它相类的大枣,大家看这个大枣的用量,用 30 枚。我说过在《伤寒论》大枣有四个层次的用量,12 枚的是一般的用量,像桂枝汤就是,配生姜来调和营卫;还有用 15 枚的,"欲作奔豚"的第 65 条,那个大枣用 15 枚;还有一个用 25 枚,是当归四逆汤,在厥阴病篇里面,我们到时再讲。炙甘草汤用 30 枚大枣,是张仲景使用大枣最多的一个方子。那大枣和甘草都是一类呀,甜的,甘味,为什么对一个阴阳两虚证,还是心脏的阴阳两虚要选用甘味药作为君药呢?这是《黄帝内经》的理论,我给大家把这一段移过来,从这里我们可以看出来《伤寒论》和《黄帝内经》之间的渊源关系。《灵枢·终始》篇讲到："阴阳俱不足，补阳则阴竭，泻阴则阳脱，如是者可将以甘药，不可饮以至剂。"《内经》认为，一个阴阳俱虚的人，如果单补阳，会影响到阴精；单去补阴，又会影响到阳气。这种情况怎么办呢？"如是者"就是在这种情况下，"可将以甘药"，给他甘味的药物，"不可饮以至剂"，"至剂"就是纯粹补阳和补阴的叫"至剂"。不能给他纯阴和纯阳的方剂，要给他甘味的药。什么意思？就是说温阳的一般都是辛味的药物，养阴的是酸味的药物比较多，如果此中再加个甘味，甘配辛能够化阳，配酸能够化阴，所谓"辛甘化阳，酸甘化阴"，这是《黄帝内经》的理论，就是对于阴阳两虚的病，要注重使用甘味的药物。《伤寒论》就是这样做的，尽管它没有引《黄帝内经》的原文，但我们可以看出《伤寒论》确是《黄帝内经》忠实的实践者。这说明张仲景看《黄帝内经》看得非常熟，所以他在序文里面讲是"撰用《素问》、《九卷》、《八十一难》"这些书写成的《伤寒杂病论》呀。这是用炙甘草、大枣的道理。或者说选用甘味药物，是为了补脾胃，通过补脾胃以实中焦土，令下焦寒水不得上凌于心，从而治疗心脏病症，正像我们前面学过的第 102 条："伤寒二三日，心中悸而烦者，小建中汤主之。"当然，这一条也有这个意思，所以现在临床上不少人用补中益气的方法来治疗心脏病，应该是受了张仲景的启发的。所以注意心脏病病人，尤其是阴阳两虚的，注重用甘味补脾的药物，这是古人给我们的经验。

还有我们看一味药物，就是生地，看它的用量，一斤啊，怎么把生地用这么大量呀？是不是以阴虚为主啊？当然从这个方证里面你看不出来它是以阴虚为主，实际上我们说这个生地具有什么作用呢？古人早就发现这个生地呀，有强心的作用，拿我们现在的话讲叫增加心的搏出量。古人他是通过大量的临床实践得出来的，我们现在有一个强心的西药叫洋地黄，把它制成针剂了，国外传过来的，但是现在中国也有种洋地黄的。洋地黄和地黄它们都是玄参科的植物，只不过我们现在一般用的是怀地黄，河南产的，所以地黄类的，科别一样，它们都具有强心的作用。本证是即将要心衰，是很严重的心脏病，所以用大量的生地来强心，使用炙甘草汤时生地的量要开得大一点，这是用生地的一个诀窍。

还有火麻仁，咱们教材上把这个火麻仁怎么解释的？"合于麦冬、阿胶养心阴、补心血，以充血脉"，就是把火麻仁作为一个养阴药。但养阴药这么多不选，偏选一个火麻仁，而且火麻仁它的主要功能并不是养阴，干吗呢？通便用的。养阴我可以用沙参啊，甚至百合都可以选，还有玉竹这些等等，这么多养阴的，选一个火麻仁干什么？实际上在这里火麻仁的使用，主要意图并不在于它怎么去养阴，而是去通便。大家注意这个心脏病很严重，假设这样严重的心脏病，又经常大便秘结，会有什么样的一个后果啊？这个病人有可能死亡。大便干结，他去大便的时候要用力呀，一用力这种心衰的病人就很危险。我在大学实习的时候，第五年实习转到外科了,外科这个老师治的脉管炎比较多,他是以这个作为治疗特长,效果很好,收的病人全是脉管炎患者,血栓闭塞性脉管炎。很疼呀这个病,看着20多岁的大小伙子,咧着大嘴哭,当然将来你们学外科有这个病,中医叫脱(骨)疽,脚坏死,坏死以后变黑,好多病人来的时候就坏死过了,我们拿那个镊子一敲那个坏死的脚,有金属的声音,铛铛铛……就这种声,很害怕,发黑呀。过去治疗都是截肢、锯腿呀,当然现在我们中药有好多方子都可以治这个病。我当时发现好多脉管炎病人都有心脏病,老师说这就对了,心主血脉嘛,中医讲的一点都不错。有一次,一天晚上来了一个病人,都晚上十点了,我们那一天忙了一天,很累,和我一起还有一个同学呢,这个老师是为了关怀爱护我们,说:这样吧,按说是马上病人来了就要写大病例了,要建立那个大病例呀,但今天很累了,明天早上你们俩来写大病例,一个问,一个记,大病例给我建立起来。老师总是要求我们24小时之内必须把大病例写好。我们一听,求之不得啊,说过谢谢老师,就走了。这个脉管炎病人50多岁,跟着一个女儿来陪护,这个医院呀病人可以自己做饭,早上起来女儿在这做饭,叫她爸爸起来吃饭吧,病人起来以后首先去厕所呀,说去一趟厕所,到厕所以后一直没有响声了,这姑娘在那做饭等着,这老爸怎么不回来呀,心里边就咯噔一下,男厕所不能进,叫,没有回声,心想坏事了,冲进去以后,发现病人就躺在便池那儿,赶紧把急诊的老师叫过去,拿着氧气袋,进行胸外心脏按压,但还是没抢救过来这个病人。后来他的女儿说,病人有慢性心衰,还有大便干结,他每天要吃一大堆药,今天早上想着来入院,等一会大夫来写病历了,得先赶紧准备准备,谁知道大便一用力,心脏完了。所以当时我们感到非常内疚,假如说我们头天晚上把这个病例写出来,就有可能充分地了解这个病人的病情了,有可能就要强调他吃强心的药物,要吃治疗心脏病的药,吃润肠通便的药。返回头我们学习伤寒的时候,我就联想到这个病人,心脏病的患者一定要保持大便通畅。所以学这个炙甘草汤,张仲景用火麻仁主要不是为了养阴,而是要保证病人的大便通畅,所以我们治心脏病,尤其是心衰的病人,一定要注意病人的大便情况,只要大便干结,他一用力是很危险的,所以心脏病人要配伍火麻仁这样的药物以润肠通便。

生姜是干什么呢?可能好多书、教材都解释为温阳了,基本上教材写的都是温阳,温阳用生姜就像养阴用火麻仁一样,恐怕有点转圈使用了。生姜干什么呀?生姜无非一个就是和胃止呕,要么就是解表的,所以我觉得生姜在这里就是去外邪,防治感冒,防治外感,本身这心脏病就是"伤寒脉结代,心动悸",就是外感引起来的。所以心脏病病人一个要保持大便通畅,第二就是防治患者感冒,一感冒邪气就容易直接到少阴去,诱发或者加重原来的心脏病,生姜在这里就是起这种祛邪、防邪的作用。或者有人说,不用生姜,搁一个很好的解表药不就行了吗?那就太过了,比如搁麻黄行吗?可能会因发汗而更损伤心脏。生姜既是药又是食物,在这里使用最恰当不过了,而且是防感冒的常用药,即使有点外邪,生姜就给它解决了,所以它是起的这个作用。

还有一个酒,咱们看炙甘草汤的煎服方法,"上九味,以清酒七升,水八升"几乎一半都用酒,"先煮八味,取三升,去滓,内胶",先煮八味就是阿胶不能煮,我们知道是用烊化,"温服一升,日三服",这个方子还叫复脉汤。为什么还用酒?而且用的是清酒。讲到这里我给大家介绍一下,在张仲景那个时代,有三种酒,第一种叫"事酒",什么叫事酒呀?就是办事的时候喝的酒,是给那些办事的人喝,随酿随吃的,就是酿完马上就用,这种实际上就相当于我们喝的醪糟,当然很粗糙了,所以给那些办事的人,什么吹喇叭、抬轿子、唱戏的等等一些艺人,在封建社会艺人的地位很低,被贬为"下九流"啊。事酒是给这些人吃的。还有一种叫"白酒",白酒不是我们现在笼统的白酒概念,"冬酿春成"叫久白酒,这是给客人吃的,比较高级了,冬酿的春天才成,它就比较醇了,叫"接春而成"。但最好的酒是"清酒","冬酿夏成","接夏而成"的陈米酒,给谁喝呢?谁都不能喝,祭拜祖先天地用的。那你说谁都不能喝,这个怎么用清酒了呢?最醇的酒,你看是什么病呀?心脏病啊这是,君主之官啊,当然白酒也用,咱们《金匮要略》有瓜蒌薤白白酒汤,但是不管用什么酒,什么意思主要是?用酒干什么呢在这里?一个是酒本身有通血络的作用,心主血脉啊,有脉结代这些症状,它起到这样一个作用。第二呢,是方中用大量的生地,还有阿胶,再配上麦冬,这些药它比较腻,用上酒以后就可以解除它这个药腻,把这个腻歪给它解除了,使方中的药最好地发挥作用。第三,用酒其实还可以起到醇提作用,有些药物的提取成分是用乙醇提取的,以使药物成分更纯,用清酒就能起到这样一个作用。《伤寒论》里有两个方子使用清酒,当归四逆加吴茱萸生姜汤中也用,在"厥阴病篇"中要讲,它起的作用主要是这一个:通血脉。当然了,这个要看病人会不会喝酒了,如果是患者见酒就醉,那就不行了。有一个资料报道,有个病人喝完藿香正气水昏迷了,藿香正气水里面有酒精,喝一点都不行,这种人你再给他清酒,肯定不行,这样的心脏病患者就不要用了。至于现在用酒的量,我们可以用一般的酒杯给他三小杯酒,倒进药汤里面合服。

炙甘草汤这个方子临床上用于纠正心律不齐比较好,好多心阴虚的、心阳虚的、心阴阳两虚的心律不齐,我们都可以使用。当然阴阳两虚的情况下,心律不齐也可以是快、也可以是慢,不管它是快还是慢,只要和心阴阳两虚有关,我们都可以用炙甘草汤来调治。

举我几个临床医案,第一个是心动过速。一个年过花甲的老太太高某,北京人。有心肌炎病史5年,经常心律不齐,时时发作,表现为心动过速,超过150次/分钟,心慌得很,病人形容像揣个兔子一样,在胸中蹦跳得难受,心动过速发作时恶心呕吐,大便容易干结,后背怕冷。这就是属于心脏阴阳两虚的心脏病,用炙甘草汤加五味子、龙骨、牡蛎,调补两个多月,症状痊愈。

另一例是心动过缓的病案。患者王某,女,47 岁,是本校一个学生的母亲。患有心动过缓,心率 38～50 次/分,心悸怔忡,心中空虚感,常以手捂胸,就会稍觉安宁。同时还伴有失眠、多梦,心烦,乏力,动则气短,口干,大便偏干,背部恶寒。某医院欲劝其装起搏器,病人下不了决心,想用中药调理后再说。舌淡,脉迟而缓,偶见结代。辨为心阴阳两虚,炙甘草汤合麻辛附子汤治之。加减服用80 余剂,心率稳定在 60～65 次/分之间。数年内不断见到该病人,心率尚一直稳定在 58～65 次/分之间。

当前,心血管疾病的发病率越来越高,是危害患者身体健康的主要杀手之一。而各种心脏病,都会导致心律不齐,甚至还有相当一部分心律不齐的病人,根本找不到发病的原因,因心脏出现间歇,或心动过速,患者会有明显的心慌、胸闷,甚至坐卧不宁。从中医的角度认识,慢性心律不齐的病人既有心脏阳气的不足,也有心脏阴血的不足,往往表现为心的阴阳两虚证,炙甘草汤是其代表方剂。

此外,炙甘草汤治疗甲亢也比较好,因为甲状腺功能亢进也是导致心律失常、心动过速的一个常见疾病。甲亢的病人多有心慌、汗出、手颤、失眠、大脖子。如伴有甲状腺肿大者,可用炙甘草汤加一些软坚散结的药物,如穿山甲、生牡蛎、玄参、贝母、海藻、昆布、海带等。海藻、昆布、海带都属于海底的藻类低等植物,软坚散结的作用比较好,常用于抗肿瘤、治瘿瘤、瘰疬等疾病。一个甲亢男性病人,心慌,汗出,手抖,失眠,突眼,双侧甲状腺都肿大,服炙甘草汤加软坚散结中药三个多月,甲状腺及其功能完全恢复正常。

以上就是炙甘草汤的运用,就讲到这里。

另外我想说一下《伤寒论》中关于心悸的方证,我们讲了好几个了吧,这几个方证我们把它连起来学习。这些方证都有心悸,桂枝甘草汤证是心阳虚;茯苓甘草汤证是胃虚水停,它有心下悸,当然也可以理解为有心悸呀,胃中的水上冲于心脏;小建中汤证是心中悸而烦;苓桂术甘汤证是心下逆满,气上冲胸,起则头眩的"水心病";炙甘草汤证是心阴阳两虚的严重的心脏病;真武汤证也有心下悸,肾阳虚水气上凌于心所致。这几个方证的病机是不一样的,同学们下去要把这些方证串起来掌握,就容易多了。

到此,虚证系列就讲完了,证型很多,主要是心阳虚、脾虚、肾阳虚、阳虚兼水,还有阴阳两虚证,十几个方证,这些都是重点方证,所涉及的方子也是我们临床上经常使用的方子,大家要做重点掌握。

(三)结胸证

下面我们讲另外一类病症,变证的第三类,结胸证。

结胸是古代的一个病名,我们现在《内科学》上没有了,"结"在这里是结聚的意思,"胸"在这里含有胸膈的部位,但是它的中心主要是指胃,胃脘的位置,所以结胸我们现在理解不可完全地望文生义就是指胸膈,而恰恰结胸这个"胸"指的是胃脘。也就是说,结胸证是以胃脘病变为中心的一类病症。什么病症呢?这个病症主要是疼,所以我们从这一点上理解,结胸主要讲的是以胃脘疼痛为主要表现的一类病。现在临床上我们看到的脾胃病有三大类,第一类就是胃脘疼痛的病,这一类病人它主要是胃痛,当然胃痛有各种疼法;第二类就是胀,胃脘不疼而是表现为胀,或者吃完饭胀,或者一疲劳就胀等等,表现也不尽一致;第三类是也不疼也不胀,堵,吃了就堵到这儿(以手指胃脘)不往下去,你问他(她)疼不疼? 不疼。胀不胀? 也不明显胀,就是堵上了,这个我们叫做痞。《伤寒论》里既以以胃脘疼痛为主的一类病,也有以胃脘堵闷为主的一类病,前者叫做结胸,后者叫做痞证,下一节我们要重点讲这个痞证。所以结胸是以胃脘疼痛为主的一类病,那实际上我们现在有好多消化系统的一些疼痛性质的病,可以参考《伤寒论》里的结胸证来进行辨证。

结胸病分为两大类,一类叫热实结胸,一类叫寒实结胸,这些都是《伤寒论》原文记载的。我们看这名字就知道啊,热实就是实热,寒实就是寒实证,或者我们叫做实寒证。那大家可以看出来啊,不管是哪一类结胸,都有一个共同特点,就是都是属于实证。中医讲"邪气盛则实,正气夺则虚",是吧,所以结胸证是讲邪气结聚的一类病,我们要有这样一个概念啊。如果再细分的话,热实结胸根据结聚的部位、大小不同,又分为大结胸和小结胸。这个大、小结胸证的区别,主要是根据部位和病势(不同),结聚的病位广泛,(病位)片儿比较大的,我们叫大结胸,大结胸是邪热与水结于胸膈脘腹,以胃脘为中心,到胸,到腹部,甚至还有两胁,所以我们把它叫做大结胸;小结胸是痰热结于心下,就是正在胃脘的位置,原文称"正在心下,按之则痛"。至于寒实结胸,也是相当于大结胸,但是它是实寒引起来的,是寒和痰水结聚而成的。这是结胸一个总体分类。总而言之,结胸病从症状特点上是以疼痛为主,从正邪特点上主要是邪气内盛。

1. 结胸辨证 我们现在看条文啊,咱们先看第 128 条,这个我们了解一下就行了。

問曰:病有結胸,有藏結,其狀何如? 答曰:按之痛,寸脈浮,關脈沉,名曰結胸也。(128)

我们看,这里出现了除了结胸还有一个病名叫"藏结",这也是古代的病名,我们现在《内科学》上没有这种病名了。那这一段显然是用这两个病证来区别的,结胸我们知道了,藏结可以反过来理解,就是结藏,结藏就是邪气结于内脏。但是邪气怎么结于内脏呢? 这是脏器虚寒引起来的,这是一个虚实夹杂的病,它以脏器的虚寒为主夹有阴邪结聚所出现的一类病症,太虚寒了,阴寒凝滞在一起,就形成藏结了,后面有这个病症,还有相关条文。结胸和藏结都有疼痛,所以有一些相似之处,这里就对此进行了区别。

　　"病有结胸,有藏结,其状何如?"(就是)两个病怎么区别?"答曰:按之痛,寸脉浮,关脉沉,名曰结胸也。"这里指出了结胸证的特点,第一个特点就是症状特点:按之痛。中医讲"不通则痛",只要出现疼痛了,不管是虚还是实,不管在哪个部位,都是不通了。当然不通有不通的原因,有的是邪气结聚,有的是正气虚,都可以不通。在这里这个结胸疼痛就是邪气结聚导致的不通,大结胸以胸、膈、胃、脘、腹部、两胁广泛性的疼痛为表现,而小结胸的疼痛是正在胃脘部,这是它的一个特点。

　　第二个是脉象特点,结胸病"寸脉浮,关脉沉"。我们看《伤寒论》那时候,脉象分为寸、关、尺三部了,这是从《难经》开始的,《黄帝内经》时代我们知道是什么切脉方法吗?(学生:三部九候法)对的,上部、中部、下部,每一部又分为天、地、人三候,所以来一个病人得号九遍脉象,很麻烦,有时候很不方便,还要脱袜子、脱鞋,因为下部脉都在脚上呢。后来切脉部位就改为专用寸口了,切脉时比较直接,也比较省时,可操作性比较强,也能反映体内的一些阴阳气血的虚实。实际上《黄帝内经》也强调了诊寸口的重要性,就是它一方面讲三部九候,一方面又强调寸口切脉的重要性,所以《难经》以后就保留了这个寸口脉。寸口属于三部九候里的"中部天候"脉,分为寸、关、尺三部,寸脉以候上焦,关脉以候中焦,尺脉以候下焦,但是左右脏腑的分配不相一致,这个在中医诊断学里大家已经学过了。这里说"寸脉浮",就代表了邪在上焦的一个疾病状态,但这里这个浮脉大家注意啊,不是指表证,而是主邪实,主邪气实,《伤寒论》里的浮脉,既在表证中出现,也在里证中出现,太阳病出现浮脉是邪气在表;这里的浮脉是邪气实;后面还有小结胸病也有浮脉,是主内热;甚至白虎汤证中也可见到浮脉,是热盛于里涌斥于外的结果。那我们在临床上怎么判断呢?如果见到浮脉,怎么判断到底是哪一种邪气呢?这个问题啊,首先我们要结合其他一些症状,比如表证的浮脉会伴有发热恶寒是吧,或者是恶风,有感冒的一个过程,这不难区别。如果浮脉没有伴见表证,往往主邪气内盛,因为邪气内盛使气血涌盛于外,就会出现脉浮。但是表证的浮脉和内在邪实的浮脉还有不同,一般我们讲表证的浮脉是举之有余,按之不足,稍微用力它就没劲了,像是漂浮于外,李时珍比喻为如木头漂浮在水上一样那种感觉,这是表证的浮脉。如果是邪实的浮脉举之有余,但是按之滑数有力,越按越有力,因为它是内在的邪气壅盛,所以这种浮往往是指内在的邪实,那这种脉象其实后世不把它叫做浮脉了,往往属于滑脉的范围,所以实际上《伤寒论》写的主邪实的浮脉,就相当于后世滑脉的表现,不但举之有余,而且按之有力。所以这里的"寸脉浮",代表上焦有邪实,主要病位是胸膈。至于"关脉沉",代表的是邪气结于中焦。所以我们看,从脉象特点上结胸证的病位主要是哪里呢?对,中上二焦的病啊。这就是结胸的脉证特点,故曰"名曰结胸也"。

我们再往下看第131条的上半部分,这个是讲结胸和痞证的成因的。

病發於陽,而反下之,熱入因作結胸;病發於陰,而反下之,因作痞也。所以成結胸者,以下之太早故也。（131）

这里关键一个词是"病发于阳"和"病发于阴"的问题,当然这里有争议啊,我不想展开讲这些东西,那我们可以按照咱们讲义上说的,"阳"是指表,"阴"是指里,"病发于阳",是表证,而反用下法,属于误治,像太阳病的坏病中,许多就是表证误下造成的。"热入因作结胸",就是邪气入里化热形成结胸证,但是,并不是说所有的结胸都是由太阳病误下所导致的,张仲景在这里只不过是举一个结胸的成因例子而已,我们并不是说所有的结胸证都是因于表证误下,结胸证可以由表证误下导致,也可以不因太阳表证误下而形成结胸,关键是在诊治病人的时候,他的具体脉证表现是什么。

"病发于阴而反下之,因作痞也","阴"是指里证,里证误用下法的,可以形成痞证,痞证我们后面还要详细讲的。那我先问大家,下法适用于什么样的病症? 首先我们从表证、里证来讲,它适用于里证,但是不是所有的里证都可以用下法吧? 显然不是啊,真正将泻下的方法用于什么证呢? 里实证是不是啊? 即使是一个无形的邪热都不能用下法,大热、大渴、大汗、脉洪大怎么办呢? 用白虎汤,这属于是清法。所以凡是要用下法,一定要有里实,一般这个里实证我们指的是阳明腑实证,邪气和燥屎结聚形成的。当然了,热邪与其他的有形之邪结聚也可以使用下法,所以里实证我们才用下法。如果不是里实证,误用了下法,就会造成变证,造成正气受损,可能出现痞证。在这里呀,张仲景讲了结胸和痞证的成因,实际上也是对结胸和痞证在发病途径上的一种区别。这里讲的"病发于阳,热入因作结胸",是揭示结胸病正气没有受到损伤,邪气入里化热和水、痰结聚的一种反应;而痞证在这里讲"病发于阴而反下之",它的内涵是揭示痞证里有正气损伤,有正气虚的一面。你看前一句用"热入"表示,后句我们看有吗? 没有"热入"是不是啊,当然痞证也有热痞,但是这里这个"热入"主要是强调了结胸邪气盛实的一种特点。后面又来一自注句:"所以成结胸者,以下之太早故也"。那么,问题是这个大夫为什么一个太阳表证他要用下法呢? 有可能是一个什么状态呢? 如果是典型的太阳病表证,不至于就使用下法吧,有这么窝囊的大夫吗? 病人发热、恶寒的一个表证,一个感冒,太典型了,他还非要使用泻下药,一般不会。都是什么样的情况下容易造成误治误下呢? 可能病人有表证而且又有里实证,比如说一个病人有发热恶寒,但他还有大便秘结,以前我们讲过了,表证不解而里实不甚的情况下,其治疗的原则是什么呀? 先表后里的治法;如果表邪、里实皆甚,则要表里同治;在什么不得已的情况下我们才先用下法呢? 对,里实比较甚的时候才用。而这里所讲的可能是兼有轻微的一些里实,这个大夫判断错误,纯粹使用下法,造成了表邪入里。当然由于患者体质的不同,邪气入里化热了,并与内在的痰饮等邪气结聚了,出现结胸的症状,所以这就是下之太早的缘故,就是过早地使用下法所造成的。所以后世有"伤寒下不厌迟"的说法。

2. 热实结胸　那下面我们讲第134条,热实结胸的一个辨证问题。这一条有一大段,了解一下就行了,可以不背诵,我害怕大家背着背着出现胸闷不舒,甚至疼痛,再弄个结胸那就麻烦了(学生大笑)。

（1）大陷胸汤证

太陽病,脈浮而動數,浮則為風,數則為熱,動則為痛,數則為虛,頭痛發熱,微盜汗出,而反惡寒者,表未解也。醫反下之,動數變遲,膈內拒痛,胃中空虛,客氣動膈,短氣躁煩,心中懊憹,陽氣內陷,心下因鞕,則為結胸,大陷胸湯主之。若不結胸,但頭汗出,餘處無汗,劑頸而還,小便不利,身必發黃。（134）

大陷胸湯方

大黃六兩（去皮）　芒硝一升　甘遂一錢匕

上三味,以水六升,先煮大黃,取二升,去滓,內芒硝,煮一兩沸,內甘遂末,溫服一升。得快利,止後服。

"太阳病,脉浮而动数",开始是一个太阳病,这一看很符合刚才我们讲的那一条对吧,131条讲"病发于阳而反下之",这就属于是病发于阳,开始是一个太阳病。"脉浮而动数",这里有三个脉象,浮脉、数脉,还有一个动脉,实际上这个动就是滑的意思,就是脉象浮数而又滑利,重点实际是讲脉浮数。如果脉浮数,是一个什么太阳病啊?我们叫什么呀?(学生答:表热)表热,这是后世的一种说法,在《伤寒论》里叫做什么太阳病啊?我们讲的都是一些很重点的纲领性条文,咱们不能忘了啊,我要这样一问,你们马上要知道太阳病分几类啊?(学生答:三类)不就完了吗?哪三类啊?(学生答:太阳中风)嗯,还有?(学生答:太阳伤寒)嗯,还有吗?(学生答:温病)不要笼统地叫温病,应该叫太阳温病,一定要加上太阳啊,太阳中风、太阳伤寒、太阳温病这三类不要忘了,至于后世所说的风热外感,那是我们后世的一种观点,在《伤寒论》里这三类都是太阳病对吧,也就是有三种感冒。这一条所讲的太阳病,很明显是指太阳温病对吧?太阳温病证,张仲景没有明确提出用哪个方子治疗,我认为可以用桂枝二越婢一汤去治疗,太阳温病的脉象主要是浮数,所以实际上这个就是太阳温病误下所造成的结胸证。你看后面讲了"浮则为风,数则为热",所以浮数脉相兼,就是一个风热外感的太阳温病证。

"动则为痛",就是浮数脉里如果再表现为滑利而动的,代表这个病人在外感病证中有疼痛,比如说头痛,这是最常见的,如果疼痛比较明显,会出现这种"动"的脉象。

"数则为虚",这一条里就这一句话比较难理解,什么是"数"?什么是"虚"?

这个"数"，在这里啊不是指脉象，而是统指前面的三个脉象，"几个"的意思。前面浮脉、数脉、动脉三个脉象，我们搁在一块可以称为"几个"对吧。"虚"，大家注意这个啊，不是正气虚，是指无形的邪气，有形的邪气叫"实"，无形的邪气称"虚"，我们前面讲栀子豉汤证的时候提到过这个字，"虚烦不得眠"，我们说所谓"虚烦"，并不是说烦因为正气虚引起的，而是说它是无形的邪热引起来的，所以叫做"虚烦"。那"数则为虚"什么意思呢？就是前面这三种脉象：浮、数、动，代表了是无形的邪热外感，所以叫"数则为虚"。

后面是讲的症状，有头痛，所以说"动则为痛"嘛。"头痛发热"后面还有一个"反恶寒"，又提到一次"反恶寒"，我们顺便背诵一下太阳温病的提纲证，第6条的第一句话怎么讲的呀？"太阳病，发热而渴，不恶寒者，为温病。"哎，那里讲"不恶寒"，我给大家怎么解释的啊？对，"不恶寒"，不是绝对的不恶寒，而是相对而言的，是恶寒比较轻，但是发热比较重。你看这里讲"而反恶寒者"，就是说太阳温病的恶寒症状比较轻，可能有时候病人感觉不出来，但是在这里他明显的表现为有恶寒的现象，所以这就印证了太阳温病证也会有恶寒的这样一种表现。因为它是表证，就是不管是什么邪气侵袭，只要干扰了卫气的温煦体表的作用，就会出现恶寒的症状，只不过有轻有重而已。头痛、发热、恶寒，这明显是一种表证，当然了，如果是太阳温病证，会表现为发热重、恶寒比较轻。

另外，我们看这里有"微盗汗出"这一句话，提到了一个盗汗的问题。一提到盗汗，后世好像有一种解释，我们在《中医诊断学》里讲，盗汗属于什么呀？（学生答：阴虚）啊，阴虚？阴虚还是阳虚呀？是阴虚吗？哎，你看我这样一问有些人就开始动摇了，对，是阴虚。那这里的太阳病表证怎么出现阴虚的情况了？（有学生答：阳盛）哦，阳盛？阳盛往往表现为自汗，白虎汤证就是自汗出，因里热逼迫津液外泄，所以自汗。这里出现盗汗，也确实是阴分的一种病证表现，只要是盗汗，甭管是怎么出现的，一般都表明邪气到阴分了。那太阳温病证中出现盗汗，这是什么邪气到阴分了呢？风热之邪，前面不是讲了，"浮则为风，数则为热"，所以这是风热窜入阴分，这也是邪气自找出路的一种表现。邪气不得外解，它就自己找出路，正像太阳伤寒证出现鼻衄一样，属于邪气找出路时窜入到血分而致，只不过是从鼻衄血而出，这是邪气找出路的一种表现，称为"红汗"。那我们说风热之邪，外在的这种风热之邪，也可以窜入到阴分，通过出汗这种形式来自找出路，所以它有时候会出现"微盗汗出"。如果说这个和表证在一起的话，在治疗上只需解表，不需去滋阴，待风热一除，则盗汗自愈。当然治太阳风热表证，可以用桂枝二越婢一汤，也可以按后世温病理论去解表，首先确定该用什么解表法？（学生答：辛凉解表）对呀，可选用什么方？（学生答：银翘散）哎，可以用银翘散。

但大家看下面这个大夫是怎么做的？"医反下之"，大夫反而使用了下法，这就是典型的"病发于阳而反下之"对吧。误下以后，"动数变迟"，就是表证的那种动数脉象变迟了，"变迟"是邪气入里的意思。"膈内拒痛"就是横膈以内拒痛，横膈以内是哪儿啊？是胃脘，就是横膈以下的胃脘，这个"内"就是下。拒痛，就是疼痛拒按，这表明是一实证疼痛。

"胃中空虚，客气动膈"，为什么讲"胃中空虚"啊？因为已经误下了，所以脾胃会不同程度地受到损伤，但是所幸的是没有受到大伤，因为误下，体内暂时的空虚使邪气有可乘之机。"客气动膈"，什么叫客气啊？外来的邪气对吧，外来者为客，就是外邪乘虚而入了。"动膈"，就是扰动胸膈。外邪入里，扰动胸膈。

"短气躁烦"，这一句我们还是反过来念比较好理解，就是烦躁气短。但是这里所谓的"短气"，可不是虚证，而是邪气影响到肺气的宣降所致，因肺主呼吸的缘故。所以有时候在临床上，病人诉有气短、乏力等，不一定都是虚证的表现，有一些病人气短乏力，越用补药，他的气短乏力就越重，这就是什么原因呢？这往往是邪气堵塞的一种表现，邪气堵塞到这个部位，而在另一个部位气血过不去，那么那个部位就会出现困倦乏力，就像我们路上堵车了，这个路段堵，对面那个路段就必定是空的，所以那边空就相对的虚，你说像这样的虚能补吗？我给你再补几辆车，那不是越来越堵吗，应该怎么解决这个问题啊？把堵的给它疏散开，就是把邪气给他去掉，把气血给他疏散开，他的气短乏力自然就好了。所以你看这里，在结胸证这么一个实证里还会出现气短的现象呢，这叫做什么呢？《黄帝内经》称"大实有羸状，至虚有盛候"，对不对啊？在大实证里，由于邪气堵塞太重，气血不能再生，或气血不能运行，会出现一些像虚证的一种表现，这是在临床上最能够迷惑人的一点，所以作为一个大夫来讲，你要知道这些复杂的情况，才不至于治误啊。至于躁烦或者烦躁，这是邪热扰心的一种表现；还有，本证又出现"心中懊恼"了，大家看这里也有这个症状，但是这和栀子豉汤证的心中懊恼成因不一样，那个我们说是无形邪热扰于胸膈，这个是邪热和痰水结聚引起来的，或者叫做水饮结聚，它是有形的，而那个（指栀子豉汤证）是无形的邪气扰神。

"阳气内陷"，阳气就是热气，在这里是热邪内陷的意思。"心下因硬，则为结胸"，心下就是胃，胃脘不管疼痛或者硬满，是结胸证的一个特点。"则为结胸"，就是形成了结胸，所以说"大陷胸汤主之"。纵观整个发病过程，就是一个太阳温病证误用下法，使热邪内陷于胸膈胃脘造成以疼痛硬满为主的一类病变，描述了大结胸证的成因、发病过程和它的临床特点，这种病用大陷胸汤来治疗。

但是邪气内陷不一定都形成结胸，也可以导致其他一些病症，比如说后面举了这样一个发黄证，"若不结胸，但头汗出，余处无汗，剂颈而还，小便不利，身必发黄"，如果没有形成结胸，病人只是表现为只有头部出汗，余处无汗，就是身上其他地方没有汗，而是"剂颈而还"。"剂"同"齐"，所谓"齐颈而还"，就是汗只出在头部,到脖子这儿就没了,只是头部出汗的我们叫头汗。按理说里有热应该是全身出汗,为什么只头部出汗呢?大家想想看什么样的情况才会汗只出于头部?如果说这个热势很张扬,比如说白虎汤证,有全身大汗出,那个代表什么呢?热势很张扬是不是啊,热势充斥于全身,所以说表现为全身出汗。那这个头部、局部的出汗,说明这个热想张扬而不得对不对啊?热势想全身都张扬,但是某种因素牵扯着而不能张扬,什么样的原因会出现这种情况?大家想想看,这个热是无形的热,那么如果说它带有有形之邪的话,有形之邪有水、有湿、有痰,还有燥屎等等,无形的热与这些有形的邪气结聚的时候,那么这个热势就张扬不起来,为什么呢?因为这个热钻到有形之邪里去了,比如钻到水里去了,钻到痰湿中了,热被水、湿、痰甚至燥屎包裹着,这时的热象还能够明显吗?就不明显了是不是啊?所以说往往头部汗出的时候,表明是热与有形之邪结聚的一种状态。那在治疗上我们要去这种热怎办啊?比如说临床最常见的湿热证,热热湿结在了一起,怎么办?单用清热的药物能清掉吗?清不掉,怎么办呢?应先把湿祛掉,或者清热与祛湿同用,"湿去则热孤"啊,湿邪一去热邪就孤立了,就容易清除了。但是临床上还有一种情况啊,头汗出并不是热与有形之邪结聚了,大家想想这是什么样的一种热啊?不通畅的热对吧,像郁热就是这样,如果内热伴有气机阻滞,这种热也不能迅速地到达全身,所以表现为出汗也不是全身的,而是头部的汗出。那临床上碰到郁热怎么治啊?对,清热的同时加上通调气机的药物,要开郁,这个热才能够完全释放出来,所谓"火郁发之",就是这个意思。所以头汗大致就是这样几种情况,如果临床上碰到经常头部出汗的病人,我们大体要考虑到这些因素啊。

或者有问:局部的出汗为什么表现为头汗比较多啊?我们说头是诸阳之会,是手三阳和足三阳经交会的地方,所以一旦有热,首先上头,头最不怕冷,你看冬天就有些人光着铮亮的脑袋,一点都不怕冷。但是头最怕热,一有热就会上头,火热本来就炎上,又加上头为诸阳之会,所以往往在头部出现一些热性症状,比如头晕、头胀、耳鸣或者头嗡嗡响,甚至脱发等,我们可以用清热降火的方法治疗。

本条所说的这个头汗出,可能是热和其他有形邪气结聚了,与什么邪气结聚了呢?后面讲"小便不利",小便不利湿邪无从排出,这说明热与湿邪结聚。"身必发黄",这个"黄"可以理解为黄疸,黄疸多由湿热而成,当然还有一些黄疸是寒湿造成的,在这里讲的是热邪导致的发黄,所以是属于"阳黄"的范围。湿热结聚了,热不得张扬,故表现为头部汗出。

总之,本条主要举例说明大结胸的发病途径及部分症状。

下面我们先讲第135条原文,然后再说大陷胸汤。这一条要重点掌握。

伤寒六七日,结胸热实,脉沉而紧,心下痛,按之石鞭者,大陷胸汤主之。
(135)

这一条是大结胸证的代表性条文。"伤寒六七日,结胸热实",这里明显提到,大结胸属于实热证。"结胸"在这里代表的病位,而"热实"代表了病性,属于热证和实证。怎么引起来的呢?也是从太阳病发展而来,但是误下了吗?没有经过误下,是病邪自行入里而致。所以我们可以看出,第131条讲所讲"病发于阳,而反下之,热入因作结胸",只是举例而言,由太阳表证发展成结胸,可以是误下也可以不是误治,当然也可能不是表证而形成的结胸,不管从哪个途径发病而来,我们重点是看病人现在是不是表现为有热实结胸的特点。"脉沉而紧",这是大结胸的主脉,沉脉主里,紧在这里表示有疼痛,紧主疼,又主邪气结聚,所以脉沉而紧多见于有邪气结聚疼痛的一类病证,大结胸证就符合这样一个特点。

"心下痛,按之石硬者",心下指胃脘,胃脘疼痛而且按之石硬,当然这是夸张的一种写法,疼痛这个位置就像石头一样硬,这是什么样一种情况?西医叫做"板状腹",按压腹部就像按到木头板子上一样,紧张度很高,往往是炎症感染的一种表现。大结胸疼痛以胃为中心,而且腹部板硬,有腹部感染的特点,像急性胰腺炎、胃溃疡穿孔等,都会导致急性腹膜炎的发生,临床表现为腹部的压痛、反跳痛和板状腹,压痛就是按压病位处病人剧烈疼痛,往往会下意识对拒绝医生的按压、检查,中医称作疼痛拒按。反跳痛,是手压下去猛一抬起,病人疼得更厉害。我们大学期间在外科实习的时候,跟老师值班见到一个急性阑尾炎化脓的病人,中医叫"肠痈"。病人有发热,右下腹部疼痛,压痛、反跳痛都比较明显,可能再加上病人紧张,所以按压腹部非常的硬,病人拒绝让我们实习生检查,疼得汗都出来了,后来就上手术台了。《伤寒论》大结胸所讲的病症特点,像胃穿孔、急性胰腺炎、腹膜炎、甚至急性胆囊炎等,都能见到,属于中医急腹症的范畴,临床可以按大结胸证处理,当然现在中西医结合治疗就很好。"脉沉而紧,心下痛,按之石硬",我们称作"结胸三证",是大结胸证的辨证要点。

下面看第136条:

伤寒十餘日,熱結在裏,復往來寒熱者,與大柴胡湯;但結胸,無大熱者,此為水結在胸脅也。但頭微汗出者,大陷胸湯主之。(136)

这里讲到大柴胡汤证,是为了与大结胸证相区别。因大结胸证病变范围以胃脘为中心,旁及两胁,下及小腹部,是"从心下至少腹硬满而痛不可近",所以叫做大结胸。所以如果说大结胸表现有胁痛,而且又大便干结时,这时很像什么证呀?大柴胡汤证,对不对啊?所以这里张仲景专写了一条以大柴胡汤证相区别。

"伤寒十余日,热结在里",就是太阳病十几天后邪气内传,出现了热邪结聚在里的一种表现。"复往来寒热者,与大柴胡汤",就是如果这个热表现为寒热往来的,可以用大柴胡汤治疗。大柴胡汤证在《伤寒论》中出现数处,其中包含少阳阳明合病,往来寒热正是少阳病的特点。这里肯定还有胁痛、大便干结,条文中给省略了,如果仅仅是往来寒热,就犯不上要与大陷胸证区别了,是不是啊?病人有胁痛,有便秘,我们可能首先想到大柴胡汤证,但是这个证也会在大结胸证出现,大结胸但邪气旁及胁肋的时候,水热互结,阻碍肝胆气机出入,就会有明显的胁痛。那如果大结胸的热实之邪波及阳明,腑气不通,便会出现便秘,第137 条就讲了大结胸涉及阳明便秘的症候。但是我们说,大柴胡汤证是少阳和阳明同病,它突出地表现有少阳病的特点,首先就是寒热往来,如果是胁痛、便秘和寒热往来同见,说明它可能是大柴胡汤证,当然予以大柴胡汤治疗。那假如是"但结胸,无大热"者,只是结胸证,没有这种寒热往来的表现,这种热就属于结胸证的发热了。

关于这个"大热",我们也可以理解为是指阳明热,前面麻杏甘石汤证里我给大家讲过,"大热"作为一个专有名词来讲,是指阳明热,"无大热",就是说大结胸证虽有可能涉及阳明,但并不是像真正的阳明病一样,所以后文说"此为水结在胸胁也",也就是说这个胁痛如果是由于水结聚在胸胁的话,它是属于大结胸证,因为大结胸有水饮结聚。"但头微汗出者,大陷胸汤主之",说明大陷胸汤证也有头汗出,在第134 条中讲发黄证会头汗出,大结胸证也会头汗出,所以在那一条讲大结胸证与发黄相区别,因为它们都可以头部出汗,只不过发黄证是热夹湿,而大结胸是热夹水,都有有形的邪气,所以都会表现为头部出汗。

那这里我们看,大结胸证与大柴胡汤证到底怎么区别呢?大结胸证尽管有胁痛,但是它的病变中心是心下,以胃脘疼痛为主,也可以涉及两胁、小腹部,但它没有寒热往来的现象;而大柴胡汤证只是单纯的胁痛,它的病变范围一般不涉及胸膈、小腹等,同时它有寒热往来的表现。这就是二者的一个主要区别。

下面看第137 条:

太陽病,重發汗而復下之,不大便五六日,舌上燥而渴,日晡所小有潮熱,從心下至少腹鞕滿而痛,不可近者,大陷胸湯主之。(137)

"太阳病,重发汗而复下之",经过两次误治啊,太阳病发汗本是正确治法,但是不可重发汗,不可发汗太过,桂枝汤方后注要求发汗要"遍身漐漐微似有汗者益佳"。就是发汗有两个要求:第一,汗出要周身,不能局部;第二,汗出要微,不可全身大汗。"重发汗",当然是一种发汗不当的方法。"而复下之",然后再用泻下的方法治疗,属于一误再误,所以造成了下面一些症状:

首先是"不大便五六日",五六天都不大便了,本是一个太阳病,现在因误治而邪气内传,造成便秘,就要判断病邪传到了哪一经? 就需要做进一步的分析。我们往下看,"舌上燥而渴",伴见口干舌燥。还有最重要的一个啊,叫"日晡所小有潮热",实际上这就是日晡潮热了,日晡是下午。那我们看,这像一个什么证啊,阳明腑实证对吧? 阳明腑实证有不大便的情况,有日晡潮热的情况,当然也会有口干舌燥的症状了。但是典型的阳明腑实证还有一个重要的症状特点是什么呢？就是会出现腹胀腹痛。一般典型的阳明腑实证其痛位置是绕脐疼痛，脐周一圈痛，为什么呢？这是由大肠的解剖位置所致，升结肠、横结肠、降结肠，正好围绕肚脐一圈，所以阳明燥屎结聚的典型表现是绕脐疼痛。但是这一条这个阳明腑实表现的特点，我们看下面啊"从心下至少腹硬满而痛不可近者"，疼痛的位置从心下一直到少腹，少腹就是小腹部，硬满而痛不可近，按之硬满，病人拒按。所以这里讲的病变的部位很大，这说明这个不大便、日晡所潮热不是典型的阳明腑实证，而是由什么引起来的呢？是大结胸引起来的，这就说明大结胸证在发病的过程中也会出现阳明燥屎的特点。所以反过来我们再看在第136条中为什么与大柴胡汤证相区别呢？因为大结胸证既会影响到阳明出现大便燥结，也会影响到两胁出现胁痛，所以就必须与大柴胡汤证区别一下。然而，尽管大结胸证可以影响到少阳两胁，也会影响到阳明，但是它的病变中心仍然是在心下，是在胸膈，这就是大结胸证的病变特点。所以第137条无形中又跟哪个证做了区别呢？跟典型的阳明燥屎证进行区别了。我们看大结胸证涉及发黄、涉及大柴胡汤证的胁痛和便秘，又涉及了阳明腑实，所以大结胸证它的范围比较宽啊。

综观以上所讲，我们把大结胸证梳理总结一下。它的基本病机是什么呢？张仲景没有说，我们可以这样（总结），可以采用以药测证的方法，大陷胸汤由大黄、芒硝、甘遂组成，既有泻下泻热的药，还有逐水的药，这说明它的病机是热和水叠加，所以说我们说大结胸的病机是邪热与水饮结聚。结于哪里呢？从条文描述我们可以判断出有胸膈、有胃脘、有腹部，还有小腹部，所以说它是邪热与水饮结于胸膈脘腹，所以叫做大结胸。

关于主症，因为病变中心是在胃，所以心下疼痛，按之石硬，甚至从心下至少腹硬满疼痛不可触按，脉沉而紧，就是它的主要临床表现。大结胸证在中医普通门诊上很难见到，当然中医急症门诊是可以看到的，因为像急性胰腺炎、急性胆囊炎、急性胆管炎，包括肠梗阻、胃穿孔等等这样有严重疼痛的一类病症，一般都要送到急诊处理，大多需要马上上手术台，所以普通门诊一般碰不到大结胸证。但这并不是说大陷胸汤临床上就不用了，急症有时也需保守治疗。再者，大陷胸汤不一定都是用于急症，像一些胸膈、胃脘疼痛久久不愈的病症，如果属于热实结聚的，我们也可以使用大陷胸汤来进行治疗。

大结胸证除了上述主症外，还有一些次症，比如：短气躁烦、但头汗出、日晡所小有潮热、大便秘结、舌上燥而渴，再加上舌苔一般苔黄腻或者是黄厚而燥。具备这些症状，这就更典型了。

关于大结胸的治法，有热就得泻热，大结胸的热但用清法已经清不掉了，因为有与实邪结聚，所以必须泻热，逐水以泻热，另外还要开结是吧，或者叫破结，泻热、逐水、破结，是大结胸的基本治疗原则。

　　大家看大陷胸汤这三味药物,谁是泻热的啊? 大黄;逐水的? 甘遂;破结的? 芒硝。芒硝两用,既可以帮助大黄泻热,又可以软坚散结。

> 病机:邪热与水饮结于胸膈脘腹
> 主症:心下疼痛,按之石硬,甚则从心下至少腹硬满疼痛,不可触按,脉
> 　　　沉而紧
> 次症:短气躁烦,但头汗出,日晡小有潮热,大便秘结,舌上燥而渴,苔
> 　　　黄腻或黄厚而燥
> 治法:泻热逐水破结
> 方药:大黄甘遂芒硝(大陷胸汤)

　　大陷胸汤这三味药物,大黄用了六两,加上甘遂、芒硝,我们看这三个药物绝对是虎狼之药,不是邪气大实、正气不虚的病证的话,不宜使用。

　　看它的煎服方法,"上三味,以水六升,先煮大黄,取二升",一般大黄泻下的时候要后下,但大陷胸汤用大黄是先煮,为什么呀? 这是个脑筋急转弯,因为后面两味药都不能煮(学生呵呵笑声)是吧,只有先煮它。芒硝怎么服用? 待药汤熬成去药渣后,撒到里面就行了,芒硝一见水就融化了。甘遂呢? 甘遂有效成分不溶于水,煮也白煮,一般都是冲服。所以说后面这两味药物不能煮,只能先煮大黄,这并不是大黄先下的意思啊。即使先煮大黄,也要怎么呀,煮的时间短一点,以更好地发挥它的泻下作用。所以后面讲"先煮大黄,取两升,去滓,内芒硝,煮一两沸","一两沸"就是一两滚儿,就是去掉药渣后放进芒硝,为使芒硝更好地溶化,可将药汤再端到火上滚一两滚儿就行了,这叫"一两沸"。以前曾有个同学问我:老师,这沸腾的"沸"怎么还按两卖啊? (学生大笑)我说:什么按两啊,这不是一两多少、二两多少,是一次、两次的意思,就是一两滚儿。"内甘遂末",再加上甘遂末,现在甘遂末我们一般要病人冲服。

　　"温服一升,得快利,止后服",所谓"得快利,止后服",就是告诉我们喝完大陷胸汤后,有可能马上拉肚子,这是大陷胸汤前后分消的作用,服本方小便多,大便也多,这里讲如果得到很快的下利以后,停止后服,后面的药不要再喝了,以保护正气。这叫中病即止。

　　现在临床上常用大陷胸汤治疗慢性胰腺炎,可以把装成胶囊,当然所用的量要做相应的调整。特别是甘遂,本方用甘遂一钱匕,什么叫一钱匕呢? 我们再讲五苓散的时候说过,古人用铜钱自然地扎一次药末,就是一钱匕,相当于现在的3g。但是甘遂我们用的时候啊,最好从0.5g或从1g开始,逐渐往上加量,别一开始就用到3g,否则的话,可能有些病人喝了以后就会拉得起不来了,损伤正气。如果装胶囊,可以参考《伤寒论》的用量比例制定,一般大黄可以开9g,芒硝9g,甘遂用1g,按照这个比例,把它研成面装胶囊,一个胶囊大致0.4g,可以早上

2粒,晚上2粒,让病人来服。临床用于水肿实证,或肝硬化腹水较重者,病人一般形气不衰。我用过一些(给)肝硬化腹水的病人,祛水效果都很不错。一个四肢水肿的病人,腿肿的像大象腿一样,只服一天大陷胸汤胶囊,一夜拉肚子六七次,水肿遂消去大半。但是现在甘遂这味药物,许多医院、药店都没有,即使有也是成块的,要想办法研成末,所以这个方子有时候临床上使用的时候很受限制。有一个陈年胃脘疼痛的患者,胃痛好多年了,疼起来这头上冒汗,有时在地上打滚,就这么疼,舌苔又厚又干燥,又有白的像腐的那种舌苔,并且大便干结,我辨为热实的大结胸证,使用大陷胸汤,甘遂开1g,但找了好多家医院、药店都没有找到,先用其他的药代替,后来在一家药店找到了,配成胶囊服用1周,多年的胃痛竟然痊愈,且并没有造成"得快利",可能是这个病人本有大便干结的缘故。

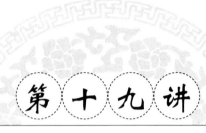

第十九讲

结胸、藏结、痞证

上一节讲了大结胸证,是以胃脘疼痛为中心病变,涉及胸膈、两胁及腹部的病证,为水与热相互结聚而成。下面还有一个大陷胸丸证,我们看第131条。

(2)大陷胸丸证

結胸者,項亦強,如柔痙狀,下之則和,宜大陷胸丸。(131)

大陷胸丸方

大黃半斤　葶藶子半升(熬)　芒硝半升　杏仁半升(去皮尖,熬黑)

上四味,搗篩二味,内杏仁、芒硝,合研如脂,和散,取如彈丸一枚,別搗甘遂末一錢匕,白蜜二合,水二升,煮取一升,溫頓服之。一宿乃下,如不下,更服,取下為效。禁如藥法。

"结胸者,项亦强,如柔痙状",这个"痙"实际上是"痉"的一个异体字,痉是指项背发紧,严重的牙关紧闭,更严重的表现为角弓反张。痉证在《伤寒杂病论》里分为柔痉和刚痉,有汗的叫柔痉,无汗的叫刚痉。所以"如柔痉状"就说明有出汗,汗出而项背强急。

"下之则和,宜大陷胸丸",这个条文写得比较简单,大陷胸丸的药物组成大家一定要留意,我们前面学过抵当汤和抵当丸,俩方子是药物一样对吧,只是量、炮制方法不一样。但是大陷胸汤和大陷胸丸药物组成是不一样的,大家要注意。大陷胸丸既有大陷胸汤的组成,大黄、芒硝和甘遂,同时又有什么呢?杏仁、葶苈子和白蜜,如果以药测证,那杏仁和葶苈子两个药物有些共性,都是泻肺的,所以大陷胸丸证中牵涉到的脏器主要是肺,部位更高,前面讲的大陷胸汤证病位偏于中和下,而大陷胸丸证的病变部位是偏于上部,由于偏于上部影响到背部的经脉气血的运行,所以会出现项强的症状。同时也说明大结胸病它的病变范围非常大,上从肺开始一直到小腹部,领域比较宽,所以叫大结胸。当大结胸表现为以肺为主的症状的时候,而且病势又缓,就可以用大陷胸丸来治疗。除肺之外,有结胸肯定还有胃,所以实际上,本证的病变部位肺胃。是肺胃内有水饮、有热对吧,因为大结胸就是饮热互结,所以大陷胸丸证基本病机就是"**肺胃饮热**"。这个可以和另外一个方证进行对举掌握,怎么对举呢? 比如肺胃饮热与肺胃寒饮证对举,如果是一个肺胃寒饮证,我们知道要用什么方子治疗啊? (有学生答:小青龙汤)哎,小青龙汤,本证就可以跟小青龙汤证两两相对啊,要灵活掌握方证,现在假如说有呼吸系统的疾病,又咳嗽又喘,如果是咳痰清稀寒凉,落地为水的这种,就可以辨为肺胃的寒饮,用小青龙汤;但如果说有热象,喘咳的痰黄稠,辨证就属于肺胃的热饮或饮热,那就可以用大陷胸丸改成汤剂治疗。所以大陷胸丸可以用于呼吸系统的疾病,咱们学经方就是要这样去灵活推理和掌握。我经常用大陷胸丸治疗呼吸系统由于饮热互结的这种咳喘病,所以要掌握它的一个基本病机。本证的症状还可能有咳嗽、气喘,因为毕竟影响到肺了。可以对本证这样总结:

病机为水热互结,病位偏上。症状为项强、汗出,当然这个出汗也可能是但头汗出,因为它有饮热互结啊。还有胸痛、气短、烦躁,也可以有喘。治法:泻热逐水,峻药缓攻,用大陷胸丸。

> 病机:水热互结,病位偏上(肺胃饮热)
> 主症:项强、汗出 + 胸痛、气短、烦躁
> 治法:泻热逐水,峻药缓攻
> 方药:大陷胸丸

大陷胸丸的制法:"大黄半斤,葶苈子半升熬,芒硝半升,杏仁半升,去皮尖,熬黑",葶苈子要求熬,就是炒葶苈子。杏仁熬黑就是炒黑。"上四味,捣筛二味",捣筛就是将药物捣碎过筛子,捣筛前两味,然后"内杏仁、芒硝",为什么杏仁不过筛子啊,因为它富含油脂,黏不啦叽的,筛不下去是不是啊。芒硝不需要加工,本身就是一种粉面。"合研如脂",就是跟前面过筛子的两味药物和在一块儿研磨成脂状物,因为杏仁富含油脂嘛,所以它药末做出来有点黏,和成散。"取如弹丸一枚",弹丸就相当于我们现在的大药丸子,如果说梧桐子大,那是小药丸。做成大药丸子后,"别捣甘遂末一钱匕,白蜜二合",另取甘遂末,兑上白蜜,再加水一起煮,"水二升,煮取一升,温顿服之",就是煮丸法。"温顿服之",一次喝完。"一宿乃下",一宿就是一晚上就会泻下。"如不下,更服,取下为效",如果没有拉出来,没有达到泻热逐水的目的,再给他一丸,意思就是什么时候泻下什么时候算,以泻下为度。"禁如药法",就是说服大陷胸丸与服大陷胸汤一样,"得快利,止后服",要切切固护正气。

好,有关大陷胸丸证我们就掌握这么多,大家记住这个方子可以用于肺胃饮热的呼吸系统病,以及水饮和热结聚的消化系统病等。

(3)小陷胸汤证:下面看第138条小结胸病,咱们要把它背得非常熟。

小结胸病,正在心下,按之则痛,脉浮滑者,小陷胸汤主之。

小陷胸湯方

黄連一兩　半夏半升（洗）　栝樓實大者一枚

上三味，以水六升，先煮栝樓，取三升，去滓，内諸藥，煮取二升，去滓，分溫三服。

本条明确指出小结胸的的病变部位只是在心下的位置，而不涉及胸膈、两胁、小腹等，所以称作"小结胸"，况且心下的疼痛也不像大结胸证那样疼痛的程度重，大结胸按不按都痛，而且拒按。而小结胸是按之则痛，可能不按的时候病人就感觉不出疼痛了，临床上有许多消化系统的疾病就是这样，病人的胃脘疼痛只是按着时明显，这是小结胸的一个特点。当然这个要灵活去理解，实际上这里主要是与大结胸证的拒按相对而言的，并不是绝对说小结胸证没有自觉疼痛。比如你这样问病人：你什么病啊？病人说：胃这儿痛。问：是按着痛吗？病人答：不按也痛。那你说：噢，排除小结胸了。这样行吗？绝对不行，这就理解得太死板了对吧。我们讲小结胸是一个以胃脘疼痛为主的病证，病人或自觉胃脘部疼痛，按之更甚，或仅就按胃脘部感到疼痛，都是小结胸的范围。当然，这也要和小结胸的病机结合起来一起判断。

"脉浮滑"，这里出现了一个浮脉，浮脉在这里是主里热的，而不是主表邪不解，所以这里这个浮脉的内涵是举之有余，但是没有按之不足，按之也是滑数有力，所以这个浮脉相当于我们现在的滑脉，阳热内盛，涌动气血于外，就会出现这样的浮脉。所以，所谓"脉浮滑"，其实讲的就是滑数类的脉象，代表有痰、有热，脉浮滑说明小结胸病是痰热结聚的一种病证，痰热结聚于心下，气血运行不畅，于是就会出现心下胃脘部的疼痛。从小陷胸汤的组方用药我们也可以看出，黄连、半夏、栝楼仁，正是为清热化痰而设，所以小结胸证是痰热结聚于心下的一种病证。

如果总结本证的话，病机是热和痰结聚在心下。症状是心下痞硬，按之则痛，当然也会自觉疼痛，脉浮滑。另外，在临床上诊断此类消化系统的疾病，别忘了看病人的舌苔，典型的痰热的舌苔应该是苔黄腻。但我们也可以变通一下去理解，假如说现在这个病人胃脘不痛，按之也不疼，就是胃胀，胃动力差，消化不良，一吃饭就堵在胃脘，舌苔黄腻的话，能不能使用小陷胸汤治疗啊？回答是肯定的。所以，临床上使用某方，除了抓主症外，一定还要抓病机，就像这些常见的胃病，胃胀也好，胃疼也好，或者胃堵也好，如果舌苔黄腻的话，都说明这个胃病是痰热结聚引起的，那么只要是痰热结聚的胃病，不管是有无疼痛，均可以开小陷胸汤治疗。所以咱们学《伤寒》也好，学中医其他一些学科也好，一定要这样去灵活掌握它。因为痰热结聚，所以治法就是清热、化痰、开结了。

大家看这三味药正是为清热化热而设的，清热用黄连，为什么这里清热选黄连呢？因为黄连清胃热比较好啊，要清胃热非黄连莫属对吧？那这时候为什么不用石膏呢？因为这里的热已与痰邪结聚，所以不用石膏的辛散（此时散热是徒劳的），而用黄连的苦降。痰热结聚胃脘，往往还会有烧心、泛酸的表现，这也正是使用黄连的病症，金元四大家的朱丹溪有一个治烧心泛酸常用的方子叫左金丸，咱们应该学过吧，就是黄连与吴茱萸相配的，所以黄连是苦寒清胃热的一个良好药物。化痰用半夏，但是栝楼仁也化痰，此外栝楼还有开结的作用，半夏有开结的（作用）吗？也有，所以你看本方选的这些药物，每一个药都要用两种以上的功能，如果这个药在这个方子里起的作用越多，说明选的药越恰当对吧？像半夏、栝楼仁既化痰又开结，所以正适用于痰热结聚的病症。当然开这个方子时，半夏的量不可太大，因为它毕竟是温燥的药物，用于热证不利，原文讲用半升，半升半夏相当于现在的 45～60g，但我们用现在的量，一般像这种痰热结聚使用半夏不超过 10g。一些胃病比如用二陈汤，陈皮、半夏，如果舌苔黄腻，使用半夏都最好不要超过 10g。小陷胸汤我们方剂教材（《方剂学》）里有吗？（学生答有）好，那我们就讲这么多吧。这个方子比较好记，可以记成"拌黄瓜"（即半夏、黄连、瓜蒌实）。

> 病机：痰热结于心下
> 主症：心下痞硬，按之则痛。脉浮滑，苔黄腻
> 治法：清热、化痰、开结
> 方药：黄连、半夏、栝楼

"上三味，以水六升，先煮栝楼，取三升，去滓，内诸药"，栝楼先煮，可减缓滑肠的副作用，栝楼用之不当，容易导致拉肚子，当然对痰热结聚的病，拉一下也未尝不可。栝楼不但治胃病，治心脏病也经常使用，像著名的栝楼薤白半夏汤是吧，就是治疗胸痹的代表方剂，但服这些有栝楼的方剂，搞不好病人会拉肚子，如果是心脏病的话，就会伤其正气，所以用的时候更适宜先煮，以减缓它的这种弊病。

"去滓，内诸药，煮取二升，去滓，分温三服"，这个还是一般常用的服用方法，只不过是每服的量少了些，总共二升，分成三服，每服大概七合。之所以服量减少，主要是因为药物少方小的原因。

总而言之，小陷胸汤是临床上常用的一个方子，它比大陷胸汤要常用多了，尤其是治脾胃病，更是常用。特别是舌苔黄腻的胃病，小陷胸汤可作为首选。有一个病例，是刘渡舟先生治的一个病人，某工厂的厂长，特别的胖，打嗝，不知道是因为天天喝啤酒还是怎么的，最近几天打嗝不断，声音特别的响亮，那真是声震屋瓦啊，所以他来就诊的时候，病人因受不了他打嗝的声音，就让他先看。这人说话特有趣，他说他当时开了一个小车，快到我们国医堂的时候因为逆行被警察给逮住了，下车后赶忙给人家警察解释，说是急着看病，懒得到前面很远的地

方掉头去,请警察看着他是病人的份儿上给网开一面。没想到警察对他说:不是因为这个原因让你停车,是因为你的车子有毛病不能上路。他对警察说:我的车子没毛病啊。警察问:那你的车怎么走着一蹦一蹦的呀? 因为他开了一个外形比较小的车,加上人胖,一打嗝车就跟着蹦,所以车开起来一蹦一蹦的(学生哄笑)。他说警察了解情况后,也没有给他开罚单。这人除打嗝响亮,还有舌苔黄腻,根本就看不清楚舌质,特别的黄厚而腻。像这种情况就是一种痰热结聚或湿热结聚于胃脘的一种现象。一问诊,果然他就属于这些,天天喝啤酒,所以就造成湿气很大,再加上这个人是热性体质,久之就会形成湿热,出现很黄很厚的这样一种舌苔。老师给他开了小陷胸汤,又合上平胃散,用的是全栝楼(栝楼连皮带仁),而不是栝楼仁,开了30g。因为病人邪气实,正气不衰,所以用大量的栝楼,让他拉一拉肚子也好。结果病人喝完以后说,大便拉出来的全是那种黏沫子,这是痰热外泄的一种表现,服两剂打嗝就止了。所以像这种情况的打嗝,可能不需要用许多的和胃止呕、止呃的药,而呃逆自止,这就是辨证论治,因为这种打嗝是痰热堵到胃脘了,祛其痰热,胃气自降。这个病人你说他有胃痛吗? 他没有,也没有按之胃脘疼痛,但是同样可以使用小陷胸汤来治疗,是因为他符合痰热结聚于胃、结聚于心下的这样一个病机特点。所以临床治病,我们不仅要善于抓主症,还要善于抓病机。

以上所讲,就是整个热实结胸的证型,我们看有大结胸,有小结胸。大结胸又有大陷胸汤证和大陷胸丸证,表明大结胸证邪气结聚的部位有偏上、偏中、偏下的不同,有病势的缓、急不同,其中小结胸证是我们最要重点掌握的。

后面《伤寒论》还讲到寒实结胸,大家看第141条下半段,我们了解一下。

3. 寒实结胸

寒實結胸,無熱證者,與三物小陷胸,白散亦可服。(141 下)

白散方

桔梗三分　巴豆一分(去皮心,熬黑研如脂)　貝母三分

上三味為散,内巴豆,更與臼中杵之,以白飲和服,強人半錢匕,羸者減之。病在膈上必吐,在膈下必利,不利,進熱粥一杯,利過不止進冷粥一杯。

所谓"寒实结胸",它的病症表现和热实结胸证表现是一样的,只不过它的热象不明显,它疼痛的位置、疼痛的特点,也可以表现为像热实结胸那样,只不过它是寒引起的,这个寒是个实寒证。之所以称作"无热证者",是告诉我们凡是结胸证没有明显热象的,或热象不突出的、不典型的,就可以用三物小白散。

"白散",是方剂的名称,本条说"与三物小陷胸汤,白散亦可服",但《金匮玉函经》和《千金翼方》中均没有"陷胸汤"及"亦可服"六字,我觉得这是正确的,咱们讲义上也讲到这个问题了,我们可以直接理解为无热证的寒实结胸,用三物小白散治疗。

　　三物小白散由桔梗、巴豆、贝母组成,为什么叫"白散"呢? 因为这三味药物打开以后都是白的,故名。因为是治疗寒实结胸,所以用巴豆为主药,我们知道巴豆是热性的泻下药啊,所以它用于寒实结聚,比如说寒水结聚、寒痰结聚等这样一些病证,以温通祛实。桔梗、贝母化痰,同时畅利气机。这里还要注意一个用量名称"分","分"实际上汉代的时候没有,晋代以后才出现,合四分为一两,也就是一两等于四分。所以,这里的"分",并不是几两几分的意思,而是相当于"份"儿,桔梗三分,就是桔梗用三份,是告诉我们配伍小白散的用量比例,即:桔梗用三份,巴豆用一份,贝母用三份,三一三的比例配散。从使用桔梗、贝母来看,寒实结胸的病位偏于上,因为桔梗和贝母就像大陷胸丸中用杏仁、葶苈子一样,有异曲同工之妙,它们都是入肺的药物,所以说寒实结胸的为寒水结聚,偏于上焦,临床可见到胸中或心下硬满疼痛,或有喘息、咳唾等症,但不见发热,口不渴,也会出现大便秘结,但舌苔是白滑的。治疗就要用小白散温通寒实,涤痰破结。

> 病机:寒与痰水互结于胸脘
> 病症:胸中或心下硬满疼痛,或有喘息、咳唾,不发热,口不渴,大便秘
> 　　　结,舌苔白滑
> 治法:温通寒实,涤痰破结
> 方药:三物小白散

　　"上三味为散,内巴豆,更于臼中杵之。"这是制白散的方法,将桔梗、贝母研末,与去皮心的巴豆同放入臼中砸碎,和合在一起。"以白饮和服",散剂多用白饮和服,像我们前面学过的五苓散。本方中主药巴豆辛热有毒,对胃肠有强烈的刺激作用,所以本方必须使用白饮和服,以保护胃气。

　　"强人半钱匕,羸者减之。"什么叫"强人"呢? 体质壮实的是吧? 其实我们可以理解为身材高大的人。"羸人"是身材瘦小的人,而并不是正气虚的人,试想正气大虚,还能使用巴豆吗? 所以说强人和羸人是高大和瘦小的意思,高大的人,因体表面积大,药量可能要大一些。但即使是高大的人,也要从半钱匕开始,半钱匕相当于1.5g左右的药量。而身材瘦小的人,用量就要少,以保证祛邪的同时不要过分损伤正气。

　　喝完白散后会出现什么情况呢? "病在膈上必吐,在膈下必利",也就是说如果是邪气偏于横膈以上的,可能会通过吐的形式使邪气外出;如果说寒实结胸邪气偏于横膈以下的,就可以通过泻下的形式排邪,说明白散这个方子是祛邪的,既有催吐的作用,也有泻下的作用。那如果服药以后,病人大便不拉怎么办? 巴豆一般喝完大便要泄对吧? 但也可能会出现意料之外的事,就是服药后病人没有出现大便泻利,怎么办? 怎么去处理? 如果再继续给药,有可能会导致病人

严重的泻利而伤正气,所以古人非常聪明,大家看古人的处理方法,"不利,进热粥一杯",如果病人不排泄,就给病人喝一杯热粥,干嘛呢? 以助药力,助谁的药力啊? 当然是巴豆啊,巴豆是热性的泻下药,所以喝热粥可以加强巴豆的泻下作用。那如果服白散后病人利下不止呢? 这是药力太过的表现,当然就要抑制巴豆的药力啦,所以就要求病人"进冷粥一杯",以抑制巴豆泻下。所以这又是一个服药后要求喝粥的方子,所不同的是,是喝热粥还是冷粥当视药效而定。在《伤寒论》里,一共有四个方子在服完后要求喝粥,这是我们碰到第二个了啊,第一个要求喝粥的方子是哪一个啊? (学生答:桂枝汤)对的,以后还会讲到另外两个,到时我们一并进行总结。

　　好,这就是寒实结胸证,关于结胸证预后条文,还有藏结证,我们自学就行了。

　　4. 结胸证治禁与预后

　　結胸證,其脈浮大者,不可下,下之則死。(132)

　　結胸證悉具,煩躁者亦死。(133)

　　(四)藏结证

　　何謂藏結? 答曰:如結胸狀,飲食如故,時時下利,寸脈浮,關脈小細沉緊,名曰藏結。舌上白胎滑者,難治。(129)

　　藏結無陽證,不往來寒熱,其人反靜,舌上胎滑者,不可攻也。(130)

　　病脅下素有痞,連在臍旁,痛引少腹入陰筋者,此名藏結。死。(167)

　　(五)痞证

　　下面我们讲痞证,本章节的内容,是我们的重点内容,《伤寒论》里所涉及的治疗痞证的方剂,也是我们临床常用的方剂,所以本节是重点内容。

　　1. 痞证的成因及证候特点　　所谓痞证,就是以胃脘部堵塞感为主要表现的病症。我前面给大家说过,目前胃病从症状特点上讲,基本上有三大类:疼痛、胀满和痞塞。痞塞就是痞证,胃脘堵闷的感觉。前面我们讲的结胸证,是以胃脘疼痛为主要表现的一类症候,那么这个痞证是以胃脘堵塞为主要表现的一类症候。

　　先看第 151 条,痞证的成因和症候的特点。

　　脈浮而緊,而復下之,緊反入裏,則作痞,按之自濡,但氣痞耳。(151)

　　举例说明痞证的发病原因,"脉浮而紧,而复下之",从这里我们可以看出,这里讲的痞证的一个原因是太阳伤寒证误用下法所导致的。"脉浮而紧",在这里就是代表了太阳伤寒证,太阳伤寒治疗不用汗法,反用下法,属于误治。"紧反入里,则作痞",所谓"紧反入里",就是太阳伤寒证没有了,表邪入里了,形成了痞证,所以叫"则作痞"。

　　那么,痞证有什么临床特点呢? "按之自濡","濡"这个字在这里可以读 ruǎn,音、义同"软"。痞证的特点就是按之心下柔软无物。当然这主要是和结胸病相对而言的。我们前面说过"大结胸三证",有脉沉紧、心下疼痛、按之石硬。而痞证是既不疼而且按之又柔软,为什么是这样一种症候特点呢?因为痞证是由无形的邪气痞塞于心下所造成的,所以按之心下有柔软无物的这样一种感觉。当然痞证也不仅仅都是无形的邪气痞聚,也会有一些有形的邪气,比如说水饮、食滞、痰邪等的结聚,如果有这些邪气痞塞的话,那就不是"按之自濡"了,所以它后面补了一句话,叫"但气痞耳"。"但",只是的意思,只是什么样的痞证才是按之柔软呢?气痞,这个"气痞"的"气"是指无形的邪气,比如说热邪。也就是说,如果仅仅是无形的热邪痞塞于心下的话,那么这个痞证是按之柔软的,是这个意思,所以说"但气痞耳"。那假如说这个痞,除了寒、热这些邪气以外,还有一些有形的邪气的话,它也会表现为按之硬或满,所以在生姜泻心汤证、半夏泻心汤证这些痞证里,它同样有硬满的表现,这说明这些痞证中夹杂有一些有形的邪气,如生姜泻心汤证是夹有水饮、食滞,半夏泻心汤证夹有痰邪等。

总而言之说,痞证与前面我们讲到的结胸证进行比较,一个是从有、无疼痛上区别,一个是从按之柔软或者石硬上进行区别。其实就是一个从自觉症状上鉴别,一个是从他觉症状上鉴别。而从临床的表现来看,消化系统的一些疾病,脾胃病,痞这一类的症候比较多,所以说咱们把一章节作为重点内容来掌握。

2. 热痞证　下面我们讲痞证的分类。第一大类是热痞证,主要是大黄黄连泻心汤证和附子泻心汤证,都要求背诵。先看大黄黄连泻心汤证。

（1）大黄黄连泻心汤证

心下痞,按之濡,其脈關上浮者,大黃黃連瀉心湯主之。（154）

大黃黃連瀉心湯方

大黃二兩　黃連一兩

上二味,以麻沸湯二升,漬之須臾,絞去滓,分溫再服。

这一条讲得很明确,开门见山,而且没有说这个痞证是因为误治而来,也不是说是表邪入里形成的,这就说明痞证形成的渠道、发病的原因很多,可以是太阳表证自然转来,也可以是太阳表证误治,也可以是内伤杂病原因引起。但是不管什么原因,只要是符合大黄黄连泻心汤证的特点,这样的心下痞,我们就可以用大黄黄连泻心汤去治疗。所以条文这一开始就讲"心下痞,按之濡",既然"按之濡",就符合第151条所讲的"但气痞耳"的特点,是吧?说明大黄黄连泻心汤证它的发病原因、它的邪气只是无形的邪气堵塞造成的,所以心下按之柔软。那是什么邪气呢?我们可以从一些症状、脉象,包括可以从方药上去推论,对吧?这里还给了一个脉象:"其脉关上浮者"。关脉浮,关脉候中,说明本证的病变部位在中焦,心下痞嘛,在胃脘。浮脉,又见到一个浮脉,那么在这里它仍然代表的不是表证,浮脉在《伤寒论》里除了主表,还主热,前面已经涉及过这些了,如小结胸证里也有浮脉,"小结胸病,正在心下,按之则痛,脉浮滑者",那个浮脉就是主热了,这里所讲的浮脉与此相同,主热,是里热壅盛,气血涌动于外的表现。"关上浮"就是中焦有热,表明这是一个热壅胃脘的一个痞证,我们叫热痞,它是由无形邪热堵塞所造成的胃脘痞闷的一类病症。得这种病的人,病人总觉得胃中堵得慌,特别是一吃饭,吃完饭就更堵,(食物)不往下去,甚至往上反,表现为泛酸、打嗝等。所以,所谓热痞,就是我们临床上常见到的一种胃病。

当然这个条文叙述得比较简单,不能说病人一说胃堵,就一定是热痞。热痞得有热痞的特点,除了关脉浮的特点外,还应伴有一些其他症状,那我们说这是热邪堵塞到哪里呢?(学生:胃)它就是个"胃热"对吧,这就是本证的基本病机,就是胃中有热呀,是不是?那胃热的情况下病人还会有什么症状呢?(学生:口臭)口臭,嗯,口臭这个症状是怎么得知?(学生:问)问,有一些不需要问,一张嘴那臭得不得了,但是咱们大夫表情一定要拿捏住!(学生笑)一闻到病人口臭,你好家伙就掩鼻而去,这不行。病人会想:好,你这大夫嫌弃人。所以不管病人身上或口中怎样臭,你也得忍住,你就知道了他胃中有热了才会这样的,帮助我们去诊断。胃里有热,胃火上攻,还会有口腔溃疡,脸上有时候还会长疙瘩。甚至胃热往头上冲的话,损伤阴血,就会掉头发,头发长不住,因为土壤它糟了;还有的病人是两耳发痒或耳鸣,这些都是胃火上攻的症状,在本证里都会出现的,但张仲景不一定一一把它写到条文里去。还有像口干、口渴、口苦,都会出现的。甚至如果胃热往下走,就会有大便干结的情况,等等。所以关键是我们要掌握它有胃热,抓住这个病机,无论有无心下痞,都可以用大黄黄连泻心汤的。所以说胃热的情况下不一定是心下痞,有可能表现为其他一些症状,像刚才所讲的那些。所以大黄黄连泻心汤也不仅仅是治疗心下痞的一个方剂,临床上可以用它治疗什么口干、口臭、口苦、面部痤疮、口腔溃疡、耳鸣、脱发等等,凡是胃火,还有牙痛,胃火上攻的牙痛,用这个方也可以。甚至烧心、泛酸水,我们也可以用大黄黄连泻心汤治疗,如果再加上吴茱萸,就等于合上左金丸了,是吧?所以本证,关键是掌握住胃热这个基本病机。

至于胃中的这个热是从何而来?张仲景并没有讲。这个热从哪里来的呢?如果联系下一个方证的话,再看下一附子泻心汤证的话,或许就能明白这些,等会我们还要讲附子泻心汤证。本证的这个热,说起来和心肾不交有关,痞证里有好多证型是属于心肾不交的症候。心肾不交的理论我们都已经很熟悉了对吧?就是心在上,属火;肾在下,属水。正常情况下,心火必须下来温肾水,以防肾水太寒,对吧?肾水一寒它就形成邪水了,机体吸收不了,表现为一喝水就要小便,水不吸收,这样的情况有好多就属于肾寒呐。那肾寒的其中一部分原因,正是由于心火不得下温肾水造成的。另一方面,肾水也必须上承心火,以防心火太亢。

而要顺承心肾相交这样一个渠道，必须依靠中焦脾胃的斡旋，就是说心肾相交中间靠谁承接呢？脾胃！中医把脾胃叫做升降的枢纽，就像一个中转站，像北京站似的，北京站所有的车都是始发，不管哪里来的车到北京站必须停，然后再由本站始发，起着枢纽的作用。那么，脾胃就是人体气机升降的一个枢纽，因为它的位置太重要了，位居中焦，在心肾之间，心肾要相交，或肝要升、肺要降，都要依赖脾胃的升降运动。所以脾胃功能不好的人，会影响到好多脏器的功能，其中包括脏器气机的升降，当然也会影响到心肾相交。如果这个人的脾胃不好，心火要往下降，但胃气不帮助它，你想胃是降的呀，胃不降心火，心火就下不来，走到一半，嵌顿在这里（心下）了，于是乎形成了心下痞，这就是热痞形成的原因。所以实际上我们可以把这种热痞看做心火不得下降于肾而嵌顿在了中焦这样一个发病过程，用大黄黄连泻心汤来进行治疗。

这个方子比较简单，就这两味药物：大黄与黄连，为什么选这两味？黄连我们说是清胃热。大黄呢？大黄跟胃有什么关系？说大黄是泻大肠的，大黄不一定就泻大肠，在这里是泻胃热。一个清，一个泻，所以，实际上大黄黄连泻心汤是清、泻兼顾的一个代表方剂。

但是这个方子在煎服方法上有一个特别之处，大家看方后注："上两味，以麻沸汤二升渍之"，什么叫"麻沸汤"？（学生：沸水）沸水，滚开水，对吧？但是你们的师哥、师姐曾有人考试的时候不假思索，将"麻沸汤"解释为麻沸散。华佗发明的麻沸散，是用于手术麻醉的，与麻沸汤风马牛不相及。麻沸汤就是滚开水，把水烧滚了，就叫麻沸汤了。这里说用两升麻沸汤"渍之"，"渍"就是浸泡的意思，就是用滚开水浸泡这两味药物。泡多长时间呢？（学生：须臾）须臾，我们现在说5~10分钟，就是泡一会儿。然后"绞去滓"，就是去掉药渣，为什么要说"绞"呢？就是要尽量把药物里的水分给它榨尽。因为药物不煮，只是浸泡，有效成分析出得比较少，所以要求"绞去滓"。"分温再服"，一般清热的方剂都是喝两次。

这个方子很有趣的一点就是用麻沸汤浸泡，大家想想这是什么道理呢？前面咱们也学过清热的方剂，像麻杏甘石汤，像葛根芩连汤，它都没有说用麻沸汤浸泡，对吧？这里要求麻沸汤浸泡，肯定有它的道理。我们看这两味药物，大黄和黄连，这是什么样的去火药？我再列一些凉药，比如说它们与薄荷、连翘这些药物比，都是凉药，有什么不同？（学生：辛凉）薄荷、连翘是辛凉的，除了这以外，凉的程度一样不一样？（学生：不一样）薄荷、连翘凉的程度较轻对吧？这样的药它容易往上走，对不对？而黄连、大黄这些药呢？往下走。《内经》把这些寒凉的药物叫"味药"，而把热药叫"气药"。"阳为气，阴为味"，《内经》有一段话很有临床指导意义，我们应该学过的，就是《阴阳应象大论》说："味厚则泄，薄则通；气薄则发泄，厚则发热。""味药"在这里是指寒凉的药物，"气药"是指温热的药物。但是寒凉的药物由于它寒凉的程度不一样,又分厚和薄,味越厚说明寒凉的程度越重。那同样的道理,气厚的药物就说明它的温热程度比较重。后面是讲它的功能的,"味厚则泄",就是过于寒凉的药物,具有泻下的作用,像大黄就是。黄连也是这样,它也往下走。"薄则通",味薄就是寒凉味不那么重的,像薄荷、连翘这些药物,它的药性往上飘浮,所以可以发表解热,通调营卫,所以叫"薄则通"。同样的道理,温热药程度比较轻的药物,为"气薄"之品,主发散,比如说像桂枝、羌活这些药物,性主上浮,而能发散风寒;"厚则发热",气厚的药物比较温热,所谓"厚则发热",不是说人吃了就发烧,这里的"发"是一个使动用法,是使人热发起来的意思。比如说阳虚了,用四逆汤,四逆汤就是一个气厚之方,附子、干姜这样的药物就是气厚的药物,它可以使人的热度升高,所以说叫"厚则发热"。

那现在本证是胃热,热邪结聚成痞了,治疗时本应该用味厚之品,但是"味厚则泄",尤其是大黄这些药物,况且本方用大黄二两,大黄的用量重于黄连,如果说用煎煮的方法,可能它们的药性就会直趋下焦,往下跑得快,而不利于清中焦胃热。但是还必须要用,怎么办呢?我们的老祖宗就采取这样一个睿智的方法,既要用大黄、黄连清泻胃热,同时又使它的药效能较长时间地保留在中焦,就用厚味的药物而薄取的方法,麻沸汤浸渍一会儿,绞去滓,这个称作"厚味薄用"。不用煎煮的方法,把它泡一下,代茶饮,既用了药性,又留了药味,可谓一举两得。这就是大黄黄连泻心汤煎煮法的一个特点。

好,我们把本证总结一下。首先是病机:为无形邪热壅滞心下。其实就记个胃热也可以,最简单了,两个字。当然你要是形容一下也可以啊,无形邪热壅滞心下,这是由于心火不得下降于肾而痞塞到心下所造成的。由于热邪的痞塞、结聚,造成了气机的痞塞不通,于是出现了心下痞。热邪结聚更加影响脾胃的升降,所以说堵到中焦这个位置。这个病人总觉得堵得慌,当然还有一系列的上火症状。所以如果说这个病人有消化系统的病,胃脘既堵得慌,又有一派热性的症状表现,那正是大黄黄连泻心汤的主治症候。所以从主症上讲,心下痞满,按之柔软,这是它的主症。由于心下有火,胃中有热,所以会有心烦口渴,小便黄赤,舌红苔黄脉数,或者就像按原文里讲关脉浮(关脉滑数)。我们说胃热证还有好多症状表现呢,刚才我说的像脱发、耳鸣、耳朵痒、眼睛痒等,这些都是胃火上攻的表现,也都可以用大黄黄连泻心汤来进行治疗。所以实际上我们把本方灵活变通到治疗胃热的这样一个框框里去,这才是它的真谛所在呀!这是它的主治证候。治法:泻热消痞,大黄黄连泻心汤。方用大黄泻胃热,黄连清胃火,你看一个泻胃热,一个清胃火,热去则痞消。

煎服方法刚才我们说得很细了,麻沸汤浸泡,取其寒凉之气以清无形之热,薄其苦泄之味以防峻下肠胃。像一幅对联,那横批是:大黄黄连泻心汤。

病机:无形邪热壅滞心下(心火不得下降于肾而痞塞于心下),气机痞
　　塞不通
证候:心下痞满,按之濡软。心烦,口渴,小便黄赤,舌红苔黄,脉数或
　　关脉浮
治法:泻热消痞
方药:大黄黄连泻心汤
　　大黄——泻胃热,黄连——清胃火
　　热去则痞消
煎服:麻沸汤浸泡
　　取其寒凉之气,以清无形之热;
　　薄其苦泄之味,以防峻下肠胃
(厚味薄用)

　　大黄黄连泻心汤的适用范围很广,诸凡胃热之证,皆可使用。比如说我们在座的某位,经常上火,牙疼,牙龈肿,或因为你这个年龄,有可能会长那个智齿,长智齿时有时会导致牙龈红肿热痛,严重的会半边脸都整个肿起来了。你就可以用大黄、黄连泡水喝,真正的麻沸汤渍之,效果比较肯定。因为我本人就这样喝过,是因为牙周炎导致了半边脸肿,就用黄连、大黄开水泡一下,确实,它的清热效果比较好。当然这个药喝起来很苦,这两个药一个比一个苦,尤其是黄连。那苦味当然治火是最好了。如果用水煎剂,可以加上生石膏、细辛、僵蚕、肉桂、川牛膝等,石膏清胃热,细辛、僵蚕有发散作用,有利于胃热速去,肉桂与川牛膝有引火下行的作用;还有一些病症,像脱发,现在脱发的病人也很多,二十多岁就掉头发,不敢梳头,一梳头大把大把地往下掉,又加上头皮发痒,头皮屑很多,西医叫这个为脂溢性脱发,用大黄黄连泻心汤也比较好。可以加上何首乌、旱莲草、夏枯草等;还有一些像热性的耳鸣,包括一些中风,热极中风的,热极动风我们叫做"热中",也可以用本方加上羚羊角、钩藤等一些清热熄风的药物,用上都比较好。其他胃火上炎的病症比如鼻衄,可以本方加白茅根、藕节、侧柏叶、桑白皮15g;面痤者,可加桑白皮、野菊花、枇杷叶、蒲公英等;耳鸣耳痒,可加夏枯草、蝉衣、柴胡;舌痛的,加莲子心、通草、丹参等;眼睛发痒而干涩的,加菊花、枸杞子、夏枯草等等。好,关于本方的临床运用,时间关系我们就先说这么多。总之,学习这个方子的运用,我们一定要掌握住胃热的病机。

　　下面了解一下第164条:

　　伤寒大下後,复发汗,心下痞,恶寒者,表未解也。不可攻痞,当先解表,表解乃可攻痞。解表宜桂枝汤,攻痞宜大黄黄连泻心汤。(164)

　　"伤寒大下后,复发汗",太阳伤寒证误治所导致的,"心下痞,恶寒者,表未

解也",尽管邪气内传出现了心下痞,但表证仍未解,是一个心下痞而兼表证不解的病证。实际上我们看,本来是太阳表证,有可能病人的脾胃有点问题,但是大夫误认为是里实所导致的,就采用了下法,误下以后表邪入里,就形成了痞证。但是表邪完全解除了没有?没有,所以是带有表证的心下痞。这种情况我们往往是按照表里先后的原则,是先治表,后治里,所以说:"表未解也,不可攻痞,当先解表,表解乃可攻痞",先把表证去除,然后再治痞证。如果先行治痞,不仅会使表邪郁遏不解,而且还会引邪深入,加重里证。"解表宜桂枝汤,攻痞宜大黄黄连泻心汤。"当然我们说这个痞证还是热痞,这是热痞兼表,先治表证,后治热痞。当然,在汗下之后,正气受到了不同程度的损伤,纵然有表邪不解,也不宜使用麻黄汤发汗峻剂来解表,宜使用桂枝汤来调和营卫,解除肌表之邪。

(2)附子泻心汤证:再看第155条,这是咱们要掌握的重点。

心下痞,而復惡寒汗出者,附子瀉心湯主之。(155)

附子瀉心湯方

大黄二兩　黄連一兩　黄芩一兩　附子一枚(炮,去皮,破,別煮取汁)

上四味,切三味,以麻沸湯二升漬之,須臾,絞去滓,内附子汁,分溫再服。

前面我们说大黄黄连泻心汤证是心火下降到一半,它不往下走了,堵在了中焦胃脘,越堵越重,使中焦有热,上火。那如果这种病情再发展,会出现什么情况呢?这个火在中焦堵得就越来越多,而下焦呢?下焦的火就会越来越少,越来越空。如果说肾阳得不到心火的相助,肾阳日趋衰弱,就会导致第155条所讲的这种病证。

"心下痞,而复恶寒汗出者",心下痞兼恶寒汗出,是不是刚才我们说的第164条所讲的情况?是一个热痞兼表证?因为附子泻心汤也包含有大黄黄连泻心汤,所以这里讲的痞肯定也是热痞。而恶寒汗出也很容易被认为是表证,对吧?但是,这里所说的恶寒汗出并不是表证,为什么这样说呀?怎么才能判断出来呢?(学生:没有发热)没有发热,不对,这个不是理由,因为第164条也没有说有发热。那要如何判断呢?如果是热痞兼有表证,其治疗应该是先解表,而这里没有说先解表,是不是?再一个附子泻心汤的药物组成,也没有表里同治,对吧?那说明这个恶寒汗出不是表证引起来的。所以说,讲义上把这个164条插在两个热痞证中间讲,插得比较好,起到了鉴别作用。这并不是说所有的热痞兼恶寒,都是有表证不除。第164条所讲的是开始由太阳表证发展而来的,而附子泻心汤证一开始就说是心下痞,不一定是太阳表证发展而来。那问题的关键是这个恶寒汗出是什么原因导致的呀?首先咱们看这两个症状,一个是出汗,一个是恶寒怕冷,这是谁的问题呀?(学生:卫气)哎,我们看,这两个症状恰恰就是卫气的作用失常了,恶寒是卫气"温分肉"的作用失常,出汗是卫气"司开合"的作用失常,全是卫气惹的祸,对不对?那关键是一个热证、一个热痞怎么发展到卫气不足了呢？为什么呀？大家看，刚才为什么我说要联系前后文来分析，看见没有？大黄黄连泻心汤证是热都堵到这里（指心下胃脘）了，心阳之热下不来，就造成肾中阳气的不足，那肾中阳气的不足能不能导致卫气的不足？（学生：可以）理论根据是什么呢？其根据就是卫气属于肾阳的一部分，这个理论就出在《黄帝内经》，有没有这样的理论依据呀？说一说，肯定学过，我在课堂上也讲过这个。《灵枢》的第十八篇《营卫生会》篇讲到，有一天岐伯跟皇上没事儿一起论医道，哦，不是皇上，是黄帝，那时还没皇上呢，黄帝，一个部落的首领。一天问岐伯："营卫皆何道从来？"意思是营气和卫气都是从哪个道来的？岐伯答曰："营出于中焦，卫出于下焦。"营气是来源于中焦，由脾胃中的水谷精微所化生，所以它主管营养；而卫气是来源于下焦肾中的阳气，元阳之气呀，叫"卫出于下焦"。所以卫气不足的人，就会经常感冒。所以对经常感冒的人，在治疗的时候别光考虑解表，要注意补肾阳。有些大夫一听病人感冒，就用发汗药，越治越坏，造成一个恶性循环，病人身体越来越差，越差他感冒次数越多，感冒次数越多你给他感冒药的机会就越多，造成他肾脏的阳气进一步损伤。所以碰到这种人怎么办呢？大家在治病的时候，对一些长期感冒的，要注意补肾，补肾扶正解表，即使有表证，给予解表药，也应该在补肾的基础上进行解表，这比较好。所以肾阳不足的人感冒的几率就高，你看那些老头儿、老太太为什么他们感冒就多，因为他们肾阳不足，所以就会造成这样子。

　　那这个病我们看，到附子泻心汤证，就发展到这样一种怪圈里去了。本身它有热，都在中焦给堵住了，而下焦热量少，以至于卫气产生的不足，出现了恶寒汗出，所以其内又有热，外面又有凉。这种病人多得很，我告诉大家，有些病人说：大夫我怕冷。但是他的内火又特别的重，一出气都是热的，鼻子也是热的。他往往会说：你看我很奇怪，我这外面特别怕冷，可里面怎么那么热呀？这其中好多就是附子泻心汤证，你就可以用这个方子治这种外有寒内有热的病症，而不一定就用它治疗心下痞。所以大家一定要灵活学这些理论，非常的重要。

　　本证已经发展到卫气不足了，说明中间堵的这个火比大黄黄连泻心汤证还要重，所以你看附子泻心汤这个方子里，在清热的队伍里又加了一味黄芩，帮助大黄、黄连呀，因为它热重。而外表这个卫气不足怎么办呢？用附子，我们说附子哪儿的阳气虚它都可以温，这就是附子泻心汤证的特点。我们可以把附子泻心汤证看成是大黄黄连泻心汤证的进一步发展，这两个方证是一个疾病的两个不同阶段，可以前后互相（对比），是疾病发展的一个历程。所以附子泻心汤证我们要这样去掌握。当然这里它出现的心下痞，其心下痞的程度如果说比较的话，它肯定要比大黄黄连泻心汤证的心下痞还要重。

　　那我们看这个证怎么总结呀？它的病机？大黄黄连泻心汤证我们说是胃热，那这个证当然还有胃热，同时又有什么？（学生：肾阳虚）对的，胃热夹卫虚，一个是脾胃的"胃",一个是保卫的"卫",胃热卫虚,是不是? 这就是本证病机的一个特点。如果用文字描述的话,可以这样记:心火不得下降而痞塞心下,肾气虚寒导致卫阳不足。简单一点可以记成:胃气热加表阳虚,或者卫阳虚。证候表现就是热痞证加上有恶寒、汗出,外冷里热。治法:清热消痞,扶阳固表。方药:附子泻心汤。

> 病机:心火不得下降而痞塞心下,肾气虚寒致卫阳不足
> 　　　(胃气热＋表阳虚)
> 证候:热痞症＋恶寒汗出
> 治法:清热消痞,扶阳固表
> 方药:附子泻心汤

大家看附子泻心汤组成:大黄、黄连、黄芩、附子。所以看到这个方子,后世有一些注家,包括现在的一些伤寒学者,认为前面那个大黄黄连泻心汤内应该有黄芩,因为附子泻心汤里有黄芩,附子泻心汤就是大黄黄连泻心汤加上附子,有这样一种观点。但我个人认为并不是这个样子,大黄黄连泻心汤就是没有黄芩。那同样是热痞,附子泻心汤内为什么要加个黄芩呢? 很简单,因为它的结热重了,胃中的热重了,不重肾阳能虚到这种程度吗? 所以实际上这两个证是一个病的两个不同阶段而已,不要把它们割裂开来理解,热重了就要加黄芩嘛,所以反证大黄黄连泻心汤里不应该有黄芩。

下面我们看这个方子的煎服方法,很有意思。"上四味,切三味",切这三味要干什么呢? "以麻沸汤两升渍之",就是前面这三味清热的药仍然用麻沸汤来浸泡,道理跟前面是一样的。但是附子为什么不浸泡呢? 不适合浸泡,尤其是温阳的药物,不仅如此,附子如果不久煎,还出不来温阳的效果,所以附子不适合浸泡。那这个方子就很有意思了,大家接着看:"须臾,绞去滓,内附子汁,分温再服。"一方面前面三味药物用滚开水浸泡,附子得去煮,然后,两下的药汁再兑在一起,所谓"内附子汁",就是将煎煮的附子汁与之前浸泡的药液兑起来喝,这叫"生熟易其性,寒热易其气"。尤在泾在《伤寒贯珠集》中对此讲得比较好,他说:"方以麻沸汤渍寒药,别煮附子取汁,和合与服,则寒热易其气,生熟易其性。"药物有寒有热,煮药的方法也有生有熟,"药虽同行而功则各奏,乃先圣之妙用也。"把这个方子煎煮的特点与药效之间的关系批注得淋漓尽致。

临床怎么运用附子泻心汤? 首先得抓住这个病人可能有内热,同时还有卫寒。可以用于胃中热、卫气虚,即外有寒、内有热;也可以心火旺、肾阳虚,即上热下寒的病症。有一个40岁左右的男性病人,病头脑发热,惹得同事经常跟他开玩笑,说他头脑发热,有时候热得他晚上睡不着觉,先是头热,后来就发展成脊背也热,而且这个热从脊背一直到头,往上顶,顶得他晚上难以入眠。第一次来诊,

我看他头热，背也热，判为虚火上逆，肾阴虚火旺就会出现这种情况，所以我第一次给他开的什么呢，开一个大补阴丸，将它改为汤剂使用。这个方子学过没有？滋阴降火的这个。我对他说：这样，你吃完 1 周，最多吃两周，你再来复诊。但这个病人半个月以后没来复诊，1 个月后过来了。我问他：你还头脑发热吗？他说：大夫，别提了，我现在头脑比原来还热。他说：我拍了个脑部的 CT 片子，因为我们家祖传脑萎缩（学生笑）。他说：真的，你看看。并说他爷爷、他父亲，都有脑萎缩。所以他说我也怀疑自己是不是脑萎缩了？但 CT 检查并不符合脑萎缩的诊断，做 CT 这家医院也跟他讲说这个最多就算轻微的，有这一种趋势，但是没有明显的这样一种脑萎缩的表现。但是他说他爷爷就是因为这个死的，所以有一种心理负担。我一看这个大补阴丸不行，说明他的病症并不是虚火所导致的，吃 1 个月都不行，辨证肯定有问题。仔细问他原因，后来他给我讲，他除了头脑发热外，脚却特别的凉，有时候像踩到冰块上一样。我说：第一次来看病你怎么不给我讲？他说：第一次我怕说了以后影响治我的头脑发热，我希望把我的头热赶紧治好，我太难受了。我对他说：中医治病不是这样子，是从整体上来考虑的，你假如说是头脑热脚上凉，这叫上热下寒，我们就不是这样用药了。而且这个病人（加上他抽烟）嘴巴很臭，这也是上有热的表现。属于上热下寒，就改用附子泻心汤，再加上引火归元的药，像肉桂、牛膝等，都可以引火以归元。还有一些药物像吴茱萸、细辛，也有这样的功能。引火归元的药物，用量一般都不大，大多是 3~6g。这一次病人吃完药以后，他的头脑发热还有脚凉，都好转得很快。这一次他倒没有等到 1 个月后来，两周后就来了，基本上他的症状好了很多，晚上能安然入睡。所以这种上边的火是被顶住了，下不去，就造成了这样一种情况。如果用附子泻心汤效果欠好的话，可以合上温病学派杨溧山的"升降散"，方由大黄、姜黄、僵蚕、蝉衣组成，以增加阴阳、气机升降之力。

　　还有一个老太太，她的上热下寒表现得更典型，她说睡觉得用三个袋子，头上一个冰袋，两个脚下垫俩暖水袋，睡到三个袋子上面，这些都是上热下寒，我们都可以用附子泻心汤去处理。所以这个方子我们可以把它作为一个上热下寒或者是内热外寒基本的代表方剂，只要把这个道理学通，就可以把这个方子用得非常的宽。其实单纯的寒、单纯的热在临床上是非常少见的，哪有那么多单纯的病在等着你呀？尤其是到咱们中医看的病，都是很复杂的一些病。你比如说病人讲：大夫我胃痛。胃痛你是怎么一个痛法？吃凉的痛还是吃热的痛？病人说：我一点凉的都不能吃，一吃凉就胃痛。你这心里正高兴呢，好，我终于逮住一个胃寒疼痛的。伸舌头看看吧，一伸舌头傻眼了，舌红苔黄，表明又有热，气得在那儿直运气，你为什么不舌苔白？舌苔黄了才来找我，你舌苔白了不就好办了，我给理中汤一温就好了。但病情往往就是这样子，它很复杂。这就告诉我们，这样一个胃脘疼痛，是寒热错杂引起来的。所以大家今后要特别注意，最后一年实习的时候,上门诊或者上病房,你可以看看那些病人,基本上就是这样子,有的时候全身都是刺,让你很难下手。病人有时讲的全身上下全是症状,像我给大家说的那个病人一样,问她哪儿不好? 她说除了心眼好哪儿都不好! 所以疾病就是这样,大部分病情都是很复杂的,也正因如此,这些寒热并用的方子在临床上使用的几率就比较高。从这个方子开始,后面我们要学许多寒热并用的方剂,要求大家都要重点掌握。好,附子泻心汤证就讲这些。用附子泻心汤治上热下寒证我有个基本方,给大家介绍一下:黄连10g,黄芩10g,熟大黄3～6g,炮附子6～10g,肉桂3～6g(后下),川牛膝10g。大家临床不妨一试。

3. 寒热错杂痞证　我们再看寒热错杂痞证,有三个泻心汤证:半夏泻心汤证、生姜泻心汤证、甘草泻心汤证。这是我们的重点内容,这些方剂在临床使用的几率非常的高! 当然这三条原文,第149、157和158条,都要求把它背熟。

(1)半夏泻心汤证:我们先看149条:

伤寒五六日,呕而發热者,柴胡汤證具,而以他藥下之,柴胡證仍在者,復與柴胡汤。此雖已下之,不為逆,必蒸蒸而振,卻發热汗出而解。若心下满而硬痛者,此為结胸也,大陷胸汤主之。但满而不痛者,此為痞,柴胡不中與之,宜半夏瀉心汤。(149)

半夏瀉心汤方

半夏半升(洗)　黄芩　幹薑　人參　甘草(炙)各三兩　黄連一兩　大棗十二枚(擘)

上七味,以水一斗,煮取六升,去滓,再煎取三升,温服一升,日三服。

"伤寒五六日,呕而发热者,柴胡汤证具",本条讲了一个记录比较完整的病例,其病情是一波三折。病的开始是一个太阳伤寒证,五六天了,可能由于病人的失治,最后出现了呕吐、发热,表明邪气传到少阳了。先是太阳病,后转成少阳病,故说"柴胡汤证具",就是小柴胡汤证的证候具备了。其治疗就应该用小柴胡汤去和解少阳,但却误用了下法,"而以他药下之",误治了。少阳病误用下法,有可能出现以下几种不同情况。第一种情况是"柴胡证仍在者",就是用完泻下药以后,所幸的是这个小柴胡汤证还在,那怎么办? 当然还要再给病人小柴胡汤了。所以说"柴胡证仍在者,复与柴胡汤。"证候没有变,那我们的治疗方法也不变呐。所以不管我们在临床上看到别人治过的病,还是我们自己治过的,第一次效果不好,或者是第一次治疗出现问题,病人又来了向你反映问题的时候,我们要看看他原来的病还在不在,还在,我们当然还要坚持用这个药,它有可能是药量没达到。你看有的病人,(因为外地的病人容易有这种情况),说我第一周吃这个药没见到效果,从第九天或者从第十天效果来了,所以这就是我们在临床上的一个守和弃的问题,有时候确实难以把握,说实话。第一次看病人可能效果不好病人来反映了,你是守方还是改弦更辙? 这个就是我们临床磨练的功夫。

当然也避免不了一些主观上的判断,有可能你这个方子开得对,它只不过这一周药量血浓度没达到,还没出现效果,你换方子反而不行了,这样的现象也多啊。我一般什么呢?但是这个也不一定对,我的体会是如果说喝两周,这个病人效果平平的话,我们就得考虑改方子了。那这个病人被误用泻下以后小柴胡汤证还在,还给他小柴胡汤,但是这时候再给就不如第一次给了,会出现一种现象。但是少阳病初发时,用小柴胡汤和解少阳,可能病愈较快。此时再给小柴胡汤,就有可能会出现这样一种情况,病人出现"蒸蒸而振"的情况,"此虽已下之,不为逆,必蒸蒸而振,却发热汗出而解。"为什么呢?因为在使用小柴胡汤以前,毕竟是经过了误下,即使少阳病仍在,没有造成严重的误治的状态,就是没有造成变证,但毕竟正气受到了一定的损伤,所以这时候再给它小柴胡汤,正气受到药物的鼓励,奋起会与邪气相争,于是就会出现"蒸蒸而振"的表现,病人服了小柴胡汤后先是全身颤抖,然后发热汗出,邪气随之而解,这个过程中医称之为"战汗"。那么这表示什么呢?表示体内的正、邪正在激烈相争。但是战汗也有两种情况:一种是战而汗出,邪气退了,就是正气把邪气给赶出去了;还有一种是战而不汗,白战了一回,这个就是邪气没有被最终打败,还需要用药来进行治疗。而本证所幸的是战而汗出了,正气一鼓作气就把邪气给干掉了,这是一个好的现象。那假如说这个少阳病开始没有用过下法,使用小柴胡汤以后,有可能就不出现这种战汗的情况了。临床而论,战汗最易在少阳病中出现,这是因为少阳主枢机运转的缘故。少阳主枢机,位于一个特殊的位置,就像这个门轴(一手指教室的门),门轴坏了,要么往里推不动,要么往外打不开,所以说少阳病的时候往往是邪气和正气出现拉锯战,导致恶寒与发热交替出现,即寒热往来的症状表现。那么在这种情况下用药物干预的时候,就往往会出现战汗的情况了。这是少阳病误用下法的第一种转归。

第二种情况,少阳病误用下法以后,"若心下满而硬痛者,此为结胸也",少阳病误治、误下以后,变成了结胸证,我们看这是一个什么结胸?"心下满而硬痛者",(学生:大结胸)大结胸,也可能是寒实结胸。总而言之说是变成结胸证,那说明这个结胸证也可以由少阳证误下而来,对吧?用大陷胸汤治疗。当然这里采用大陷胸主治,这就给前面的"心下满而硬痛"定位了,是热实结胸证。如果他不说大陷胸汤主之,那这个心下满而硬痛也有可能是寒实结胸。

第三种情况,是既没有柴胡证了,也没有变成结胸证,而是"但满而不痛者,此为痞,柴胡不中与之,宜半夏泻心汤"。就是少阳病误下,邪气入里,也不是出现了心下满硬痛的结胸证,而是只见心下痞满而不痛的症状,这是痞证的特点。实际上这句话同时对结胸和痞证进行了区别,一个痛为主,一个满为主,痛为结胸,满为痞。"柴胡不中与之",此时小柴胡汤就无能为力了,为什么呢?因为病不在少阳了,变成痞证了,当用半夏泻心汤治疗。

半夏泻心汤我们并不陌生，《方剂学》中都已经学过了，它的核心药有这四味，叫姜、夏、芩、连，即半夏、干姜、黄芩、黄连，这是它的灵魂药。黄芩、黄连在这里清热的，半夏、干姜是温中散寒的，所以从这四味药物上讲，（所治的）这个痞是一个寒热错杂的痞证。为什么少阳病误治以后会出现这种情况呢？我们说，少阳是半表半里，少阳病的病机除了一个枢机不利外，还有一个基本病机是胆火，如果说少阳病误用泻下的药物，就会使半表半里的邪气（比如说胆火）往里走，影响到胃，我们叫胆热犯胃。肝胆属于木，脾胃属于土，木能够乘土，木乘土也有一个规律，往往是什么呢？阳木乘阳土，阴木乘阴土，就是胆的邪气容易犯胃，而肝的邪气容易犯脾。当然这也不是绝对的，由于肝胆和脾胃之间不能截然地划分，所以有时候它们会混同，但是这个规律确实存在。胆热犯胃造成胃中有热，但是我们说泻下药往往是寒凉的药物，同时又容易伤谁呢？伤脾，导致脾寒。这样的话，这个病人身上，既有热，又有寒，热在胃，寒在脾。所以我们讲的半夏泻心汤证的这种寒热错杂证是胃热加脾寒引起来的。脾胃是气机升降的枢纽，胃中有热胃气还能降下来吗？它降不下来，本身胃气喜降，而火性炎上，所以就导致胃气不降；而脾呢？脾喜升，但是寒性下行，所以脾寒的结局往往就是脾气升不上去。一个降不下来，一个升不上去，就造成气机升降的紊乱，于是中焦就不通，堵塞在这里，所以同样会出现这种痞的症候。那么这个痞就不是单纯的像热痞，是热邪结聚在这里了，而是既有胃热，又有脾寒，所以这样的痞证，我们把它叫做寒热错杂型的痞证，用半夏泻心汤来治疗。

本方用黄连清胃热，加上黄芩以助黄连，这两味药物都是苦的，其性下行，我们把这个叫做"苦降"；而温脾寒的主要是干姜，只要有干姜的使用，说明症候中它都有脾寒、有下利的这样一种特征，尽管条文里没有明确说明有下利的症状，半夏泻心汤往往都有大便溏泄的特点，因为它代表着脾寒的一种特征。半夏在这里可以用助干姜，这两个药物都是辛味药，叫做"辛开"。所以姜、夏、芩、连合起来就是"辛开苦降"，这是一个大的药对，大家要记住。我们经常在临床上治疗寒热错杂的一些病症，当然不一定是心下痞，如果辨证属于这种寒热错杂，尤其说是胃热加脾寒的情况下，你都可以用这四味药物。而这四味药物里最核心的一对药，是黄连和干姜，所以还有其他一些寒热错杂的方剂里大多含有黄连和干姜，这是寒热并用方剂组方的一个特点。至于方中的人参、大枣、炙甘草，其性能甘温调补，属于"甘补"组，通过补脾胃之虚，以恢复它们的升降之职。所以，纵观本方的组方特点就是：辛开、苦降、甘补。目前对本方的拆方实验研究表明，半夏泻心汤中的三组药物合用效果最好，而拆方后每一组药物都不如整体合用的效果。而针对寒热错杂证而言，辛开苦降的配伍效用最高。

现在有一些人，过食肥甘厚味，经常感到胃里很热，脸上也长疙瘩，反复口腔溃疡，但是他又告诉你：大夫，我不能吃凉东西，别看我火这么大，我跟人家别人不一样,人家一吃这个凉药火清了,牛黄清心丸,吃两天好了,我不行,我只要一吃清火的药物,越吃火越重,而且吃完以后拉肚子。你看,这样的人这么热,又不能吃凉的,像这种情况往往就是胃热加有脾寒。为什么他不能承受凉药,因为他有脾寒存在。那这时候如果我们单用清热的药物肯定不好使,怎么办呢? 就是要寒热并用,起码你得有黄连和干姜这两味来配伍,尤其是治疗脾寒胃热相错杂的一些疾病。所以半夏泻心汤你可以用于很宽的一个范围呀,只要符合这种病机,不一定就是心下痞,也不一定是脾胃病,我们在这个呼吸系统、这个神经系统、泌尿系统,包括病毒性的一些疾病,都有机会用到半夏泻心汤,你只要抓住它的基本病机就行了。所以学习半夏泻心汤证,我们要抓住胃热脾寒相错杂的这样一个病机。

第二十讲

痞证、黄连汤证、火逆证、欲愈候，太阳病类似证

上一节我们讲到了半夏泻心汤证，这是一个胃热脾寒相错杂的病证，临床运用得十分广泛。那现在我们对半夏泻心汤证总结一下，这个第149条实际上讲的是一个很完整的病例，是少阳病误下后的三种转归和半夏泻心汤证的证治，当然这个少阳病是太阳病转过来的，这是它的举例说明。基本的病机，可以这样总结，用对联的形式，上联：胃热脾寒错杂，下联：气机升降失常，横批：(学生：半夏泻心汤)横批：心下痞，半夏泻心汤也行，应该是半夏泻心汤证，是吧？

证候，本证可以概括为三组证候，后面的生姜泻心汤证、甘草泻心汤证也可以用这三组证候概括。中间(的症状)是心下痞满而不痛，当然这是整个痞的一种特点，不过这个我们要活看，原文讲"但满而不痛者，此为痞"，那如果说这个病人确实你判断准了，他既有胃热，又有脾寒，但是他告诉你：大夫，我胃脘疼痛。你怎么办？敢不敢用半夏泻心汤？当然可以用了。所以说不要太死板了，要灵活。临床上除了抓主症以外，我们一定还要结合病机，这样才能扩大经方的运用范围。上面(的症状)有恶心呕吐。心下痞满是属于脾胃的升降紊乱了，恶心呕吐呢？是属于胃中有热对吧，胃因热其气不降；还有，下面应该还有肠鸣下利(的症状)。怎么知道会有肠鸣下利呀？因为有脾寒。所以才使用干姜。其实在《金匮要略》里还有半夏泻心汤，《金匮要略·呕吐哕下利病脉证治》说："呕而肠鸣，心下痞者，半夏泻心汤主之。"有呕吐，肠鸣就代表有下利的，那个肚子响，下利，就是大便溏泄。另外我们再补个舌苔，这个舌苔是使用半夏泻心汤一个典型的舌象。舌象和脉象比较而言，它比较直接，脉象可能有时候你没有一定的临床磨练，可能摸得不是很准确，但是看舌象我们一下子就可以看出来这个病人的具体情况。往往这种寒热错杂的舌象，尤其是胃热脾寒的舌象是这样一种情况，就是舌质是红的，舌苔是白的，这个比较多。舌质红代表里有热，舌苔白说明其内不尽是热，还有寒；或者是什么舌象呢？舌苔是黄白相间的舌苔，往往也说明了体内寒热错杂的这样一种表现。所以这个舌象，我们把它放到半夏泻心汤的症候群里，以供大家来参考。纵观半夏泻心汤证的证候特点，可用一句话概括，

叫做"上吐下泻中间痞"。其实,后面两型寒热错杂痞证也符合这个特点,这反映了脾胃升降紊乱的病机。只不过半夏泻心汤证这三组症状中它的突出表现是什么呢? 是心下痞为主。如果说第二组症状重了,呕吐,胃中不和为主,是我们下面要讲的生姜泻心汤证;如果是肠鸣下利重了,是后面的甘草泻心汤证。三个证型虽都是寒热错杂,但症有所偏。

治法:和中消痞。所谓"和中",就是调和中焦的意思,半夏泻心汤寒热并用、补泻兼施,属于典型的"和法"范畴。半夏泻心汤,刚才我们已经说了,三组药物,辛开的半夏、干姜;苦降的黄连、黄芩。用这姜、夏、芩、连辛开苦降,以解寒热之互结。另外是甘补的人参、甘草、大枣,以补脾胃之本虚,目的是恢复脾胃的升降之职。临床上有一些大夫在使用半夏泻心汤的时候,往往去掉这一组甘补的药物,是否妥当,当根据病人的具体情况而定。本方为什么要加补药? 因为这个寒热错杂的心下痞它有一个前提,就是素体脾胃虚的一些人,容易罹患这种寒热错杂的心下痞。并不是说每个人得了少阳病误下以后都会造成心下痞的,只是有一部分人,那么这一部分人有可能就是脾胃虚的人,他的气机升降本身就不好,又经过误治,很容易导致这种寒热错杂的心下痞,所以方中用了一些补益的药物。但是,从临床实际来看,甘补药物的量不可使用太大,我们在临床实际运用的过程中,如果说这个有寒热错杂表现的病人,他的脾胃虚的程度不是那么明显,那么人参、甘草、大枣是可以减量,甚至就可以仅用姜、夏、芩、连四味辛开苦降的药物来进行治疗,这些都要灵活去掌握、去对待。但是从我的临床体会来看,这种寒热错杂的脾胃病往往都有脾虚,绝大多数都有,所以我一般用上这组药物,当然人参可以用党参代替,其实《伤寒论》那时所使用的人参,其实就是山西的党参。如果病人的舌苔比较腻的话,我往往去掉大枣,这些在临床上都是允许的。

本方的用量比例也需要记一下,因为后面的生姜泻心汤、甘草泻心汤这两个方子,就是半夏泻心汤的加减,包括药物量上的一些变化。半夏用的是半升,相当于现在45～60g,当然我们现在半夏可以开10g,或者开15g,根据情况,如果以呕吐、心下痞为重的,就是胃的症状比较重的话,半夏的量可以用到15g。但是如果说胃热比较重,脾寒的症状比较轻的话,半夏的量要小一点,因为它毕竟是温燥之品。黄芩、干姜、人参、甘草各三两,大枣十二枚,这些我们都可以用现在的常用量10g左右,甘草、大枣一般用3～6g。黄连原方用一两,在实际运用中黄连的量要小一点,因为它比较苦,口味很不好,苦寒败胃,所以使用时要注意。临床经常使用的药物中有一些特别苦的药物,黄连就是一个,还有清肝胆热的龙胆草,龙胆草极苦,一般都开6g,当然如果肝胆热大了也可以开到10g,但是别一下子开龙胆草30g,我就见过一个开30g龙胆草的方子,这病人端着碗,两眼掉泪,就是喝不下去,苦得要命。还有一些药口感也不好,不好喝,像代赭石,这个药好多人喜欢用量很大,一开30g,后面讲旋覆代赭汤时我还要详细给大家说这个问题呢,这个药不好喝,汤的颜色看起来就恶心。还有一些药如水蛭,水蛭有尸臭味,喝起来也很难受,等等,这些药的用量临床真得注意,属于"臭恶"类的一种。

> 病机:胃热脾寒错杂,气机升降失常
> 证候:心下痞满而不痛;恶心呕吐;肠鸣下利。舌质红,苔白腻或黄白
>   相兼
> 治法:和中消痞
> 方药:半夏泻心汤
>   半夏、干姜:味辛温中
>   辛开苦降,解寒热之互结
>   黄连、黄芩:味苦清热
>   参草枣:味甘补益——补脾胃之虚,复升降之职
> 煎服:去滓再煎

咱们看着后面的方后注:"上七味,以水一斗",一斗等于十升,"煮取六升,去滓,再煎取三升。"大家看出来这个煎服方法跟前面的方剂有什么不同吗? 我们看,本来加十升水,一般情况下加完水以后就直接煮取三升,是吧? 每一次喝一升,共三服。但是这里说的呢? 煮到六升的时候就把药渣去了,去完药渣以后又说"再煎",什么叫"再煎"呢? 就是去掉药渣后再把药汤放到火上去,我们看这里,既用了"煮",又用了"煎",两个字的含义是不一样的。"煮",前面所讲的方剂就是用"煮"法,这是第一次碰到要求"去滓再煎"的方剂。所谓"煮",意思很明显了,就是将药锅里的药加上水放到火上,这就叫"煮"。那什么叫"煎"呢,跟"煮"一样吗? 肯定不一样,"煎"实际上已经把药渣去过了,再把药汤放到火上去煮,实际上这是一个什么过程呢? (学生:浓缩)对,浓缩的过程,所以浓缩药物就叫做"煎"。那我们现在就不分了,有说煮药的,有说煎药的,还有说熬药的,是吧? 都是一个意思,但是《伤寒论》里这仨字都有,它表达的意思不一样。那个"熬"我们都知道了,是"炒"的意思,所以说这个要区别开。

那这个方子为什么要求"去滓再煎"呢? 因为本方是寒热并用、补泻兼施,寒热并用的药物,本身药性是相反的,像黄连跟干姜,一个寒一个热,有时候把它们用到一块儿的时候,由于寒热的相激,就会使病人喝完药以后感到很不舒服,甚至喝完以后马上就吐了,为了使这种寒热的药性更加和合,劲儿往一处使,就考虑到这样一种煎药方法,药煎到一半即去掉药渣,然后再拿药汤放到火上浓缩,这样的话,寒热相激的这样一种弊病就会减弱。所以实际上这是古人在处理寒热药并用时所出现的药物副作用。它开始有可能没想到使用这种方法,等发现病人喝完以后有激烈的反应,后来就多次试验,就发现这种方法比较好。在

《伤寒论》里,共有七个方子要求"去滓再煎",这是我们涉及的第一个,而这七个方子的特点都是寒热并用。(半夏、生姜、甘草三个泻心汤,旋覆代赭汤,小柴胡、大柴胡与柴胡桂枝干姜汤,这七个方子都是寒热并用,都要求去滓再煎)。那这给我们一个启示:如果临床上我们要开一些寒热并用的或者是有补有泻的药物,你就要想办法来去除这种因药性不和可能出现的一些副作用,最好使用"去滓再煎"的方法。当然现在的煎药机是完不成这个任务的,必须人工煎药,临床上最好告诉病人自己煎药,即使没有要求"去滓再煎",也是人工煎药的效果好。

所以,临床上要注意寒热之间的这种协调关系,我这方面也有教训。有个小女孩,用她自己的话说满身上火,果然是满身上火,脸上也长疙瘩,口渴,烦躁,牙疼,大便干,小便黄。你看一派火热,说怕冷,没有,找不到寒的一点症状。还是那种心理,我寻思这次逮着一个比较纯的病人,纯热。我就用什么方子? 黄连解毒汤,咱们都知道三黄加栀子,栀子能清三焦之热啊,还不解恨,里边板蓝根,大青叶一下子用了很多给她,我寻思这一次一定要把你火给灭了。这门诊完第二天早上接了个电话,我这电话一接通了,可对面没人吭声,心思这可能是骚扰电话吧,我就给它关了。过了一会儿有人敲门,我一看是昨天那个女孩,满身上火这位来了。我说你这不是昨天才看的病,今儿怎么了过来了? 她跟我比划,打哑语似的。我说昨天这不是口齿伶俐,今儿怎么变成这样了? 她意思你让我进屋去,我给你用手写吧,拿笔拿纸让她写。什么原因呢? 吃完一剂药物,嗓子哑了。她说大夫你看怎么办吧? 人家是哑巴治成聋子,我是聋子治成哑巴了。(学生大笑)不是……你这个七窍生烟,满身生热的病用凉药不应该这样啊,怎么出现这种问题呀? 后来仔细地检讨自己的行为,突然想到一个问题,寒热相激的问题,大热之体突然用大凉药它就会对牛,实际上这就是针对病源的对抗性治疗。成天说人家西医有对抗性治疗,我们中医也存在这个问题呀,不柔和,这样它就会出问题,一激灵,发生反应了。就像一个烧红的铁锅,这锅里边没水了你还在烧,红了,这时候你要一倒凉水会出现什么问题呀? 这锅就炸了。这女孩锅就是炸了,金破不鸣啊,说不出来话了。所以我想到可能是这个问题,我说别着急小姑娘,我给你再加一个药,你就搁到这个药包里边去,你不是还剩下 6 剂吗? 肉桂,加了 6g 肉桂,拿 6 份分别搁到每一包里边。什么意思呢? 一个是肉桂可以缓冲一下凉药啊,这叫反佐,这是《黄帝内经》的理论。"奇之不去则偶之",偶之不去,再用复方,如果要不行就反佐之。反佐有两种,一种是往上添加药物,搁上一味药性相反的药;还有一个就是热药凉服,凉药热服,这也是反佐。哎! 你别看就加一味药物,再喝就没事了。她说,你加这一味药我喝着就舒服了,肚子也不闹腾了。所以我就体会,咱们中医不是说你这个医学在中国就叫中医,外国也有中医啊,中是中庸之道,是把不中的调到中,不平衡的调到平衡,这是我们中医的一个最大的原则。什么叫中医呀？所以你看好多，张仲景这个《伤寒论》里边，凡是寒热并用的，他也怕有这个问题，就采取这种方式来治疗。我觉得这是一个很大的智慧，我们在临床上也要学这些招数啊。

关于半夏泻心汤的临床运用，非常的广泛，不光是用于脾胃病，也用于其他一些（疾病）。当然，对于寒热错杂的泄泻，半夏泻心汤就最好。一个 60 岁的男性患者，北京的，看拉肚子看了两年了，每天大便十多次，早上起来就五六次，他一直按照这个什么呢——五更泻来治疗，效果不算好。还有就是长期睡不好觉，但是一到晚上九点还非常的困，只能睡到十二点就不能再睡了，他想尽各种办法睡觉都不好。还有咳嗽，咽痛，舌红苔黄腻，脉弦。辨为胃热脾寒的寒热错杂证，因为咽喉疼痛，舌红苔黄这是热，但是他有长期的大便次数多，不成形，往往又是脾寒，上边有热加上便溏，半夏泻心汤就是一个好方子，当然我还加了菖蒲、远志安神的药物。喝了 17 剂睡眠正常，腹泻也好了。

那张仲景说了只有拉肚子的人，才用半夏泻心汤进行治疗吗？也不一定，还有便秘的呢，你看我治疗这位老太太，69 岁的老太太，是 2010 年 9 月份来诊的一个病人。高血压，便秘多年。一说便秘，我们就会想到大黄，但是我们说大黄是一个很好的通便药，但是要辨证，也要配伍，有时不用大黄也能解决大便不通的问题。这个病人就是这样，她一用通便的药物，就泻水，泻完水就又堵上了，就这样子，造成恶性循环，连她自己都不敢再单独吃大黄了，这个在临床上是司空见惯的。所以到我这儿来的时候她每周使用两次开塞露以通下大便，一周用两次，3 天用一回，觉得排便无力，想解便时先揉肚子，好不容易有点便意就赶紧往厕所跑，往那一蹲又没了。还打嗝，吃完饭以后更重，不敢吃凉的。大家看这样一个情况，还有出汗怕冷你看。那么这个患者告诉我了，开冰箱门都觉得鼻子堵，但是她手心发热，舌苔黄腻。那我们看这个便秘她一遇冷，更便秘，但是她是真正的便秘，是大便干燥吗？不是，只是不太通畅，不爽快。同时舌苔黄腻，这仍然是一个寒热错杂。所以你看我给她用半夏泻心汤，我把大枣去了，一般舌苔腻的话大枣用了会敛邪，但是甘草我们要注意要量小一点，同时加的像陈皮、砂仁，还有藿苏梗，藿苏梗就是藿香和苏梗，还有白蔻仁，这个叫"木香流气饮"的一个方子，治疗中焦有湿邪同时又安神的药物。病人是 2010 年 9 月 3 日来的，一下子到 9 月 27 日才来复诊，她说一直喝了 21 剂，大便通畅了，一日一次，而且打嗝、寒热这些诸症都没有了。后来我又给她开几剂巩固。像这种大便秘并没有使用泻下的药物啊，所以不要一说便秘，我们就要用泻下的药啊。那也不是说半夏泻心汤只治疗下利，它也可以治疗寒热错杂的便秘，所以关键是抓住病机。

抓病机与抓主证相结合，是临床取胜的法宝。还有一个胃痛的病人，北京大兴的，2010 年 7 月的一天就诊。胃疼一年多了，每日都疼，胃镜检查，慢性浅表性胃炎。怕吃凉的，但又口干口苦，所以实际上这些症状就提示我们，他有可能这个胃疼是寒热错杂。那你说半夏泻心汤不是治这个痞的吗？这就是抓病机跟抓主症结合了，寒热错杂时也可以疼啊，这个我给他用半夏泻心汤合平胃散，又加上焦三仙。一直治到 9 月份才好。

　　失眠，有好多用半夏泻心汤原方，不需要加镇静安眠的药就能取得很好的疗效，尤其是顽固性的失眠症，往往也是寒热错杂引起的。现在失眠症太多了，几十年的都有。有一个病人说他没出生的时候就失眠，我说：怎么这样说呀，没出生的时候怎么失眠？他说因为他妈怀孕的时候就失眠，所以他也就跟着他妈失眠（学生大笑）。好家伙，这失眠症都没法弄了。那这我们就得辨证了，有好多确实是寒热错杂的，半夏泻心汤就是一个很好使用的方子。一个大学的英语老师就是这样子，每一次犯失眠症，基本上就是这个半夏泻心汤证，用上半夏泻心汤几剂，睡眠就会正常。后来她不找我了，再过一段她给我打个电话，我问她这一段怎么样？又失眠了几回？她说反正我每一次去看你都是给我开这个半夏泻心汤，干脆后来我就自己吃，自己吃也会好，还省挂号费了呢。

　　半夏泻心汤治失眠的机理是什么呢？实际上这就是《内经》讲的"胃不和则卧不安"。"胃不和，卧不安"，这是《内经》的一个著名的论断，讲的是病邪影响到了胃，就会导致睡眠不安。人体有生物钟，《黄帝内经》所讲的生物钟就是卫气的运行，《灵枢》中有《卫气》专篇，认为卫气白天行于阳经，晚上行于阴经。卫气与营气都分别运行了五十圈（周）以后，在半夜时分复大会于肺经。那这个卫气白天行于阳（经），是早上六点从足太阳膀胱经的睛明穴附近开始，所以人们早上六点钟就睁眼了，六点钟起床，以顺应卫气的升发、运行，如果这时候不起床的话卫气就不干了。（学生笑）真的，你该睁眼不睁眼，影响卫气的运行，就会导致人体生物钟的紊乱，知道吧？那么，白天卫气一直在阳经里走，晚上在阴经里走，那什么时候它由阳入阴？晚上六点的时候，此时卫气从足阳明胃经经过脚心到肾经去，到肾经通过什么？就是通过那个涌泉穴位，所以说那个穴位是卫气由阳经入阴经的一个通道。所以有时候睡不好觉，揉揉脚心就能帮助入睡，因为揉脚心是促使卫气入阴了，入阴则安啊。如果卫气不入阴的话，这个人可能就会彻夜不眠，有的病人说她一星期都目不交睫，这种往往那就是卫气运行极度紊乱，行阳而不入阴的缘故。那么这与"胃不和则卧不安"有什么关系呢？因为卫气由阳入阴需要经过足阳明胃经，所以如果晚上吃得很饱的话，就会使胃经的气血运行紊乱，从而影响到卫气由阳经进入阴经，正是因为胃经是卫气由阳入阴的一个口，所以它与人体的睡眠就密切相关了，于是《黄帝内经》就提出"胃不和则卧不安"的理论。再者，卫气由阳入阴，就是从足阳明胃经到肾经，所以这就又牵扯出来一个什么（理论）呢？《黄帝内经》的另外一个重要的理论，就是"胃肾相关"，我在后面相关篇章会逐渐讲到这样一个理论框架。这跟它的经脉循行和它的脏器之间功能的配合是密切相关的。基于这些理论，半夏泻心汤又是一个调胃的良方,所以可以用于"胃不和则卧不安"的失眠症。

刚才说了,抓住病机使用,就能扩大经方的运用范围。如半夏泻心汤还可以治痤疮,什么情况的痤疮呢? 这种病人经常上火,脸上一批批地长痘。因为阳明主面呀,而肺又主皮毛,所以一般讲痤疮咎于胃热、肺热的比较多。但是,一些病人可以接受这种清肺热的药物,还有另外一些病人却接受不了,吃完就拉(肚子),有时拉得厉害,影响治疗效果,而且疙瘩长得越来越多。这一种情况就告诉我们,这种痤疮可能是寒热错杂型的,往往就是胃热加脾寒,使用半夏泻心汤就特别好。

还有一些病,比如说经常口腔溃疡的,反复发作性口疮,口腔溃疡为什么长时间不好? 往往也是寒热错杂的结果,清热碍寒,温寒碍热,造成长时间的反复发作,所以经常反复发作的病,往往寒热错杂的比较多,而在寒热错杂证中,胃热与脾寒错杂的最多,尤其是慢性口腔溃疡,胃热加脾寒的就更多,因为脾胃开窍于口,口腔的疾病长时间不愈的,绝大多数都是脾胃的寒热错杂造成的,这时用半夏泻心汤就比较得心应手。我在临床上用半夏泻心汤、甘草泻心汤治疗过许多例慢性顽固性口腔溃疡,还有口腔的扁平苔藓,都有肯定的疗效,其临床辨证的眼目是病人大便溏泄,又经常上火,舌质边尖红,舌苔白腻或黄白相间。

总而言之,运用半夏泻心汤要抓住它的基本病机:胃热脾寒错杂。

(2)生姜泻心汤证:如果说把这个半夏泻心汤证掌握住了,下面这个生姜泻心汤证就很简单了,我们看第157条:

傷寒汗出,解之後,胃中不和,心下痞鞕,乾噫食臭,脅下有水汽,腹中雷鳴,下利者,生薑瀉心湯主之。(157)

生薑瀉心湯方

生薑四兩(切)　甘草三兩(炙)　人參三兩　乾薑一兩　黃芩三兩　半夏半升(洗)　黃連一兩　大棗十二枚(擘)

上八味,以水一斗,煮取六升,去滓,再煎取三升,溫服一升,日三服。附子瀉心湯,本云加附子。半夏瀉心湯、甘草瀉心湯,同體別名耳。生薑瀉心湯,本云理中人參黃芩湯去桂枝、术,加黃連並瀉肝法。

"伤寒汗出,解之后",开始仍然是太阳伤寒,后来解除了,但并不是说病人痊愈了,只是表证解除了,但却出现了新的病证。什么病证呢? "胃中不和"呀,生姜泻心汤证特别强调了"胃中不和"这四个字,大家要记住,这是它的一个重点。随之出现了"心下痞硬,干噫食臭",这里我们看,讲"痞"加了一个"硬"字,这就不符合第151条讲的那个"但气痞"的特点。说明这里有什么呢? 除了无形的邪气以外,还有有形邪气的阻塞。那什么样的有形邪气呀? 我们看所给的症状,"干噫食臭",就是打一些酸臭的嗝,相当于我们《中医诊断学》中讲的嗳腐吞酸的表现,这往往是什么邪气造成的啊? 说明这个病人怎么了这个? 什么?

吃饱撑的?(学生笑)嗯,是吃饱了撑的。食积呀,对吧?"干噫食臭"表明就是有食积。"胁下有水气,腹中雷鸣","胁下"在这里还是指"心下",统指肠胃,因为肠胃在胁的下边,"胁下有水气"就是肠胃有水气,所以"腹中雷鸣,下利"呀,肚子里叫唤,跟打雷一样。讲到这里,可能大家感到很疑惑,谁的肚子叫唤能像打雷一样啊,太夸张了吧,噢,肚子里"喀嚓"一个响雷,(学生笑)那肚子不爆炸了吗?我和你们一样,开始学习《伤寒》的时候,对这句话也不太理解,可有一次我跟我的老师抄方子,旁边一个候诊的患者,肚子在那里一直叫唤,听上去真像是远方的雷声一样,在夏天我们可能都听到过远方的雷声,一声声低沉的闷响,从此我理解了张仲景说的"腹中雷鸣"的意思,就是这样子。生姜泻心汤证腹中雷鸣伴有下利的症状,这是肠胃中有水气造成的,也是用生姜泻心汤的眼目。

那我们看生姜泻心汤证,与半夏泻心汤证哪一点不同?其实从药味上讲就多了一个生姜,对吧?而且干姜的量减了,用四两生姜、一两干姜。其余仍相同,寒热并用。说明本证的心下痞仍然还是一个寒热错杂型的,是胃热、脾寒错杂。这与半夏泻心汤证有什么不同呢?多了什么呢?是在胃热脾寒的基础上,多了水饮、食滞这些邪气,所以它表现的是心下痞而"硬",所以才会有腹中雷鸣、下利和干噫食臭这些(症状)。那我们看,从症状的描述上来看,水饮也好,食滞也好,所牵涉到的腑主要是胃,所以突出了"胃中不和"的特点呐。本证的症候表现还是三组症状,简言之就是:上吐、下泻、中间痞,但是重心却偏重在"干噫食臭"上了,偏重于胃中不和。所以本证的特点是心下痞硬;干噫食臭;腹中雷鸣、下利这三组证候。舌象表现为舌质红苔白厚或者是白腻水滑,因为它有食积和水饮。如果是半夏泻心汤证的基础上有明显的水饮和食积证表现,就改用生姜泻心汤。所以本证的治疗就是要突出和胃降逆、消痞。

病机:胃热脾寒 + 水饮、食滞
　　　("胃中不和")

证候:心下痞硬;干噫食臭(嗳腐酸臭);腹中雷鸣、下利。舌质红,苔
　　　白厚或白腻、水滑

治法:和胃降逆消痞

方药:生姜泻心汤(半夏泻心汤减干姜加生姜)

煎服:去滓再煎

接下来我们看生姜泻心汤的组成,等于半夏泻心汤加上四两生姜,减掉干姜二两,干姜原来有三两,减为一两了。为什么减干姜、加生姜了呢?后世的解释主要是因为生姜和干姜的性能的不同。生姜和干姜有什么区别呀?讲到这里我想要告诉大家,在《伤寒论》那个时代,干姜就是生姜晒干了,生姜干了就叫干

姜。但是咱们现在用的生姜和干姜不是这种，生姜就是嫩姜，在夏季姜还很嫩的时候采集下来，就叫生姜。等秋天后，姜长老了，做姜种用的，就是干姜，又叫姜母。干姜由于生长的时间长，汁液少了，所以味道很辣，所谓"姜还是老的辣"！就是这个意思。所以，干姜就是老姜。从药性上讲，生姜是发散的，所以它解表，也可以散胃中的水，对吧？而干姜性偏内守，所以它温中。从归经上讲，生姜主入胃，干姜主入脾。所以，临床上生姜多用来发散风寒或胃中的水气；干姜多用来温脾寒，温中散寒。那这里我们看，本证突出胃中有水饮、食积，所以加了四两生姜，一是和胃止呕，二是散胃中之水，还可以消食导滞。所以生姜泻心汤从这样一个方子的名称来看，它所治疗的心下痞突出了"胃中不和"的特点，对吧？至于为什么要非要减掉二两干姜呢？因为本证仍然有脾寒啊，对此后世的解释也不同，主要是从它的功效、主治上讲的，说治疗本证应该是发散，不应该是温中。但是我考虑这估计是古人怕这个方子太辣了。有四两生姜了，再用三两干姜，药汤太辣，喝不下去呀。

我有一个体会，在我大学实习的时候，碰到一个胃病的病人，她给我的印象特深。我曾说过，我跟的那个老师，他的病人特别多，一天看一百多，从周一到周六，天天如此。有一天来了一个胃脘疼痛的妇女，三四十岁的一个中年农民，素有胃病。一天下田劳动受凉了，回去又吃一碗剩饭，导致胃痛发作，且喜温喜按，来诊的时候用双手捂住胃脘部位，可以说是"叉手自冒胃"（学生笑）。舌苔白腻。症状特别典型，这是典型的中焦虚寒。但是病人不乐意让我看，因为我要先写病历，必须对病人先望闻问切一番，但这个病人说啥也不让我看，并说："我不让这个小大夫看，我让老大夫看。"我拉住她手腕，硬拉到我旁边，"你给我坐这儿"（学生哄笑），"我不坐，我找老大夫"。这时老大夫说话了："让他先写个病历，他写完病历我才能看呢。"她这才坐过来，坐过来就给我说这个发病的情况。我一想这指定是理中汤证，书上告诉我们脾寒用理中汤，胃寒用良附丸，对吧？当时她那个胃寒的疼痛非常的明显，两个手一直这样捂住，舌苔又白腻，所以说是一个明显的胃寒疼痛。果然老师看完以后，也判断为胃寒疼痛，而且就是用的理中汤合上良附丸。但是这里有什么呢？理中汤里有干姜，良附丸里有良姜，是吧，两个药都有点辣，哎，当时我这个老师两个药各用了6g，3剂，一般他都是给病人开3剂。病人回去了。过了两天，老师要去开会。他比较信任我，很放手，临开会前特给我签一叠方子纸，都给我签上名，因为我没处方权呀。他告诉我来病人可以给他们抄一下方子，也可进行小部分调整。正好那天这个妇女又来了，先往屋里探探头，就走了。我寻思可能是这样，一看老大夫不在，就再等一会儿吧，看老大夫来不来。过一会儿又探一下头，又走了，说还没来呢。一直到十一点了，她可能想着老大夫不来了，无奈她就进来了。"哎哟，小大夫在？"我说："是，我都看见你了，这第三回吧？"她说："对，第三回，老大夫呢？""老大夫今儿开会了,别说上午不来,下午也不来,今儿就我坐这儿,"(学生笑)我说:"你这胃痛怎么样啦?""胃痛,好点,还是痛",她说:"我这来一趟不容易,你给我再拿点药吧。"我说:"行。"我说:"你第一次儿探头的时候我都看见你了,你坐这吧。"这时病人就说了,"大夫,要不还吃这个方吧,你再给我拿几剂。"我说:"可以呀。"就问她胃痛的详细情况,比原来轻了,但还是痛。我一看还是舌苔白腻,中焦虚寒的这种特点。那时候不知道温热药的厉害,就想着老师用量不够狠,我说:"这样,药我不给你动,但是你这个胃痛,你看,还没完全好,有些药我再给你加点量?"她说:"行行行,只要药不动就行。"我就把干姜加了一倍,用12g,良姜也加一倍,用12g,(学生笑)还是3剂,3天以后一定来,你得找老师再看看。病人拿着药回去了。3天以后,老师应诊,人和往常一样又很多。我正在低头写病历、抄方子呢,就听到外边:"哎,哎。"我想谁呀? 抬头一看是这个病人,只见她在门口用手招呼我呢。我说:"你怎么不进来呢?"她摆摆手,意思让我出去。我就出去了。我说:"怎么了,你这怎不过去看呢? 老先生回来了。"她说:"你看我还吃药不吃?"我说:"你现在怎么回事? 你先说说,那3剂吃完了吗?""吃完了。""胃还疼不疼?""哎,不疼了",她说:"但是小大夫,你开的(方子),你这药一加可不当要紧,好家伙,我吃完你第一剂呀,那个五脏六腑跟跳迪斯科似的,(学生笑)我一夜没睡,肚子里翻腾了一夜,这胃里叽里咕噜响,太辣了你这药! 幸亏我能吃点辣的,要搁别人喝不下去这个,太辣了。我让我爱人尝尝,他都说不行,我强喝下去。小大夫,你这手法真硬,敢用药。"(学生爆笑)"哎",她说:"这胃痛倒好了。"我就体会什么呢,你看,有时候药的口感不好,尽管把寒去了,但是病人忍受的那个痛苦也很大呀! 一夜没睡,净翻腾了,不过第二天早上这个胃痛倒好了,寒散了。所以,我想生姜泻心汤中生姜跟干姜并用,如果再用干姜三两,再加上四两生姜,肯定也辣! 所以,药汤的口感也得注意。你看现在咱们有好多中药要开发,开发成饮料什么的这些。假如说你要弄成饮料,如果药味很大的话,饮料就卖不出去了,是吧。所以刚才我说了,有一些特苦的、特辣的,还有特臭的这些药、不好喝的,咱们在临床使用的时候一定要注意一下用量。

　　(3)甘草泻心汤证:下面我们看寒热错杂痞的第三个方证,甘草泻心汤证,这个也是半夏泻心汤证的加减证型。看着第158条:

傷寒中風,醫反下之,其人下利日數十行,穀不化,腹中雷鳴,心下痞硬而滿,幹嘔,心煩不得安。醫見心下痞,謂病不盡,復下之,其痞益甚。此非結熱,但以胃中虛,客氣上逆,故使鞕也。甘草瀉心湯主之。(158)

　　甘草瀉心湯方

　　甘草四兩(炙)　黃芩三兩　幹薑三兩　半夏半升(洗)　大棗十二枚(擘)
黃連一兩

上六味，以水一斗，煮取六升，去滓，再煎，取三升，温服一升，日三服。

无论太阳伤寒还是太阳中风，误用了下法，都会导致变证。本证出现什么样的一种表现呢？下利，而且"其人下利日数十行"，就是一日拉几十次，这就是太阳表证误下导致的一个后果，这在临床上很多见的。那么，一个太阳病为什么要使用下法呢？前面我们也碰到过这样一些条文，可能这个病人有一些轻微的里实表现，在辨证的时候没有认准证，有些偏了，只注重到一个里实，或者里实是一个假象。比如说大便难的问题、大便秘结，我们学过第56条，也有大便难的问题，但属于肺气郁闭，不能肃降于大肠所导致的，那么如果说这个病人感冒后大便就困难，你要不仔细辨证，不分三七二十一就给他用下法了，就会出现这种情况。实际证不是里实引起来的，所以这个下利跟误用泻下法有关系。不只是下利了，泻下以后还会导致表邪入里。这个病人一天下利几十次，而且"谷不化"。从这些症状特点上能获得一些什么信息啊？水谷不化对吧？吃什么拉什么，就是大便中有不消化的食物，这就是脾虚的一种表现，从这条我们可以看出来病人脾虚的现象比较明显。"腹中雷鸣"，跟前面一样，肠鸣下利，这是脾虚寒的一种特点。从临床上讲，病人说他肚子里面响，往往就是脾的虚寒，尽管没有下利，我们也可以使用像干姜或者理中汤为代表的这一类药物。心下痞硬而满，下利的同时还有心下痞、硬，说明里面还有有形的邪气阻碍，并且仍有胃气上逆的症状，干呕。

从这些出现的症状来看，仍然是这三种表现，上有呕、下有利、中有心下痞。但这组症状我们从条文上看，就可以明确它是以什么为主啊？以下利为主，很明显了对吧？所以我们看这三个泻心汤证：半夏泻心汤证以心下痞为主；生姜泻心汤证以呕（干噫食臭）为主，突出了胃中不和；甘草泻心汤证以下利为主。为什么半夏泻心汤证后面要列两个加减证型啊？都是寒热错杂心下痞，但它是有区别的。

后面还有"心烦不得安"，就是病人心中烦乱，不得安卧，或者可以理解为坐卧不安，一般这种心烦我们讲有热，那这个当然也可以有热，胃热扰心的话就会出现"心烦不得安"，但我想这个病人的心烦不得安不一定只是胃热扰心导致的，大家看病人一天下利日数十行，你算吧，比如一天拉20次，白天10次，晚上10次，晚上还有睡觉的时候吗？没有了。所以好多失眠证，一定要问病人的二便情况。有的病人说我失眠、睡不好，你得继续问问啊。当然这里讲的是大便日数十行，可能会影响病人的睡眠。小便也会啊，有的病人就是夜尿很多，一晚上要起来十几次，我看过一个小便频数的老太太，小便的次数不可想象，最多一天达87次，想想看，这样的病人他（她）还哪有睡觉的时间啊？刚睡下又要去尿，所以影响睡眠。如果你不把他（她）大、小便的症状治好，失眠是治不好的，安神药成筐地吃也不行，这就要治本呢！我们要善于找疾病的源头在哪里，这就是中医辨证啊。你看这里的"心烦不得安"，肯定跟病人的"下利日数十行"密切相关的，如果不首先治疗下利，病人就会一直不得安的。

更倒霉的事情还在后面呢，"医见心下痞，谓病不尽，复下之"，下利日数十行没看见，就注重病人的心下痞硬而满了，病人说这儿(以手指胃)堵得慌，按按又硬，大夫认为那肯定有实邪阻滞了，还没有完全攻下邪气，再用下法吧，下而复下。本来脾就虚，再使用下法，其后果将可想而知啊。那或者问:脾虚为什么会出现心下痞硬呢? 本证比前两证的脾虚程度都要严重，下利次数那么多，往往有脾气下陷。大家一定不要忘了脾的特点是什么，脾主升，如果脾不升，那就会下陷，轻者导致下利，重者下利不止，甚至脱肛、小腹下坠等等。那怎么导致的心下痞硬? 这主要是影响了气机的升降，只要脾升不上去，胃一定降不下来，二者升降互因呢。脾气下陷以后，胃气就不降了，造成浊气不降，于是就会心下痞塞。临床上经常碰到这样的病人，有些人越拉肚子，肚子越胀，越堵得慌，如果说在这种情况下还要给他泻下药，就会使脾气丧失殆尽。所以，这样的痞或胀，是脾胃气虚造成的，脾胃虚，没劲可升降了，就会导致气机壅堵，这种情况千万不要再用下法了。

一般的情况下，心下痞硬也好，腹胀也好，只要病人经常有拉肚子的现象，首先就要考虑到有脾虚的情况，即使是在热证、实证中，也要考虑到究竟有无脾虚。因为不管是热证还是实证，拉肚子时间长都会有脾虚的。所以张景岳说的好，"泄泻之本，无不由于脾胃。"

那复下之后我们看出现了什么一种情况? "其痞益甚"。本有脾虚，再复下之，犯了"虚虚"之戒，越下胃脘堵得越厉害。为什么啊? 道理很简单，就是复下导致脾胃大虚，气机升降颓废，所以"其痞益甚"。所以，对于虚痞一类的看似实证的病证，当采用补法，或补泻兼施，泻中有补，把脾气补上来，气机的升降自然就恢复正常了，心下痞等就会随之而愈。所以张仲景在后面总结了，"此非结热，但以胃中虚，客气上逆，故使硬也。"这里，张仲景想不通，为什么要一而再再而三地泻下，"此非结热"，不是热邪内结啊，为什么要使用下法? 使用下法有个标准，我以前给大家说过，什么时候才用寒凉泻下的方法呢? 热实结聚的时候，阳明腑实证就是一个热实结聚证，所以可以泻下。如果没有热实结聚的话，即使是无形的邪热，也不能使用下法(要用清法)，何况这是一种脾虚的情况，就更不行了。所以不要一见痞、胀、堵或大便秘结等症状，就想当然地使用下法，必须进行仔细辨证，然后决定治疗的方法。"但以胃中虚，客气上逆，故使硬也。""胃"在这里统指肠胃、脾胃，即整个消化系统。"客气"指邪气，邪从外来谓之"客"。消化系统弱了，邪气就会乘虚内陷，就会更加堵塞气机的升降，所以才导致心下痞硬的加重。故心下痞硬的出现，本身有脾胃的升降失常，也有外在的邪气堵塞，用甘草泻心汤主之。

　　甘草泻心汤也是半夏泻心汤的加减方，重用甘草至四两，用于脾胃虚痞。三个泻心汤分别用半夏、生姜、甘草命名，半夏有化痰散结的作用，所以半夏泻心汤偏于治中间痞满，又和胃化痰；生姜和胃止呕，所以生姜泻心汤突出治疗心下痞以呕吐或干噫食臭为主要表现者；甘草有补益脾气的作用，所以甘草泻心汤脾虚型的心下痞，以下利为主要表现。但甘草泻心汤内没有人参，大家认为人参该去不该啊？（学生：不应该）对，不应该。半夏泻心汤、生姜泻心汤内都有人参，而脾虚较重的甘草泻心汤中人参反而去了，是不符合证情的，应该加上人参，而且可能有时候人参的量还要再大一点，这要根据脾虚下利的程度而定。其实，宋臣林亿等人在校定《伤寒论》的时候已经发现了这个问题，他说："半夏、生姜、甘草泻心三方，皆本于理中也，其方必各有人参，今甘草泻心汤中无者，脱落之也。"临床使用本方时，以加上人参（党参）为宜。当然人参用多少，要根据具体的病情来进行使用。

　　本方的煎服方法同前两方，需"去滓，再煎"，此不赘言。

　　把本方证总结一下。病机也是胃热脾寒错杂，但是我们加一个脾胃虚甚，甘草泻心汤证偏于脾胃虚。证候仍是三组：第一组，心下痞硬而满；第二组，心烦呕逆；第三组腹中雷鸣，下利频作，夹有不消化的食物。这是甘草泻心汤使用的要点，也就是说有这三组证候且以下利为主的，首选甘草泻心汤治疗。

病机：胃热脾寒错杂，脾胃虚甚
证候：心下痞硬而满；心烦呕逆；腹中雷鸣，下利频作，夹有不消化之食 　　　物。舌苔黄或黄白相兼
治法：和胃补中，消痞止利
方药：甘草泻心汤
煎服：去滓，再煎

　　此外甘草泻心汤在《金匮要略》里也有记载，它是治疗狐惑病的，狐惑病相当于我们现在的白塞氏综合征（白塞病），一般认为是念球菌感染引起，口腔内会出现一些像苔藓样的东西，又叫苔藓病。甚至表现为口眼生殖器综合征、外阴白斑等等，都属于狐惑病的范围。苔藓病现在很多，有的是由长期的慢性口腔溃疡引发，中医治疗有优势。这个病从临床来看，大多属于寒热错杂，用甘草泻心汤治疗有肯定疗效。有一中年男子，两颊内黏膜扁平苔藓两年多，以舌头触之，有异物感，平常口腔不敢受冷热刺激，否则苔藓加重，伴有消化不良症状，我用甘草泻心汤（生甘草、炙甘草同用）治疗两月而愈。

　　甘草泻心汤治下利不止，也用于许多消化系统的疾病，包括结肠炎，有寒热错杂者，都可以选用本方。

　　为更好地掌握三泻心汤证，兹对此进行区别。

	半夏泻心汤证	生姜泻心汤证	甘草泻心汤证
病机	胃热脾寒 气机痞塞	胃热脾寒 水饮食滞	胃热脾寒 脾胃虚甚
主症	心下痞满 呕逆为主	嗳腐酸臭 为突出表现	肠鸣下利 为主
方药	半夏为君 降逆消痞	生姜为君 和胃散饮	甘草为君 重在补益

　　这是寒热错杂型的三个方证的痞证。我们重点掌握半夏泻心汤证，其实这三个我们串到一起就行。在临床上这三个方子都是非常常用的，我们叫它半夏泻心系列。

　　(4)痰气痞证(旋覆代赭汤证)：下面讲第161条旋覆代赭汤证，痰气痞，这也是重点内容。

　　傷寒發汗，若吐，若下，解後，心下痞鞕，噫氣不除者，旋覆代赭湯主之。(161)

　　旋覆代赭湯方

　　旋覆花三兩　人參二兩　生薑五兩　代赭一兩　甘草三兩(炙)　半夏半升(洗)　大棗十二枚(擘)

　　上七味，以水一斗，煮取六升，去滓，再煎取三升，溫服一升，日三服。

　　"伤寒发汗，若吐，若下，解后"，又是误治，当然这是举例子，太阳伤寒证用发汗方法，方法可能对，只是手段不得当，不是正当的发汗方法。或者是用吐了，或者是用下法了，等等，这些误治的手法，使太阳表证变了。"解后"，就是太阳表证不见了，但是出现了里证，什么证呢？"心下痞硬，噫气不除"，还是有心下痞硬，一谈到这个症状，我们马上会想到中焦气机的痞塞，这个气机痞塞可以是无形的邪气引起，也可以是有形的邪气引起，还可以是脾胃自身的因素所导致的，总而言之，是影响中焦气机升降了，所以有心下痞硬。那旋覆代赭汤证是因为什么邪气堵塞导致的气机升降失常呢？我们只能是以方测证对吧？旋覆代赭汤我们都学过，方中化痰下气的比较多。从病位上来讲，应该是以胃为主。为什么呢？因为噫气不除，噫气从胃中发出。这里的"噫气不除"，可以理解为打嗝一直不断，噫气上逆不断，久久不得解除；也可以理解为心下痞硬不因为噫气而除。因为胃脘痞闷，有时会因为打嗝而减缓。但本证心下痞硬，病人打完嗝、噫完气仍然照旧，所以说"心下痞硬，噫气不除"。所以旋覆代赭汤证的辨证眼目，就是：一个是胃脘堵，一个是噫气不断。

　　那本证是什么样的原因引起来的呢？可以以方测证，刚才我们说了，旋覆代赭汤化痰下气的比较多，所以我们就判断这个方证是痰邪堵塞于胃导致的气机升降失常，属于痰气痞。其发病过程是表证误治，但在临床上实际中，旋覆代赭汤证可不一定都是表证过来的啊，这只是举例而言的，没有感冒也会出现痰气痞，关键是对具体病情的辨证。那么，痰气为什么能堵塞胃脘呢？这是因为胃气本虚的缘故，所以旋覆代赭汤里有人参、大枣、甘草等补脾胃的药物。那么，本证的基本病机就是胃虚痰阻气逆。主症就是心下痞硬，噫气不除。所以，治当以化痰降气消痞，用旋覆代赭汤。

> 病机：胃虚痰阻气逆
> 证候：心下痞硬，噫气不除（频频噫气，久久不解），舌苔白腻或厚腻，
> 　　　脉滑而缓
> 治法：和胃化痰降逆
> 方药：旋覆代赭汤。代赭石：旋覆花：生姜 = 1:3:5
> 煎服法：去滓再煎

临床使用旋覆代赭汤，仍然是首先抓噫气不除这样一个症状。许多打嗝的病人，像膈肌痉挛，属于痰气交阻的，本方有肯定疗效。有个七八岁的小女孩子，是咱们这儿和平里（北京地名）的，因暴饮暴食而打嗝，开始家人不以为意，没想到后来两三天打嗝不断，除非真正困了，睡着的那一会儿不打，但起来以后还打。孩子的奶奶陪着她来国医堂就诊。这个孩子我给她用的旋覆代赭汤，因为她的舌苔有点厚。问问她的饮食结构，家人经常给她买许多虾和螃蟹，这孩子一点菜不吃，吃肉吃够了，就向海鲜进步，好家伙，吃起来没完，吃了很多，七八岁一个孩子，她的奶奶说那天孩子吃了一大满盘子虾，还有一个螃蟹，这一下就吃坏了，不光是肚子撑，而且打嗝。像这种情况明显的就是食积所致，我们可以用本方，当然这里面的人参、大枣、甘草可以去掉，还应该加上点消食化积的药物。尤其是化肉积的，像焦山楂、神曲、麦芽，除了这个还用了炒莱菔子、鸡内金等，消食化积的药排队啦，因为这个孩子有明显的食积，几天这个孩子不怎么吃饭，就剩打嗝了。实际上这不是孩子病，是大人有病，你不控制她哪行？小孩子脾胃系统发育不完善，但是又贪嘴，往往就会造成脾胃损伤的这样一种现象。这个小孩 3 剂药没吃完就好了，而且大便也通畅了。这个病例有很明显的原因，当然治噫气不除的方子多了，《金匮要略》还有橘皮竹茹汤，还有后世的丁香柿蒂汤，橘皮竹茹汤是治因热而嗝，丁香柿蒂汤是治因寒而嗝。另外像《医宗金鉴》中的木香流气饮，我们都可以用，你方子记多了没有坏处。如果你辨完证了，却找不到方子就很亏，为什么？中医看病不是开方子难而是辨证难，这个证我怎么能认出了它是寒是热、是虚是实，临床上有好多不容易被认出来的隐性病，像这种你好不容易把它认出来了，抓耳挠腮找不到方子，你说亏不亏啊？很亏，所以首先我们要把方子背熟了，多背点。除了我们方剂教材上的，还有背一些像《千金要方》、《外

台秘要》、《医宗金鉴》等书中的方子，及张锡纯《医学衷中参西录》中的，很多了，这些书中一些方子都很好用，要把它记下来、背下来。

旋覆代赭汤还要注意一个用量的问题，主要药物的用量比例。你看这里面：旋覆花化痰降气，入胃、入肺，化痰止咳平喘；代赭石，重镇降逆，入肝、入胃经，代赭石是矿物类的东西，含铁，红不啦叽的这个药很不好喝，通过镇肝来达到降胃的目的，肝气平了胃气就容易降，这是它降逆的机理。二者是方中的主药，但二者在用量上大家一定要注意，还有生姜的用量。旋覆花用的是常量，三两，我们现在对应开三钱，10g；这里的生姜的量比较大，五两，生姜是和胃圣药，故重用，而且这个是药食并用的，用量很大；但是大家看这个代赭石（的用量），才一两。所以这个方子中起主要作用的这几味药物，其用量比例是：代赭石：旋覆花：生姜为1：3：5，重用生姜、轻用代赭石，这是旋覆代赭汤组方的特点，如果不注意的话，使用旋覆代赭汤可能起不到一个很好的降逆作用。尤其是代赭石重用，在临床上就容易犯错误，这个药物很多大夫往往开大量，我看过有的大夫的方子中，代赭石一开就是30g，因为他想这个药是矿物类的东西，质地沉重的，像石膏、石决明这些、贝壳类的这些矿物类的，都是重用的比较多。但是呃逆不除的时候用代赭石，如果说用量很大了，会把药带到下焦去，它很沉，沉底了，反不利于治疗呃逆不除。

给大家介绍个医案，是我老师刘渡舟先生的一个医案。一个进修生跟着他抄方子，姓魏，"魏生曾治一个妇女，嗳气频作而心下痞闷"，一边打嗝不断，一边心下痞闷，正好符合旋覆代赭汤证的特点，所以这个学生辨证为脾虚肝逆的旋覆代赭汤之证，就开了旋覆代赭汤。用量是：旋覆花9g、党参9g、半夏9g、生姜3片（相当于我们现在的3g）、代赭石30g、炙甘草9g、大枣3枚，令服3剂。喝完以后，效果不显，就请老师高诊。刘老师看完以后，诊病是辨证无误，这个病人的嗳气不除、心下痞闷，就是旋覆代赭汤证啊！但是一看这个方子的药物比例不成，所以老师就把这个原方调了2味药物，一个是把生姜的剂量由3g加到15g，而代赭石的量由30g减到6g，一加一减，嘱再服3剂。病人喝完药之后，病证大减，呃逆频作的症状大减。魏生不解，师曰："仲景此方剂量原来如此，痰饮之气迫于心下，非生姜不可开散，仲景用生姜五两开散痰饮之气即是此意；代赭石能镇肝逆，用到30g则直趋下焦，反掣生姜、半夏之肘，而于中焦之痞无功，所以经方用量不可不讲求也。"魏生闻之称谢！

我们在看古方的时候，如果药与药之间的量悬殊很大的话，就应该特别引起我们的注意。就像本方中这个代赭石和生姜的量，差距很大，一个一两，一个五两，这正是古人处方的技巧啊。我们在用这个方子的时候，代赭石不要超过6g，最多10g，别想着它质地沉重，一下就开30g。我觉得这个方轻用代赭石，除了医理方面的解释以外，还有口感的问题。前面讲过生姜泻心汤生姜与干姜同用而干姜减量的组方配伍,与这个是异曲同工。代赭石很不好喝,量大了病人喝不下去,这也是它在本方中它用量小的一个原因。

另外这个方子也是要求"去滓再煎",我就不讲啦,这是我们学过的第四个要求去滓再煎的方子。本方治疗消化系统疾病以打嗝为主的,痰多的、舌苔白腻或者厚腻,脉象滑的这种比较好,为了加强它的化痰作用,也可以合上二陈汤使用。如果有食积,再加上消食导滞的药物,要注意灵活变通。痰气引起的胃气上逆,我们使用本方。但如果是痰气阻塞到肺,导致肺气上逆出现的咳嗽,甚至是气喘,我们照样也可以用旋覆代赭汤,一定要灵活,尤其是肺胃之间的关系,这个我反复地讲过。人体的十二个脏腑中,只有肺、胃是主降的,所以往往二者会互相影响。那旋覆代赭汤也可以治疗痰气的这种咳嗽、甚至是喘,旋覆花既可以止呕,又可以止咳平喘,化痰下气,对吧?所以可以用于痰气阻肺的病症。

好,再往下看水痞证,这个我们了解一下啊。

(5)水痞证(五苓散证)

本以下之,故心下痞,與瀉心湯。痞不解,其人渴而口燥煩,小便不利者,五苓散主之。(156)

水痞证这里用的是五苓散(治疗),其实就是五苓散证。"本以下之,故心下痞,与泻心汤,痞不解",这也是一个误下以后导致的心下痞。当然前面那几个泻心汤证也都可以由误下导致而来。这个(证)也给它泻心汤了,但是尽管喝了泻心汤以后,痞仍不解,说明方药跟病机不对。仔细的辨证,其人渴而口躁烦,小便不利,大家注意这个口渴加小便不利,就是上有口渴,下有小便不利,这是膀胱蓄水证的特点,五苓散证啊。既有口渴,又有小便不利,当然烦啦。所以这个烦并不是内热,大家要注意啊,也有人将"烦"训解为"甚",就是心下痞的同时口渴、口燥较重,用五苓散进行治疗。

那为什么膀胱的蓄水会导致心下痞啊?这是因为下焦的水饮波及到中焦的气机了,但是我们要注意它的病变部位并不在中焦而是在下焦的膀胱,这才是主要的。实际上这是一个五苓散证的次证,就是在五苓散证的发展过程中,如果下焦的水饮波及中焦的气机,使中焦气机升降失常,也可以出现心下痞。但是它的主症并非如此(心下痞),而是口渴和小便不利。那如果一个太阳蓄水证导致的中焦痞满,我们当然要治蓄水为主了,所以用泻心汤没用。这就是辨证治疗的意思,把下面的水给治好,中焦的气机就不受干扰了,所以用五苓散治心下痞。我们把这个叫做水痞,就是下焦水饮影响到中焦的心下痞证,这是五苓散证的另外一个表现。

就此证而言,临床上一些病人的主诉可能是心下痞,说:大夫,我这儿堵得慌,大夫可能把注意力全部放在心下痞上了,不问三七二十一上去就用泻心汤。所以大夫辨证要仔细、要认真,不要单凭病人第一句话确定主诉是什么。有些病人他的病症多，不知道从哪开始说，所以先说的这个不一定是主症，你要等病人说完以后去综合地观察。如果病人说完心下痞了，又说口渴得厉害、又小便不通畅，那就得考虑这个心下痞是寒热错杂的，还是有热堵在这里，还是由蓄水引起来的啊。

这个症候，心下痞，第一，胃热的症状不突出；第二，可能没有寒热错杂的表现；第三，有口渴、小便不利的特点。所以不要一见心下痞这一个症，马上就用泻心汤，而是要仔细地去问病人的一些相关情况。

(6)痞证误下后下利的辨治(赤石脂禹余粮汤证)：再看第159条，本条是几种治下利的情况，很有临床指导意义，我们了解一下。

傷寒服湯藥，下利不止，心下痞鞕。服瀉心湯已，復以他藥下之，利不止；醫以理中與之，利益甚。理中者，理中焦，此利在下焦，赤石脂禹餘糧湯主之；復不止者，當利其小便。（159）

赤石脂禹餘糧湯方

赤石脂一斤（碎）　太一禹餘糧一斤（碎）

上二味，以水六升，煮取二升，去滓，分溫三服。

"伤寒服汤药，下利不止，心下痞硬。"太阳伤寒服用汤药以后，病人出现下利不止、心下痞硬，我们首先会想到什么啊？如果就这两个证，下利不止、心下痞硬，咱们首先可能想到甘草泻心汤对吧？但是我们看，"服泻心汤已，复以他药下之，利不止。"就是喝完泻心汤了，又用泻下药来治疗，病人的病情不但没有得到明显的缓解，反而下利更重了。这里之所以使用泻下的方法治疗，可能是给病人喝完泻心汤以后，其下利的症状缓解得不明显，大夫想：这个病人的心下痞硬是不是实邪堵塞啊，用下法试试吧。"复以他药下之，利不止"，没想到泻下后下利更甚。于是大夫又想了，这可能是什么呢？中焦虚寒啦，下利不止。所以"医以理中与之"，但是用理中汤也不行，服完后"利益甚"，下利还是不停。那到此为止我们怎么判断？一个下利、心下痞硬的病症，前期治疗或者给了甘草泻心汤了，也给了理中汤了，还是不行，那首先考虑可能不是中焦的问题了，下焦如果因为某一个脏器的功能失常会不会导致下利呢？会啊，什么脏器啊？肾，肾气不固，就会下利，严重的甚至下利清谷，好多肾虚不固的泄泻比中焦虚寒的更重。脾胃的病发展到下焦，发展到肾，也会出现下利不止。我们到少阴病里面还要讲四逆汤证系列，那些(证)都有下利清谷的现象，它的下利的症状、程度远比脾胃虚寒的要重，因为已经伤到肾阳了。这里讲给理中汤还不行，是因为"理中者，理中焦，此利在下焦"，所以用赤石脂禹余粮汤主之。

我们看这个方子就有两味药，赤石脂、禹余粮，这两个药有什么特点啊？全是收涩药，对不对？那就说明这个下利是什么下利啊？滑脱、下焦不固的一种下利。什么时候才使用收涩药啊？正气虚无邪气的时候。所以这个下利在下焦主要是肾气不固、正气不固的虚脱滑利。你看这个病程的发展，开始太阳伤寒误治以后出现下利不止、心下痞硬，用泻心汤治疗，可能是甘草泻心汤，但是吃了没有效果。不过服药无效的话，还存在一个问题，就是守方的问题，可能服药第一周没有效果，第二周才见效。有些病人就有这样一个特点，第一周来复诊时没有效果，大夫往往就开始换方子了。但是有一些现象警示大夫，有些外地的病人，他可能吃完 2 周、3 周或者 4 周过来了，告诉你这个方子我吃第一周不行，第二周开始有效，第三周差不多了。这就说明有些方子我们使用的时候还有一个守方的问题，就是说病人病情重，大夫用药轻了，而不是你的方子不对，是没有用到量，等你用到量的时候它会起到作用。这个也是，服用泻心汤以后，效果不是很明显，大夫没有再进行仔细的辨证，马上就改路子了，认为不是寒热错杂的泻心汤证，是实邪堵塞，马上用泻下药，这就坏了。临床上，对一些服几剂药不见效果的病人，我们是要改方治，还是守方治疗，怎么去判断病情啊？这就得靠我们的（临床）功夫了，有些当改则改，有些不应该改的你就得守方。这不是一日之功，而是要靠临床的一个磨练过程。

这里讲治下利还有一步，如果还不止，可考虑利小便，"复不止者，当利其小便。"可在方中加上利小便的药物。这是什么道理啊？用收涩药都不行，加利小便的就行吗？我们有句话叫做"利前以实后"，人体内的水分就那么多，水如果大部分都跑到大肠了，就会下利不止。跑到膀胱的话，大肠内水就会少。我们治疗就想办法让水改道，前面的水多了，后面的水就少了，这样大便慢慢就会成形了。我有一个西医的朋友，他上过一个中医进修班，我给他讲这个"利前以实后"的问题，他说有道理，他是儿科的大夫，小孩拉肚子比较多，有些拉肚子实在止不住，他就给患儿加用双氢克尿噻，这是利尿剂，之后大便泄泻就能明显地减轻。道理是对的，但是小孩子不能经常服这个双氢克尿噻，要注意中病既止，减轻以后马上拿掉了。我对他说：你可以开中药五苓散，代替这个双氢克尿噻，这样就很安全了。实际上这个下利证我们也可以加上五苓散来进行治疗，所以治下利如果固涩还不行，就可以用利小便的这样一种方法。

从这里我们可以得到什么启发啊？举一反三嘛，现在讲大便下利不止我们可以利小便，那如果大便干、小便多怎么办呢？现在大便秘结的人很多，以前大便秘结的人都是老头、老太太，现在哪只是老头老太太啊，都是小伙子、小姑娘，甚至还有几岁的孩子，都患大便秘结。经常熬夜能不大便秘结吗？吃饭没有规律，好吃的猛吃，不好吃的不吃，有的只吃肉。有一个小姑娘，看脸上痤疮的，脸上痤疮满布，都没好地儿了。我说：你得注意，不能吃肉。她说：这个有点困难，我每天吃一个肘子。22 岁的小姑娘，每天一个肘子，是什么概念？这不是一年吃多少肉的问题了，而是一年得多少头猪，像她这样的人，肠胃的消化功能都弄坏了。大便干的病证，我们常用些润肠的药物，或者泻下的（药物）。《伤寒论》

中治疗大便秘结的方子很多,有承气汤,有麻子仁丸,还有蜜煎方,等等这些。但有些大便秘结的尤其是老年人,一方面大便干,一方面小便很多,这时候注意啊,可以加上一些收涩小便的药物,让津液还肠,大便就通畅了。如果水都从前面(膀胱)走了,大便就更容易干燥。有一些人消化、吸收能力很差,喝点水就从前面走了,不经过肠子,这时候我们可以用收涩小便的方法,比如桑螵蛸散、缩泉丸这些方子,这样可以有利于治疗大便秘结。这就是大、小便之间的一种关系,利用这种关系,我们可以"利前以实后",也可以"缩前以通后",临床上举一反三,灵活运用。

以上所说是咱们中医治疗下利的几种常用方法,这个很有意思啊,当然临床实际中,下利不一定都是伤寒误下所导致。对下利不止、心下痞硬的,我们可以用甘草泻心汤,当然前提是它的病机是寒热错杂;对利不止的下利,中焦虚寒也会导致下利不止,用理中汤;下焦滑脱也会下利不止,用赤石脂禹余粮;同时我们还可以采用"利前以实后"的方法治疗下利。我们看,同样是下利不止,有中焦的寒热错杂,有中焦的虚寒,有下焦的滑脱,还有津液的分配不均匀等,诸多因素所造成,这就是中医的辨证治疗。所以这里面讲出了治利四法,有寒温并用法、温补法、收涩法、利水渗湿法,这是治疗下利的几种常用的方法。但是需要指出的是,赤石脂禹余粮汤这种收涩法,一定是正气大虚、没有邪气的情况下我们才可以使用,否则的话,会造成敛邪,我们注意这个啊。

（六）上热下寒证（黄连汤证）

我们再看第173条上热下寒证（黄连汤证）：

傷寒,胸中有熱,胃中有邪氣,腹中痛,欲嘔吐者,黃連湯主之。(173)

黃連湯方

黃連三兩　甘草三兩（炙）　幹薑三兩　桂枝三兩（去皮）　人參二兩　半夏半升（洗）　大棗十二枚（擘）

上七味,以水一斗,煮取六升,去滓,溫服,晝三夜二。疑非仲景方。

这个是太阳伤寒证转变而来的,没有经过误治。值得大家注意的是,这里的"胸中",是指胸膈胃脘,包括胃,就像前面讲过的"结胸"就是"结于胃"一样。但后面所说的"胃中"主要是指脾与肠,可理解为"腹中"。这个"邪"是指"寒",像"伤寒"从广义上讲就是"伤邪",所以这里这个"邪"就是指寒气。"胸中有热",就是胸膈、胃脘有热;"胃中有邪气",就是腹中有寒气。所以实际上这是一个上面有热下面有寒,上热下寒证,所以"腹中痛、欲呕吐"。"腹中痛",是腹中有寒,寒凝气机,导致疼痛。呕吐是胃中有热。结合脏腑的话,本证是一个胃热脾寒证。那么,本证与之前讲的诸泻心汤证怎么区别呢? 本证没有明显的气机堵塞的现象,尽管它也有胃热,也有脾寒,但是它是寒热上下格拒,而不是错杂,所以它没有心下痞,只是表现为肚子疼痛、恶心欲呕。但是,只要是既有寒又有热,无论是格拒还是错杂，在治疗上都必须寒热并用，本证用黄连汤。

　　大家看黄连汤的药物组成，与半夏泻心汤有什么不同？少了黄芩，多了桂枝，等于是半夏泻心汤去黄芩加桂枝。此外，还要注意一些药物量的变化，本方叫黄连汤，所以重用黄连，半夏泻心汤中黄连为一两，本方是黄连三两，实际上本方是半夏泻心汤去黄芩，加黄连、桂枝而成。这里的核心药物有两味：一是黄连，一是干姜。半夏泻心汤是姜、夏、芩、连并用，而黄连汤没有黄芩，但是核心药物还是这个，一个黄连、一个干姜。黄连就是要清胃热，干姜就是要温脾寒，一个清胃热，一个温脾寒。那么清胃热就治疗"胸中有热"，温脾寒就治疗"胃中有邪气"。所以干姜可以治腹中痛，黄连可以治疗胃热引起的恶心呕吐等等。那另外还有半夏和胃止呕；人参、甘草、大枣补脾，协助干姜治腹痛。桂枝是干什么的呢？桂枝在这里是疏通内外，调达上下。桂枝有这样一种本事，当上、下不连，上热与下寒相格拒的时候，桂枝可以打破这种格拒，把它们揉到一起。如果桂枝跟干姜、参、草、枣配合，同时还有一个温中寒的作用，这又是一个使用桂枝的方子。桂枝在《伤寒论》的方子里应用得很多，它的作用都分别不尽相同。我们首先学的桂枝汤中桂枝干什么用的？跟芍药调和营卫用的；还有五苓散中桂枝干什么啊？化气行水；蓄血证桃核承气汤用桂枝，既反佐，又温经通脉活血；桂枝甘草汤系列，桂枝是温心阳的；小建中汤中桂枝是温中阳的；还有桂枝加桂汤，加重桂枝用量，以平冲降逆，泻奔豚气；本方黄连汤中用桂枝，是通达内外上下的，等等。你看桂枝的作用多不多？这叫一物多用，下去自己总结一下。通过药物总结、比较，就会对一些方证理解得更深刻，掌握得更牢了，这是学习《伤寒论》的一种方法。

　　这个黄连汤啊，也是治胃热脾寒的，只不过心下痞不是很明显，是以腹痛呕吐为主。所以腹痛呕吐的寒热错杂证，我们首选以黄连汤为主。

　　下面看本方煎服方法。"上七味，以水一斗，煮取六升，去滓，温服，昼三夜二"，大家看后面还有五个字，"疑非仲景方"。为什么怀疑它不是仲景的方子呢？原因：一是遇到这种寒热错杂的方证，其治疗方剂一般"去滓再煎"的方法；二是像"昼三夜二"的服法很少，白天喝三次，晚上喝两次，为什么？没有说出来原因，一般都是"日三服"。所以不知道后世是哪朝哪代何人加上了这一句话"疑非仲景方"，且给它列入正文了。相同的情况在阳明病篇的"蜜煎方"中出现，该方方后注中称此方"疑非仲景意，已试甚良"。这些都是后世对某些方剂与仲景《伤寒论》风格不甚相符的疑问，从学术争鸣上来讲，应该是允许的。本方就是有人觉得跟张仲景其他寒热错杂并用的方子不相一致，后面的煎服方法也不相一致，而产生怀疑的。我们了解一下就行了。

（七）火逆证

太阳病变证的第七个证候，火逆证。

太陽病二日,反躁,反熨其背,而大汗出,大熱入胃,胃中水竭,躁煩,必發譫語。十餘日,振栗,自下利者,此為欲解也。故其汗從腰以下不得汗,欲小便不得,反嘔,欲失溲,足下惡風,大便鞕,小便當數,而反不數及不多,大便已,頭卓然而痛,其人足心必熱,穀氣下流故也。(110)

太陽病中風,以火劫發汗,邪風被火熱,血氣流溢,失其常度,兩陽相熏灼,其身發黃。陽盛則欲衄,陰虛小便難,陰陽俱虛竭,身體則枯燥。但頭汗出,劑頸而還,腹滿微喘,口乾咽爛,或不大便,久則譫語,甚者至噦,手足躁擾,捻衣摸床,小便利者,其人可治。(111)

形作傷寒,其脈不弦緊而弱。弱者必渴,被火必譫語。弱者發熱,脈浮,解之,當汗出愈。(113)

太陽病,以火熏之,不得汗,其人必躁,到經不解,必清血,名為火邪。(114)

脈浮熱甚,而反灸之,此為實。實以虛治,因火而動,必咽燥唾血。(115)

微數之脈,慎不可灸,因火為邪,則為煩逆,追虛逐實,血散脈中,火氣雖微,內攻有力,焦骨傷筋,血難復也。脈浮,宜以汗解,用火灸之,邪無從出,因火而盛,病從腰以下必重而痹,名火逆也。欲自解者,必當先煩,煩乃有汗而解。何以知之? 脈浮,故知汗出解。(116)

火逆证这些条文呢,我们不逐条讲,咱们下去自己看一下。所谓火逆证就是误用火疗所导致的病症。火疗是治疗风寒表证的一个方法,如果用得得当,这个方法既快又好又经济,但是如果用之不当也会导致各种变证。因为火疗导致的各种变证我们就叫做火逆证。

这些条文都是由火热导致的一些证候,条文中指出来一些火热治病的特点问题。比如说火热致病有"伤筋"的表现(116 条);有"胃中水竭",还有"欲小便不得"(110 条);有"小便难"(111 条),这些情况就说明什么呢? 火热伤津的基本病机。还有第 6 条我们学过的,风温致病身体沉重啊,说明有耗气的表现。

我们再看一下第 111 条,有"手足燥扰,捻衣摸床"。第 113 条"必谵语",这是神志模糊了,神志昏迷了,这也是火热导致的,是火热蒙蔽心包所致。说明火热证什么特点呢? 火热容易扰神。

我们再看一些症状,第 111 条有"阳盛则欲衄"。第 114 条"必清血",就是大便下血。还有第 115 条"必咽燥唾血"。这说明什么啊? 这叫热入营血,火热容易动血,所以后世温病有卫气营血辨证,它是来源于《伤寒论》的,这就是血分证,治疗可用些犀角地黄汤(方内犀角现已禁用,用水牛角代替)等清热以凉血。

还有第 111 条有"其身发黄",第 6 条也有"身发黄",这叫火热发黄。

以上这些症状表现,说明火热的致病特点是伤津、耗气、扰神、动血、发黄,我们在临床上碰到这样病证的时候,要考虑一下是不是火,这就是它的临床意义所在。

(八)欲愈候

下面看第八,欲愈候。主要看第 58 条、59 条。

凡病,若發汗、若吐、若下、若亡血、亡津液,陰陽自和者,必自愈。(58)

"凡病",就是指一切疾病,不一定是太阳病了。如果使用发汗的方法、吐的方法、下的方法,当然这些指的是误治,就会导致病人或亡血,或亡津液,大家注意这个"亡",是损伤的意思,并不是衰亡了。"若"字为假设、不定之辞,作"或"来讲。汗、吐、下之法,本为祛邪而设,用之得当,祛邪而不伤正。但若是不当使用,或者用之不循其法,反而容易伤人的正气。例如发汗不当,可导致气虚、阳虚、阴虚这些都有。然而,尽管汗、吐、下等祛邪方法会导致"亡血"、"亡津液",但此时如果是邪气已去,则不一定再用药物治疗,可以通过饮食调补,休息疗养,通过人体的自我调节作用,达到新的平衡,即可自愈,所以说"阴阳自和者,必自愈"。我们学过小青龙汤证,第 41 条指出"服汤已渴者,此寒去欲解也",当然好多人就解释为服完小青龙汤有口渴的现象,那这个是什么现象? 因为小青龙汤是温热药物,不可避免地会损伤人体的津液,如果这种损伤不是很重的话,你不需要采取特殊的治疗,等身体自然恢复,自然调节到正常的水平。所以"阴阳自和者,必自愈"这句话提示说,祛邪必然会伤正,但临证实践中我们要看伤正的程度,重的我们当然要用药物进行调理,轻的就可以用饮食进行调节。所以《素问·五常政大论》中讲:"大毒治病,十去其六;小毒治病,十去其七;常毒治病,十去其八;无毒治病,十去其九。"剩下一点怎么办? "谷肉果菜,食养尽之。"就是可以通过饮食来调理,使机体阴阳逐渐趋于平衡。这就叫"阴阳自和者,必自愈。"

为证明这一观点,第 59 条进一步举例进行了说明:

大下之後,復發汗,小便不利者,亡津液故也。勿治之,得小便利,必自愈。(59)

什么叫"阴阳自和,必自愈"?《伤寒论》举了个例子,比如大下之后、复发汗,这有可能是对太阳病的误治,太阳病兼有轻微里实的时候,往往是造成误下的原因。先下之后发现不行,又复发汗,造成小便不利,这是"亡津液"的表现,所以说"亡津液故也。""勿治之,得小便利,必自愈。"就是说如果这个津液损失不是很重的话,就不必要采取特殊的治疗方法,等他自身的一种调节或者用食疗的方法进行调理,来逐渐令机体康复。同时告诉我们,治疗疾病要中病即止,否则就有可能伤正气。原来有个哮喘的病人,我给他开了小青龙汤,后来他打电话说,喝完药以后,小便不太利索,有解不出来的感觉,口干,但是喘好多了,能不能再加点药调整一下? 但还剩几剂药没有吃完。我告诉他可来复诊,等两三天后病人来复诊,小便的情况又好了。这就说明,喝完小青龙汤以后,温燥的药物会导致体内的津液暂时受到损伤，但通过自身的调节，可以使这些损伤慢慢平复。当然如果伤津液很重的话，就不能"勿治之"了，要采取必要的措施进行处理。

第五节　太阳病类似证

所谓类似证，就是证候群里出现了像太阳病的症状，但是实际上不是太阳病，所以把它摆出来与太阳病进行区别。像我们讲的发热、恶寒、头痛，这些证不一定都是太阳外邪引起来的，内伤因素也会导致头痛、发热、恶寒。先看十枣汤证。

一、饮停胸胁证（十枣汤证）

太陽中風，下利嘔逆，表解者，乃可攻之。其人漐漐汗出，發作有時，頭痛，心下痞鞕滿，引脅下痛，乾嘔短氣，汗出不惡寒者，此表解裏未和也，十棗湯主之。（152）

十棗湯方

芫花（熬）　甘遂　大戟

上三味等分，各別搗為散，以水一升半，先煮大棗肥者十枚，取八合，去滓，内藥末。強人服一錢匕，羸人服半錢，溫服之，平旦服。若下少，病不除者，明日更服，加半錢。得快下利後，糜粥自養。

"太阳中风，下利，呕逆，表解者，乃可攻之。"这个病人有太阳中风的症状，同时又有下利呕逆的症状，到此为止我们看这是一个什么证啊？有表证、有里证，表里同病，大家觉得此时可以给他什么药啊？这个下利、呕逆是什么邪气引起来的？比如说我们学的葛根汤、葛根加半夏汤，它就是治由表邪引起来的下利呕逆，"太阳病与阳明合病，必自下利，葛根汤主之。""太阳病与阳明合病，不下利，但呕者，葛根加半夏汤主之。"跟这个是不是差不多啊。但是它后面说："表解者，乃可攻之"，"表解"，就是太阳中风好了，就可以攻，说明这个下利呕逆不是表邪引起来的，而是里实证，只不过先解表然后攻里，对吧？这个里实证再往后面看就更明显了，什么样的里实证呢？从用十枣汤来看，甘遂、大戟、芫花，这些都是攻逐水饮的药物，说明本证是水饮内结引起的病。那我们看它表现的症状啊，"其人漐漐汗出"，就是微微出汗，"发作有时，头痛"，那这个汗出、头疼很像太阳表证，但是在这里不是太阳表证引起来的，同时又有"心下痞硬满，引胁下痛"。其病变的范围基本上是胸胁、心下的位置，表现为疼痛、堵塞、硬满等等，既疼又堵。"干呕短气，汗出不恶寒者"，这里又提到一次汗出，但是没有恶寒，"此表解里未和也"。就是说这种头痛、汗出像表证，但又不是表证。那我们看这主症是什么？"心下痞硬满，引胁下痛"，这是什么原因引起的呢？水饮所作。那心下、两胁的水饮，像胸腔积液，胸膜里面有水这样的病，张仲景称为"悬饮"。相当于人站立在这儿，水悬于半空一样，所以叫悬饮。《金匮要略》里讲得很简练："悬饮者，十枣汤主之。"

心下满引胁下痛，这是悬饮的主症，是水饮阻碍了气机所致。那为什么会出现汗出、头痛呢？是营卫不和所致。也就是说营卫不和不一定都是感受了外在的风邪所引起，也可以是内在的水饮所导致。体内的水饮多了，溢于外表，影响到营卫的运行，就会出现营卫不和的现象，所以也会有出汗。但是这个出汗一般不怕风，所谓"汗出不恶寒者"，这是它的一个特点。

这里为什么头疼啊？很简单，水饮形成后可以在体内到处跑，它可以走遍全身，水饮变动而不居，小青龙汤里有特别多的或然证，又是噎，又是小便不利、少腹满、下利等等这些情况，就是水饮攻冲于表里上下的结果。本证也是如此，如果水饮上攻于头就头疼。呕呢？是水饮冲于胃所致。下利呢？水饮跑到大肠了嘛。水饮攻于肠胃，上会有呕吐，下会有下利。短气，大家注意这个，病人总是气短，是虚吗？绝对不是虚，我在前面给大家讲过这个问题，邪气堵塞也会出现气短，这个气短是属于邪气堵塞所致，就像是路上塞车了，过不去，气过不去就会导致气短的现象。这个气短和一派实证在一起，你就不能认为这是虚了。现在我们不要一听病人说我累，我乏力，你给我补补吧，有些病人指使大夫，要补药吃，我气短了，你弄点黄芪、党参给我吃吧。本来体内还有点空儿，现在全给堵上了，病人有可能会觉得越吃补药，气短、乏力就越重。如果把它通开，气血畅通，气短也就好了，这就是悬饮证。

十枣汤有甘遂、大戟、芫花，这是三个逐水作用强的药集中在一起了。甘遂善于去经遂的水，大戟可以去胸腔脏腑的水，芫花消胸胁的痰水比较好。我们看它的方后注啊，"上三味等分"，就是等份，要多少都是多少，"各别捣为散"，就是分别捣为散，药物一个一个地捣碎。"以水一升半，先煮大枣肥者十枚"，就是肥大枣十个。为什么用大枣啊？就是为了怕伤正气。前面那三个药物多厉害啊，如果一点不柔和，一点不缓，必伤正气无疑。"取八合，去滓，内药末"，加一升半水，煮取八合，基本煮到了一半。把药末放到大枣水里面喝。"强人服一钱匕，羸人服半钱"，体质相对比较好的，或者相对比较高大的人，可以多喝一点，一钱匕相当于2～3g。羸人，就是身材瘦小的人，可减少一半，服半钱匕。"温服之，平旦服"，早晨起来喝，饭前空腹喝，为什么呢？就是为了更好地逐水。"若下少，病不除者，明日更服，加半钱"，一天就喝一次，如果还没有泻下，就再加半钱。"得快下利后，糜粥自养"，就是如果泻下了，行啦，中病即止，而且糜粥自养。糜粥就是稀烂的粥，这是《伤寒论》中第三个要求喝粥的方子。这个粥不是助药力的，是防止药物伤正气的。

> 病机：水饮停聚胸胁，气机升降不利
>
> 病症：心下痞硬满，引胁下痛，干呕，短气，下利；头痛，汗出
>
> 治法：攻逐水饮
>
> 方药：十枣汤
>
> 服药时间：平旦(空腹服用)
>
> 护理：得快下利后，糜粥自养

十枣汤这个方子我想告诉大家的是，它用于治疗肝硬化腹水的实证比较好。大家见过肝硬化腹水吗？大肚子，看见以后很瘆人，肚皮很硬，按之石硬，肚皮上青筋暴露，肝硬化门静脉压力很高，腹内停水。病人一般表现大腹胀痛，大便不通，小便短赤不利。如果肝硬化病人神色不衰、舌苔厚腻、脉象沉实任按者，可以用十枣汤来攻逐水饮。可以将甘遂、大戟、芫花各等份，研末装入胶囊，这样比较好喝一点。装一个胶囊大约相当于0.4g左右，一次两粒，一天服一次，用大枣汤送服，早晨起来空腹服用。如果服后没有拉肚子，"不应者少少加"，可以加上一些胶囊，加到三粒，或者四粒，一点点往上加，一直到泻下为度。根据病人的体质状况，大枣煮汤时可以多用一点，可以用到20枚肥大枣。用大枣汤送服甘遂、大戟、芫花的胶囊，治疗肝硬化腹水证，有肯定疗效。

二、胸膈痰实证(瓜蒂散证)

还有个瓜蒂散证：

病如桂枝證，頭不痛，項不強，寸脈微浮，胸中痞鞕，氣上沖咽喉不得息者，此為胸有寒也，當吐之，宜瓜蒂散。(166)

瓜蒂散方

瓜蒂一分(熬黃)　赤小豆一分

上二味，各別搗篩，為散已，合治之，取一錢匕，以香豉一合，用熱湯七合，煮作稀糜，去滓，取汁和散，溫頓服之。不吐者，少少加，得快吐乃止。諸亡血虛家，不可與瓜蒂散。

瓜蒂散治疗胸中的痰邪、食滞，是《黄帝内经》"其上者，因而越之"治法的代表方剂。本证在临床表现上有时又像桂枝汤证的特点，比如汗出、恶风，但是"头不痛，项不强"。这个汗出、恶风，是痰邪影响到皮表，导致营卫不和造成的，所以治疗要涌吐胸膈的痰实之邪，这是一个酸苦涌泻法，《黄帝内经》说酸味加苦味会有涌吐的作用，故称作"酸苦涌泻"。瓜蒂很苦，将甜瓜的瓜蒂炒黄，甜瓜蒂有毒，用0.5g就行了，用多了会中毒。但这个方子临床使用并不普遍，我本人也没有使用过，所以对本方的运用体会很是缺乏，我在写《伤寒名医验案精选》这本书的时候，也摘录了一些瓜蒂散运用的案例，但是很少，因为使用催吐法在

临床上的确是不多了。如果我们对这个感兴趣的话，你可以看一下张从正的书《儒门事亲》，从中可以了解张氏对汗吐下法运用的学术思想。

到此，整个太阳病篇我们就讲完了，后面每个章节的复习思考题咱们可以做一下，还有一些备考的原文，你也可以看一下。太阳病篇内容很多，占整个《伤寒论》中十篇的将近一半，所以这是我们要学习的一个重要篇章，大家一定要多下点功夫在这上面，将本篇内容掌握牢。

下一章节，我们讲阳明病的脉证论治。

45